질환별
힐링 마사지

40가지 이상의 의학적 상황에 대한
A–Z 안내서

옮긴이 양 지 혜 외

HEALING MASSAGE

An A–Z Guide for More than Forty Medical Conditions

For Professional and Home Use

Maureen Abson

영 문 출 판 사

■ 대표역자

양지혜 (KBS스포츠예술과학원 외래교수)

■ 공동역자 (가나다 순)

- 강기영 (트레이너 CSCS, CES)
- 김명건 (BM 운영이사)
- 김문교 (물리치료사)
- 김보성 (바디메카닉 대표강사)
- 김성언 (세종대학교 체육학과)
- 김주영 (건국대 글로벌캠퍼스 자연과학계열 조교수)
- 박지윤 (더 벨라인 원장)
- 박호연 (피트니스한의원 대표)
- 백형진 (대한예방운동협회 협회장)
- 양홍석 (W GYM&필라테스 대표)
- 염서울 (T12 필라테스 이사)
- 이준화 (BM 교육이사)
- 임원현 (ABC필라테스 대표)
- 조홍래 (닥터케이컴퍼니 대표)
- 최희정 (차의과학대학교 통합의학 대학원 조교수)

Healing Massage An A-Z Guide for More Than Forty Medical Conditions
by Maureen Abson

〈질환별 힐링 마사지〉는 Study of Native Art and Science 협회의 후원을 받았으며, 이 협회는 비영리 법인으로, 이것의 목적은 다양한 과학적, 사회적 및 예술 분야를 연결하고 있는 교육 및 문화 상호간의 관점을 개발하는 것이다. 예술, 과학, 인간성 및 치유에 대한 전체론적인 관점 배양, 그리고 몸과 마음과 자연의 관계에 관한 문헌을 발행, 배포를 위한다.

질환별 힐링 마사지

2020년 12월 22일 초판인쇄
2020년 12월 29일 초판발행

지은이 : Maureen Abson
옮긴이 : 양지혜 외
발행인 : 박병조
발행처 : 도서출판 영문출판사
등　록 : 1987년 12월21일 제2-419호
주　소 : 서울시 강남구 삼성동 69-1
전　화 : (02) 514-5590, 776-5590
팩　스 : (02) 756-8943
홈페이지 : www.ymsbook.net
E-mail : yeongmunsa@empas.com
정　가 : 28,000원
ISBN 978-89-7224-490-5　93510

※ 파본은 교환해 드립니다.

목차 Contents

감사의 글 Acknowledgements

이 책을 집필하기까지 많은 사람들의 수고가 담겨있으며 저는 그들에게 무한한 감사의 빚을 졌다. 이 책속 모든 모델들은 저에게 자신의 웰빙(육체적 · 정신적 건강의 조화를 통해 행복하고 아름다운 삶을 영위)을 맡기며 사진 촬영에 선뜻 그들의 수고로운 시간을 내어주신 고객들이다. 이 책을 집필하기 위한 사진촬영을 위해 힘써주신 사진작가 Simon caughty Rogers 씨와 모델 9분 (Dr michelle, Beverly and Daniel Fong, Sadaf aleem and Kaarina McCooey, Chris james, Gareth Proud, Sarah Abson, Peter abson, and Amos Popplewell) 모두에게 감사 말씀을 드린다.

책의 출판을 믿고 의뢰할 수 있게 도와주신 로터스 출판사의 Jon Hutching 씨에게도 또한 감사의 말을 드린다. 저는 수년간 주류 교육 분야에서 일하며 마사지의 길을 걷게 되었다. 마침내 이 새로운 마사지 서적 집필이라는 여정을 시작하게 되었으며 이 저서 집필까지의 큰 영향을 주신 로터스 출판사 외 관련된 모든 분들께 또한 아낌없는 감사 인사를 드린다.

마사지에 관한 제 연구는 다양한 양식으로 이루어졌지만, 제 연구의 가장 근원되는 시발점은 Brandon Raynor와 함께 공부하고 함께 일하는 데에 있었다. 제 해부학과 생리학은 Gil Hedley의 해부학 수업에서 함께한 탐험에서 죽음을 통해 새 생명을 가져왔다. 또한 내부적으로 Michael McElroy가 TCM이 기재한 내용을 기술적으로 증명해준 점과 더불어 제가 지압협회에서 일하면서 Jeff Shurr가 전해 준 지혜와 특정 장애에 대한 기술적 점검을 해주신 것에 관한 감사를 표한다. 또 집필에 있어서 외부적으로 더 나은 가독성을 위해 철자와 구두점을 교정하는데 많은 시간을 보내주신 Terry Wills와 Janet Walmsley에게도 감사말씀을 전한다.

하지만 이 수많은 분들 중 마지막으로 긴 여정 속 가장 중요한 역할을 해주었던 우리 가족들에게 가장 큰 감사를 올린다. 나의 남편 Peter, 그의 변함없는 사랑과 지지와 격려가 없었다면, 이 책은 여전히 제 머릿속에서만 남아 맴도는 책이였을 뿐, 이 책을 읽으시는 구독자 분들 앞에 나타나지 못했을 것이다. 제 딸 Sarah와 Caroline 그리고 제가 책을 집필하는 동안 제게 수많은 차와 커피를 배달해준 사위 Gareth Proud에게 사사롭지만 지대한 응원을 받을 수 있었다. 그리고 제가 심신의 휴식을 취하며 걸을 수 있게 도와준 저의 반려견 몰리에게 끝으로 감사 말을 올리며 마무리 하겠다. 이 책은 오직 저의 가족들의 지지와 응원이 있기에만 가능했다. 그들이 없었더라면 불가능한 책이었다.

헌정 Dedication

이 책은 제 부모님 Joan과 Gil Sloan에게 헌정하는 책이다. Gil Sloan은 항상 제가 그 어떤것이든 간에 "할 수 있다"는 믿음을 제게 심어주었다. 무엇이든 할 수 있다는 믿음, 부모님의 사랑에 저는 항상 감사하며 살 것이다.

역자 서문 Reverse Letter Preface

마사지는 동 • 서양의 역사 등 수많은 인류와 함께해온 근원으로서 신체 · 정신적 건강과 관련하여 널리 사용해 왔습니다. 또한, 신체 · 정신적 건강을 개선하는 효과에 대한 실제적인 근거도 오래 전부터 입증되었습니다. 마사지가 인간의 건강에 이득을 준다는 근거를 바탕으로 해부생리에 기초한 의학적 마사지들이 계발되면서 치료적 마사지, 마사지 치료, 심부조직 마사지 또는 마사지의 특징을 고려한 명칭으로 치료사들에게 폭넓게 사용되고 있습니다.

저는 테라피스트로 시작해서 통합의학을 전공하며 10년 동안 국내는 물론 중국, 태국, 호주 등 전 세계를 돌며 여러 나라의 테크닉들을 공부하기 위해 다니며 근육과 근막 및 다양한 테라피를 배우고 연구하고 있습니다. 지금은 공부했던 기술들을 가지고 현장에서 마사지와 관련된 내용을 학생들과 전문가들에게 가르치는 교육 강사로 있으며, 다양한 국제 뷰티 대회들에 심사위원으로 활동하면서 테라피와 마사지 책들을 저술 하고, 10여권의 책에 번역에도 참여했습니다.

그 중에서 이번 질환별 힐링마사지 책에 대표역자로 참여하게 되어 매우 영광이며 이 책은 그동안 공부하고, 현장에서 경험했던 다양한 질환과 케이스들에 대해 A－Z까지 상세하게 요약 정리되어 있으며, 경험이 부족한 학생부터, 일반인, 현장에서 종사하시는 많은 전문가 분들에게 도움이 되실 수 있는 내용으로 구성되어 있습니다. 따라서 실제적인 마사지 치료를 실천하는 전문가가 되는데 본 역서가 좋은 길라잡이가 될 것이라고 확신합니다.

이 책을 보면서 무엇보다 만족하였던 부분은 병태생리에 기초한 질환의 배경부터 특정 마사지 시술 시 금기해야하는 사항들과 이를 통한 마사지 치료에 적용할 수 있는 관련 내용들을 서술한 세심함에 있었습니다. 마사지 치료의 실제적인 질병에 대한 마사지적 중재방법의 책으로서 이런 좋은 책을 번역하여 마사지 치료를 질환별로 공부하고 싶은 학생들이나 현장에 계시는 선생님들이 쉽게 읽을 수 있도록 해 무분별한 마사지의 치료적 접근을 막아 질병을 이해하고 치료에 적용하는 질환 치료 중심적 마사지의 개념이 일반화되기를 바라는 마음으로 번역작업에 들어가게 되었습니다.

첫 번째 파트에서는 다양한 마사지 기술들을 알기 쉽게 부위별로 정리해 두었고, 두 번째 파트에서는 40여 가지 의학적 질환별 마사지 적용 방법에 대해 질환에 대한 이해를 도울 수 있는 핵심 내용과 마사지를 적용할 수 있는 방법을 알기 쉽게 다양한 삽화와 사진들을 담고 있습니다. 부족하나마 이 책이 병적 상황에 따른 마사지를 공부하고 싶은 학생들과 현장에서 교본의 부재로 치료에 어려움을 겪고 있는 전문가 선생님들께 꼭 필요한 도움이 되어 질병으로 고통 받는 환자들의 고통을 더는데 조금이나마 보탬이 되기를 기대해봅니다.

대표역자 **양 지 혜**
2020년 10월 26일

파트 I
마사지 기술

PART I
MASSAGE TECHNIQUES

1 소개
Introduction

이 책은 마사지와 함께 일하고 가르친 다년간의 경험을 바탕으로 쓰여졌으며, 다양한 의학적 질환을 치료하기 위해 마사지를 사용하는 방법에 대한 실용적인 정보를 제공하고자 한다.
마사지는 수천 년 동안 모든 종류의 질환을 치료하기 위해 사용되어 왔고, 전통적으로 일상생활의 일부로서 가족을 통해 전해져 왔다. 하지만 현대 의학이 증가하면서 두 가지 변화가 발생했다.
첫째로 마사지의 중요성과 그 힘은 대부분 잊혀졌고, 둘째로, 소송 문화가 증가함에 따라 마사지는 정치화 되었고 사람들은 소송이 두려워 접촉을 꺼려하게 되었다.

이 책은 두 그룹의 사람들께 교육하고 힘을 실어주기 위해 노력한다. 첫째는 익숙하지 않은 상황에 대비하여 참고 서적을 원하는 마사지 시술자들을 위해, 둘째 그룹은, 일상생활 속 친구나 가족 등 어느 누구의 건강 문제를 돕고 싶어 하는 평범한 사람들을 위해 이 책이 쓰여지길 바란다.

자격을 갖춘 마사지 전문가로서 마사지 경력에서 접하게 될 모든 의학적 질환을 다룰 명확한 코스는 매우 적다. 또는 단지 현재 눈에 보이는 질환에 대해서 마사지가 효과적일 지라도 또 다른 특정 상태에 대한 마사지를 하지 않는다. 암이 이것의 좋은 예이다. 많은 대학들은 여전히 누군가가 암에 감염되었을 때 비로소 마사지를 가르친다. 의학 연구가 이 마사지 분야에서 옮겨 갔음에도 불구하고 말이다. 이 책은 그러한 틈새들 중 일부를 걸러내고 마사지에 쉽게 접근할 수 있는 기준점을 제공할 뿐만 아니라, 마사지 대상자를 효과적이고 안전하게 다루는 방법에 대해 토론하는 것을 목표로 한다.

이 책은 또한 개인이 친구나 가족에게 효과적인 마사지를 할 수 있도록 하는 것을 목표로 하고 있다. 대다수 개인들은 전문적 자격을 갖춘 의사를 만나러 가는 것이 더 행복할 것이다. 하지만 금융, 생활환경 또는 고객의 선택에 의해 앞서 말한 것이 불가능 할 때, 또는 원치 않을 때 가정에서 마사지를 하는 것은 아주 좋은 대안이다. 그에 따라 안전하고 효과적인 치료를 할 수 있다.

이른 시작단계에 앞서 주의해야 할 몇 가지 경고가 있다.

- 이 책은 의학적인 조건에 대한 치료법을 약속하지 않는다. 심각한 의학적 질환에 대한 마사지는 전통적인 의학과 함께, 그리고 의뢰인과 의사가 협력하여 진행되어야 하며, 마사지가 그 사람의 생활에 큰 변화를 가져오고 그들이 약을 줄이는 것을 원하더라도, 그것은 의료인의 감독하에 조절 되어야 한다.

- 이 모든 조언의 전제는 "먼저 해를 끼치지 말라"이다. 이 책의 몇몇 치료법들은 깊은 마사지 기술을 사용하지만, 이것은 결코 고객이 원하는

강도 보다 깊은 레벨이 되어서는 안되며, 고객의 호흡과 소통을 통해 마사지를 조절 할 수 있다. 항상 주의를 해야 하며 의심스럽다면 하지 않는 것이 좋다.

- 이 책은 전문적인 마사지 훈련을 대신할 수 있는 책이 아니다. 당신이 친구와 가족을 치료하기 위해 책에 나와 있는 지시를 따를 수 있지만, 책을 읽는다고 해서 마사지 전문가로서의 자격을 갖추지는 못한다. 당신이 직접 감독 받는 경험을 얻기 위해 할 수 있는 충분한 과정들이 있다. 친구와 가족에게 이 기술을 사용하는 것은 당신이 원하는 것을 남길 수 있기에 좋은 일이 될 수 있지만, 전문 마사지 자격을 얻기 위해선 학교나 대학 교육과정과 함께 훈련을 받고 전문 직업으로 일할 수 있는 전문 보험에 가입하는 것이 필요하다. 물론 자격 취득에 필요한 시간은 당신이 사는 지역의 마사지 규정에 따라 달라질 것이고 이것들은 전 세계적으로 상당히 다양하다.

책에는 처음부터 설명이 필요한 용어가 있다. 마사지에 대한 금기사항은 마사지를 하지 말아야 하는 이유를 말한다. 이것들은 책의 각 조건에 대해 주어지며, 반드시 확인되어야 한다. 또한 마사지를 위한 일반적인 질환들에 대해 논의하는 이 입문 장 전체를 읽어야 한다. 그리고, 이 책을 고객님께 참조하게 한다. 고객님이라 일컫자면, 당신에게 마사지를 받는 고객이나 친구, 가족 구성원에게 이 책을 읽도록 권유 드린다.

역사의 작은 조각 A Little Bit of History

우리가 하는 일이 무엇인지 이해하기 위해 마사지가 어디에서 근원되었는지 아는 것은 유용할 수 있다. 마사지는 문화 전반에 걸쳐 오랜 역사를 가지고 있으며, 전통적인 동양 의학과 더 많은 서양의학을 가지고 있다. 특히 역사 면에서 비추어보면 비록 우리가 마사지를 대강 동양과 서양으로 나누지만, 세계화로 대륙간 이동과 여행이 발전함에 따라 동양과 서양 사이에 교류로 통합되는 것이 당연할 것이다.

동양의 접근법 Eastern Approaches

동양마사지 스타일은 수천년 동안 세대를 거쳐서 도제식으로 신체를 통해 서로 배우며 발달했는데, 이것들을 건강관리의 중요하고 필수적인 부분으로 여겨졌다.
중국에서 마사지에 대한 최초의 문서화된 설명을 찾을 수 있는데, 이에 따르면 기원전 5000년 전 중국의 도교 성직자들은 "치공, 생명력을 드러내고 배양하는 명상운동"을 연습했다고 한다. 한의학(TCM)은 모든 병이나 질환, 또는 몸의 불편은 "치" 의 불균형에 기인한다는 원리에 바탕을 두고 있다.

인도의 기록 역시 또한 5000년 전으로 거슬러 올라간다. 다른 것들 중에서, 아유르베다 라고 알려진 독특한 형태의 의학으로, 다양한 조건에 대한 마사지법과 약초 치료법을 설명한다.

3000천 년 전(기원전 1000년경), 일본의 승려들은 중국에서 불교를 공부하기 시작했고, 그들은 TCM의 치유법을 접했다. 일본의 승려들은 자국으로 돌아가 중국식 방식을 채택하면서 뿐 아니라 새로운 조합을 도입함으로써 중국식 마사지에 새로운 스타일을 추가하기 시작했다.

타이 요가라고도 불리는 전통적인 태국식 마사지도 수천년전으로 거슬러 올라가는 치료법이다. 그 기원은 알려져 있지 않지만, 전통적으로 개시자들은 그들의 혈통 시바고라고도 알려진 지바카 코마라바카로 추정된다. 시바고는 부처님의 친구이자 의사였습니다. 그리고 불교 전통에서 치료자로 유명한 상하이의 개인 의사였습니다. 태국의 마사지는 대부분 동양적인 마사지 형태와 마찬가지로 마사지, 스트레칭, 그리고 우리가 지금 말하는 지압을 하나의 치료법으로 결합한다. 이것은 오래 지속된 동양 마사지 기법의 작은 표본에 불과하지만, 마사지는 서양에서도 오랜 역사를 가지고 있다.

서양의 전통 Western Traditions

현대의학의 아버지라고 불리우는 히포크라테스 (Ca 460 BCE–ca.375 BCE)는 마사지가 "예술의 하나"이며, 마사지의 진정한 숙련도는 단지 많은 연습뿐이라고 말하면서 잘 알려진 의사들은 마사지와 친숙해야 한다고 주장했다. 그는 마사지가 너무 느슨한 근육이나 장기를 단단하게 할 뿐 아니라 너무 딱딱하고 경직되어있는 긴장된 근육이나 관절을 이동, 이완 시킬 수 있다고 제안했다.

히포크라테스는 전통적인 동양식 마사지의 방향을 바꿨다. 에너지와 일부 부정확한 실체에 초점을 맞춘 동양문화에서 마사지는 신체 중앙의 중심에서 사지로 진행되었습니다. 이는 몸에서 나쁜 에너지, 과도한 에너지 또는 음의 에너지를 해소 시킬 수 있다고 믿었기 때문이다.
하지만 히포크라테스는 마사지를 심장쪽으로 적용해야 순환계를 도와 노폐물과 독소를 체내에서 운반하고 제거하는데 도움이 된다고 했다.

이것이 일반적으로 말해서 심장을 향해 행하는 서양식 마사지, 그리고 중앙에서 사지쪽으로 작용하는 동양식 마사지가 여전히 구분되는 이유이다.

마사지는 여전히 발달하고 있다. 예를 들어, 우리는 이제 막 근막과 마사지가 신체에 어떤 영향을 미치는지 이해하기 시작했다. 그러나 우리는 마사지의 다양한 시스템을 이용할 수 있고 무엇이 우리에게 맞는지를 가지고 이것들을 통합할 수 있어야 한다. 어떤 사람들은 가벼운 터치를 마사지라고 주장할 것이고, 다른 사람들은 깊은 마사지를 마사지라고 주장할 것이다. 만약 우리가 마사지의 역사로부터 무언가를 배울 수 있다면, 이것들은 다양한 형태로 각자의 목적 용도를 가지고 있다는 것이다. 한 명의 고객은 어떠한 치료에 반응하는가 하면 또 다른 고객들은 전혀 다른 접근법에 의해 반응할 수 있다. 이것이 옳고 그른 것을 의미 하는게 아니다. 마사지에 제공되는 다양성이 그 장점이다. 마사지를 할 때 고객이 기꺼이 받아들일 수 있는 깊이까지 마사지를 하고, 가장 중요한 것은 "먼저 해를 끼치지 않는 것"이다. 우리가 마사지라고 부르는 이 집중적인 촉감의 적용으로부터 잃는 것은 없을 것이다. 그러나 많은 것을 얻을 수 있게 된다.

마사지 오일 사용 Using Massage Oil

마사지 오일을 사용하는 마사지 치료 일부 부분에 대해서는 마사지 오일을 사용하는 것이 도움이 될 것이다. 상업적으로 생산되는 마사지 오일은 많지만 포도씨처럼 질 좋고 간단한 오일을 사용하는 것이 좋다. 아몬드 오일, 홀리 오일 및 기타 모든 종류 오일 등을 사용해도 좋다.
견과류 알러지가 있는 경우 견과류 기반 오일을 주의해야 한다. 또한 에센셜 오일이 섞인 베이스 오일(포도씨 등)인 질 좋은 프리 블렌딩 마사지 오일도 좋다. 에센셜 오일은 주로 꽃이나 식물에서 유래한 강력한 오일로 진정과 기운을 돋우는 효능이 있어 근육통이나 통증에 좋다. 몇몇 챕터에서는 특정한 오일을 추천한다. 하지만 만약 당신이 오일을 섞는 것에 경험이 없다면, 미리 혼합된 오일을 사는 것이 더 간단하고 어쩌면 더 저렴할 것이다.

오일을 많이 넣어야 할 필요는 없다. 하지만 사용하려고 할 때는 반드시 손에 부은 다음 두 손을 모아 오일을 데우도록 해야 한다. 차가운 오일을 바르는 충격을 없앨 뿐만 아니라, 오일을 빨리 퍼지게 하고, 고객의 피부에 오일 웅덩이를 두지 않는 것이 당신의 고객들에게 마사지의 즐거움을 더욱 느끼게 할 것이다.

금기 사항 Contraindications

마사지를 하는 것이 적절하지 않은 경우도 있다. 각각의 상태에 대한 세부사항은 장별로 제시 되어 있다. 또한 일반적으로 통상적인 방법으로 누군가를 마사지 하는 것이 적절하지 않을 때나 특정 부위를 피해야 하는 경우가 있으며, 그 이유와 함께 아래에 열거하며 설명한다.

- 만약 누군가가 아프거나 감기, 독감, 열이 있다면 마사지로 인해 감염될 수 있다. 고객의 상태는 전염으로 인해 더 나빠질 수 있고, 발열중인 고객일 경우 열은 더 심해질 수 있다. 왜냐하면 고객을 가까이 접하기 때문에 그들이 가지고 있는 병이 당신에게 전염 될 수 있으며 이로 인해 다른 고객들에게 전염될 수 있기 때문이다.

- 마사지는 정맥류가 있는 근처 부위에서 수행되어서는 안되며 이는 정맥이 터지는 원인이 된다. 의학적인 비상사태에 처할 수 있다.

- 뼈가 부러지거나 관절이 부어 있거나 조직 부위가 빨갛고 염증이 있는 경우에는 마사지를 피해야 한다.

- 마사지는 고객이 최근 알코올을 섭취 했을 때 금기된다. 이는 알코올의 체내 흡수를 높이고 메스꺼움을 유발할 수 있다.

- 고객이 화상을 입거나, 아프거나, 상처를 입거나, 습진이 걸린 경우, 마사지를 피해야 한다. 고통스러울 뿐만 아니라, 여러 분은 그 부위에 감염을 일으키고 회복을 억제할 위험을 감수해야 한다.

- 고객이 최근 수술을 받은 경우 수술 후 최소 3개월 이후에 수술한 부위에 주변만 마사지 하는 것이 좋다. 이것은 흉터 조직이 형성되고 더 깊은 수준의 치유가 일어날 수 있도록 하기 위한 것이다. 복부 수술의 경우, 복부 마사지를 하기 전에 6개월을 기다려야 한다. 고객은 정기적인 수술 후 검진에서 모든 사항을 명확히 해야 하며 마사지 치료를 시작하기 전에 외과 의사로부터 승인을 받아야 한다.

이 책의 다른 부분에서는 다루지 않는 특별한 주의 사항이 있는 조건 :

- 당뇨: 마사지는 당뇨병에 감염되지 않지만 당뇨병을 가진 환자를 고려하는 추가 예방 조치를 취해야 한다. 인슐린 주사에 의존하는 타입의 고객들은 정기적으로 혈당을 검사해야하고 그들의 혈액 검사 키트를 가지고 오도록 요청해야 한다. 치료가 시작되기 전에 테스트를 하고 필요하다면 설탕이 든 간식이나 음료를 마시도록 한다. 그런 다음 치료 중 45분마다 테스트를 시도해야 한다. 마사지의 흐름을 방해하는 것에 대해선 걱정하지 않는다. 혈당이 잠재적으로 위험할 수 있는 것을 피하는 것이 더 중요하다.

- 천식: 고객이 흡입기를 가지고 있는지 확인하고 마사지 치료를 시작하기 전에 흡입기가 어디에 있는지 인지시켜 필요할 때 쉽게 접근할 수 있도록 한다.

- 간질: 만약 고객들이 간질을 앓고 있다면, 그들은 그것이 얼마나 잘 통제되는지 알 것이다. 만약 그들이 증상이 시작되었다고 생각한다고 표현하면 마사지 테이블에서 바닥으로 환자를 내려주고 발작 중에 다치지 않도록 주변을 정리한다. 간질을 앓고 있는 대부분의 사람들은 병원 치료를 필요로 하지 않을 것이다. 하지만, 만약 당신의 고객들이 간질이 맞다면 어떻게 반응하기를 원하는지 먼저 체크한다. 발작 중에는 고객을 절대 저지하려고 들지 않는다.

개별 조건과 관련된 다른 억제는 각 장에 제시된 조언을 참고한다.

호흡 Breathing

고객의 호흡을 이용하는 것은 마사지 치료법을 최대한 활용하기 위해 중요하다. 깊고 천천히 숨을 쉬며 숨을 쉴 수 있을 때까지 고객을 기다린다. 더 깊은 마사지 동작을 하거나 더 부드러운 부위에 호흡을 내쉰다. 이렇게 숨을 몰아쉬면 마사지의 속도를 더 높일 수 있어 급하게 들어가거나 치료를 서두르지 않도록 할 수 있다. 만약 고객들이 깊고 느긋하게 숨 쉬기 위해 애쓰고 있다면, 한 손은 배에, 한 손은 가슴에 대고 가슴 위에 있는 손보다 더 위로 올라 오도록 호흡을 하라고 한다. 이것은 시작하기에 이상하게 느껴질 수 도 있지만, 이것은 자연스러운 숨 쉬는 방법이다. 아기나 어린 아이가 숨 쉬는 것을 관찰한다. 그러면 이 일이 아주 자연스럽게 일어나는 것을 볼 수 있을 것이다. 심호흡은 또한 호흡이 느려진다. 만약 당신의 고객이 불안하거나 스트레스를 받는다면, 호흡에 집중하는 것이 이완을 돕게 될 것이다.

마사지 테이블 Massage Tables

마사지 테이블은 부드러운 패딩 테이블이며 한쪽 끝에 얼굴 구멍이 있다. 이렇게 하면 고객은 편안하게 누워 머리를 한쪽으로 돌리지 않고도 숨을 쉴 수 있다. 마사지 테이블 없이 다양한 방법으로 마사지를 할 수 있다. 정상적인 마사지 베드의 가장자리를 향해 고객을 앉히거나 눕혀도 된다(식당 테이블도 밀리면 그렇게 할 수 있다). 그러나 고객의 머리가 한쪽으로 쏠릴 때 위험하므로 테이블 없이 해서는 안되는 움직임도 있다. 이러한 동작은 모두 개별 치료의 설명에서 확인된다.

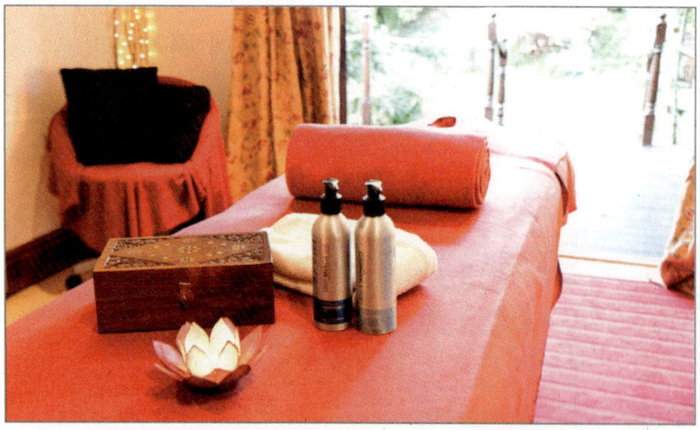

마사지 테이블의 정확한 높이를 얻으려면 맨발이나 마사지 할 신발을 신고 서 있어야 하며, 테이블의 높이는 주먹 정도 사이 거리에 있어야 한다. 고객이 평균 고객들 보다 신체가 크다면 테이블을 한층 아래로 내려놔야 등 위로 편안하게 펴질 수 있다.

마사지 테이블 구매하기 Buying a Massage Table

만약 당신이 정기적으로 친구와 가족에게 마사지를 할 것 이라면 마사지 테이블에 투자하는 것을 고려해볼 가치가 있고 종종 꽤 싸게 좋은 중고 테이블을 얻을 수 있다. 당신이 테이블을 구매할 때 명심해야 할 것들이 있다. 먼저 얼굴 구멍이나 얼굴 크래들이 있는지 확인한다. 마사지의 모든 기술을 적용할 때 얼굴 구멍 크래들을 마주할 수 있다. 얼굴 크래들 및 구멍이 있는 테이블은 특히, 목에 문제가 있는 경우 고객에게 더 편안함을 제공할 수 있고, 시술자로서 당신에게 더 안정감을 받을 수 있다.
둘째로, 테이블의 높이를 조절 할 수 있어야 한다. 이러한 장치에는 다른 장치 보다 빨리 해제할 수 있는 메커니즘이 몇 가지 있다. 이러한 메커니즘을 주로 선호되는 편이다. 만약 당신이 친구나, 가족구성원을 대상으로 일한다면, 당신은 높이를 너무 자주 변경할 필요가 없을 것이다. 하지만 당신은 고객과 당신을 위해 테이블을 올바른 작업 높이로 조정할 수 있는지 확인해야 한다.
마지막으로, 테이블의 무게를 지탱할 수 있는 능력을 점검해 본다. 무거운 고객을 대상으로 작업할 경우 일반적으로 알루미늄 프레임과 다리가 있는 테이블이 나무 테이블 보다 강하다.

많은 것들과 마찬가지로 새 마사지 테이블을 구매할 수 있지만 그보다 더 싼 질 좋고 강한 중고 테이블을 얻는 것이 나을 지도 모른다. 모든 마사지 테이블은 항균성 물티슈로 닦아내기 쉽기에 중고 제품을 구매하는 것이 건강에 해롭지 않다. 손상되지 않았는지, 모든 너트와 볼트 및 나사가 단단히 조여져 있는지만 확인하면 된다.

물 Water

마사지 치료 후에, 당신의 고객에게 많은 물을 마시도록 권장하는 것은 중요하다. 이것은 독소를 제거하는 자연적인 과정에서 신체를 지탱하게 한다. 만약 누군가가 마사지 후에 두통이 생긴다면 그들은 물을 마시도록 권장해야 한다. 마사지는 신체에서 자연적인 독소와 화학적인 독소를 모두 씻어내는데 도움이 되지만, 이 과정에서는 반드시 수화작용이 수반되어야 몸이 제 역할을 할 수 있다.
치료 후에 고객의 소변이 매우 어둡다면, 다시 많은 양의 물을 마시도록 권장되어야 한다.

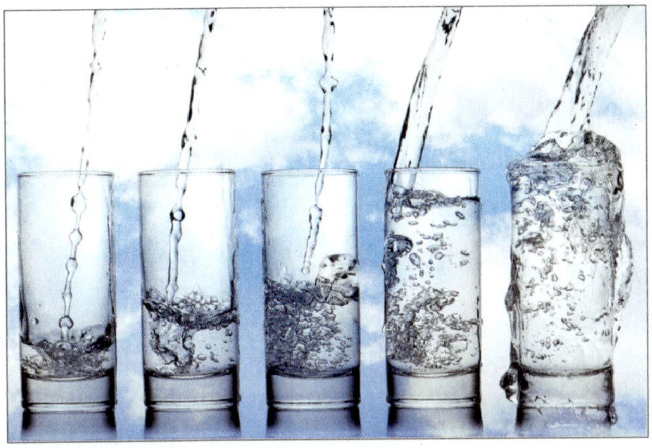

휴식 Rest

바쁜 삶속에서 일정이 여유로울 때 마사지를 받는 것은 매우 유혹적이지만, 마사지 치료 후에 고객이 휴식을 취할 수 있을 때 마사지를 받는 것이 가장 좋다. 특히 고객이 마사지 치료 후 운전을 하려고 할 때 마사지가 끝났음에도 깊은 휴식상태에 취해 있다면, 치료 후 약간 얼떨떨한 상태를 벗어나 물을 홀짝 홀짝 마시고 부드럽게 스트레칭과 몸을 회복 할 시간을 주어야 한다.

위생 Hygiene

마사지 시술을 하는 동안에는 위생상태가 항상 유지되어야 한다. 치료를 시작하기 전에 조심스럽게 손 세척을 해야 한다. 팔뚝과 팔꿈치까지 세척하고, 만약 마사지 중에 재채기와 코를 풀 필요가 있다면, 계속 되기 전에 멈추고 해결한 후 손을 다시 씻는다.

마사지를 할때 감염의 주의해야 하고, 분별력이 있어야 하며, 혈액 접촉은 항상 피해야 한다. 만약 당신의 고객이 상처나 열린 상처가 있다며, 당신은 그 부위나 근처에서 마사지를 해서는 안된다. 만약 당신이 손에 상처가 있다면, 이것은 안전한 방수의료 재질로 이루어진 얇은 장갑으로 완전히 덮어야 한다. 또는 드레싱을 해주어야 한다.

당신이 작업하는 공간이 깨끗한지 확인하고, 마사지 테이블에 쓸 수 있는 수건이 있는지 확인한다.
친구나 가족 이상으로 작업하는 경우에는 전문적으로 한사람을 케어 할 수 있을 완전한 전문위생 서비스를 제공해야 한다. 클리닉에서 일하는 경우 위생법이 적용된다.
집에서 작업하는 경우 TV가 꺼져 있고 응답 전화기가 켜져 있는지 확인하여 고객과 함께 현재진행중인 치료에 완전히 집중할 수 있도록 한다.

마지막으로 마사지 치료를 즐겨본다. 만약 여러분이 치료를 하는 것이 편안하다면, 당신의 고객의 삶 또한 편안 해 질 것이다. 구체적이고 집중적인 터치로 누군가의 삶을 변화시킬 수 있는 것은, 즐겁고 보람된 선물이다.

2 손 마사지
Hand Massage

자세한 손 마사지
Detailed Hand Massage

손은 종종 많은 양의 긴장을 풀어주는 열쇠로 팔, 어깨, 등, 목 치료에 큰 도움이 될 수 있고 마사지 테이블이나 별도의 치료실이 필요 없이 할 수 있다. 이러한 기법은 광범위한 조건에 사용할 수 있다. 이 치료부터 시작하여 나머지 치료 세부사항에 대해 관련 장으로 돌아간다.

각 손의 근육을 풀어 준다. 당신은 손을 잡고 엄지손가락으로 손바닥 전체에 문지른다. 항상 손가락 끝에서 팔 쪽 방향으로 적용한다. 손에 있는 근육의 일부를 이해하는데 도움이 될 것이다. 아래 그림에서 손바닥으로 들어가면서 손의 근육이 훨씬 더 발달하는 것을 보실 수 있다. 손을 전체적으로 감싸주는 마사지 요법이 유행하고 있는데 특히 손가락은 근육 부족으로 인해 더욱 그렇다.

손가락의 결합조직은 손과 팔의 근육에 연결고리를 제공하기 때문에 매우 중요하다. 만약 우리가 신체를 총체적으로 이해하기 위해서는 단지 손으로 피상적인 획을 긋고 그로 인해 효과적으로 마사지 되었다고 단언할 수 없다.

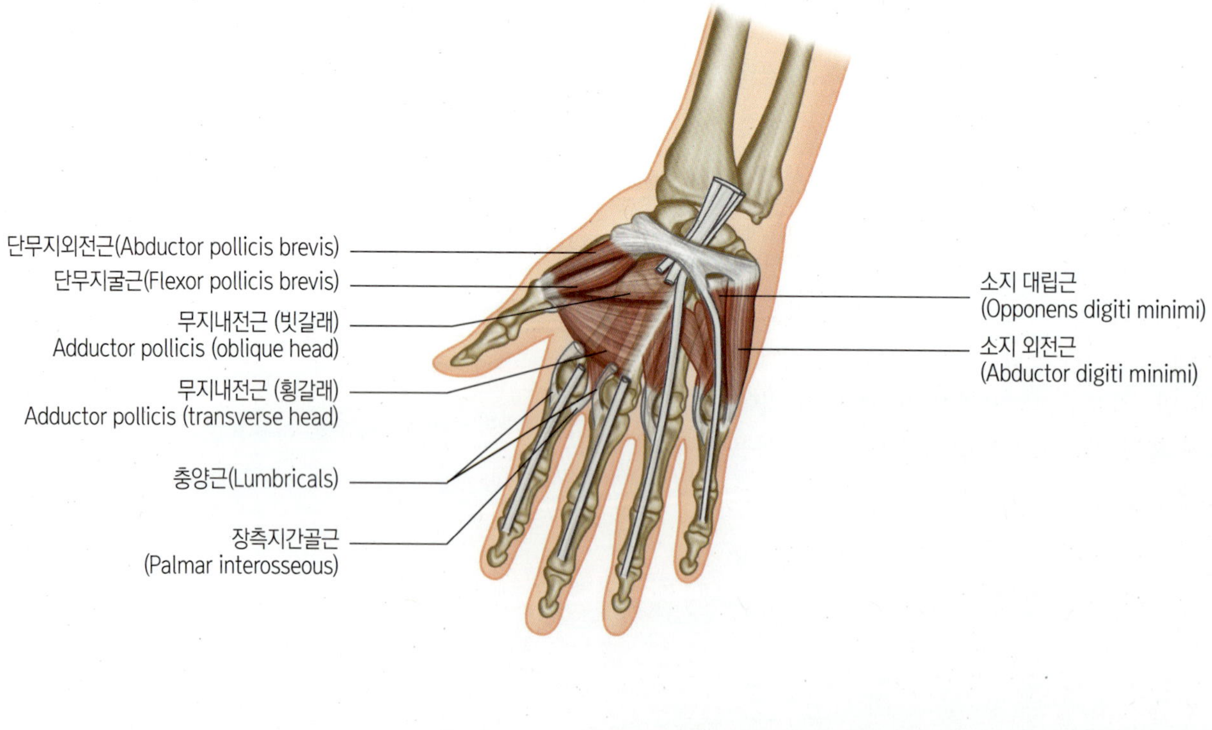

우리 손가락은 나머지 손의 긴장을 푸는 중요한 부분이다. 손에서 부터 팔까지 그리고 전체의 이완을 도와준다. 손가락 끝에서 손 마사지를 시작하여 신체 전체의 구조에서 유지되는 긴장을 풀기 시작한다. 그렇지 않으면 장력이 유지되는 이 중요한 출발점을 놓치게 된다.

어깨 통증, 목 통증, 상부 등 모든 통증은 손가락 끝에서부터 시작하여 해결해야 한다. 만약 우리가 어깨통증이 있는데 잔디에 민들레가 불쑥 나타나는 것과 마찬가지로, 임시로 어깨만 마사지 한다면, 우리는 민들레의 머리를 툭툭 치면서 잠시 동안 잔디밭을 예쁘게 가꾸어 줄 수 있다. 하지만 우리는 잡초를 뿌리째 뽑아야 원인을 정말로 제거할 수 있다. 같은 방법으로 우리는 긴장과 고통의 근원을 다시 원점으로 추적하여 그것을 먼저 치료함으로써 파헤칠 필요가 있다. 그러므로 손가락을 세세하게 움직여 마사지를 시작하는 것이 중요하다.

어느 손가락에서 시작하든 크게 문제가 되지 않는다. 처음에는 손가락을 자신의 엄지손가락과 집게손가락 사이로 굴린다. 손가락을 위로 올리면서 온열감을 주고 각 손가락의 섹션을 차례대로 가져 간다. 당신은 이 회전운동을 하면서 바삭거리는 것을 느낄지도 모른다. 이것은 모세혈관에 축적된 작은 산성 결정이다.

신체는 젖산과 요산을 이런 형태로 저장하게 된다. 요산은 처리되지 않은 채로 내버려두면 통풍으로 발전할 수 있는 관절에 쌓이는 경향이 있다. 이 작은 결정들은 마치 피부에 있는 모래 알갱이처럼 느껴진다. 당신이 손가락을 주무를 때, 몸의 혈류 순환이 증가 되면서 이 알갱이가 줄어들기 시작해야 한다. 이것이 마사지 치료사들이 회복 과정에서 신체가 도움을 받을 수 있도록 치료 후에 충분한 물을 마시라고 권장해야 하는 이유이다.

각각의 손가락을 차례대로 움직인다. 그리고 위쪽으로 작업한다. 새끼손가락 끝에서 당신은 손가락이 더 부드러워지고 더 유해진다는 것을 발견해야 한다. 손가락이 색이 변하고 빨개져도 걱정하지 않아도 된다. 이것은 당신의 손가락을 통해 흐르는 혈류를 증가 시키고 있기 때문인데 이것은 좋은 현상이다. 항상 그렇듯이 너무 깊게 마사지하지 않는다. 항상 고객이 허용 할 수 있는 범위 내에서 마사지를 해야 한다. 작업할 때 항상 관절 위를 건너뛰는 행위 또한 피한다.

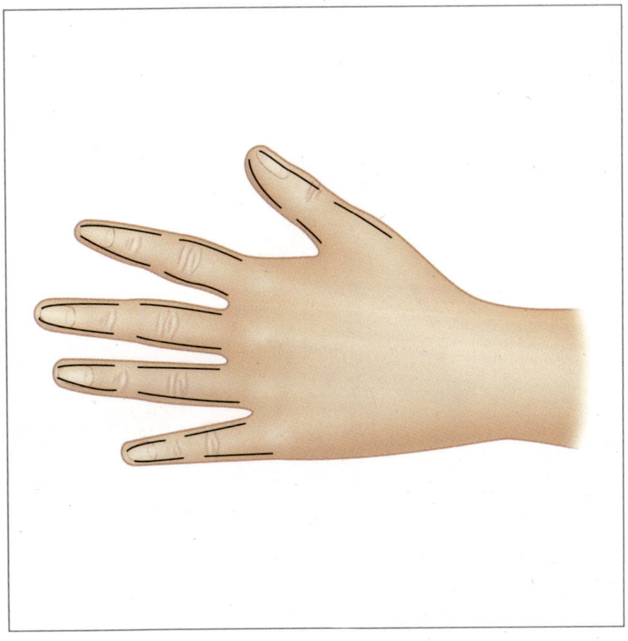

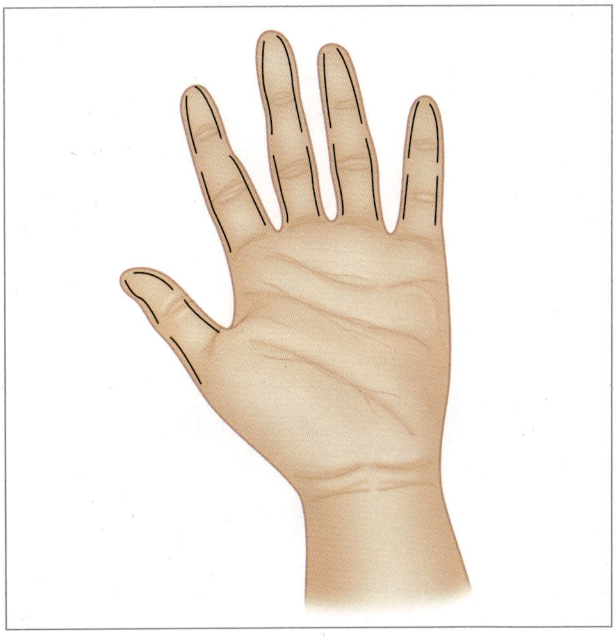

손가락에 이 연조직 작업을 마치면, 돌아가서 관절들을 정상적인 움직임의 범위에서 부드럽게 움직인다. 절대 강제로 마사지 하지 말고, 그냥 부드럽게 운동시킨다. 만약 고객이 어떤 형태의 관절염이라도 갖고 있다면, 더 조심스럽고 부드럽게 이 관절 운동을 해준다.

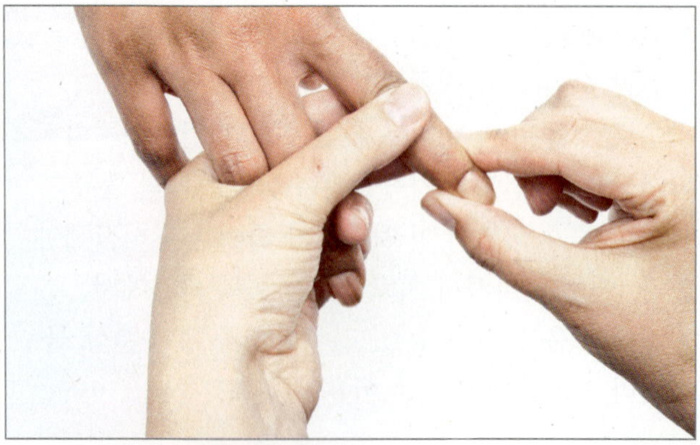

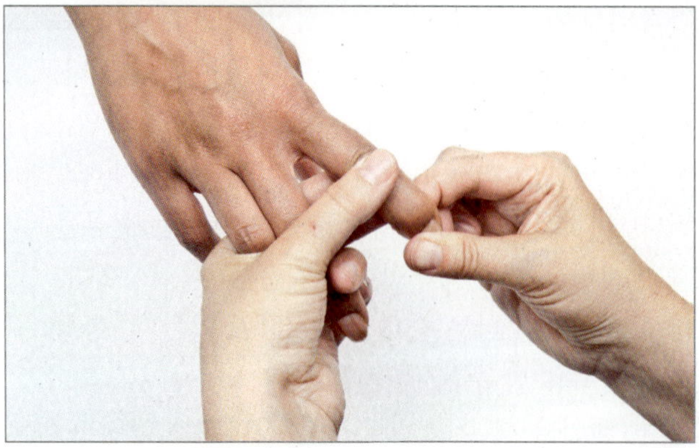

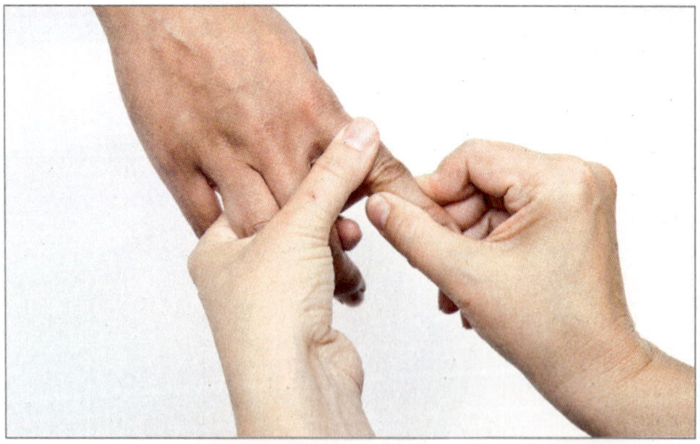

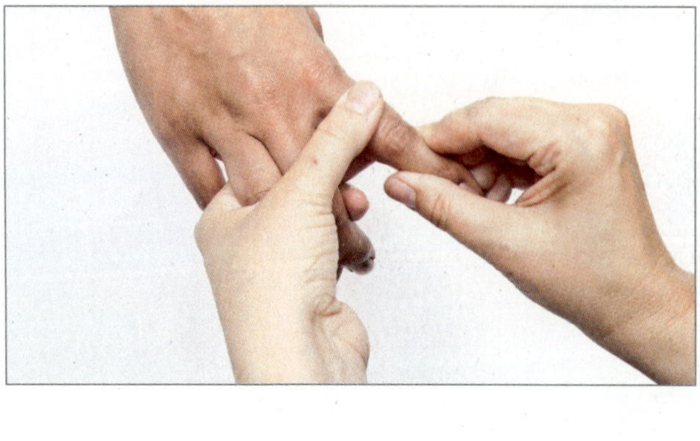

다음에는 손바닥과 손등으로 이동한다. 당신은 먼저 양손의 손가락에 할 수도 있고, 첫 번째 손가락에도 할 수도 있고, 한손에만 마사지를 다시 시작할 수도 있다. 결국 당신과 마사지를 받는 사람이 편한 방법대로 하면 된다.

손의 도표를 보면, 근육이 여러 방향으로 가는 것을 볼 수 있고, 깊이가 다른 근육도 있다. 어떤 사람들은 피부 바로 아래에서 작업해야 하는 반면, 다른 사람들은 훨씬 더 깊게 작업하고 당신이 일하는 동안 이리저리 손을 움직여야 할 필요가 있다.

마사지 시작점은 굳이 정해지진 않았지만, 손바닥의 근육을 따뜻하게 하는 것이 유용하다. 먼저 당신의 손으로 손등을 지지하고 당신의 엄지손가락으로 손바닥 전체를 위아래로 쓰다듬는다. 그리고 첫 번째 손가락과 두 번째 손가락의 맨 아랫부분에 엄지손가락을 놓는다. 당신은 손가락 바로 아래에 있는 손바닥의 손가락 마디 사이에 홈을 느낄 수 있을 것이다.

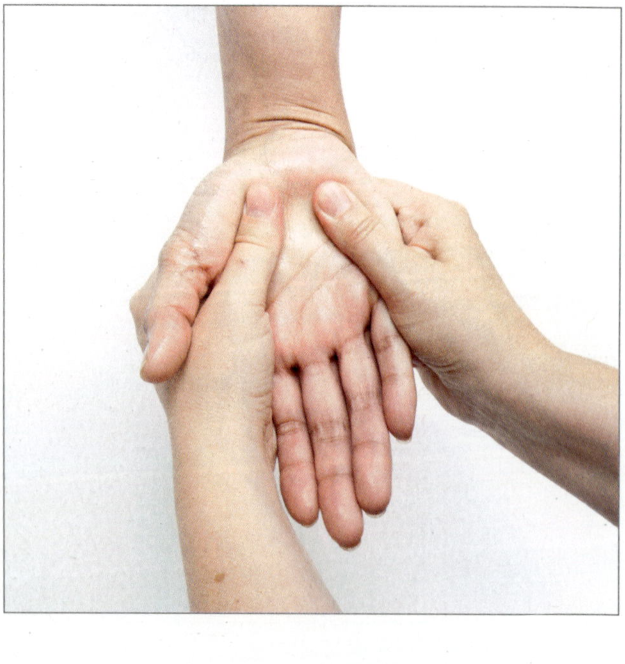

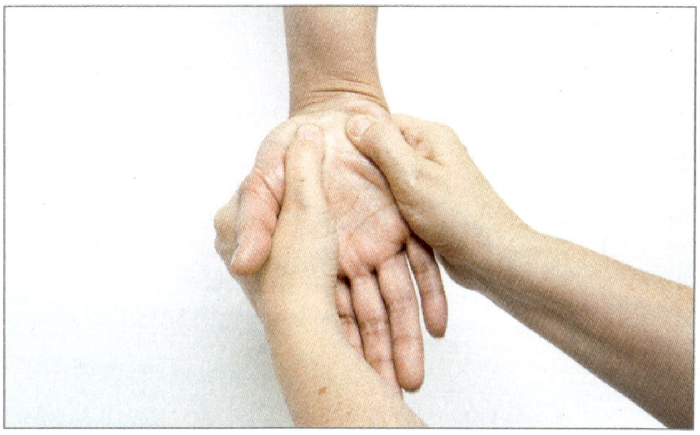

이 홈을 누르고 손바닥의 첫 번째 주름에 도달할 때 까지 엄지손가락이나 또는 지압도구를 위쪽으로 천천히 움직인다. 이 동작을 3~4번 반복한 다음, 두 번째와 중간 손가락 홈으로 이동하여 그곳의 움직임을 반복한다. 마지막으로 고리와 새끼손가락 사이에서 같은 동작을 반복한다.

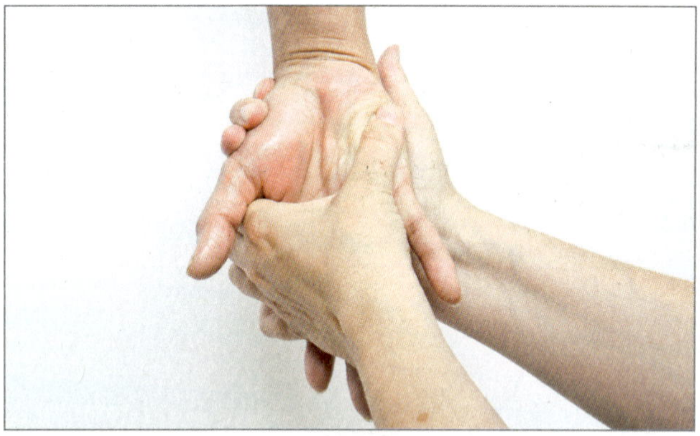

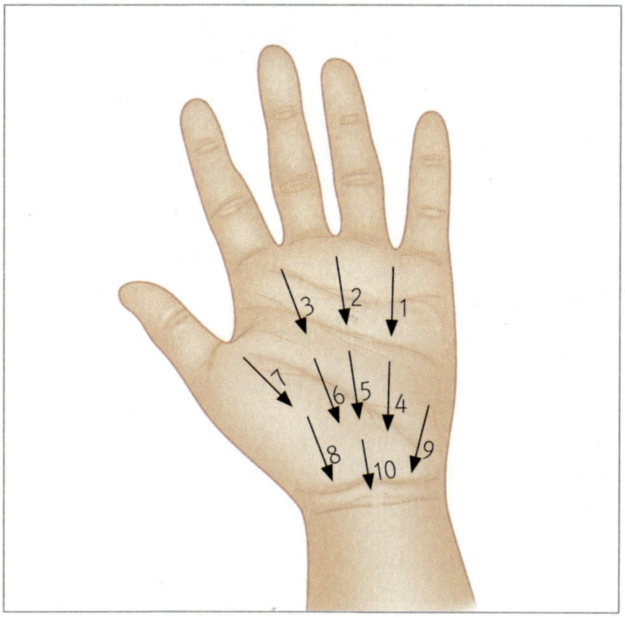

그 다음에, 손바닥의 배 안으로 들어간다. 첫 번째 손가락과 엄지손가락 사이에 자신의 엄지손가락을 놓고 손바닥을 가로질러 미끄러 진다. 그러다가 작은 손가락 아래로 이어지는 손바닥 끝에서 그 동작을 끝낸다. 손바닥 전체를 작업할 때까지 이 동작을 계속 반복하면서, 손바닥이 엄지손가락에 연결된 살찐 통통한 부분은 일단 문지른다.

만약 당신의 손으로 당신 자신의 손보다 크거나 강한 사람에게 작업하고 있다면, 당신의 손가락 마디를 사용하여 이 부위를 마사지 한다. 어떠한 방법이 가장 효과적인지 두려워하지 말고 자신의 손에 무리를 주지 않도록 주의한다.

무지근에서 모래와 같은 결정체를 더 많이 집을 수 있다. 이 부분이 수정으로 가득 찬 것처럼 느껴질 수 있다. 마사지를 받는 사람이 이 부분에 근육질이 있다면, 당신은 이 부분을 지압하여 결정체를 분해하는 것을 도울 수 있다. 노약자나 어린이에게는 당신의 엄지만으로도 충분한 힘을 제공할 수 있다.

손에는 세부분이 있다. 손바닥의 옆면 살집이 있는 엄지손가락, 손등이다.
먼저 새끼손가락 아래의 손바닥 옆으로 이동하여 엄지손가락과 첫 번째 손가락으로 잡고 아래

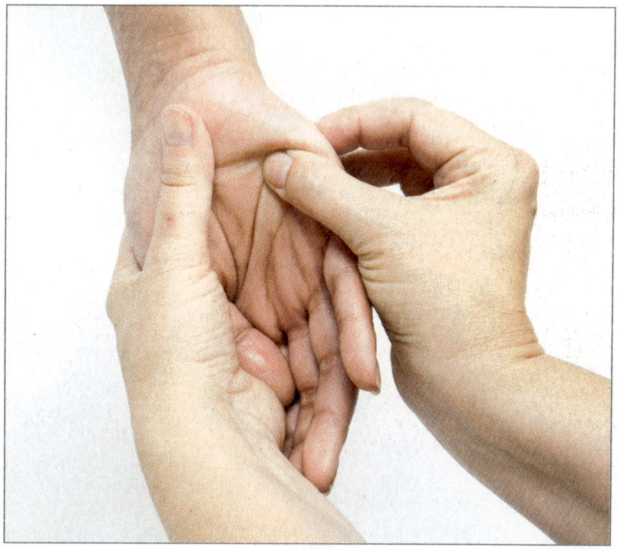

손가락 너클의 바로 아래 그리고 바깥쪽으로 살을 꼬집는다. 당신이 근육을 쥐려고 노력하고 있다는 것을 기억한다. 당신은 단지 피부를 꼬집고 있는 것이 아니다.

앞뒤로 4~5번 반복한다. 당신의 손가락 근육사이, 결합조직, 피부에서 마사지를 하고 있다. 근막은 다시 한번 손안에서 부드러워지는 것을 느낄 수 있다. 일단 이 부위를 마사지한 후에는 손가락 너비정도 바로 위에서 마사지를 한다. 전체 부위를 덮을 때까지 손목 쪽으로 계속 올라갔다가 다시 작업을 시작할 때까지 2~3번 반복한다.

엄지손가락 쪽으로 이동하면 이제 살찐 부분을 작업해야 한다. 고객이 임신한 경우 이 부위를 작업하지 않는다. 이 영역은 임신 중 마사지를 하면 압박된다. 동양에서는 소화를 도와주는 부위로 알려져 있으며, 이 부위의 마사지는 유산을 일으킬 수 있는 것으로 알려져 있다(자세한 내용은 임신 마사지 섹션 참조).

당신의 의뢰인이 임신을 하지 않았고 당신이 이 부분에 적용하는 것이 괜찮다고 가정할 때,

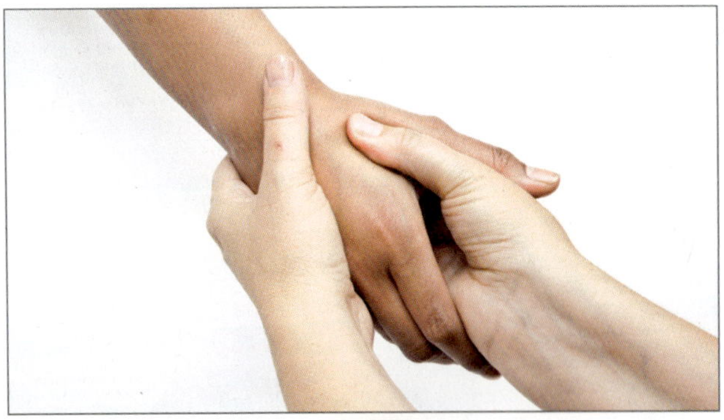

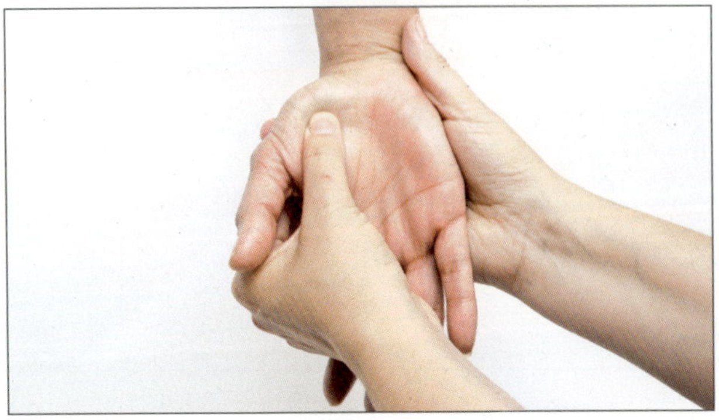

엄지손가락 밑 부분에서 손목에 이르는 뼈의 내부를 만져본다. 손바닥에 손가락을 대고, 손을 위쪽에 대고 엄지손가락과 손가락 사이로 이 부위를 마사지 한다.

뼈에 가까이 다가가서 근육과 결합조직을 연구할 수 있도록 아래로 마사지 한다. 엄지손가락 아래쪽에 있는 살찐 부분을 가로질러 첫 번째 손가락의 아래쪽 너클 바로 아래까지 이동한 후 두 개의 뼈가 함께 있는 "V"자 모양에 도달할 때까지 이전에 했던 동작을 2~3번 반복한다. 이제 당신이 엄지손가락의 살찐 부분에 마사지하고 부드럽게 주무를 때 , 다시 한번 손목을 향해 위쪽으로 적용한다.

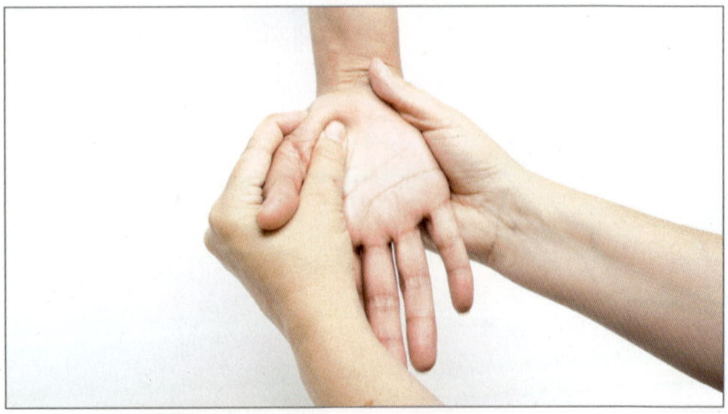

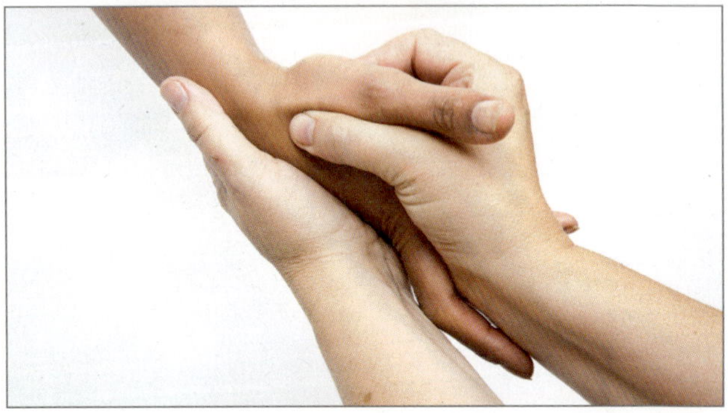

마지막으로 손등으로 이동한다. 만약 당신의 고객이 연로하다면, 당신의 손을 평평하게 펴서 고객의 연약한 피부를 끌거나 찢지 않도록 손등에 약간의 오일이나 바디로션을 사용한다. 손을 평평하게 쿠션이나 무릎위에 놓고 손가락 네 개를 손바닥 바로 아래쪽에 놓는다. 당신은 손가락의 양쪽에 있는 손 허리를 느낄 것이다. 당신은 뼈 그자체가 아니라 뼈 사이의 공간에 적용하고 있다. 손가락을 좌우로

움직이면서 손등 아래로 따라 내려가며 그 뼈들이 손경추로 합쳐지는 것을 느끼면 멈춘다.

이 동작 중에 강하게 압박하지 않고 피부 및 기초 조직을 움직일 정도로 세게 누르기만 하면 된다. 이 과정을 3~4번 반복한다. 미끄러지듯 건너는 것보다 누르는 것이 좋다.

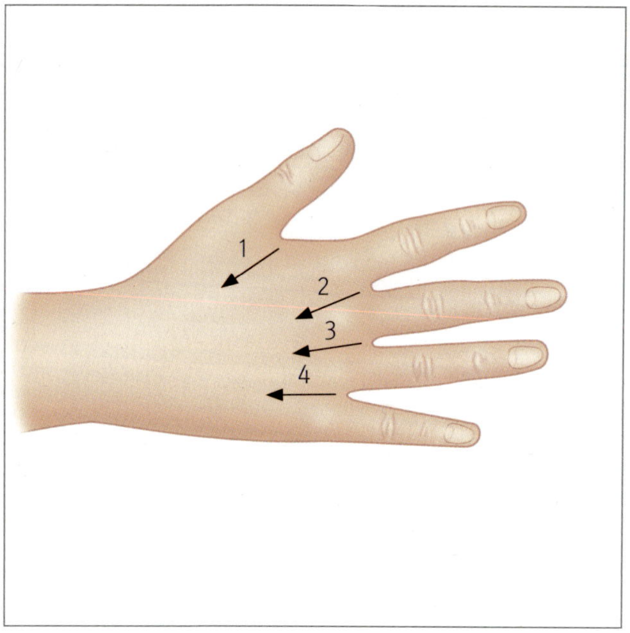

이 단계에서 한 손을 완전히 작업한 경우, 고객에게 손을 벌리고 다시 구부리고 부드럽게 움직여 달라고 요청한다. 즉 , 작업한 손과 작업하지 않은 손 사이의 차이를 느낄 수 있어야 한다. 작업한 손은 더 따뜻하고, 더 부드럽고, 더 가볍고, 더 신축성 있게 느껴야 한다. 손 마사지의 선물은 놀랍지만, 슬프게도 많이 간과 되었다.

양손을 균등하게 일하라

이 책에 설명된 몇몇 치료법은 나머지 팔의 마사지를 위한 특별한 지침을 줄 것이다. 다른 치료법들은 팔을 치료하라고 말할 것이다. 후자의 경우, 이 지시사항들은 상세한 팔 마사지를 위한 것이 아니라 일반적인 팔 마사지가 필요한 경우에 적합하다. 고객의 팔이 지지되도록 하고 , 손목을 정상적인 움직임 범위 내에서 부드럽게 움직이며, 자유롭지 않은 의도된 움직임을 강요하지 말고, 손을 각 방향으로 세 번 또는 네 번 돌리면서 천천히 움직인다.

마사지 오일을 사용하여 피부에 오일을 바른다. 먼저 팔뚝의 근육을 따뜻하게 하고 엄지손가락으로 근육을 주무르고, 손목 바로 위에서 팔꿈치 바로 아래까지 작업하며, 이 모든 순서를 4~5번 반복한다.

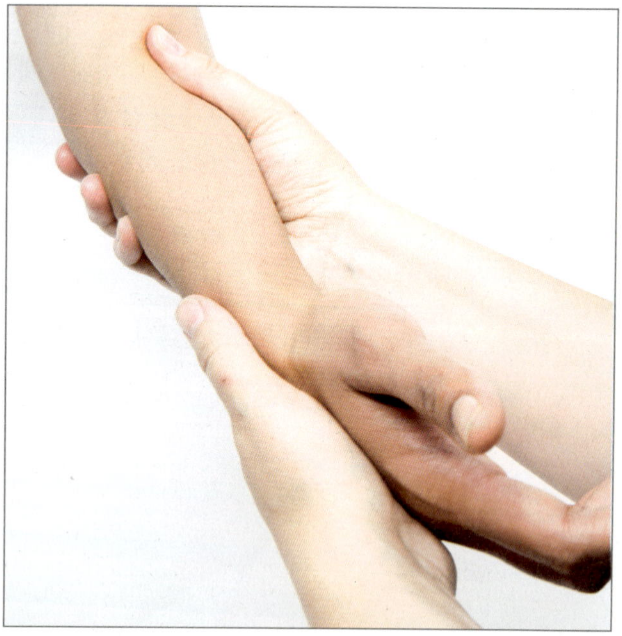

다음으로, 오일이나 크림을 사용하여 엄지손가락의 손바닥에서 팔꿈치 바로 아래까지 깊게 쓰다듬어 준다. 이것은 강력한 근육이기에 단단하고 아플 수 있고, 단계별로 압박을 점점 깊게 적용하며, 당신은 이 근육에서 긴장을 풀면서 근육이 부드러워지는 것을 느낄 것이다. 다음으로, 손목의 새끼손가락 바로 위에서부터 팔꿈치 바로 아래까지, 안쪽 팔의 바깥쪽을 따라 같은 동작을 수행한다.

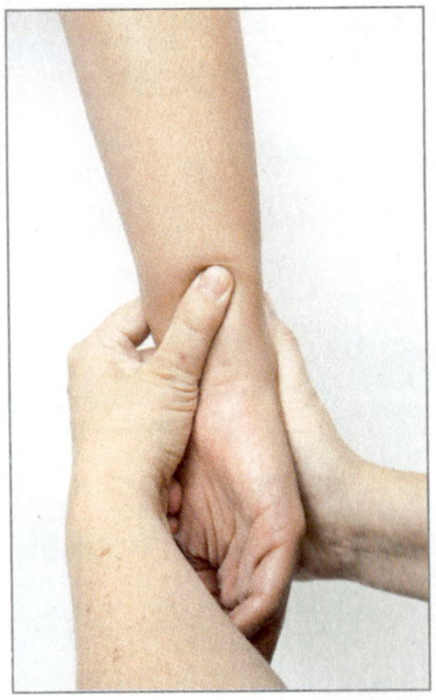

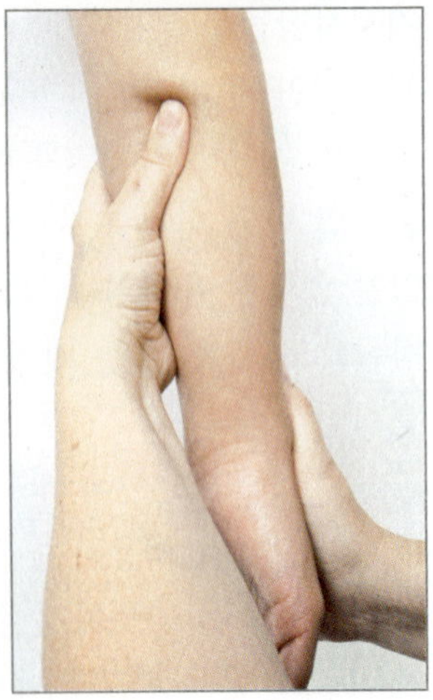

팔을 뒤집고, 노뼈의 중심과 자뼈를 따라 튀어나온 것은 팔을 뻗는 것을 주로 담당하는 근육이다. 당신은 엄지손가락과 손끝으로 이 근육을 튀어나오게 할 수 있다. 당신의 팔을 중앙으로 조금씩 움직일 때 근육을 눌렀다 놓거나, 오일이나 크림을 사용하여 근육을 밀어 올릴 수 있다.

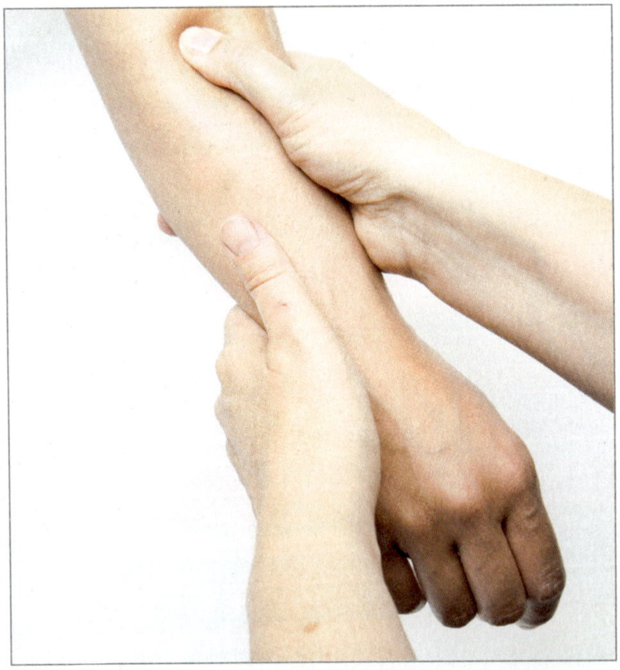

이제 당신은 팔꿈치 위쪽의 팔로 이동해야 하는데 이 부분은 민감하고 연약한 부위일 수 있으므로 너무 강한 압력을 가하지 않도록 주의해야 한다. 마사지 오일을 사용하여 피부에 윤활을 공급하고 팔꿈치 바로 위에서 어깨 바로 아래까지 근육의 방향을 따라가며 관절 가까이에서 작업하지 않도록 주의하고, 겨드랑이는 피한다.

당신은 먼저 손으로 근육을 천천히 주무르거나 엄지손가락으로 근육을 부드럽게 눌러서 30~60초 동안 압력을 유지한 다음 풀어줌으로써 근육을 긴 획 방향으로 따뜻하게 할 수 있다. 이 과정을 반복하면 당신은 팔의 윗 부분을 마사지 할 수 있다.

3 발 마사지
Foot Massage

자세한 발 마사지
Detailed Foot Massage

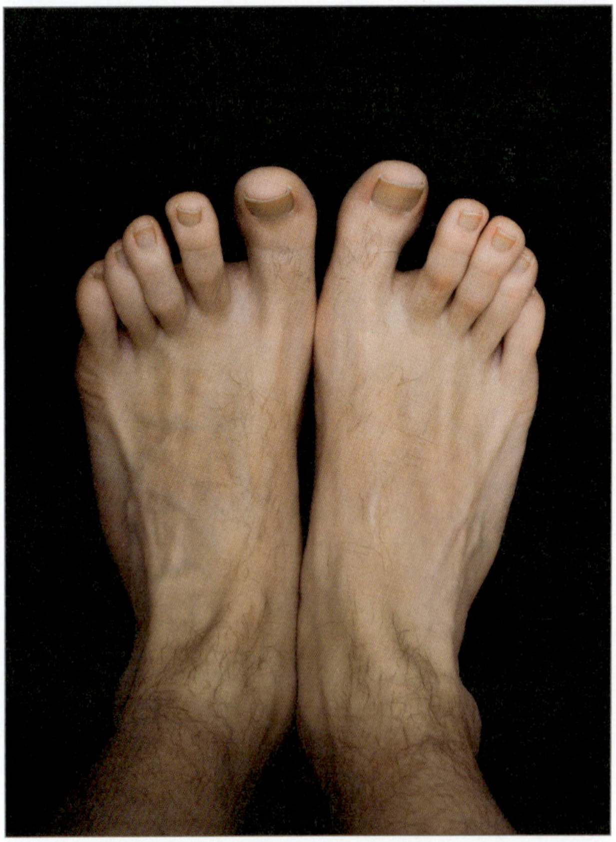

발을 세밀하게 마사지 해준다. 고객이 편안한 자세로 앉거나 누워있도록 하고 30분 동안 발을 마사지하는 것이 이상적이기 때문에 편안한 작업 자세로 있어야 한다. 얼굴 구멍이 있는 마사지 테이블이 있는 경우, 등받이에 압력을 가하기 위해 다리 아래에 베개를 놓고 고객을 대면시키는 것이 마사지하기에 더 쉽다. 바닥에 앉아 발을 무릎 쿠션에 올려놓고 쉬면서 소파나 의자에 앉은 고객에게 마사지 할 수 있으므로 마사지 테이블이 없는 것은 크게 문제가 되지 않는다.

치료용 발 마사지를 하는 목적은 환부에 남아있는 모든 긴장을 제거하는 것이다. 먼저 고객이 서 있을 수 있는 발을 보고 앉거나 눕힌다. 당신은 스스로 자신에게 두 발이 똑같이 생겼는지 물어보고, 발에 어떤 분명한 긴장이 있는지 평가해 볼 필요가 있다. 발이 이완될 때 발가락은 상당히 느슨해야 하며 큰 저항을 느끼지 않고 손가락으로 발가락을 들어 올릴 수 있는 상태여야 한다.

발가락은 상당히 곧아야 한다. 많은 사람들이 성인이 될 때쯤이면 발가락이 꽤 곧지 않으며, 발에 약간의 변형이 있을 것이다. 이것은 부상, 맞지 않는 신발, 또는 자세 불량으로 인한 것일 수 있다. 하지만 당신은 발가락 관절에서 옆으로 나와 있는 발가락의 구조적 굴절을 고치려고 노력하려고 하지 않는다. 여러분이 찾아야 할 것은 이 사진에서 처럼 발가락이 위로 당겨지거나 아래로 당겨지는지 알아보는 것이다. 이는 발의 잔류 긴장을 나타낸다. 치료의 목적은 발가락을 위로 아래로 당기는 것을 줄이는 것이다.

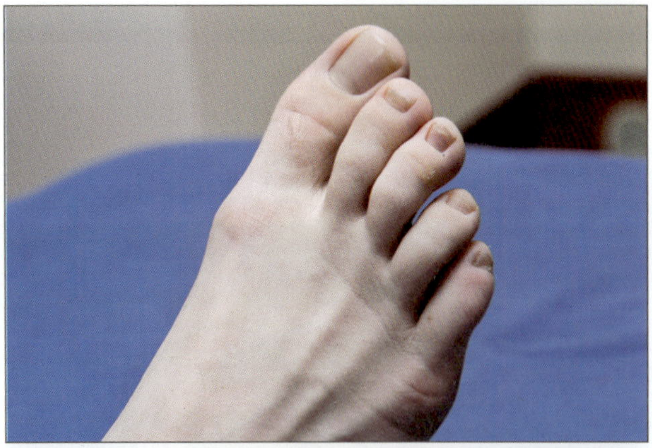

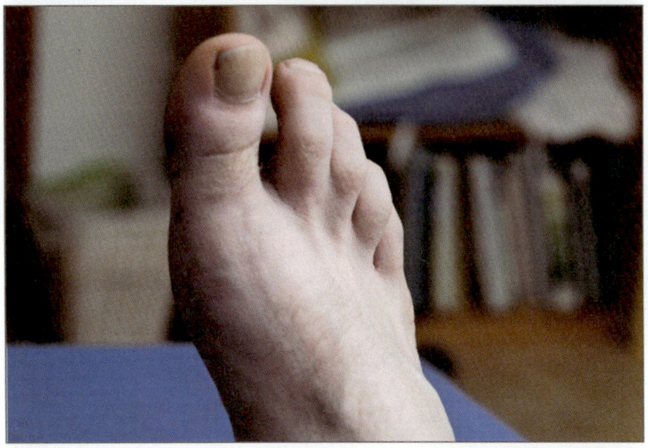

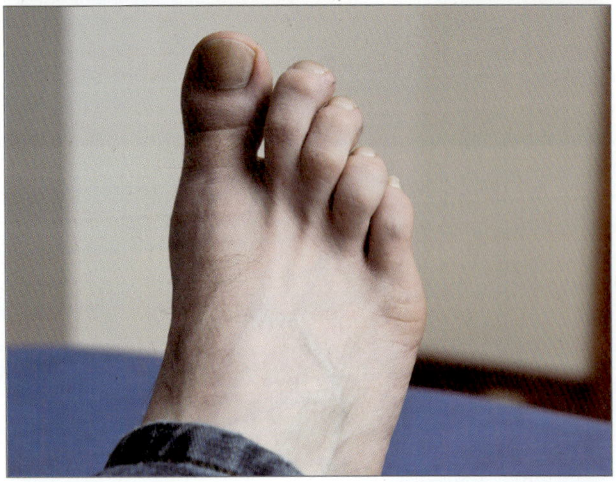

당신이 마사지를 할 때, 당신은 발 근육, 근막, 그리고 다른 결합조직의 모든 구조에 영향을 주고 있다. 따라서 당신은 긴장이 깃들게 된 곳에서부터 일을 시작해야 한다. 발끝에서 발까지 말이다. 관절이나 뼈에 마사지를 해서는 안 된다는 점만 주의한다. 당신의 목표는 단순히 꽉 막힌 부위를 찾는 것이고, 당신의 마사지로 그 부위들의 긴장을 풀 수 있도록 돕는 것이다.

어느 발가락으로 시작하느냐가 중요한 것이 아니라 체계적으로 작동하여 각 발가락을 차례대로 움직이게 하는 것이다.

발가락 끝을 잡고 손가락 사이로 발가락 끝을 부드럽게 말아준다. 마사지 베드에 압력을 가하는 것을 피한다. 그림의 선에 따라 각 발가락을 위쪽 방향으로 마사지 한다.

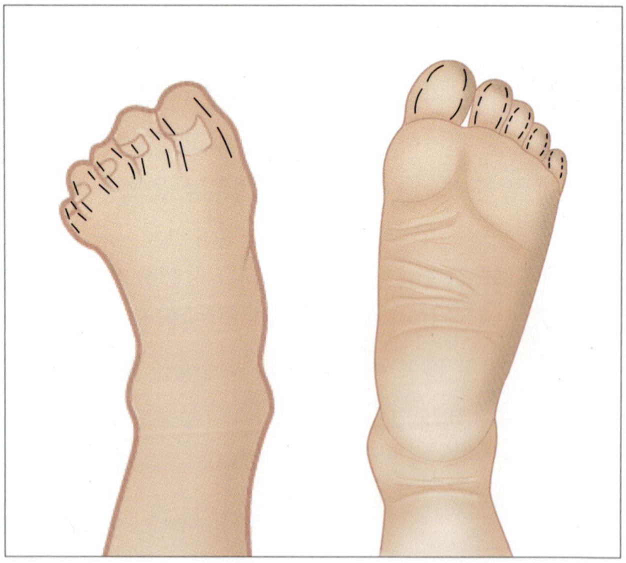

두 가지 주요 동작을 사용할 수 있다. 손가락을 발가락 반대쪽에 놓음으로써 5초 정도 압력을 유지한 다음 손을 떼거나, 손가락을 사이에 두고 살살 발가락을 굴려 압력을 가한다.

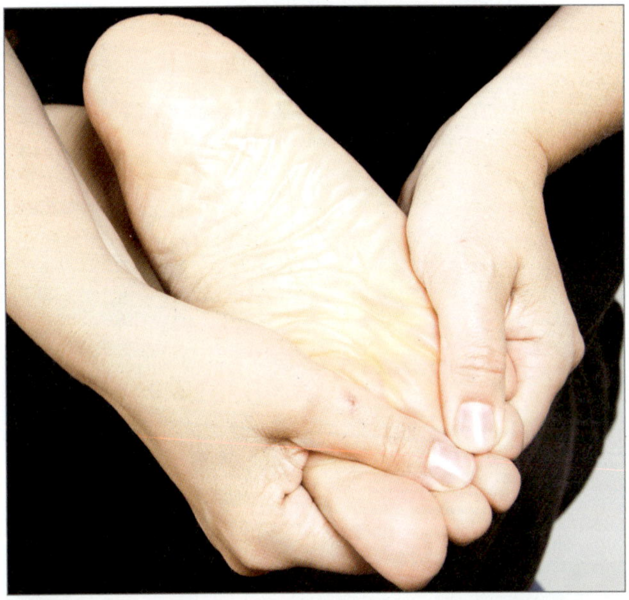

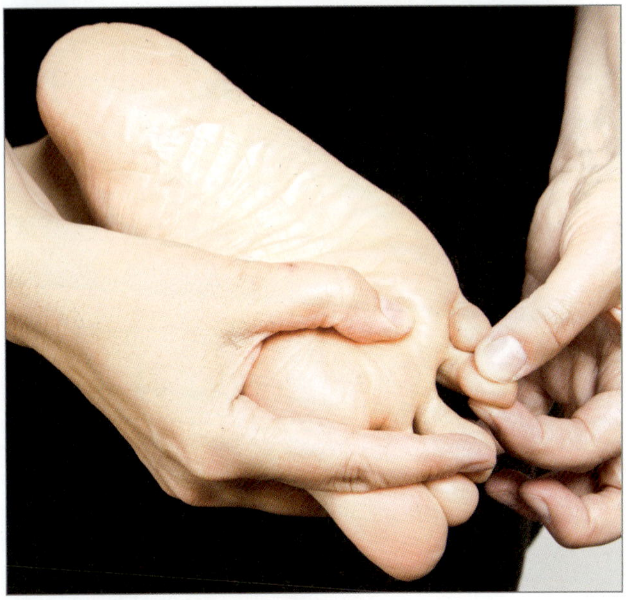

그런 다음 그림의 모든 선을 따라 작업할 수 있도록 손 위치를 변경해야 한다.

손가락으로 누르거나 굴리면서 다른 사람보다 저항력이 강한 부위를 인식하게 될 수 있고, 발가락으로 느끼기 어려울 수 있지만, 이런 부분이 바로 당신이 마사지할 부분이다. 당신이 어떤 특정한 것을 느낄 수 없을지라도, 부드럽게 누르거나 쥐어짜면서 이 부위의 남아 있는 긴장을 마사지 하기만 하면 해소 할 수 있다.

발가락을 마사지할 때 오일을 사용하지 않는다. 그렇지 않으면 손가락이 미끄러질 수 있다. 손가락 관절에 대한 작업을 피해야 한다. 또는 발가락의 띠에 닿기 직전에 멈추면서 발가락 위로 올라간다.

첫 번째 발의 모든 발가락에 대해 이 동작을 반복한 후 발바닥으로 이동한다. 당신은 다른 곳으로 이동하기 전에 한발을 모두 움직이게 한다.

발에 각 발가락을 마사지 했으니,이제 남은 것들을 손볼 준비가 되었다.

발가락 바로 아래에 발을 주무르는 것으로 시작한다. 강한 손을 가지고 있다면, 당신은 여기서 엄지손가락을 사용한다. 하지만 고객이 두꺼운 피부를 가지고 있다면, 당신은 또한 납작한 주먹의 손가락 마디를 사용한다. 또는 여러분이 전문적으로 마사지 할 수 있고 정밀하게 마사지 할 수 있다면 팔꿈치를 사용해도 좋다.

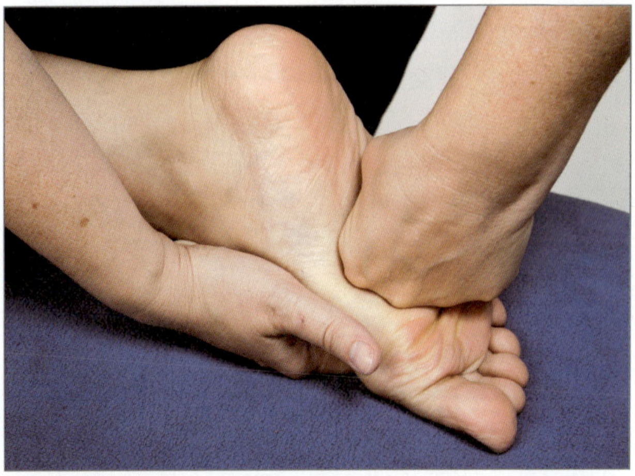

그런 다음 엄지손가락을 사용하여 발의 아치(세로활)안으로 마사지 한다. 한 손으로 발을 받치고 다른 손으로 마사지를 하여 항상 너무 많은

압력을 가하지 않는다는 것을 알아야 한다. 발가락 밑부분부터 시작하여 약간의 오일만을 사용하여 피부를 미끌거리게 도와주고, 엄지손가락으로 발가락 밑부분부터 발뒤꿈치 시작까지 길게 쓸어주며 스트레칭을 한다.

발의 바깥쪽이나 안쪽부터 시작할 수 있다면, 발 밑 부분 전체를 덮을 수 있도록 이 동작을 반복해야 한다. 이 부분은 연약할 수 있으므로, 고객에게 편안한 깊이로만 작업하되, 간지럼을 타지 않을 정도로만 세게 누른다. 만약 고객들이 매우 간지럼을 잘 탄다면, 당신은 피부에 직접 마사지하기 보다는 양말을 통해 오일을 사용하지 않고 마사지 하면 된다.

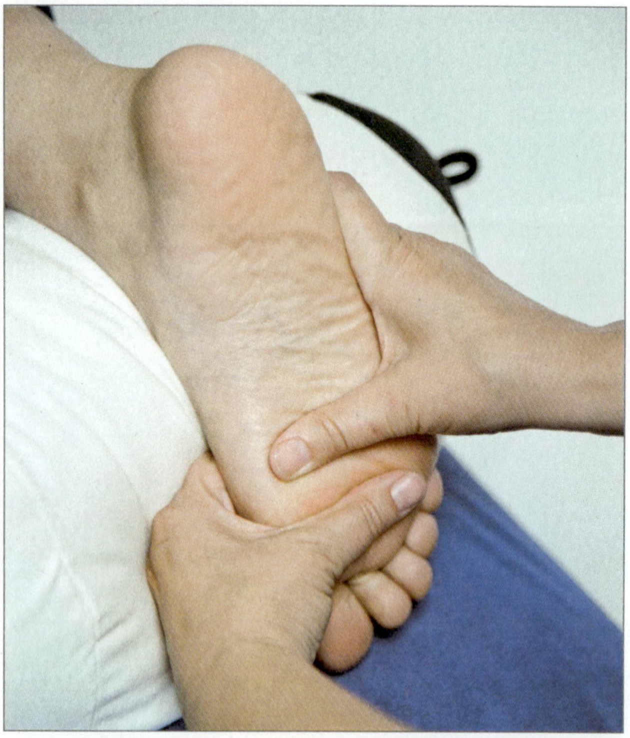

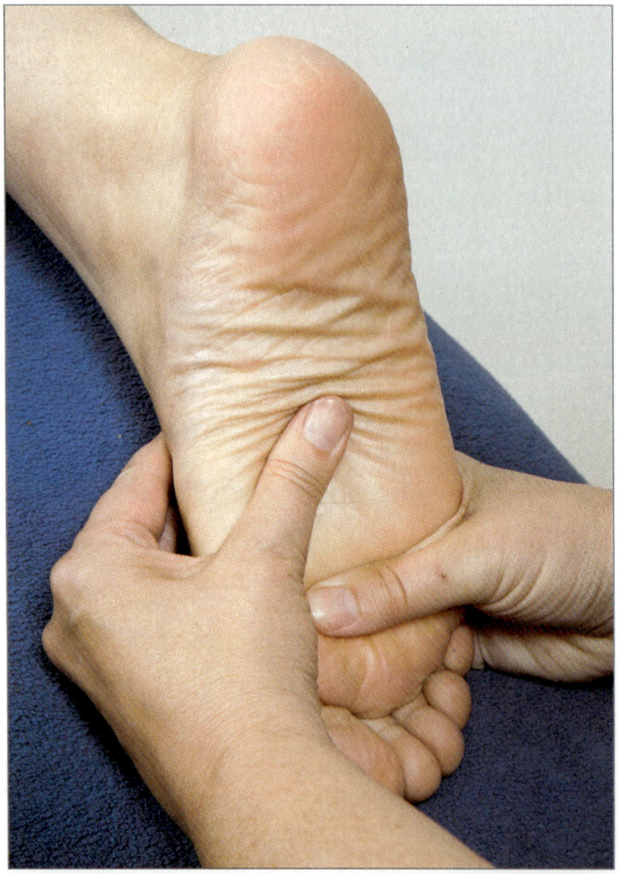

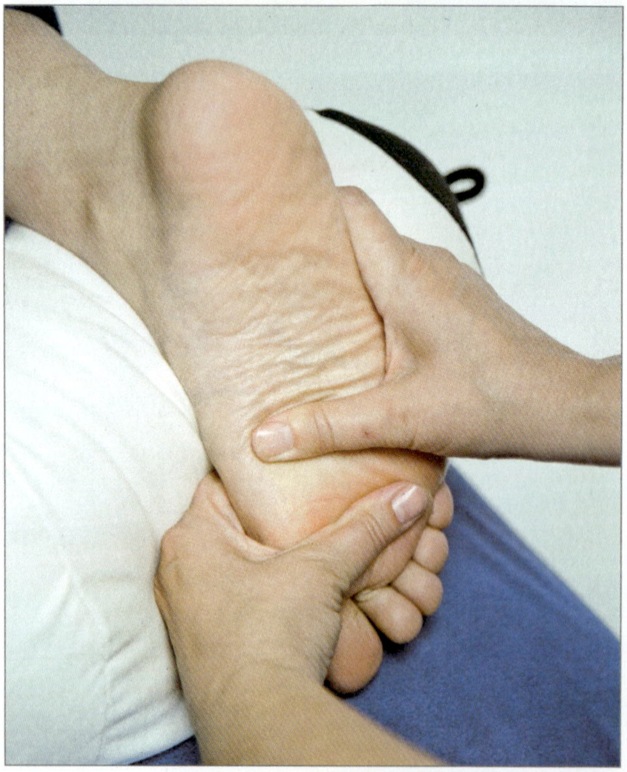

이 동작을 4~5번 전체 발을 가로질러 반복하면서, 반복할 때마다 마사지의 깊이를 천천히 증가시키지만, 이것은 기분이 좋고, 안도감을 주는 스트레칭처럼 느껴져야 하며, 고통스러워서는 안된다.

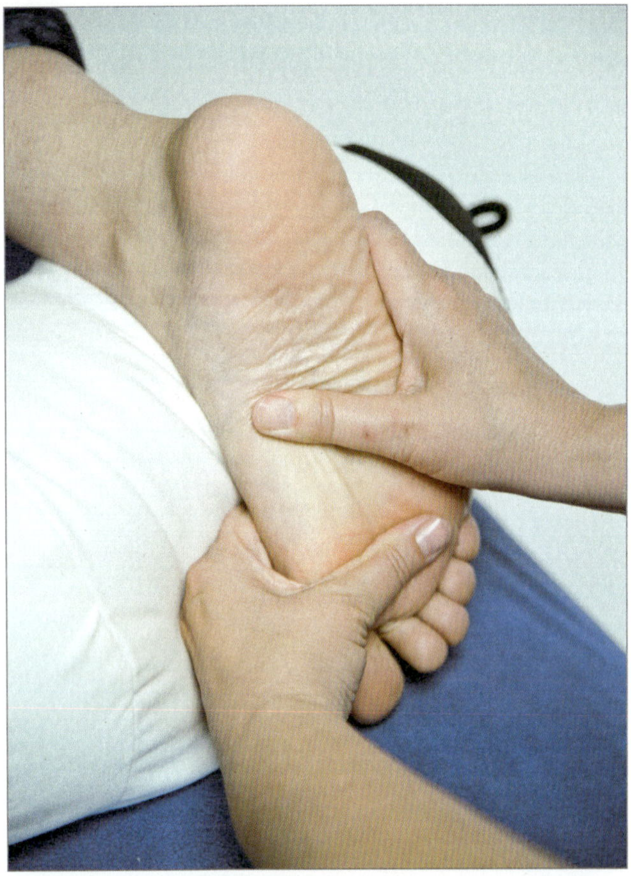

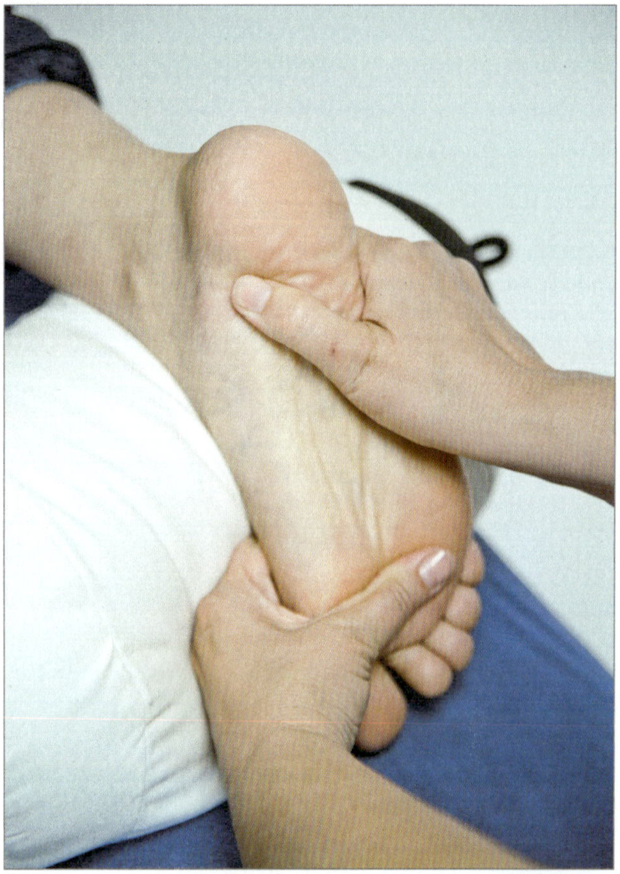

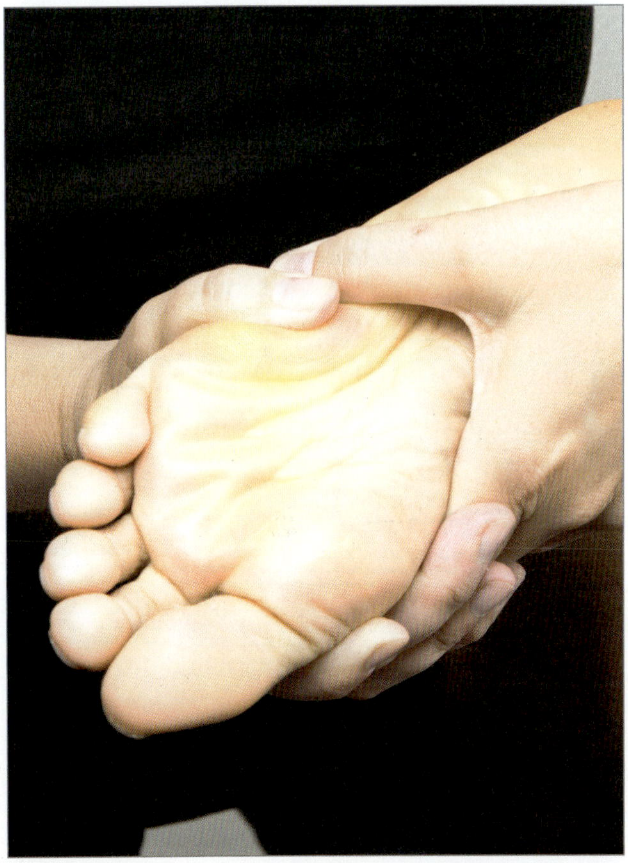

당신은 이제 보통 마사지를 할 때 놀랍게 느껴지는 부분인 발의 바깥 가장자리까지 마사지 할 수 있다. 한손으로 발을 받치고 엄지손가락이나 다른 손의 무지구를 사용하여 발 가장자리를 누른다. 엄지나 손으로 작은 원을 만들어 작업하며, 작업할 때 고객의 발 가장자리를 움직이게 한다. 발끝부터 발뒤꿈치까지 전체길이를 마사지 하고 3~4번 반복한다.

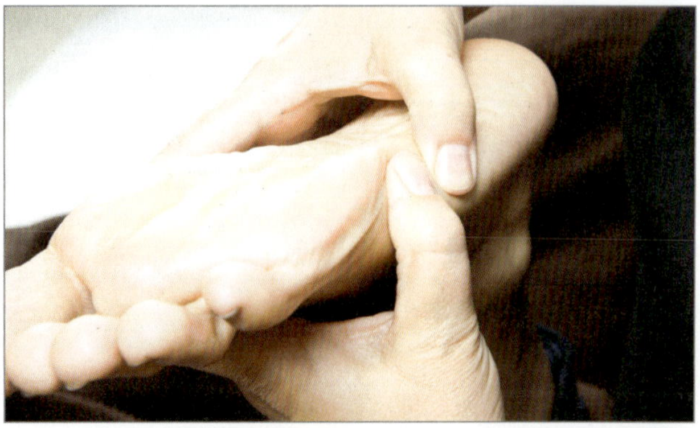

발의 윗부분을 다루는 것도 중요하다. 이 부위는 피부가 더 섬세하기 때문에 약간의 오일을 사용하는 게 좋다. 손가락 하나를 사용하고 발가락이 발에 접합되는 부분에서 시작하여 발의 뼈들이 서로 맞물릴 때 발 요추 사이의 홈을 따라 간단히 시작하고 3~4번 반복한다. 이 작업에 사용하는 손가락은 고객의 발 크기에 따라 달라진다. 다시 한 번 강조하면, 이 마사지할 손가락은 고객에게 너무 불편함을 주어서는 안된다.

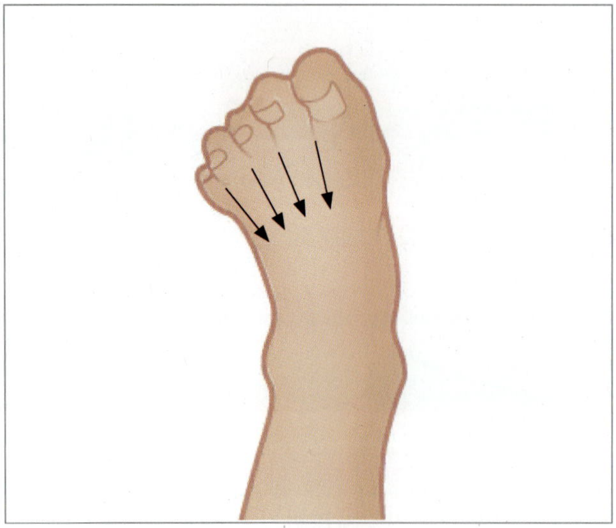

이 치료를 마치기 위해 전체 발에 양손을 가져가고, 오일을 조금 사용하면서 발뒤꿈치에서 발끝까지 부드럽게 눌러서 손을 발가락 끝과 발끝에서 분리시킨다.

4 머리 마사지
Head Massage

헤어 마사지는 가장 편안한 마사지 중 하나이며 일반적인 휴식을 위해 또는 특정 문제를 해결하기 위해 더 넓은 치료의 일환으로 자체적으로 제공 할 수 있다.

이상적으로는 고객의 얼굴이 위로 향하게 누워 있어야 한다. 당신이 마사지 테이블을 가지고 있다면 이것은 당신과 고객 모두에게 쉬운 일이며, 당신은 고객 뒤에 앉아야 한다. 친구나 가족과 함께 일하고 있고 마사지 테이블을 이용할 수 없는 경우, 고객의 머리를 침대 밑이나 옆에 놓고 바닥에 앉거나 무릎을 꿇어 쉽게 손을 뻗을 수 있도록 요청할 수 있다. 가능하면 바닥에 누워있는 고객에게는 하지 않도록 한다. 치료를 할 때 허리와 어깨에 압력이 가해질 수 있다.

이마와 얼굴을 작업 할 때 피부를 끌지 않도록 약간의 마사지 오일이 필요하지만, 마사지 오일이 없는 경우 고객의 로션이나 수분크림 등을 사용할 수도 있다. 부드럽게 조명이 켜진 방에서 작업하고 천장 조명이 켜진 방은 피한다.

눈을 편안하게 하여 치료를 시작하면 매우 효과적이다. 접힌 수건을 사용하여 눈을 가리거나 눈을 누르지 않고 손을 부드럽게 눈에 대고 2분 동안 기다린 후 천천히 뗀다.
당신은 고객의 시야가 그 직후에 약간 흐릿해지는 것을 알 수 있다. 안구 근육이 이완 되었기 때문에 이 현상은 매우 정상이다. 또한 이것은 빠르게 정상으로 돌아올 것이다.

두피는 두개골 위에서 꽤 자유롭게 움직일 수 있어야 한다. 당신의 머리에 손가락을 단단히 고정하고 누른 상태에서 손가락으로 머리카락이 아닌 피부를 움직인다면, 손가락을 모든 방향으로 몇 밀리미터 움직일 수 있다. 스트레스를 많이 받거나 불안하거나 고통을 겪는 사람은 매우 타이트한 두피를 가지고 있을 가능성이 높으며 두피의 움직임은 훨씬 줄어들 것이다.

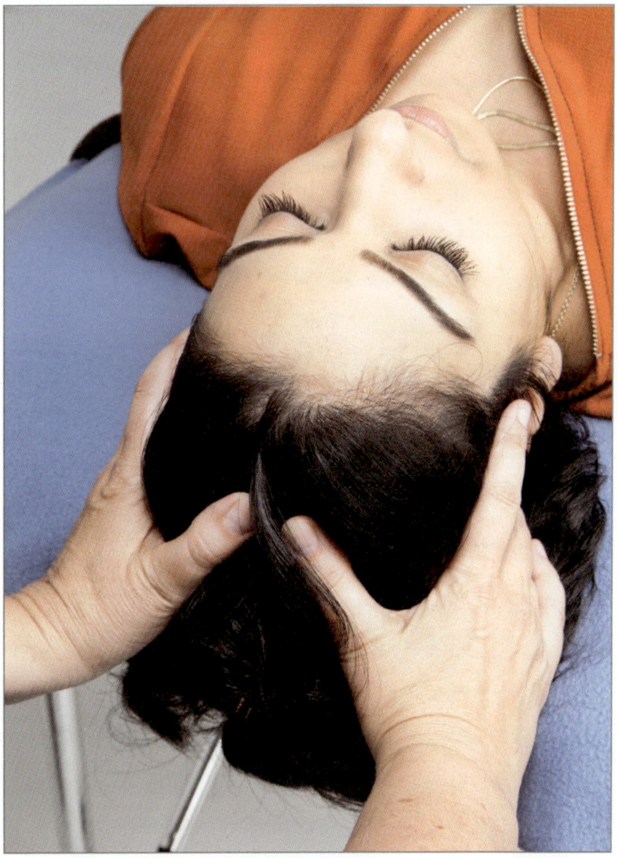

엄지손가락이 머리의 중앙 상단에 있고 손가락이 귀를 향하며 귀에 닿지 않게 손을 놓는다. 헤어 라인에서 시작하여 머리에 뒤쪽으로 이어지는 중심선이 있다고 상상해 본다. 이 중심선의 양쪽에 두 엄지손가락을 놓고 동시에 아래로 누른다. 압박감은 강해야하지만 받는 사람에게는 불편하지 않아야 한다. 3~4 초간 누른 상태에서 엄지손가락을 천천히 들어 올려 중심선의 조금 아래로 내리고 반복한다.

목표는 고객이 등을 대고 누워 있는 상태에서 헤어 라인에서 시작되는 중심선을 더 이상 손이 닿지 않는 곳까지 모두 마사지하는 것이다. 천천히 일관된 압력으로 해야 한다. 이것은 고객에게 좋은 느낌이 들게 할 것이다. 고객들은 하나 또는 두 개의 포인트가 다른 곳보다 더 민감하다고 이야기 할 수 있지만 이것은 매우 정상이다.

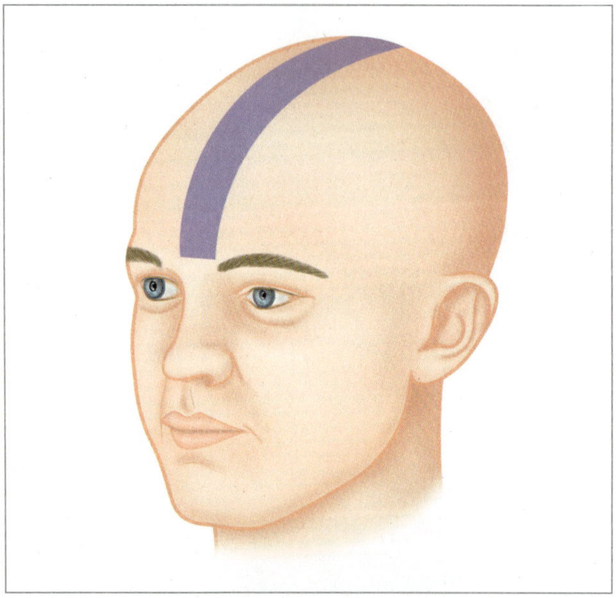

다음으로 손가락의 끝부분이 일자가 되도록 가운데 손가락을 모은다. 헤어 라인의 원래 시작점으로 돌아가서 이번에는 손가락 패드로 작은 원을 만든다. 이것은 천천히 해야 한다. 목표가 긴장을 푸는 것이므로 느리고 꾸준한 작업이 중요하다. 중심선에서 시작해서 천천히 두피 전체에 작은 원이 만들어지도록 하고, 양손이 동시에 머리의 양쪽을 작업하도록 한다. 관자놀이 부분에 압력을 많이 가하지 않는 것이 중요하다. 두피의 섬세한 부분이므로 깊게 작업하지 않는다.

이 두피 마사지는 5분에서 10분이 걸린다. 엄지손가락으로 압력을 주는 것과 가운데 손가락으로 원을 그리는 것을 번갈아 가며 반복한다. 당신의 고객은 이미 더 편안함을 느끼고 있을 것이다.

이제 얼굴을 부드럽게 마사지한다. 턱과 눈썹은 많은 긴장을 견디고 있을 수 있으므로 이러한 부위를 풀어주는 것이 중요하다.

양손으로 집게손가락과 가운데 손가락을 함께 사용하여 눈썹 사이의 중심점을 찾고 약한 압력을 가한 상태로 3~4 초간 유지한 다음 손을 놓아준다. 피부를 끌고 가지 않도록 피부에서 들어 올려 약 1cm밖으로 이동하고 압력을 다시 가하고, 관자놀이의 가장자리에 도달 할 때까지 이것을 반복한다.

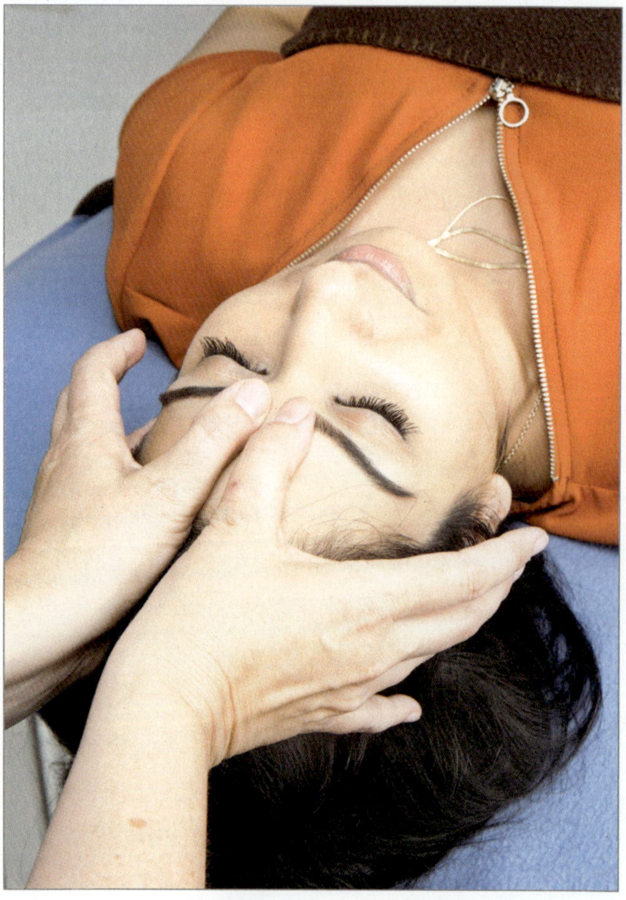

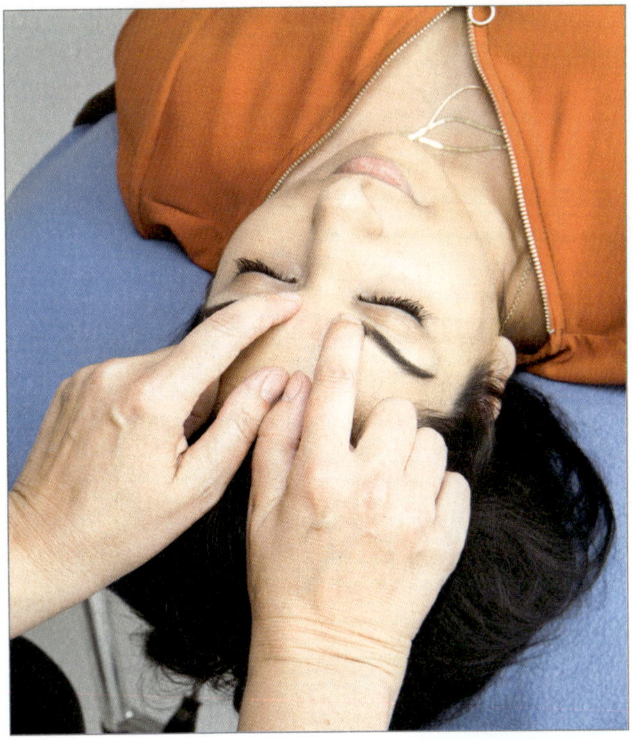

중간에서 다시 시작하여 이마 위로 더 이동하고 헤어 라인에 도달 할 때까지 이 과정을 반복한다. 이 전체 과정을 3~4회 반복한다. 간지러워하지 않도록 쓰다듬기 보다는 충분한 압력을 가하고, 같은 부분에 손가락을 부드럽게 누르며 이 부분을 마무리한다. 받는 사람이 피부가 매우 건조하거나 약한 경우, 이마에 이 작업을 위해 약간의 마사지 오일 또는 로션을 사용하여 피부에 끌리는 것을 방지한다.

다음으로 우리는 턱 부위를 하게 된다. 턱은 엄청나게 민감할 수 있으므로 사용하는 압력에 주의한다. 뺨을 치아로 누르지 않도록 해야 한다. 가운데 세 손가락을 모으고 입술 모서리에서 뺨을 가로 질러 매우 부드럽게 원을 그리며 입술의 가장자리에서 턱 바깥쪽으로 움직인다. 이것을 두세 번 반복한다. 턱 쪽으로 갈수록 긴장이 증가한다는 사실을 알게 될 수 있으며 고객이 이 부위에서 매우 아파진다고 불평 할 수 있다. 치아가 삐걱 거리거나 연삭되어 있었기 때문일 수 있다.

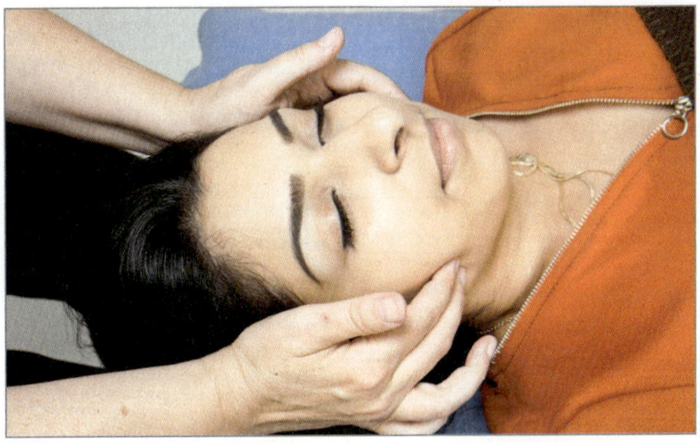

턱 가장 끝의 턱선 중앙에 각 손의 집게손가락을 놓는다. 턱 바로 아래에 엄지손가락을 사용하되 엄지손가락으로 힘을 가하지 말아야 한다. 턱 밑에는 많은 분비선이 있으며 이를 누르는 것을 피해야한다. 엄지손가락을 사용하는 것은 단지 손가락을 맨 위에 고정시키기 위한 것이다.

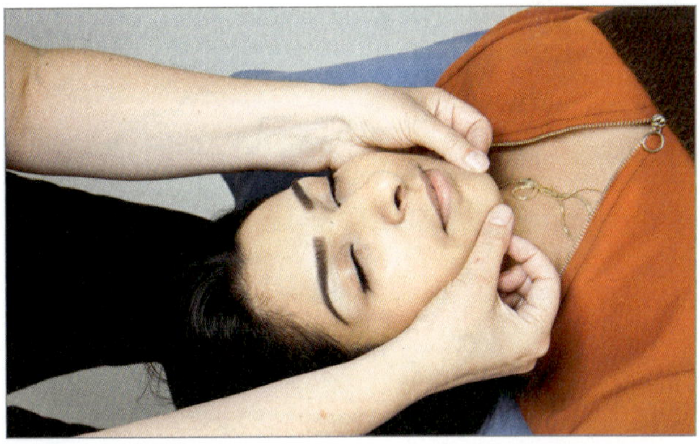

머리의 중심선에서와 동일한 동작을 사용하여 손가락이 턱선을 따라 바깥쪽으로 턱 관절 쪽으로 부드럽게 누른다. 고객은 압박감을 느낄 수 있지만 지나치게 고통스럽지 않아야 한다. 그러나 턱 관절 쪽으로 갈수록 더 아파질 수 있다.

가운데 세 손가락을 모으고 턱 관절 부위 전체를 작은 원으로 마사지 한다. 마사지 할 때 두 줄의 치아를 느낄 수 있다. 다시, 뺨을 치아로 누르지 않도록 주의하고 관자놀이를 누르지 말아야 하며, 조금씩 압력을 높여야 한다.

당신의 목표는 턱 긴장을 풀기 시작하는 것이다. 턱 관절이 이완되도록 고객에게 입을 조금만 열어달라고 요청하고 작은 원모양으로 관절 안으로 작업한다.

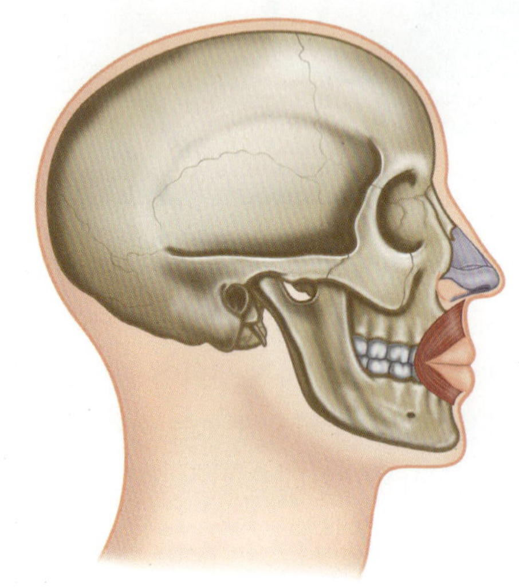

턱의 측면도 Side view of the jaw

관절 바로 앞에 있는 영역은 대부분의 영역보다 아파할 수 있지만 여기서 적용하는 것이 장력을 완화하는 데 중요하므로 이 영역을 피하지 않는 것이 중요하다. 전문적으로 일하고 있고 의뢰인이 의치를 착용하지 않는 경우, 턱이 열린 곳 바로 안쪽에 있는 볼을 가리켜서 적당한 압력을 가할 수 있다. 부드러운 부위가 되기 때문에 4초 이상 기다린다.

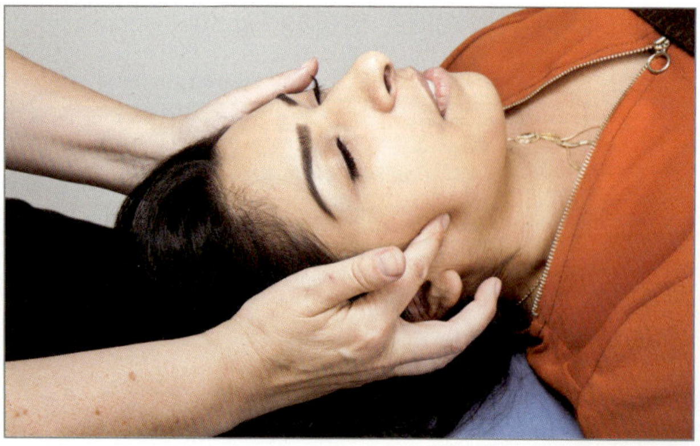

턱 부위가 특히 아프면 돌아가서 이마 작업을 반복한다. 턱의 통증은 일시적이며 이 관절 주위의 작지만 강력한 근육을 이완하여 얻은 결과는 초기 불편함만큼의 가치가 있다.
고객이 휴식을 취할 수 있도록 언제든지 두피 작업을 반복 할 수 있다.

고객이 중간 길이 또는 긴 머리카락을 가지고 있다면 머리카락을 당겨서 두피를 풀어줄 수 있다. 잘하면 두피가 숨을 쉬는 것처럼 느껴지지만, 잘못하면 고객의 머리채를 잡는 것으로 느껴질 수 있으므로 능숙하게 수행하는 것이 중요하다. 손가락 사이에 머리카락을 조금 잡고 똑바로 잡아 당긴다.

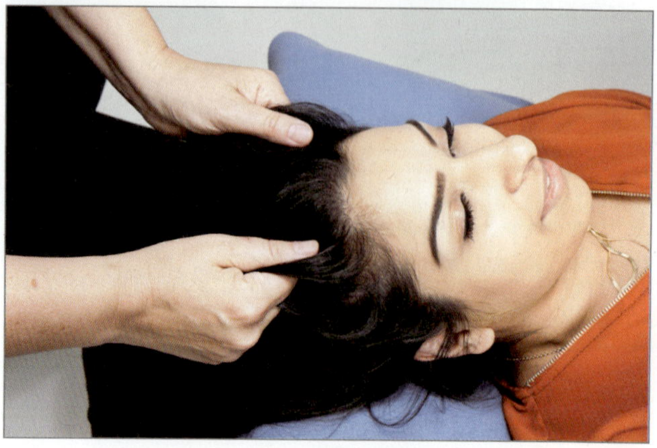

한 부위를 다른 부위보다 많이 당기지 않도록 해야하며, 그렇지 않으면 상처를 입을 수 있고 동시에 머리의 양쪽을 같은 압력으로 당긴다. 고객으로부터 피드백을 받는다. 훌륭하다는 일종의 평가를 받지 못하면, 중지하고 스스로에게 먼저 연습한다. 이것이 고객에게 유익한 경우, 이 기술을 사용하여 머리 주위를 작업한다.

아래쪽 이마를 부드럽게 쓰다듬어 이 치료를 마칠 수 있다. 눈썹이 만나는 코의 맨 위에서 시작하여 위쪽으로 약 2.2cm 정도 천천히 움직이면서 약 1분 정도 천천히 그리고 부드럽게 움직인다. 이렇게 하면 고객이 잠이 들게 할 수도 있고, 고객은 분명 매우 편안함을 느낄 것이다.

5 등 마사지 Back Massage

소개 Introduction

마사지 전문가에게 등 마사지는 가장 일반적으로 요구되는 관리법이다. 이곳은 일반적으로 요통이 있거나 통증과 근육의 경직으로 인하여 자유롭게 움직일 수 없는 곳임을 매우 잘 알 수 있다. 그럼에도 등이 아프거나 뻣뻣함을 느낄 때만 마사지를 한다면, 이것은 종종 신체의 다른 어느 곳의 경직을 유발하며 특히, 상부 등의 통증을 유발하는 손이나 머리와 하부 등의 문제가 되는 발과 다리의 경우 절반의 관리만을 완료하는 것이 된다. 당신이 특정 상황 하에서 마사지 지침을 따른다면, 손, 머리 또는 발의 권장되는 관리를 빠뜨리지 않아야 하며 그리고 곧장 등을 실시해야 한다. 등 마사지 안내는 단지 상호참조를 쉽게하기 위해서 독립된 챕터로 소개 되었다.

특정 금기 사항 Specific Contraindications

당신은 관리를 하며 마주할 수 있는 특정한 조건하에서의 금기사항들을 숙지해야 한다. 게다가:

- 임신부나 모유수유를 하는 고객에게는 마사지 베드를 향해 눕도록 하지 않는다.

- 고객이 척추 수술을 받았다면 의사의 마사지의 관한 우선적인 소견 없이 등 마사지를 시행하지 않는다.

- 고객이 최근 6개월 안에 복부에 수술을 받았다면 엎드린 자세에서 마사지를 시행하지 않는다.

- 당신이 전문적으로 마사지 업에 종사하고 있거나 종양학에 관한 전문적인 교육을 받았거나 고객의 주치의와 함께 일하는 것이 아니라면, 골암이 있는 고객에게는 마사지를 시행하지 않는다.

- 의료인의 승인 없이는 뇌졸중 병력이 있는 고객에게 목 마사지를 시행하지 않는다.

만약 당신이 친구 또는 가족들과 같이 운영을 하여 얼굴을 대는 공간이 있는 마사지 베드가 없다면, 고객이 앞으로 누웠을 때 목이나 상부 등에 압력을 가하지 말고, 대신에 마사지 베드에서 고객의 얼굴이 앞으로 향해 앉은 채로 이 장에 있는 관리를 시행한다.

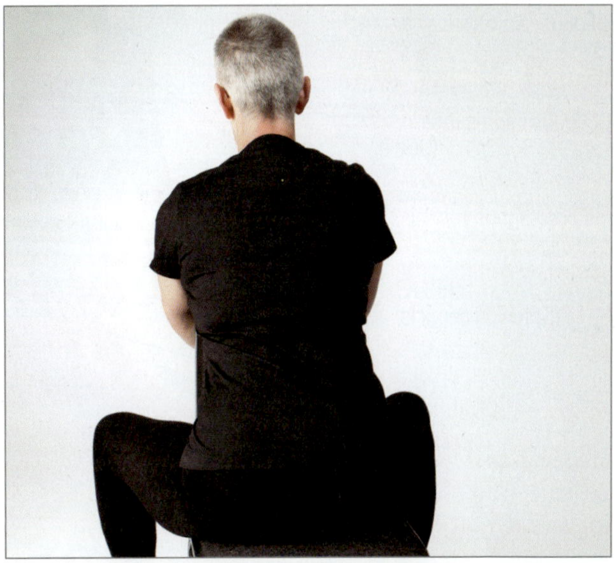

마사지 치료 Massage Treatments

등에 관한 마사지를 익히기 전에 4장에 있는 머리 마사지와 2장에 있는 손과 팔 마사지를 배운다.

머리와 목에 있는 근육들은 전신의 몸에서 가장 우월하고 빠른 움직임을 만들어 내게 한다. 이 근육들은 머리나 목의 움직임, 씹거나 삼키는 동작뿐만 아니라 말하고 표정을 짓고 눈을 움직이는 데에도 필수적이다.

목을 관리하는 데에는 몇 가지 주의 사항이 있다. 여기에는 경동맥과 경정맥 뿐만 아니라 주요 동맥과 정맥 그리고 정중신경이 지나기 때문에 신중하고 조심스럽게 관리를 할 필요가 있다. 인후 근처 앞쪽의 목을 절대로 마사지 하지 않는다. 마사지 하는 위치에서 강한 맥박이 느껴진다면 잠시 물러나서 위치를 수정한다. 만약 고객이 팔이 무감각해졌다거나 찌르는 듯한 감각을 느낀다면 당신이 신경을 누르고 있다는 것이므로 이 경우에도 잠시 중단한다. 동맥, 정맥 그리고 신경에 어떠한 자극을 유발할 수 있을 만큼 깊고 빠르게 마사지를 해서는 안 된다. 그러나 목 부위를 풀어주기 위해 부드럽고 서서히 마사지할 필요가 있으며 그 다음에는 등을 풀어준다. 고객에게는 그들의 의견을 마사지를 위한 가이드로서 참조한다고 이야기 한다.

이 관리는 목의 양 옆과 뒤쪽부터 시작한다.

그림을 통해서 목 부분의 근육들이 얼마나 복잡한 지를 알 수 있으며 이는 이 근육들이 상당히 다양하고 복잡하고 세세한 움직임을 담당하고 있기 때문이다.

만약 당신이 가족이나 친구들의 경직된 근육을 풀어주려 한다면, 당신들이 하는 마사지의 기술적인 부분을 놓치지 않도록 주의한다.

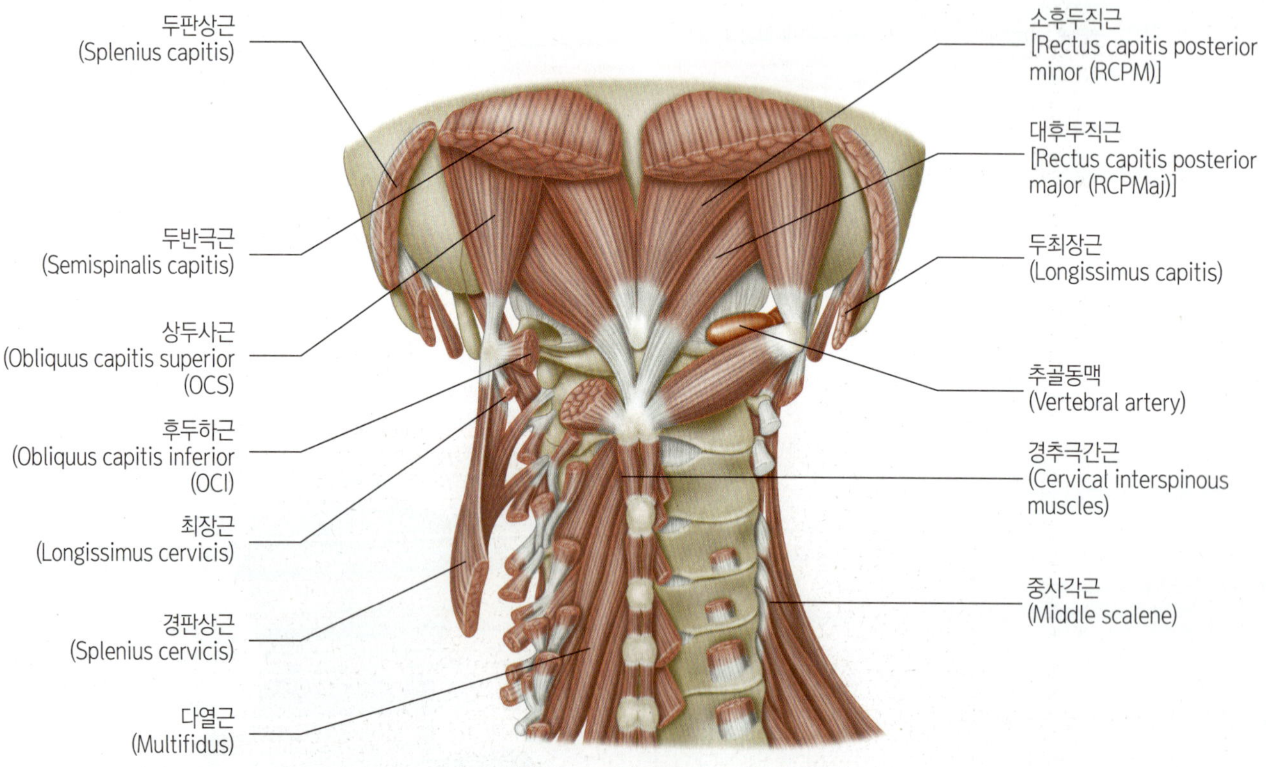

세부적인 관리를 시작하기 전에 목 뒤에 있는 근육들을 풀어줄 필요가 있다. 만약 고객이 긴 머리카락을 가지고 있다면 옆으로 옮겨 놓는다. 마사지 오일은 손안에서 따뜻하게 한 후 어깨 위쪽부터 머리뼈의 밑 부분 또는 머리라인까지 피부와 떨어지지 않은 채로 쓸어 올린다. 그 후 머리뼈의 밑 부분부터 어깨까지 반대로 쓸어내린다. 척추에 어떤 압력도 가하지 않게 주의하며 5~6번을 반복 한다.

다음 단계는 심부 뒤통수 아래 근육의 관리로 머리뼈의 밑 부분부터 시작한다. 고객을 마사지 테이블에 얼굴이 위로 향하게 하여 눕게 한다. 뒤통수 아래 근육은 두개골 밑의 바로 아래에 각 방향마다 있는 4가지 근육의 근육군 이다. 이 근육들은 머리뼈를 경추 위쪽에 있는 두 개의 근육과 연결한다. 뒤통수 아래 근육은 머리의 회전과 기울임을 담당한다.

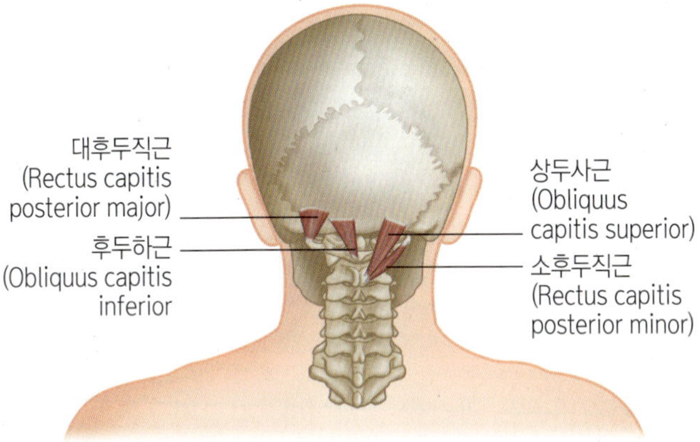

또한 이 근육들은 눈의 움직임에도 깊은 관련을 갖고 있다. 손가락을 자신의 머리뼈 밑 부분에 목의 위쪽을 향해서 위치하여 이 근육들을 느낄 수 있다. 관리할 때 지나쳐야 할 표면 근육들이 있기 때문에 목 척추의 양쪽을 손가락으로 부드럽게 말아 누른다. 상당히 강하게 눌러야 하지만 통증을 유발하지 않게 주의한다.

손가락을 여전히 누른 채로 눈을 왼쪽, 오른쪽 그리고 위쪽, 아래쪽으로 최대한 움직인다. 이 동작을 머리의 움직임 없이 오직 눈만을 움직여 수행하며, 이때에 뒤통수 아래 근육의 움직임을 느껴본다. 이 근육은 심부층의 중요한 근육이다. 중간 정도의 압력으로 천천히 관리할 필요가 있다. 강한 마사지는 척추를 보호하기 위한 이 부분 근육의 강한 보호 기전으로 인해 고객이 관리를 거부하게 할 수 있다.

고객의 얼굴이 위로가게 하여 눕히고 손 안에 고객의 머리를 부드럽게 잡아서 손가락이 머리뼈 바로 밑 부분을 감싸 쥐게 한다. 그리고 목을 부드럽게 스트레칭 하고 머리를 당신 쪽으로 잡아당겨 근육들이 웜업이 되게 한다. 이 과정은 통증을 유발하는 것이 아닌 기분 좋은 스트레칭이 되어야 한다.

이 스트레칭 과정은 만약 당신의 고객이 목수술을 받았었거나 다운증후군이 있다면 시행하지 않아야 한다. 스트레칭은 약간 견인해주며 여전히 머리를 받치고 천천히 머리를 기울여 턱이 가슴 쪽으로 1cm를 넘지 않게 움직이게 한다. 손가락으로 여전히 부드럽게 뒤통수 아래 근육을 누른다. 고객에게 천장을 바로 바라보고 긴장을 풀게 한다. 그러고 나서 머리가 움직이지 않은 채로 발가락을 바라보게 한다. 그러고 나서 천장을 바라보며 편히 눕게 한다. 그리고 다시 머리를 움직이지 않으며 당신을 쳐다보고 천장을 보게 한다.

고객이 왼쪽을 쳐다본 후 다시 천장을 바라보고, 오른쪽을 쳐다본 후 천장을 바라보게 한다. 모든 동작은 머리를 고정시킨 채 눈만 움직이게 한다.

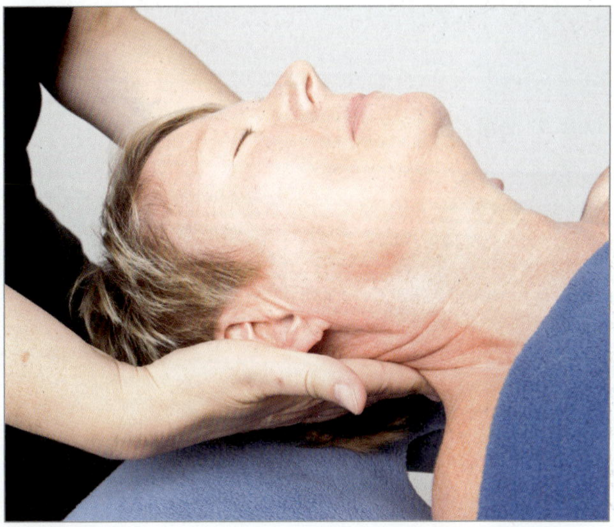

뒤통수 아래 근육에 손가락을 잘 붙인 채로 안전하게 머리를 1cm 들어 올리고 고객이 아래, 위, 왼쪽, 오른쪽을 보는 것을 반복하고 천장으로 시선을 돌릴 때 눈만 움직이게 한다. 이 동작은 목 뒤의 위쪽 근육을 이완시켜 준다. 고객의 머리를 조심스럽게 마사지 베드 위에 놓는다. 이 과정은 일시적인 눈의 피로를 유발할 수 있다. 눈과 닿지 않게 하여 20-30초 조심스럽게 손으로 눈을 감싸서 피로를 완화할 수 있다. 눈은 몇 분 후에 원래 상태로 돌아오고 고객에게 이 과정은 정상적인 것이라 안심시킬 수 있다.

손의 피부와의 접촉을 떨어뜨리지 않으며 어깨 위쪽부터 시작하여 머리뼈의 밑 부분 또는 머리라인까지 쓸어올리며 목의 웜업 마사지를 반복한다. 그러고 나서 마사지를 하는 부분을 좀 더 깊이 그리고 부드러운 촉감으로 머리뼈의 밑 부분부터 어깨의 위쪽까지 조심스럽게 쓸어내린다.

다음은 고객에게 옆으로 돌아누우라고 요청한다. 양 쪽을 다 마사지 할 것이기 때문에 어느 방향으로 시작하는지는 중요하지 않다. 귀 뒤에서 시작하여 어깨와 쇄골로 내려오는 좋지 않은 상태의 강한 근육군을 느낄 수 있다. 이곳은 우리가 지금 관리할 곳이며, 미끄러져 목구멍을 자극하지 않도록 주의한다.

약간의 마사지 오일을 사용하여 피부를 긁지 않도록 하고 검지손가락의 평평한 부분을 갖다 대어 흉쇄유돌근의 위쪽을 손가락으로 조심스럽게 누를 수 있게 한다. 그리고 천천히 쇄골 가운데로 들어가는 근육을 따라서 내린다.

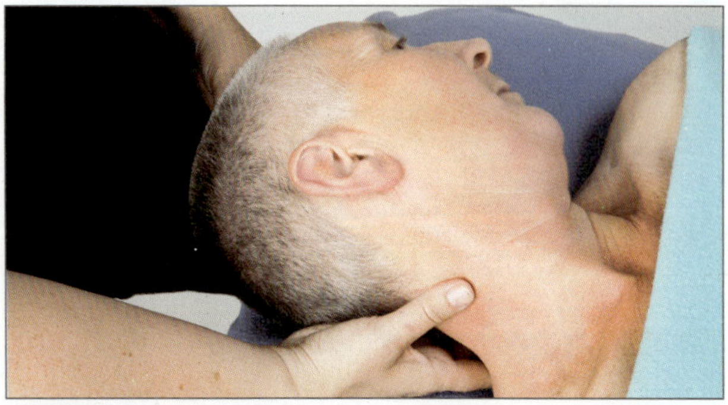

이 움직임을 조심스럽게 3~4번 반복 한다. 항상 마사지는 머리에서부터 쇄골 방향으로 하며, 절대 반대로는 하지 않다. 저항감이 느껴지는 부위나 고객이 예민하다고 하는 곳에서는 손가락을 대고 압력을 유지한다(더 강하게 누르는 것이 아님). 그러면 근육이 이완되는 것이 느껴질 것이다.

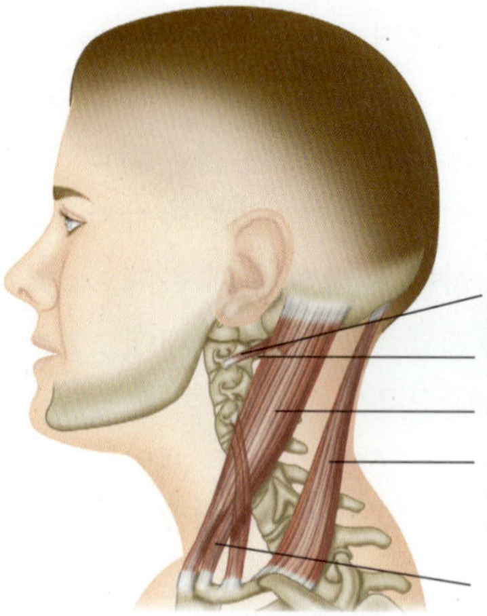

고객에게 머리를 가운데로 돌리고 난 후 반대 방향으로 돌리게 요청 한다. 그리고 반대편의 흉쇄유돌근에도 같은 마사지를 반복한다. 이 마사지를 마치고 웜엄 마사지를 반복한다. 더 이상 마사지를 하는 넓은 부위에 웜업을 하는 것은 아니지만, 이는 전체 근육에서 이미 관리한 특정 근육들을 연습하는 것이다.

이제 견갑거근을 관리할 순서이다. 견갑거근은 어깨를 올리거나 으쓱할 때 수축하기 때문에 '어깨으쓱근' 이라는 별명을 가지고 있다.

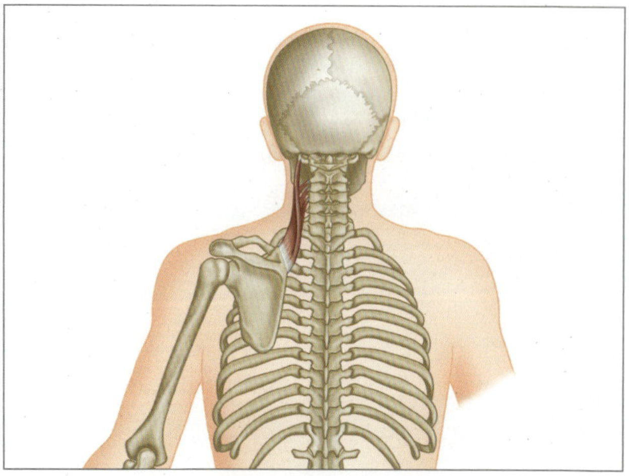

만약 근육이 굉장히 긴장되어있다면 어깨는 항상 으쓱되어있는 것처럼 느껴질 것이다. 그리고 이것은 견갑거근을 짧아지게 한다. 두통이 있을 때 우리가 하고자 하는 것들 중에 하나는 어깨를 위와 앞으로 '방어적으로 껴안듯이' 움직이는 것인데 이는 장기적으로 봤을 때 문제 해결에 도움 되지 않는다. 견갑거근은 경추 4번에서 시작하여 견갑골로 이어진다. 이 근육이 짧아지면 경추 4번을 아래와 옆쪽으로 당긴다.

이 관리는 고객의 얼굴이 위로 또는 아래로 향한 상태에서 가능한다. 만약 얼굴을 기대는 공간이 있는 테이블이 있다면, 고객의 얼굴이 아래로 향한 상태에서 관리를 하는 것이 더 쉬울 것이다. 그러나 그렇지 않다면 고객의 얼굴을 위로 한 채로 아래로 뻗어 이 근육들에 접근할 수 있다.

연속하는 두 개의 손가락을 이용하여 아주 작은 원을 만들어 이 근육을 온전히 누른다. 고객이 얼굴을 앞으로 하고 있다면 머리를 약간 돌려 이 근육이 잘 드러나게 한다. 이 근육을 3, 4번 누르고 난 후에는 약간 더 깊이 관리할 수 있다. 하지만 항상 고객이 견딜 수 있는 정도의 예민함 정도만 느껴지는 범위여야 하고, 통증이 유발되어서는 안 된다. 만약 고객이 당신의 손길에 긴장하는 것이 느껴진다면 압력을 줄인다. 마사지를 반복함에 따라 당신의 손길에 근육이 부드러워 지는 것이 느껴지기 시작할 것이다.

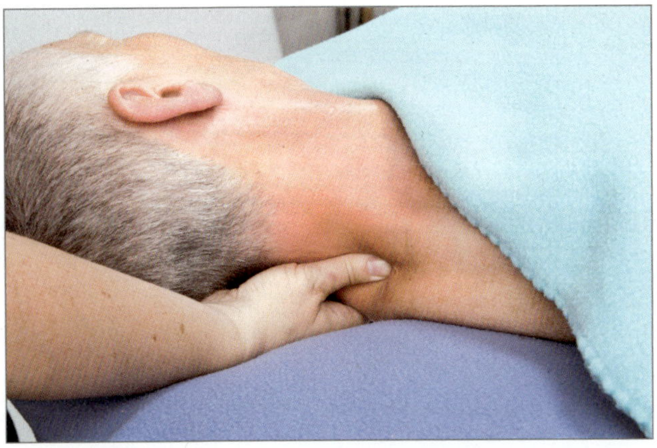

고객의 얼굴이 아래로 향하게하여 얼굴 구멍이나 받침대에 앉거나 의자에 기대어 앉은 상태에서 나머지 등을 작업 할 수 있다.

마사지 오일을 사용하여 피부에 오일을 바르고 척추 양쪽의 엄지손가락을 평평하게 하고 등을 미끄러져서 부위를 따뜻하게 하여 척추 자체를 만지지 않도록 한다. 척추의 양쪽을 동시에 작동한다.

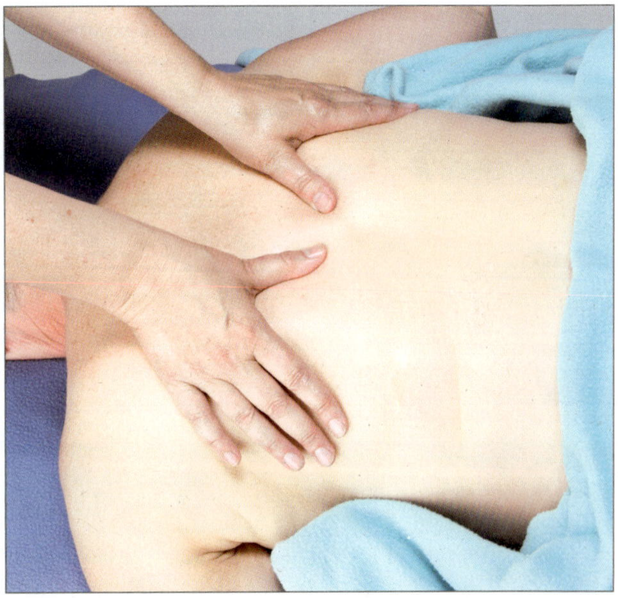

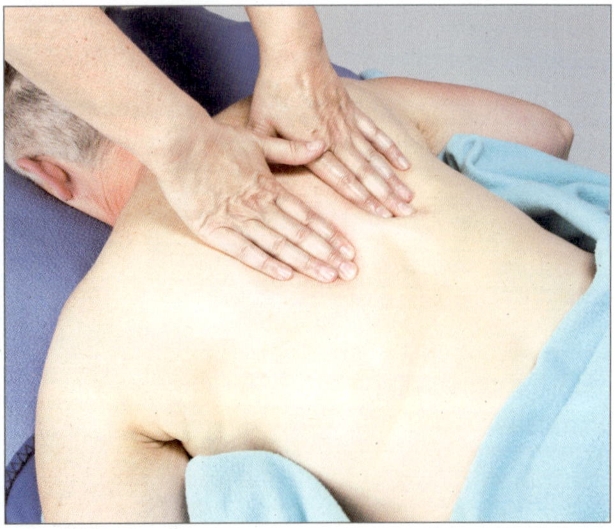

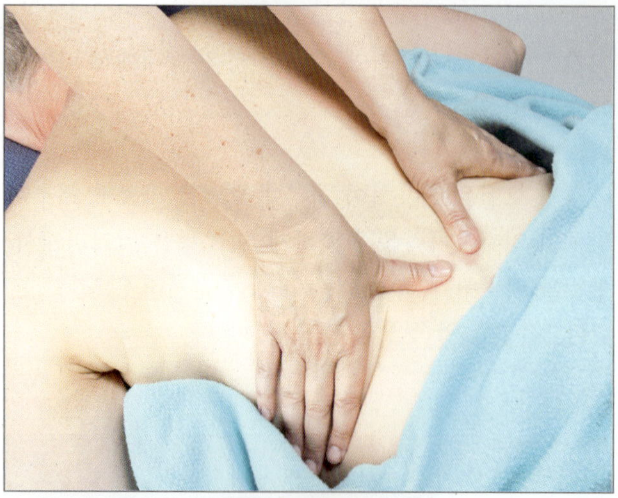

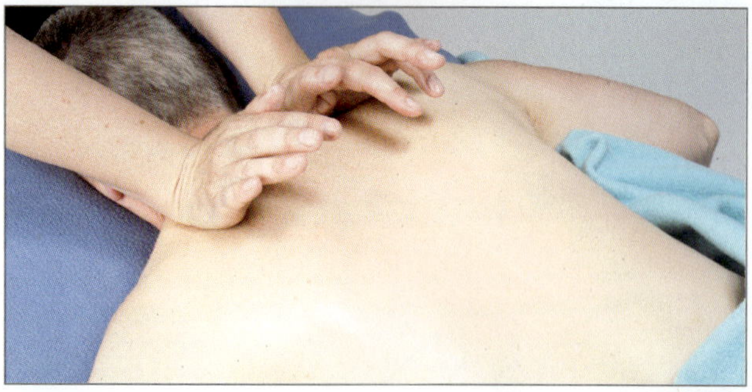

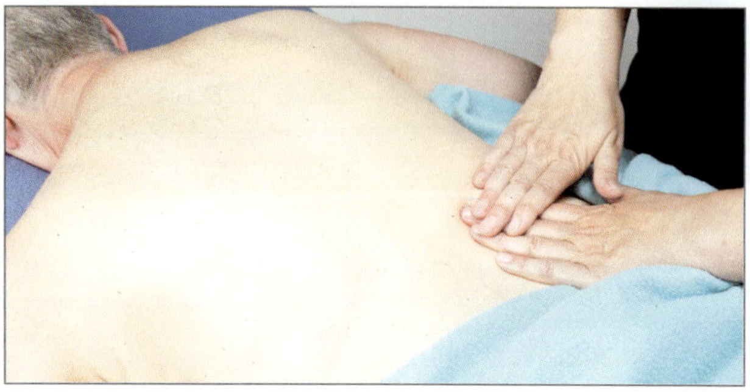

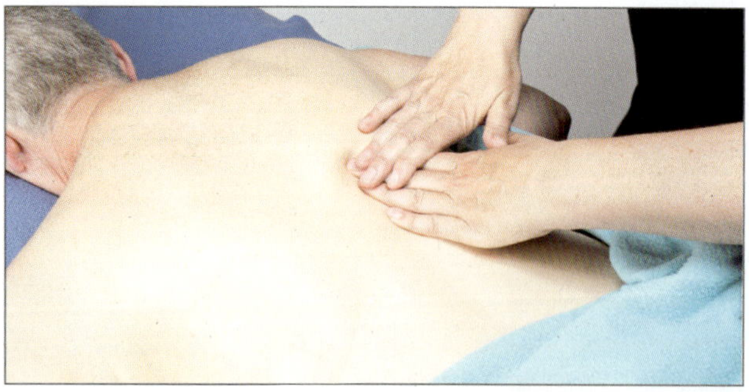

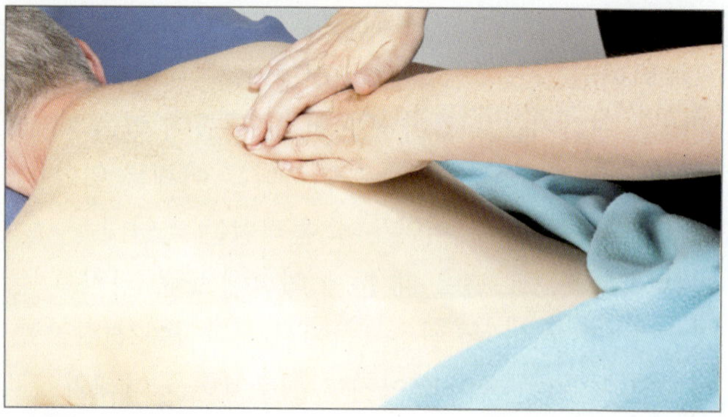

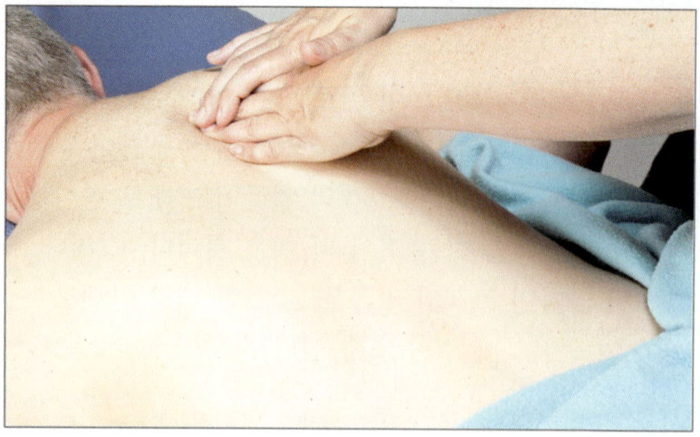

양쪽을 3, 4번 쓸어내려 웜업시킨 후, 당신은 등에 더 깊고 섬세한 관리를 시작할 수 있다.

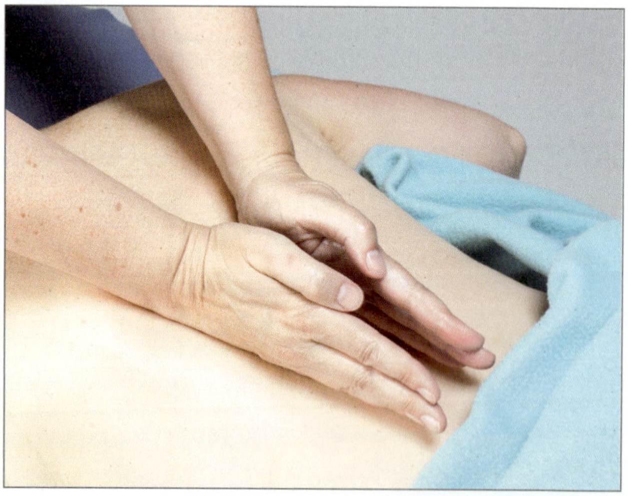

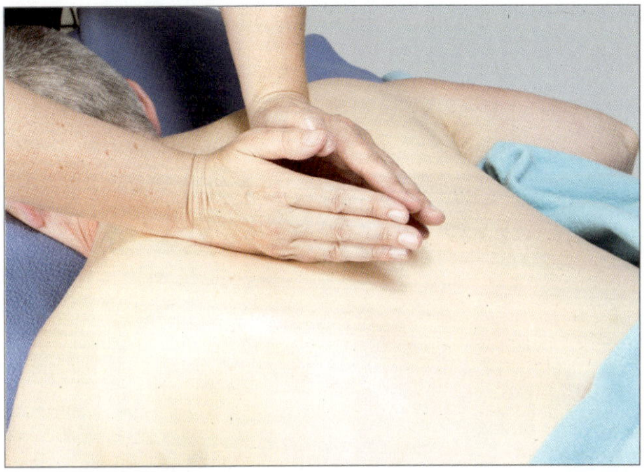

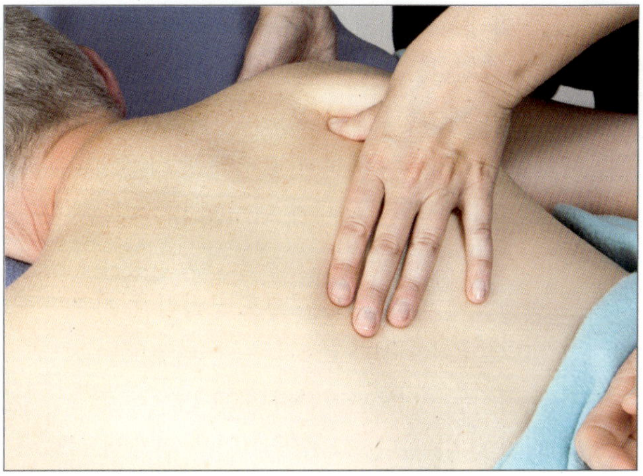

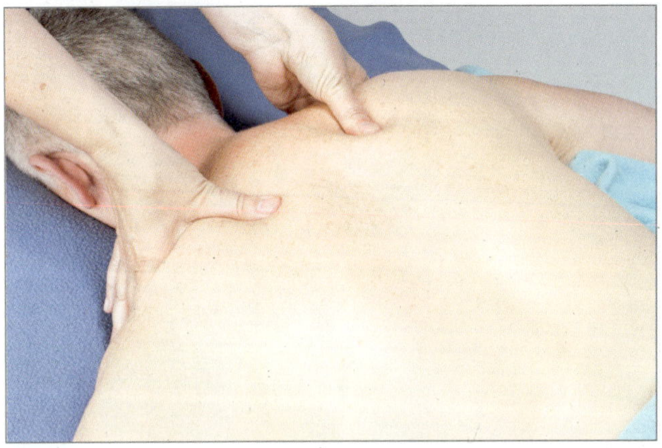

어깨 위쪽부터 척추 기저부의 천골까지 온전히 관리한다. 그러나 당신의 손이 고객의 속옷 안으로 들어가지 않게 주의하고, 4~5번 반복한다.

이제 견갑골의 뒤쪽 부분이 긴장되어 있는지 확인한다. 고객에게 손을 등 뒤에 놓게 하여 견갑골이 약간 올라가게 한다. 베개로 팔을 지지하여 고객이 스스로 팔을 지지할 필요가 없게 한다. 다발성 경화증이나 다운증후군이 있는 환자를 관리할 경우에는 항상 환자들에게 이 자세로 스스로 움직이게 하여 당신이 움직임을 보조하는 과정에서 과신장되지 않게 한다. 만약 고객이 그들의 팔을 등까지 올리지 못한다면, 고객에게 마사지 베드 위로 몸 옆에 팔을 두게 할 수 있다. 당신은 견갑골을 보거나 느낄 수 있을 것이며, 이 부위 위로 관리를 할 것이다. 엄지손가락의 평평한 부분을 사용하여 간단히 눌러 견갑골의 이 부분을 아래쪽으로 옮긴다.

사람마다 견갑골이 올라가는 정도에는 자연스럽게 많은 차이가 있다. 그래서 관리에 옳거나 틀리다고 할 수 있는 깊이는 없다. 간단히 그곳 아래를 미끄러지듯 지나가고, 근육이 이완될 까지 누른다. 그리고 더 이동하여 전 부위를 관리한다. 팔이 이완될 때 원래 위치로 돌아가게 보조한다.

이제 어깨로 돌아와 위쪽을 관리할 수 있다. 고객이 얼굴을 아래쪽으로 향하는 것이 편하며 고객이 누워있는 자세로 어깨 아래쪽에 접촉하거나 고객이 앉은 자세에서 관리할 수 있다.

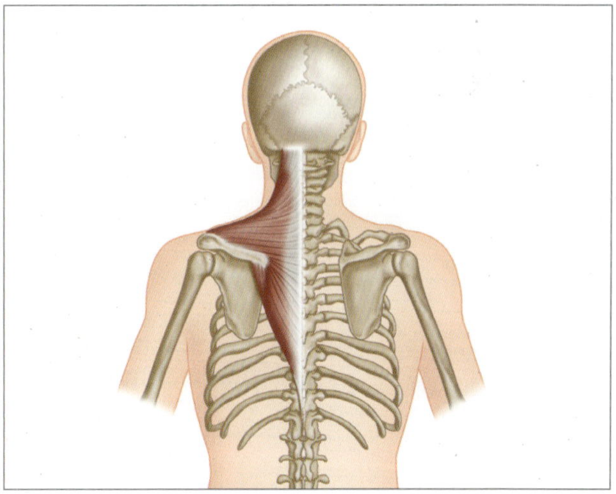

엄지손가락의 중앙부분으로 어깨 위쪽부터 척추의 양 쪽으로 시작한다. 그리고 승모근 위로 바깥쪽과 아래쪽 방향으로 쓸어내릴 수 있다. 또한 척추나 갈비뼈 위로 마사지하지 않게 주의하며 손바닥이나 팔뚝으로 이 동작을 수행할 수 있다.

이 동작을 아래쪽 방향으로 관리한다면 고객에게 더 좋을 수 있지만, 근육을 웜업하였다면 어느 방향으로든지 관리할 수 있다. 피부가 붉게 되는 것에 주목해야한다. 이것은 당신이 고객에게 너무 깊이 관리하는 것이 아닌 한 문제가 되지는 않는다.

관리를 진행함에 따라 근육은 부드러워지기 시작할 것이다. 고객이 예민하다고 하는 곳이나 당신이 느끼기에 경직된 곳을 관리한다면 그곳을 누르고 잠시 멈춰있을 수 있다. 그곳의 이완을 위해서 1분 또는 2분 동안 누를 필요가 있을 수도 있다. 앞으로 이 기술을 넓은 부위를 마사지할 때 항상 사용할 수 있다.

겨드랑이와 어깨 뒤에 위치하고 있는 대원근과 극하근을 관리하기 위해서 몸의 바깥쪽에서 안쪽으로 마사지를 시작해야한다. 저항 훈련을 하는 고객들이나, 운전을 많이 하는 고객들, 컴퓨터로 많은 시간 일을 하는 고객들에게는 이곳은 매우 예민한 근육이 될 수 있다. 이 경우 손의 평평한 부분으로 관리하는 것이 엄지나 다른 손가락을 사용하는 것보다 더 훨씬 더 받아들이기 수월하다. 이 부위를 웜업하였다면 어느 방향으로나 관리를 할 수 있다.

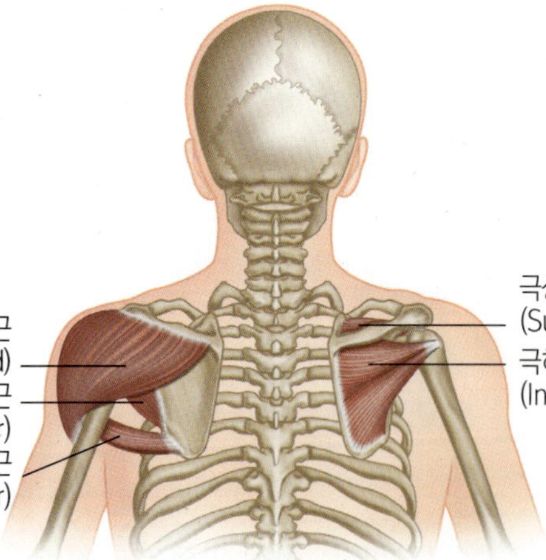

척추의 아랫부분으로 내려와 등 마사지의 마무리 단계로 천골을 마사지 할 필요가 있다. 천골은 척추 아랫부분의 뼈로 된 평평한 부분이다.

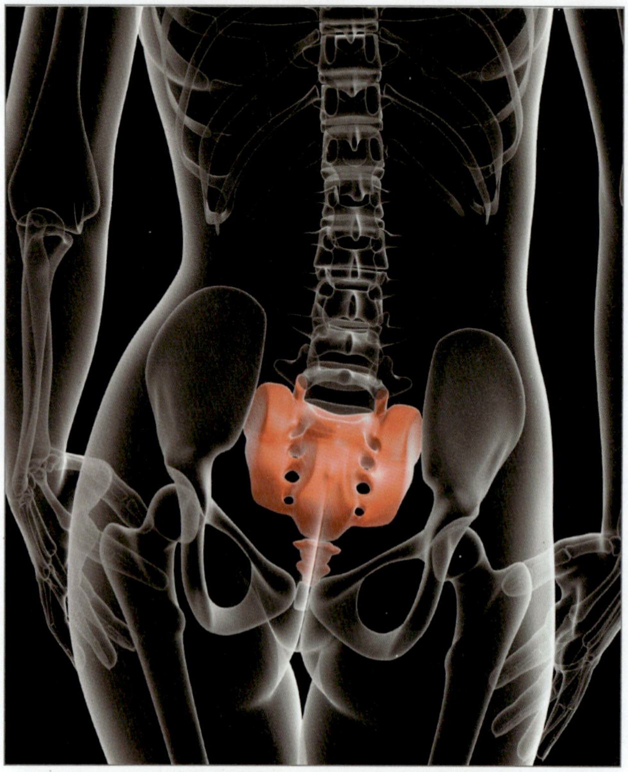

손가락으로 그곳을 만져보면 천골의 가장자리를 찾을 수 있어야한다. 중간 정도의 압력으로 이곳을 부드럽게 마사지 하는 것이 안전하다. 엄지손가락의 압력을 이용하여 전체적인 천골 부분을 관리하여 이곳에 압력과 이완을 줄 수 있다. 누른 상태를 5~10초 간 유지한다.

또한 천골의 가장자리의 밑 부분을 느낄 수 있다. 이곳은 천장관절의 위쪽과 아래쪽 방향으로 움직이는 천골 끝의 모난 부분이다(볼기사이 틈새의 윗부분). 엄지손가락의 평평한 부분으로 천골의 가장자리를 조심스럽게 쓸어내린다.

마지막으로 고객에서 몸을 돌리고 움직이도록 하여 좀 더 마사지 베드 가장자리로 향하고, 어깨는 약간 베드 위로 올라오게 한다. 펴진 팔을 당신의 손으로 지지한다.

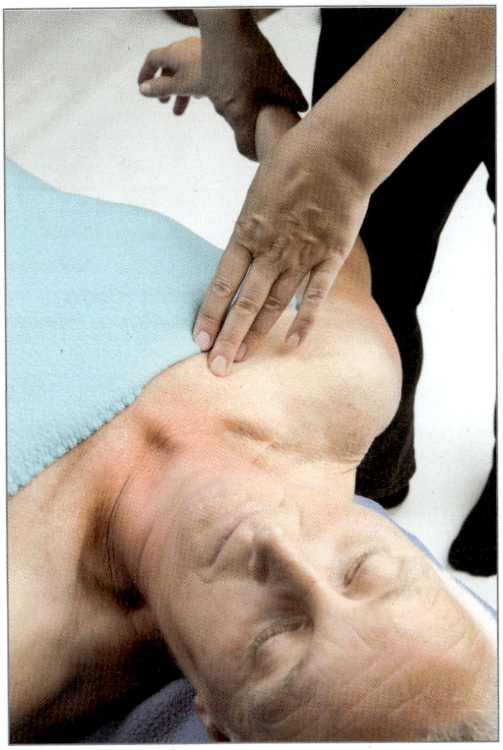

사진에서 보이는 것처럼 주먹이나 손가락의 평평한 부분을 어깨 관절 안쪽에 갖다 댄다.

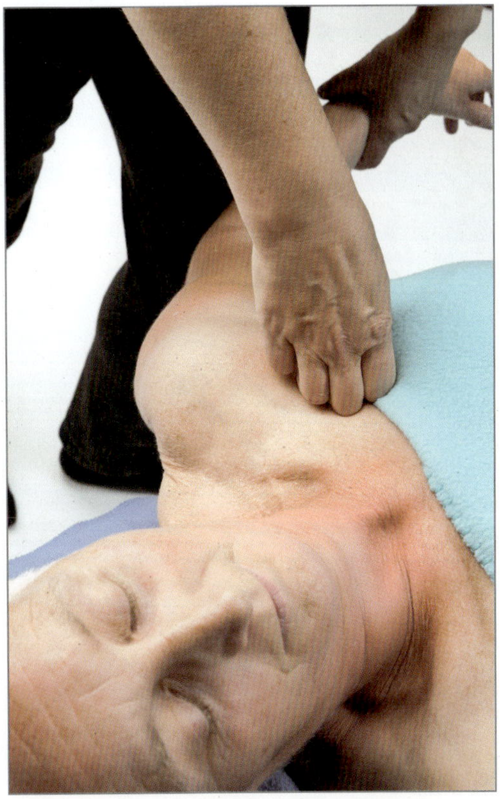

해부학적으로 당신은 삼각근이 아닌 대흉근 위쪽에 압력을 가하여야 한다.

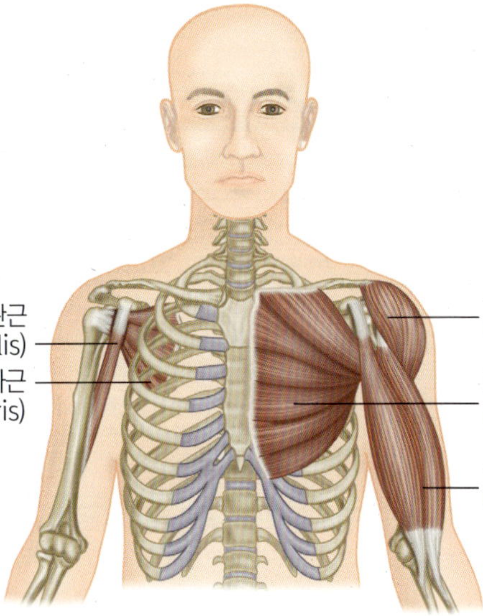

고객에게 적당할 정도의 깊이로 곧장 누르고 다른 손으로는 고객의 팔을 앞뒤로 2.2cm 정도만 움직이다. 이 압력과 움직임의 조합은 어깨 앞쪽의 긴장을 매우 빠르게 이완할 수 있고, 어깨 뒤쪽 부분을 뒤로 움직이고 마사지 테이블 위에서 이완되게 한다.

고객의 팔을 몸 뒤쪽 너머로 두고 마사지 베드의 반대쪽으로 몸을 움직이게 한다. 그리고 이 과정을 다른 팔에 반복한다. 당신이 어깨의 앞쪽을 관리하고 있더라도 이 관리는 어깨 뒤쪽의 이완을 가능하게 하며 등 마사지의 좋은 시작이 된다.

파트 II
의학적 질환의 모든 것(A-Z)

PART II
AN A-Z OF MEDICAL CONDITIONS

강직성 척추염 Ankylosing Spondylitis

질환의 배경
Background to the Condition

강직성척추염은 "통증이 있는 염증성 관절염의 형태이다. 척추에 주로 영향을 미치지만 또한 다른 관절과 힘줄, 인대에도 영향을 미친다."[1] 18세와 30세 사이의 사람들이 가장 많이 이 질환의 진단을 받는다. 강직은 "유착"을 의미하는 그리스어이며 척추염은 척추의 염증을 나타낸다.

강직성 척추염의 초기 증상은 등 가운데 주변의 통증과 뻣뻣함이다. 하지만 통증은 척추의 어느 부분에서도 시작될 수 있고 어떤 관절이라도 영향을 받을 수 있다. 무릎이 부어오르고, 엉덩이와 발뒤꿈치가 아플 수 있으며, 많은 사람들의 눈이 이 질환에 의해 통증과 감광성을 각각 또는 같이 경험할 수 있다. 어떤 사람들에게는 폐, 심장 또는 장이 염증에 영향을 받을 수도 있다. 이 질환을 앓고 있는 어떤 사람들은 골다공증의 위험을 가지고 있고, 다른 사람들은 건선으로 알려진 피부질환으로 발전할 수 있다.

이 질환의 증상을 관리하는 방법은 여러 가지가 있지만 현재로서 치료법은 없다. 유전자 검사가 초기 진단에 도입되어 있지만 아직은 진행 중이고 완전히 분석되지 않은 영역이다. 강직성 척추염의 초기 증상에서의 발전과 엑스레이 또는 다른 영상에서의 발견은 8년 이상에서 11년 이상의 차이가 있다. 척추의 일부 유착은 일반적으로 발생하지만 전체 척추가 유착되는 경우는 드물다.

마사지 전문가가 강직성 척추염이 있는 고객을 효과적으로 관리하기 위해서는 신체에 어떠한 반응이 일어나는지 이해하는 것은 유용하다. 마사지는 시술자가 조심스럽고 주의 깊게 행동하고 관절의 모든 불안정한 움직임을 피한다면 사용해도 안전한다.

강직성 척추염은 진행성 질환이다. 어떤 사람들은 증상이 현저하게 가라앉는 회복기를 경험할 것이다. 다른 사람들은 증상의 완화를 보지 않을 것이고, 병의 특성 때문에 증상은 점진적으로 악화될 것이다.

퇴화의 1단계는 골부착 부위에서 발생한다. 골부착 부위는 힘줄과 인대가 뼈와 만나는 부위로서, 이 부위가 바로 "류머티즘 질환 집합체의 주요 대상 기관이며, 그 중 가장 잘 알려진 것이 멸균성 척추염"[2]이다. 강직성 척추염에서 힘줄, 인대 또는 관절주머니 부속물질에서 염증이 발생한다.[3] 골부착

---

[1] Ankylosing Spondylitis Guidebook, National Ankylosing Spondylitis Society (UK), October 2012.

[2] Where tendons and ligaments meet bone: attachment sites ('entheses') in relation to exercise and/or mechanical load, M Benjamin et al., Journal of Anatomy, 2006 April, 208(4): 471-490.

[3] http://www.arthritisresearchuk.org/health-professionals-and-students/reports/topical-reviews/topical-reviews-autumn-2009.aspx

부위 염은 골부착 부위 힘줄과 인대가 뼈와 만나 염증을 일으키는 부위의 염증이다.

이 염증은 뼈의 일부가 침식되는 노크온 효과를 일으킨다. 일단 염증이 가라앉기 시작하면, 인체의 자연 치유 반응이 일어나고 신체가 새로운 뼈를 축적한다. 이후 염증과 치유가 반복되면서 "뼈가 인대나 힘줄의 탄성 조직을 대체하기 때문에 움직임이 제한될 수 있다."[4] 결국 이것은 척추뼈와 다른 관절들의 결합으로 이어질 수 있다.

강직성척추염은 보통 아침 일찍 또는 장시간 한 자세로 앉아 있거나 일을 한 후에 더 악화되고, 동작을 다시 하면서 통증이 줄어들 것이다. 강직성 척추염 진단을 받은 사람은 운동이 장려되고(충격을 주지 않는 운동) 자세에 매우 주의하여야 한다. 물리치료사는 개인에게 가장 적합한 운동에 대해 개별 고객을 지도할 수 있을 것이고, 마사지는 동작을 유지하고 나쁜 자세에서 올바른 자세를 회복하는데 도움이 되어 유익할 것이다.

신체가 긴장을 저장하기 때문에 마사지는 그 긴장을 풀어 준다. 마사지는 골격 구조에 영향을 미치는 피부, 근막, 그리고 그들의 활성화된 인대와 힘줄에 작용한다. 마사지는 몸을 자유롭게 하여 개별 구조의 테두리 안에서 최대한 움직일 수 있게 한다. 마사지로 강직성 척추염을 치료하지 못하고 결코 유착된 뼈를 풀지는 못하지만, 여러분은 그 사람이 그들의 질환의 한계 내에서 가능한 최고의 움직임을 얻을 수 있도록 도울 수 있다. 여러분은 긴장감을 풀어줄 것이고, 따라서 그 질환에 의해 영향을 받는 근육의 통증을 해소할 수 있을 것이다.

등의 중, 하부 모두 강직성 척추염의 영향을 받기 때문에 고객의 상체와 하체를 모두 관리하는 것이 중요하다. 상체와 하체 중 한 곳만 마사지 하는 것은 효과를 제한한다.

특정 금기 사항 Specific Contraindications

어떤 강직성 척추염 환자들은 더 깊은 마사지를 참을 수 있을지 모르지만, 다른 사람들에게 이것은 너무 고통스러울 것이고 적어도 처음에는 근육이 풀리고 이완되기 시작할 때까지 부드럽게 관리할 필요가 있다.

무엇보다 고객과 긴밀히 협력하여 마자시 베드 위에서 그들이 편안한지 확실히 하여야 하고, 강직성 척추염에 의해 이미 영향을 받은 관절을 받치기 위해 추가적으로 접힌 수건이나 베개가 필요할 수 있으며, 마사지하는 적절한 깊이에 대해 치료 내내 고객과 대화할 필요가 있다.

마사지 치료 Massage Treatments

천골은 자주 강직성 척추염의 영향을 받는 부분이기 때문에 하체 관리부터 시작하는 것이 가장 좋을 수 있다. 그러기 위해서는 발에서부터 위쪽으로 관리해야 한다. 3장의 발 마사지 프로토콜을 따라 관리를 시작한다.

발바닥에서 작업할 때는 발목 관절 주변의 모든 조직을 지그시 눌렀다 놓아 발목 주위의 모든 곳을 작업할 수 있도록 한다.
이것은 발경추 바깥쪽에 정적이고 부드러운 압력을 가하며 엄지손가락으로 누르고 20~30초간 유지하고 놓은 다음, 발목 주위로 이동해 발목 부위 전체를 관리할 수 있게 하되 피부를 끌지 않도록 한다.

---

[4] Ankylosing Spondylitis Guidebook, National Ankylosing Spondylitis Society (UK), October 2012.

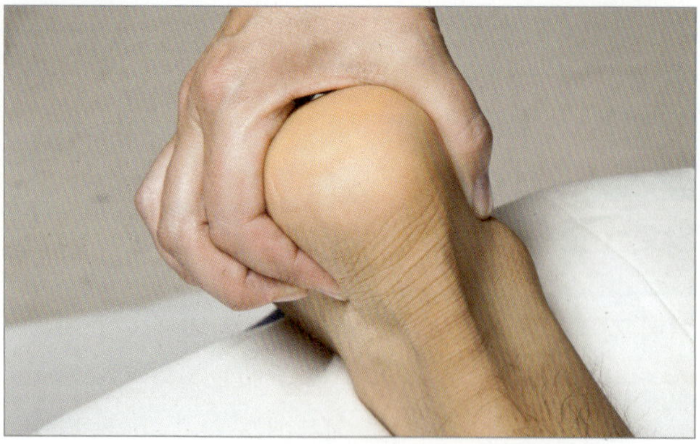

그런 다음 사진에서처럼 발을 받치고 발목을 부드럽게 회전시킬 수 있다. 이 회전을 시킬 때 발을 자연스럽게 움직이도록 한다. 관절의 움직임을 강제하거나 과도하게 펴지 않도록 한다.

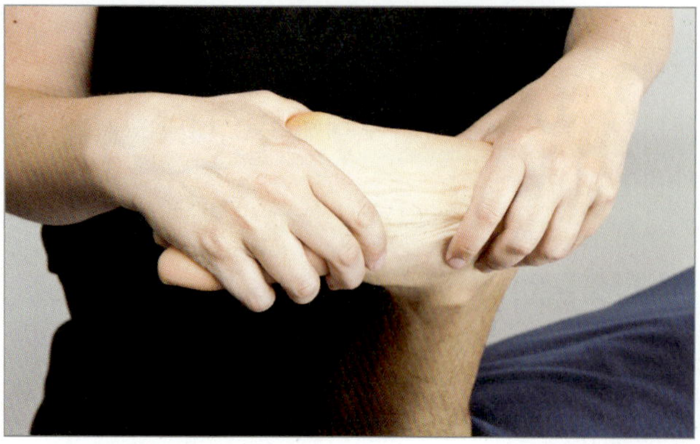

발과 발목에 관리를 마치게 되면 종아리 근육과 다리 앞쪽 근육으로 옮겨갈 수 있으며, 무릎 관절 뒤 부위에 어떤 압력도 가하지 않도록 주의한다.

다리를 관리할 때 심장의 방향으로 중간 정도 길이의 손길로 작업하여 한번에 13cm 정도 관리할 수 있게 한다. 만약 고객이 깊은 압력을 받을 수 있다면, 이 관리를 하기 위해 시작 전에 우선 근막과 표층을 풀어준다. 다리 아래쪽의 근육이 이완되어 만졌을 때 부드러워지면 다리 위쪽의 큰 근육으로 올라갈 수 있다.

손의 볼록한 부분을 사용하는 것은 엄지손가락을 사용하는 것보다 고객에게 더 편안할 것이고(그리고 엄지손가락을 손상으로부터 보호할 것이다), 또한 팔뚝이나 손의 옆쪽을 사용하여 이러한 근육들의 더 넓은 표면을 관리할 수 있다. 이것은 또한 고객을 불필요한 타박상으로부터 보호하는데 도움이 될 것이다. 허벅지 앞쪽도 관리할 수 있도록 고객에게 몸을 돌아누워 달라고 부탁하고, 바깥쪽 허벅지 근육에 관리를 집중한다.

스트레칭은 강직성 척추염을 관리하는데 매우 중요하므로, 각 사지의 마사지를 마친 후 근육의 전체 길이를 길게 늘여서 그 부위를 관리하는 것으로 마무리 한다. 이것은 마사지 한 모든 부위를 스트레칭 하는 것이다.

고관절을 관리하기 전에 양쪽 다리를 같은 방법으로 마사지해야 한다.
대부분의 마사지 작업에는 하체 관리에 천골이 포함되지만, 강직성 척추염을 앓는 고객에게는 상체를 작업할 때까지 천골 관리를 남겨두어야 한다. 그래서

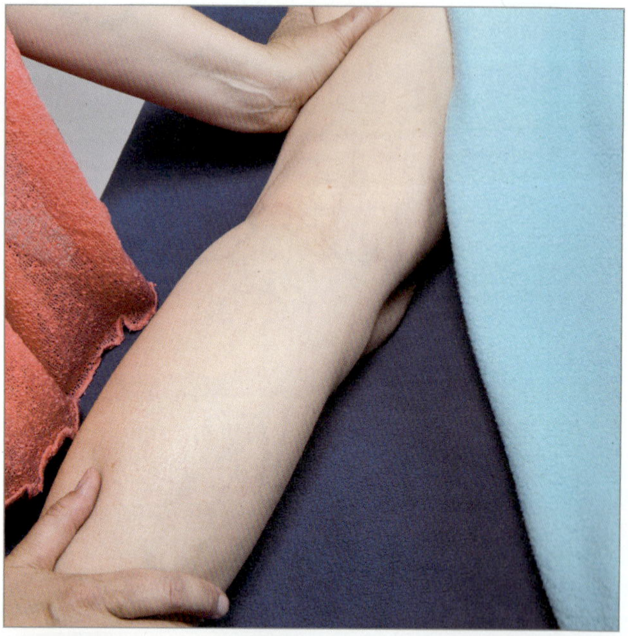

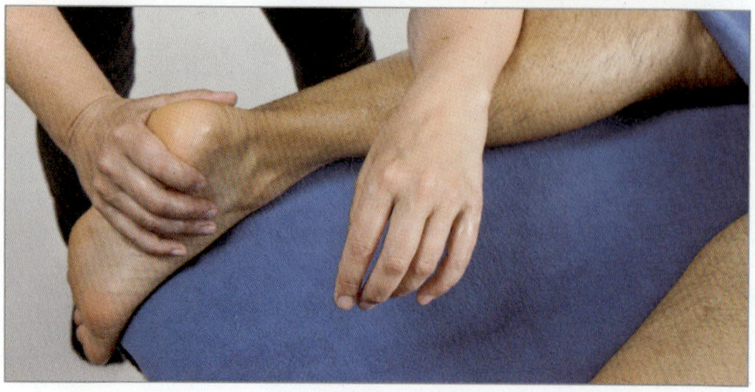

천골과 천장관절에 영향을 미치는 모든 근육 부위가 이 부위를 관리하기 전에 완료되어야 한다.

이제 이 하체 관리를 완료하였으므로 손과 팔에서 다시 시작할 수 있다. 상체의 이완을 시작하기 위해 제2장의 프로토콜을 시작한다.

고객의 얼굴을 위로 향하게 한 채로 머리 마사지에 관한 4장의 지시사항을 따라 적용할 수 있다. 4장에 열거된 특정 금기 사항에 해당하지 않는 한 턱 마사지를 빠뜨리지 않는다.

이 관리의 일환으로 등 근육도 손가락을 벌린 상태로 누르며 늘여야 한다. 일부 강직성 척추염 환자들은 갈비뼈 움직임에 제한이 있으므로 갈비뼈 사이 근육인 늑간근의 신장이 일어나지만 골격근의 유착이 있었을지도 모르는 부위에 직접적인 압력이 가해지지 않게 특별하게 관리하여야 한다.
어깨 윗부분부터 시작해서 천골까지 쭉 쓰다듬는 하나의 연속적인 손길로 이것을 할 수 있다.

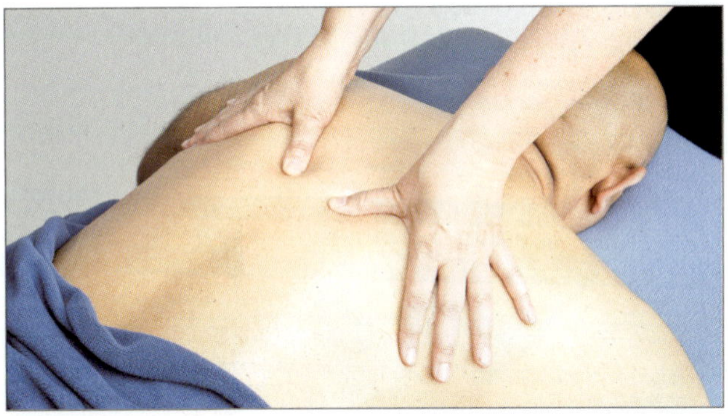

엄지손가락을 척추의 양쪽을 누르고, 이 근육의 양쪽에 있는 척추나 갈비뼈를 누르지 않도록 주의해야 한다.

척추를 둘러싼 근육은 서로 다른 방향으로 구부릴 수 있도록 설계되어 있으나 강직성 척추염은 척추와 이를 움직이는 근육 사이에 "심각한 줄다리기"를 일으켜 척추의 굽힘이 증가하면 굽힘근이 만성적으로 짧아져 신전근이 가능한 한 똑바로 선 자세를 유지하기 위해 수축력을 증가시키는 보상을 일으킨다.[5] 강직성 척추염 마사지의 목적은 척추 신전근을 이완시키는 동시에 척추 굽힘근을 신장하는 것이다(아래 참고).

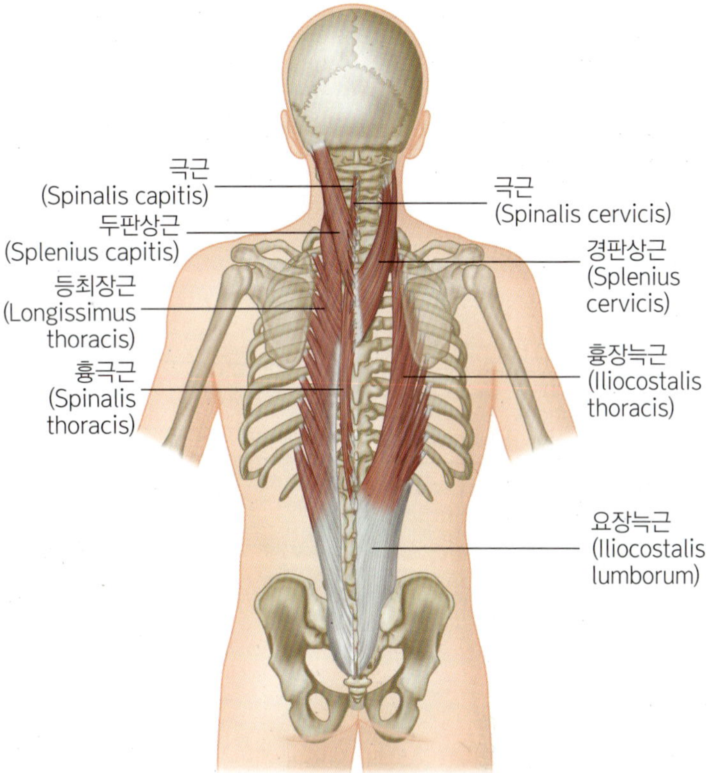

이것을 달성하는데 척추기립근을 늘이고 척추에서 천골 쪽으로 세부적으로 관리하는 것이 중요하다. 어깨 높이에서 시작하여 천골까지 뻗어 있는 긴 근육이 이 스트레칭이 될 것이다. 항상 압력에 매우 주의하고 여러분이 고객을 위해 편안한 깊이로 일하고 있다는 것을 알 수 있도록 고객으로부터 지속적인 피드백을 받고, 천골의 관리에 대한 아래의 설명을 따른다.

[5] http://www.sacramentomassagecenter.com/massage-ankylosing-spondylitis/

척추기립근은 천골에 연결되어 있기 때문에 아래로 그리고 조심스럽게 교차하여 천골을 관리하는 것이 중요하다. 강직성 척추염에서 천골의 역할은 중추적이다. 미국 국립 관절염 및 근골격계 및 피부질환 연구소에 따르면 "강직성 척추염의 특징은 척추와 골반이 결합하는 천장관절의 염증"[6]이라고 한다.

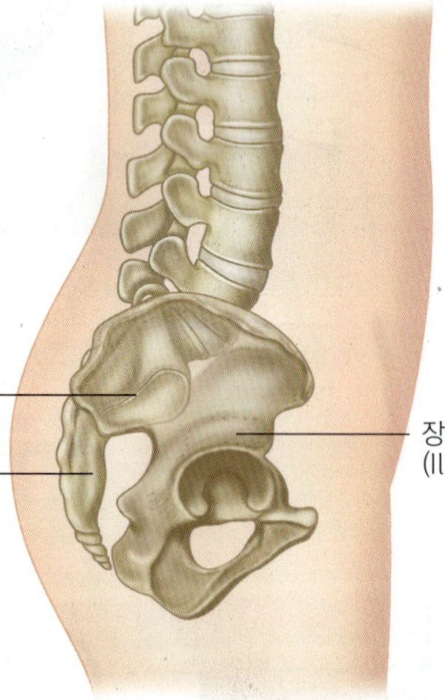

천골은 신체의 안정성과 강도에 있어 중요한 역할을 한다. 골반을 비틀지 않고 움직일 수 있게 하는 동시에 척추와 하지 사이의 안정성을 제공한다. 천골은 둔근, 등 아래쪽의 안정근, 이상근, 허벅지 뒤쪽 근육 등을 포함한 여러 근육의 부착점이다. 이 근육들 중 어느 한쪽이 경직되면 천골에 압력이 가해지고 몸의 다른 곳도 경직되는 연쇄 효과가 나타나며, 종종 골반을 기울이며 걸음걸이에 현저한 영향을 미치게 되고 이는 차례로 엉덩이, 무릎, 발목 등에 문제를 일으킬 수 있다. 여기에 강직성 척추염이 천장관절의 유착을 유발하는 경우가 많다는 점을 유념해야한다. 천장관절은 움직임 범위는 매우 작지만 주요 안정화 관절이며 작은 움직임이라도 척추와 몸의 나머지 부분에 영향을 미친다.

유착이 있는 천장관절을 마사지로 이완하지 못한다면, 천장관절에 연결되어 있는 모든 부위를 마사지하여 경직된 근육이 될 수 있는 고르지 않은 "당기는 힘"을 없애는 데 도움이 될 것이다. 보통 마사지 시술자로서 뼈에 마사지를 하는 것은 통증이 있고 유용하지 않을 것이기 때문에 피하겠지만, 천골은 유일한 예외이다.

그러나 이 마사지는 천천히 신중하게 해야 한다. 여러분이 관리하는 동안 척추 뼈가 불편하게 늘어지지 않도록 고객에게 발목 아래에 베개를 놓고 엎드리라고 부탁한다. 손가락 두 개 중 한 개의 평평한 부분을 사용하여 천골의 피부를 부드럽게 누른다. 고객은 압력을 느껴야 하지만 날카로운 통증이 있어서는 안 된다. 각 압력을 10~15초간 유지하고 손가락을 들어 천골 전체를 따라 조금 더 멀리 내려간다. 목표는 천골 전체를 마사지하는 것이다. 천골은 보통 찾기가 쉽고 등 아래쪽 중앙에서 넓은 V의 가장자리를 느낄 수 있다. 이 지역 전체를 관리하면 즉각적으로 안도감을 줄 수 있고, 또한 이 지역으로 건강한 혈류가 흐르도록 할 것이다.

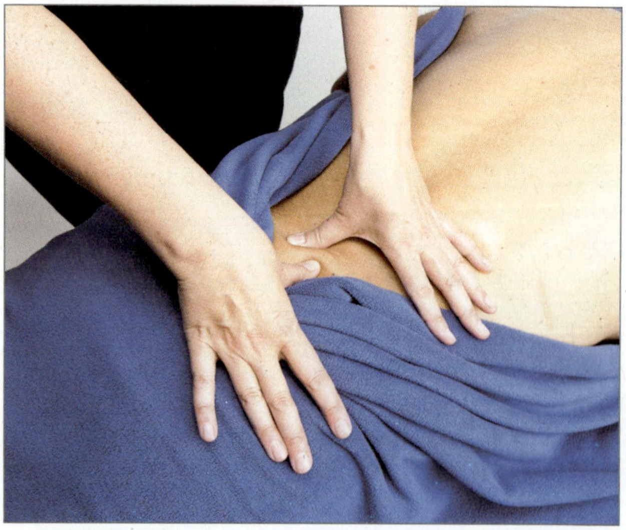

---

[6] http://www.niams.nih.gov/Health_Info/Ankylosing_Spondylitis/

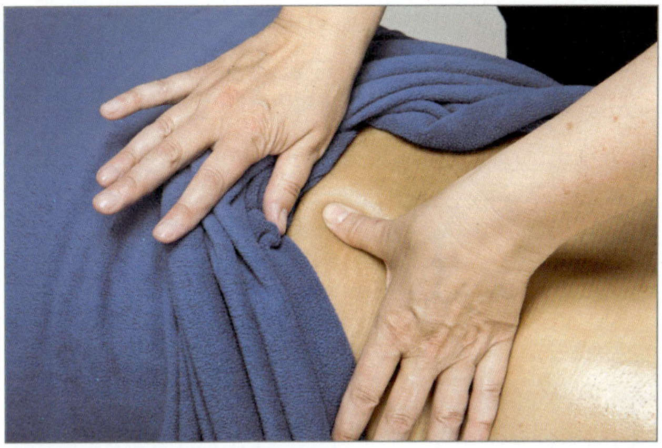

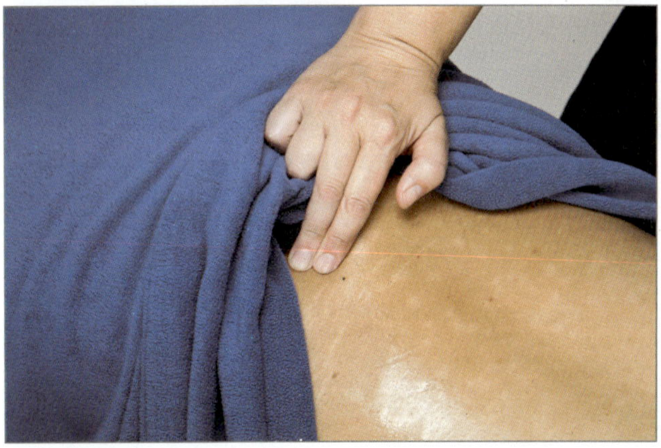

이 부위를 마사지할 때 고관절 또는 천골에 과도한 압력을 가하지 않도록 위로 올린 다리를 완전히 지지해야 한다. 고관절에 가할 수 있는 압력은 강직성 척추염의 발달에 따라 달라지므로 고객이 너무 많은 압력을 알아채지 못하는지 자주 확인하도록 매우 주의해야 한다.

손을 허벅지 뼈 상단에 놓는다(대부분의 고객에게서 이 뼈의 머리를 느낄 수 있을 것이다). 그래서 가운데 손가락이 허벅지 뼈와 같은 선으로 계속 되도록 한다. 손가락을 편다. 그러면 중간의 세 손가락은 대략 여러분이 관리해야 할 고관절의 세 개의 지점에 있을 것이다. 손의 크기와 고객의 크기에 따라 다르겠지만, 이것은 좋은 지침이다. 손가락 세 개 또는 네 개를 함께 사용하여 이 부위를 만진다. 고관절에서 부드럽게 누르면 다른 지점보다 더 많은 저항력이 생기는 세 개의 지점(대략 세 손가락을 벌렸을 때 정도)을 찾아야 한다. 이 세 가지 부위는 고관절을 이완하기 위해 눌러야 하는 곳이다.

이 과정을 마치고 좀 더 깊이 고관절 관리를 할 수 있다. 만약 고객이 할 수 있다면, 고객에게 옆으로 눕도록 요청하고, 올라간 무릎과 고객의 머리를 베개로 받친다.

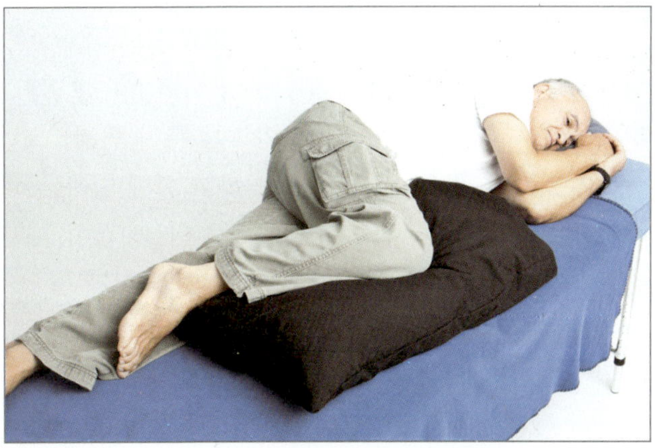

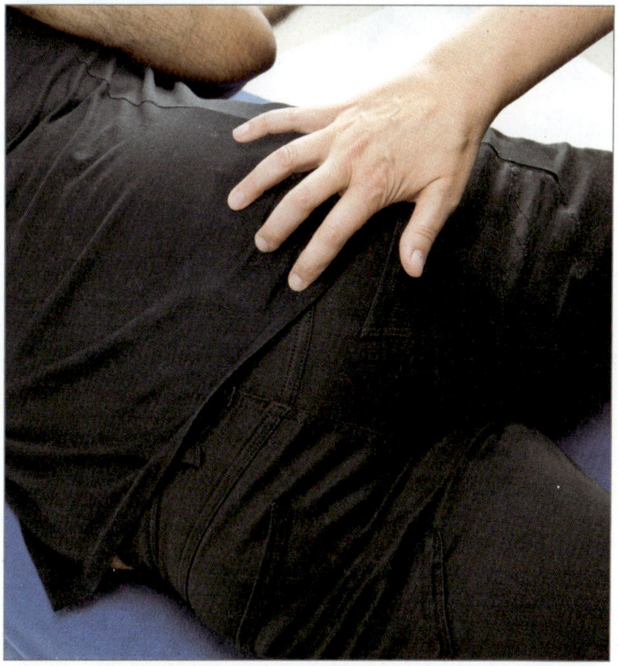

만약 여러분이 훈련된 마사지 전문가라면, 그렇게 하도록 훈련을 받았고 여러분의 능력에 자신이 있다면, 팔꿈치를 이용하여 이곳에 압력을 가할 수 있다. 만약 여러분이 이 정도의 훈련을 받지 않았다면, 당신의 손의 볼록한 부분이나 주먹을 반쯤 피는 두 세 손가락을 이용한다.

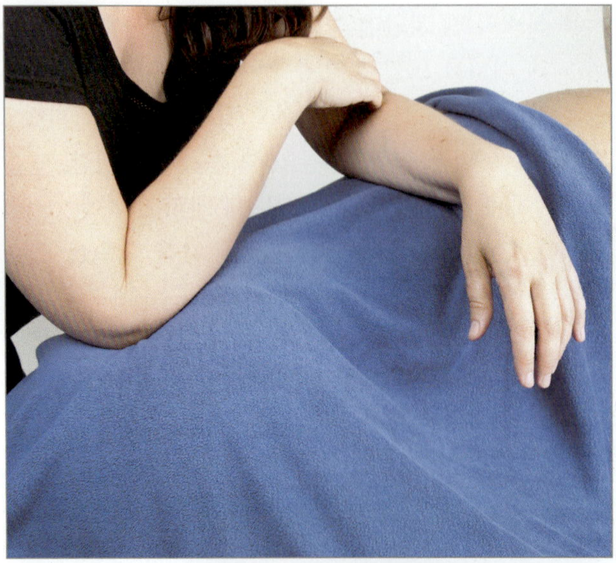

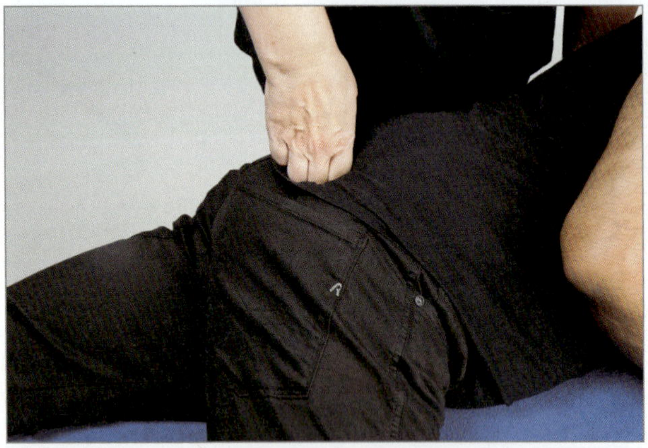

이러한 움직임을 위해서는 고객의 호흡과 함께 작업하는 것이 중요하다. 여러분은 내쉬는 숨에 압력을 가할 수 있다. 고객은 고관절이나 천골에 어떤 압력도 느끼지 않아야 한다. 고관절이 앞으로 이동하는 움직임이 일어날 수 있도록 압력을 가해야 한다. 처음 이 조치를 취할 때 고객에게 깊이를 평가하도록 요청한다. 한 번은 가벼운 압력이고 열 번은 매우 고통스러운 느낌이다. 만약 여러분이 고객이 그 깊이까지 마사지하는 것에 만족하고, 여러분이 하고 있는 일에 자신이 있다면, 10점 만점에 5, 6점을 목표로 하고, 그렇지 않으면 3점 또는 4점(또는 여러분의 고객의 최대치가 더 낮다면)을 목표로 하고, 이제 그 압력을 유지한다. 여러분은 이것을 1분까지 유지해야 할지도 모르지만, 고객은 압력이 떨어지는 것처럼 느낀다고 이야기할 것이다. 그들이 여러분이 그들에게 기대고 있는 것 같은 느낌에 도달했을 때, 여러분은 목표를 달성한 것이다. 이때까지 압력을 풀지 않았으므로 풀어준 것은 근육의 경직성이다. 이 위치에서 천천히 힘을 뺀다.

고객의 다리와 엉덩이를 항상 베개로 지지할 수 있도록 주의하면서 양쪽 고관절의 세 지점 모두에 대해 이 과정을 반복한다. 이 동작은 또한 고관절을 경직하게 하는 근육을 신장하게하며, 천골과 천장관절을 중심으로 근육을 부드럽게 펴기 시작할 것이다.

마사지는 강직성 척추염의 증상적인 완화를 줄 수 있고 개인이 근육의 움직임을 유지하도록 도울 수 있다. 이것은 또한 그 자체로 염증을 치료하는 데 도움을 줄 수 있는 림프선의 흐름을 촉진시킬 수 있다. 마사지는 또한 혈액순환을 증가시키고 손상된 조직에 많이 필요한 산소를 공급하는데 도움이 될 것이다. 다른 의학적 질환과 마찬가지로, 어떤 부위를 관리해야 하는지에 대해 의문이 있는 경우, 고객의 의사나 전문가에게 문의하여 여러분이 훈련된 범위 내에서 관리한다. 친구나 가족을 돕기 위해 마사지를 하는 경우, 주의 깊게 일하고 함께 일하는 사람으로부터 지속적인 피드백을 받는다. 시간이 지날수록 여러분이 하는 일에 더 자신감을 갖게 될 것이고, 관리를 받는 사람들에게 주의가 필요한 부위로 안내할 수 있을 것이다.
마사지 시술자의 전문 지도를 구하고자 하는 경우도 있을 수 있지만, 사랑하는 사람을 위해 어떻게 완전한 자기관리를 할 것인가에 대한 지침을 여러분의 시술자에게 요청할 수도 있다.

불안 장애 Anxiety Disorders

질환의 배경
Background to the Condition

전 세계 약 5,700만 명의 사람들이 불안장애를 겪고 있으며, 이 중 3분의 2가 여성이다.[7] 우리들 중 많은 사람들이 불안의 순간을 겪게 되겠지만, 일반화된 불안은 종종 6개월 이상[8] 지속되었을 때만 장애로 정의되기 때문에 어떤 형태의 불안으로 고통 받는 사람들의 수는 훨씬 더 많을 것이다.

의학계는 일반적으로 다른 불안의 수준과 하위 범주가 존재한다는 것을 인정하고, 이하의 내용을 포함한다.

- 일반화된 불안 장애
- 공황 발작
- 공포증
- 외상 후 스트레스 장애
- 강박 장애
- 사회 불안 장애

모두 몇 가지 공통적인 증상을 공유하며, 환자의 삶에 미치는 영향은 유의미한 것에서부터 비극적인 것, 그리고 인생이 변하는 것 등 그 어떤 것이든 될 수 있다. 이 장에서는 일반화된 불안장애(여기서부터 단순한 불안으로 일컬어짐)에 초점을 맞추겠지만, 이것에 사용되는 마사지 치료법은 모든 형태의 불안에도 적용될 수 있다. 불안 발작 중, 또는 불안이 고조될 때 어떤 일이 일어나는지 이해하는 것이 유용하다.

우리의 진화적 뿌리에서 우리 몸은 우리가 빨리 도망가거나 우리의 삶을 위해 싸울 수 있도록 고안된 "비행 또는 전투" 모드를 갖추고 있다. 이 모드는 우리에게 에피네프린으로도 알려진 여분의 아드레날린을 제공하여 앞으로 닥칠 도전에 맞설 수 있게 해준다. 실제적이든 상상이든 위협이 발생하면 교감신경계는 부신(신장 위에 위치)에 신호를 보내 아드레날린을 분비하게 되는데, 다른 호르몬과 함께 호흡, 심박수, 혈압이 증가하게 된다.

이 세 가지 과정의 증가는 산소가 풍부한 혈액을 뇌와 근육으로 더 빨리 이동하고, 포도당과 지방산은 혈류로 빠르게 이동시켜 임박한 비행이나 싸움에 대비한 근육의 힘을 증가시킨다.

---

[7] Harvard Health Publications, Harvard Medical School, July 2008. http://www.health.harvard.edu/newsletters/Harvard_Womens_Health_Watch/2008/July/Anxiety_and_physical_illness

[8] http://www.nhs.uk/Conditions/Anxiety/Pages/Diagnosis.aspx

관절과 인대가 도망치거나 싸울 준비를 하면서 근육이 수축한다. 이 싸움을 준비하면, 우리의 감각은 더 좋아지고 우리는 고통에 덜 민감해진다. 진화의 역사에서 보면 공룡이 우리를 저녁 식사로 바라보는 때, 이 아드레날린은 즉각적으로 사용될 것이다. 우리는 싸우거나 도망갈 것이다. 지금 우리의 스트레스의 근원이 지나치게 요구가 많은 상사일 때, 갑자기 우리에게 내려지는 불가능한 업무 기한이거나, 사무실 정치 또는 매우 어려운 사회 환경에서 싸움이나 도망가는 것은 결코 특별히 좋은 직업적 대응이 아니다.

만약 그 위협 즉, 인지된 위협이 지속된다면, 몸도 코르티솔을 방출하기 시작한다. 다시 말하지만, 이것은 중요한 기능인데, 코르티솔은 혈압과 면역 체계를 조절하는데 도움을 주고, 혈당 수치를 정상으로 유지하기 위해 인슐린의 균형을 유지하며, 일반적으로 신체가 스트레스에 반응하는 것을 돕는다.

그러나 코티솔은 또한 뇌세포가 서로 의사소통하기 위해 사용하는 화학물질인 신경전달물질의 기능을 방해할 수 있다. 너무 많은 코티솔은 장기 기억력을 손상시킬 수 있으며, 뇌가 압도되어 장기 기억을 완전히 정리하지 못하였기 때문에 스트레스를 많이 받는 상황에 처해 있는 사람들은 일어난 일에 "격차"를 가질 수도 있다.

우리 몸은 이 모든 것을 단기간에 처리할 수 있는 장비를 갖추고 있다. 교감신경계가 싸움이나 비행 반응을 분비해 주기 때문에 부교감신경계는 그것을 진정시킬 것이다. 그러나 아드레날린의 분비는 부교감 신경계의 진정 효과보다 훨씬 효과적이고 빠른 반응이다.

예전에는 아드레날린의 대부분을 소진하거나 동굴 속에 숨겨져 있다가 나머지를 소진하고 평온한 상태로 돌아갈 수 있었지만, 현대 생활에서는 스트레스를 받는 상황에서 다음 상황으로 갈 수 있기 때문에 부교감 신경계가 결코 따라잡을 수 없게 된다. 운동과 의식적으로 휴식을 취하는 것이 도움이 되겠지만, 스트레스 수준이 매우 높고 신체가 끊임없이 아드레날린과 관련 호르몬을 분비하고 있는 사람에게는 몸이 스스로 조절할 수 있는 그런 균형점에 도달할 기회가 결코 생기지 않는다.

대부분의 사람들은 살면서 어떤 형태의 스트레스를 겪게 될 것이다. 스트레스 그 자체가 항상 나쁜 것은 아니며, 우리의 감각과 능력을 향상시켜 수행하거나, 특별히 좋은 일을 하거나, 특정한 상황을 헤쳐 나갈 수 있게 한다. 스트레스가 더 오래 지속될 때 비로소 몸 안의 스트레스 호르몬이 축적되기 시작한다.

수면을 뇌가 '조용히 하라'는 것을 거부함에 따라 취하기 어려워지고 사람들은 비운과 불길한 예감으로 깨어날 수 있다. 혈압은 높아질 수 있고, 두통과 근육 긴장 특히 어깨와 목은 아플 수 있다.

경직된 근육의 기능이 손상되면, 고통을 받는 사람도 영구적으로 약해진다고 느낄 수 있다. 이것은 수면 부족과 무언가가 잘못되는 것에 대한 두려움을 더하면, 이것이 악화되는 소용돌이가 되기 쉽다. 불안증상 환자는 종종 발작 주기가 증가한다고 이야기 한다.

하지만, 도움을 주기 위해 할 수 있는 매우 긍정적인 일들이 있다. 상담, 인지 행동치료, 신경 언어적 프로그래밍을 통한 전문적인 도움은 심리적인 측면과 통제력을 되찾는데 도움을 줄 수 있다. 예를 들어, 그 속이 뒤틀리는 듯한 위가 변하는 느낌은 "행복한 호르몬" 엔돌핀을 분비하는 흥분된 위의 움직임으로 재해석될 수 있으며, 엔돌핀은 신체가 스트레스의 부정적인 영향에 대항하는 데 도움을 줄 것이다. 이 과정은 시간이 걸릴 수 있으며 전문적 도움과 함께 이 과정을 혼자 보조할 수 있는 가이드가 있다. 무엇보다도, 이러한 기술들은 불안감에

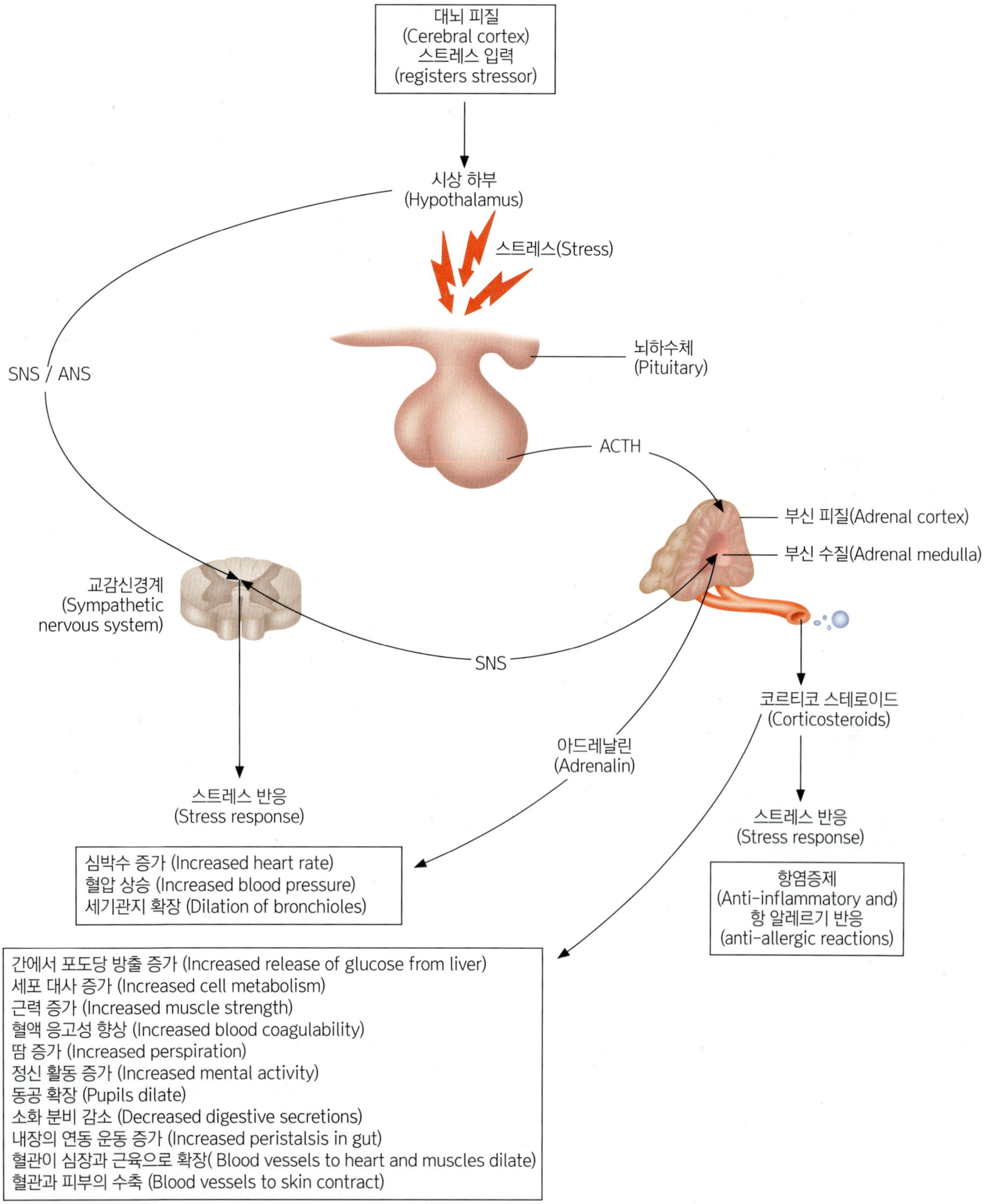
대뇌 피질
(Cerebral cortex)
스트레스 입력
(registers stressor)
시상 하부
(Hypothalamus)
스트레스(Stress)
뇌하수체
(Pituitary)
SNS / ANS
ACTH
부신 피질(Adrenal cortex)
부신 수질(Adrenal medulla)
교감신경계
(Sympathetic
nervous system)
SNS
코르티코 스테로이드
(Corticosteroids)
아드레날린
(Adrenalin)
스트레스 반응
(Stress response)
스트레스 반응
(Stress response)
심박수 증가 (Increased heart rate)
혈압 상승 (Increased blood pressure)
세기관지 확장 (Dilation of bronchioles)
항염증제
(Anti-inflammatory and)
항 알레르기 반응
(anti-allergic reactions)
간에서 포도당 방출 증가 (Increased release of glucose from liver)
세포 대사 증가 (Increased cell metabolism)
근력 증가 (Increased muscle strength)
혈액 응고성 향상 (Increased blood coagulability)
땀 증가 (Increased perspiration)
정신 활동 증가 (Increased mental activity)
동공 확장 (Pupils dilate)
소화 분비 감소 (Decreased digestive secretions)
내장의 연동 운동 증가 (Increased peristalsis in gut)
혈관이 심장과 근육으로 확장(Blood vessels to heart and muscles dilate)
혈관과 피부의 수축 (Blood vessels to skin contract)

시달리는 사람이 스트레스를 다시 조절할 수 있다는 것을 깨닫게 해주며, 이것이 영구적으로 악화되는 소용돌이가 될 필요는 없다. 이 지식 그 자체는 회복에 도움을 줄 수 있다.

불안으로 몸부림치는 사람을 돕는 데 사용할 수 있는 구체적인 마사지 기법을 살펴보기 전에 적절한 호흡의 중요성에 대해서도 이야기할 필요가 있다. 마사지 동안 깊게 호흡하는 것도 마사지의 긍정적인 효과를 높이는 데 도움이 되지만, 스스로 깊게 호흡하는 법을 배우는 것도 유익할 것이다.

여러분이 관리를 하는 고객이 안심하고, 안전하며, 따뜻함을 느끼는 장소를 찾아 등을 대고 누워서 고객이 편하다면 눈을 감고, 한 손은 가슴에, 한 손은 배꼽 바로 아래 배에 올려놓으라고 한다. 배 위의 손이 가슴 위의 손보다 더 높이 올라가게 하려고 애쓰면서 천천히 심호흡 하라고 한다.

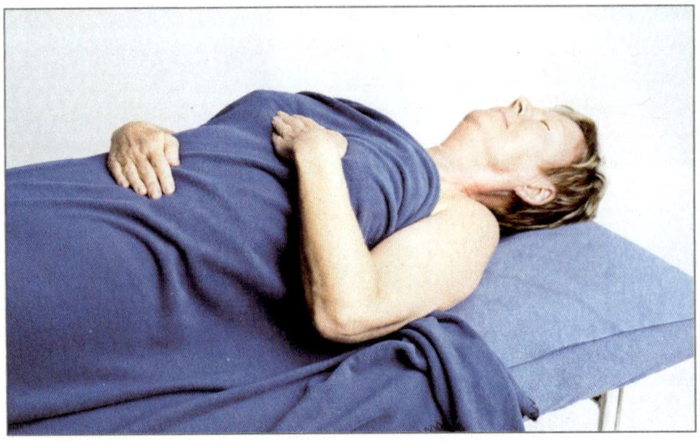

불안을 치유하는 동안 호흡은 빠르고 얕아질 것이다. 그래서 여러분은 반대로 느리고 깊은 호흡을 달성하려고 노력하게 된다. 당신은 이런 것들을 통해 그들에게 말할 수도 있고, 배경 음악으로 부드러운 음악을 틀수도 있고, 다운로드나 CD로 이용할 수 있는 안내식 호흡 명상 중 하나를 사용할 수도 있다. 그들이 호흡을 더 느긋하게 할 때, 호흡은 느려지고 자연스럽게 깊어져야 한다. 만약 그들의 불안으로 지치면, 그들은 잠에 빠질 수 있다. 다시 말하지만, 이것은 치유 과정의 중요한 부분이고 이 환경에서 배운 심호흡은 불안 장애가 올 때 쇼핑몰 한복판에서도 적용될 수 있다.

불안으로 고통 받는 사람은 종종 어깨가 아프거나 목이 뻐근하거나 두통이 있는 것에 대해 불평할 것이다. 이것들은 모두 불안의 신체적 징후들이다. 이러한 부위를 마사지하는 것은 회복과 휴식에 도움이 될 것이다. 불안감에서 이용할 수 있는 다양한 약들은 뇌와 신체에서 오는 화학적 신호에 작용하지만, 대부분은 단기적으로만 사용된다. 조디아제핀과 "Z약"[9] 모두 중독성이 강하며 신체는 곧 그들에 대한 내성이 생기기 때문에 같은 효과를 얻기 위해서는 더 많은 양이 필요하다. 이것들은 압도적인 큰 위기 때 좋은 단기적 해결책이 될 수 있지만, 불안의 근본적인 원인을 해결하지 못하고 장기적인 해결책이 아니다.

이 약이 뇌의 반응을 꺼버리는 반면 마사지는 몸의 같은 주기를 깨뜨리고, 근육을 이완시키고, 몸을 편안하게 해주는 데 도움을 줄 수 있는데, 이것은 위험감이 사라짐에 따라 뇌가 긴장을 풀 수 있게 한다.

[9] Medicines with the names zaleplon, zolpidem, and zopiclone for the treatment of anxiety are commonly called the Z drugs as a generic name.

특정 금기 사항 Specific Contraindications

마사지 치료의 특별한 요인은 금기사항은 없지만, 마사지하는 동안 여러분의 고객이 더 편안하고 쾌적하게 느끼도록 하기 위해 아래의 제안들을 참조한다.

마사지 치료 Massage Treatments

고객을 마사지 베드 위에 엎드리게 한다. 이 방법이 만약 그들에게 불안감을 느낀다면 안정시키기 위해 출구를 안내해주고, 주변을 볼 수 있게 해줘야 한다. 그리고, 고객에게 마사지를 시작하기 위해 옷을 입은 채로 있게 하거나 다시 선택권을 주는 것이 좋을 수 있다(필요하다면 바로 떠날 수 있게). 그리고 마사지를 그들의 머리부터 시작한다. 여기서 "고객"이라는 용어가 사용되고 있지만, 압력에 대해 의심이 든다면, 조심스럽게 조절을 하는게 필요하다. 여기에 기술된 머리 마사지는 메인 머리 마사지 프로토콜과는 약간 다르기 때문에 상세하게 제시 되어 있다.

두피는 보통 머리뼈 위를 움직일 수 있어야 한다. 손가락을 자신의 머리 위에 단단히 대고 눌러서 움직일 때 단순히 머리카락이 아니라 피부를 움직여야한다. 손가락은 사방으로 8분의 2.2cm 정도 움직일 수 있어야 한다. 스트레스를 많이 받거나 불안해하는 사람은 두피가 매우 경직될 가능성이 높으며 이러한 움직임은 크게 줄어들 것이다.

엄지손가락이 머리 중앙에 오도록 하고 손가락이 귀를 향하게 하지만 귀 위에 있지는 않게 손을 위치한다. 헤어라인에서 시작하여, 뒤쪽으로 흘러내리는 머리에 중심선이 있다고 상상하고, 이 중심선의 양쪽에 엄지손가락을 하나씩 놓고 동시에 양 엄지손가락으로 누른다. 당신의 압력은 확실해야 하지만 받는 사람이 불편해서는 안 된다. 3~4초간 유지한 후 천천히 엄지손가락을 들어 올린 다음 엄지손가락 깊이만큼 다시 줄을 따라 내려가서 반복한다. 목표는 이 중심선 전체를 헤어라인에서부터 누워있는 고객의 더 이상 닿을 수 없는 곳까지 관리하는 것이다. 여러분은 일정한 압력으로 천천히 관리할 필요가 있다. 이것은 당신의 고객들에게 좋게 느껴질 것이다. 그들은 한 두 개의 부위들이 다른 점들보다 더 민감하다고 이야기할 수 있고 이것은 정상적인 반응이다.

다음으로 손가락 끝의 평평한 부분이 일렬로 오도록 가운데 손가락을 함께 놓는다. 헤어라인에서 원래의 출발점으로 돌아가 이번에는 손가락의 평평한 부분으로 작은 원을 그린다. 천천히 작업하도록 한다. 목표는 긴장의 이완이기 때문에 천천히 그리고 일정하게 관리하는 것이 중요하다. 중심선에서 시작하여 두피 전체에 걸쳐 느리고 작은 원을 그리면서 동시에 각각의 머리에 이 움직임을 반복한다. 그래서 양쪽 머리를 동시에 관리할 수 있게 한다. 관자놀이 위를 관리할 때는 매우 조심스러워야한다.

이 두 동작은 5분에서 10분 정도 걸릴 것이다. 엄지손가락 압력과 손가락 원을 번갈아 가면서 계속 반복한다. 여러분의 고객은 이미 더 이완됨을 느끼고 있을 것이다. 다음은 이마와 얼굴을 관리하는 것이다.

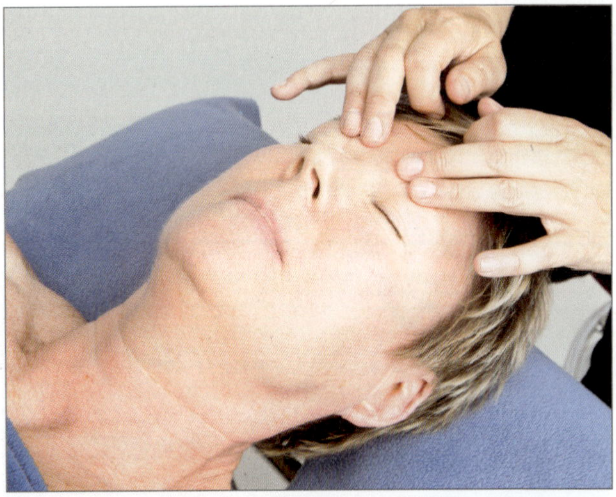

양손에 셋째와 넷째 손가락을 함께 사용하여 눈썹 사이의 중심점을 찾아 아래로 부드럽게 힘을 가한 후 3~4초간 유지하고 힘을 뺀다. 피부를 끌지 않도록 손가락을 떼고 1cm만 밖으로 이동한 후 다시 압력을 가하면서 이 동작을 멈춰야하는 관자놀이의 끝부분에 손이 닿을 때까지만 반복한다.

이마 위로 더 올라가서 가운데에서 다시 시작하여, 헤어라인에 도달할 때까지 이 동작을 반복한다. 이 전 과정을 서너 번 반복한다. 이 섹션을 마치려면 손가락으로 같은 부위를 부드럽게 쓸고, 간지럽지 않을 만큼 그러나 단순히 누르는 것 이상의 충분한 압력을 가한다. 고객이 피부가 매우 건조하거나 노약자일 경우, 피부가 끌리지 않도록 이 작업에 약간의 마사지 오일을 사용한다.

가운데 손가락 세 개를 모아 아주 부드럽게 볼을 가로질러 원을 그리며 턱의 바깥쪽으로 움직인다. 이 동작을 두세 번 반복한다. 턱에 가까워질 때 긴장감의 증가를 알게 될 것이고 고객은 이것이 매우 불편하다고 불평할 수 있다. 이것은 관절 때문일 가능성이 높다. 양손의 검지손가락을 턱끝의 턱선 중앙에 손가락을 놓는다. 엄지손가락을 아래 턱 가장자리에 두되 엄지손가락으로 어떤 압력도 가하지 않는다. 턱 밑에는 많은 분비선이 있고 이것들을 누르지 않도록 할 필요가 있다. 엄지손가락을 사용하는 것은 손가락을 윗부분에 고정시키기 위한 것이다.

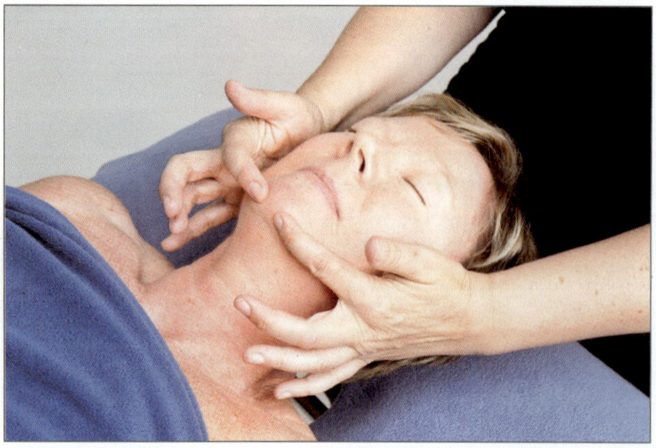

턱의 선을 따라 바깥쪽으로, 턱관절을 향해 손가락으로 부드럽게 누른다. 고객은 압박감을 느낄 수 있지만 지나치게 고통스럽지는 않아야 한다. 그러나 턱관절 쪽으로 갈수록 불편해 할 수 있다. 가운데 손가락 세 개를 모아 턱관절 부위 전체를 중심으로 작은 원을 그리며 마사지한다. 여러분은 마사지를 할 때 두 줄의 치아를 느낄 것이다. 볼이 치아에 들어가지 않게 누르도록 조심하고 관자놀이를 누르지 않도록 한다. 턱아래 근육의 긴장을 풀기 시작하는 것이 목표인 만큼 얼굴의 다른 곳보다 여기에 약간의 압력을 가한다.

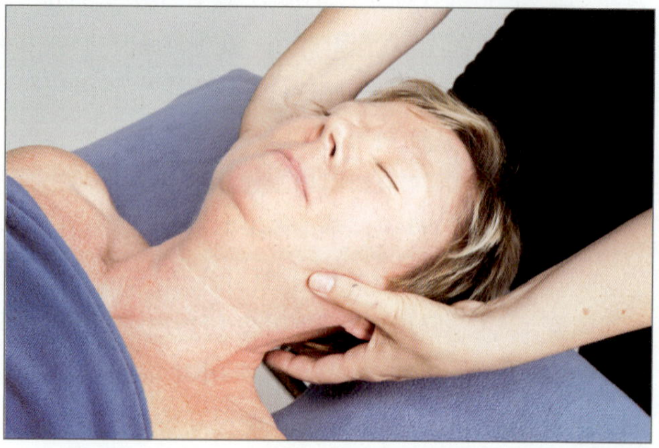

고객에게 턱관절이 이완될 수 있도록 입을 조금 벌려 달라고 하고, 관절 안에서 작은 원을 그리며 마사지한다. 관절 바로 뒤의 부분은 대부분의 부위보다 불편할 가능성이 높지만, 이곳을 관리하는 것은 긴장을 푸는 데 중요하기 때문에 이 부분을 피하지 않는 것이 중요하다. 이 작업이 특별히 고통스러웠다면 돌아가서 이마 작업을 반복한다. 턱의 부드러움은 일시적일 것이고 이 관절 주위의 작지만 강력한 근육을 이완시킴으로써 얻어지는 결과는 어떤 초기 불편함보다 가치가 있다. 언제든지 두피 작업을 반복할 수 있으며, 이는 고객이 긴장을 푸는 데 도움이 될 것이다.

이 단계에서는 고객들이 치료에 대한 걱정을 덜게 될 것이고 여러분이 그들의 어깨와 목에 쉽게 접근할 수 있도록 상체의 옷을 벗게하는 것이 편리할 것이다. 그러나 고객들이 원한다면 고객들이 옷은 입은 채 모든 치료를 할 수 있다. 고객이 치료 중에 감싸고 안전하게 느낄 수 있도록 큰 타월, 담요 또는 사롱(날씨에 따라서)을 가지고 있는지 확인한다.

고객들을 얼굴을 아래로 하여 눕게 한다. 만약 얼굴 구멍이 있는 마사지베드가 없다면, 고객들이 그 위에 이마를 대고 편하게 숨을 쉴 수 있도록 작은 베개나 쿠션을 놓는다. 이 단계에서 목은 한쪽으로 돌리기보다는 곧게 펴져야 한다.

데워진 마사지 오일을 사용하여, 라벤더 오일이 이완을 위해서 적당할 것이다. 어깨를 가로질러 목덜미에서 아래쪽으로 천천히 내려가면서 오일을 발라준다.

등과 어깨를 자세히 마사지할 필요가 있고, 이것에 대해서는 5장의 등 마사지 프로토콜에 따를 수 있다. 한 가지 덧붙이자면, 마사지 부위를 바꾸더라도 고객과의 접촉을 떨어뜨리지 않고 마사지할 수 있다면, 항상 어느 정도의 접촉을 유지한다. 부드럽고 천천히 마사지를 계속 하도록 한다. 이것은 당신의 고객이 마사지를 받으며 더 많은 긴장을 풀게 해줄 것이다.

제5장에서 상세히 설명한 바와 같이 등과 어깨 마사지를 완료한 후, 이 치료법에 추가되는 기법이 하나 더 있다. 고객에게 얼굴이 위로 향하여 눕도록 몸을 돌려 달라고 한다. 머리뼈 밑부분에 손가락을 대고 고객의 머리를 두 손으로 받칠 수 있게 손을 놓는다. 뼈의 가장자리를 느끼고 양손에 동일한 압력을 가하면서 손가락을 조심스러운 압력을 가하여 위쪽으로 당기십시오. 머리를 좌우로 부드럽게 천천히 흔들면서 1cm만 움직이면 더 누를 필요 없이 안전하게 압력을 깊게 할 수 있다. 이것을 1~2분 정도 유지하고 다시 머리를 조심스럽게 뒤로 놓는다.

여러분은 마무리를 위해 두피와 이마 작업을 반복할 수 있다. 부드러운 이마 작업으로 마사지를 끝내는 것은 고객들에게 매우 편안하고 그들이 몇 분 동안 잠이 드는 것을 발견할 수 있다. 만약 그들이 이렇게 한다면, 잠들게 하고, 그들을 깨울 때가 되었을 때(당신이 그들을 그냥 잠들게 할 수 없다면) 조심스럽고 부드럽게 해서 놀라게 하거나 경진되는 반응을 다시 촉발하지 않도록 해야 한다.

만약 어떤 사람이 전면적인 공황 발작을 일으킨다면, 전문적인 도움과 호흡 치료와 함께 사용할 수 있는 또 다른 기술이 있는데, 이것은 응급 처치 마사지이다. 활발한 두피 마사지는 공황 발작을 멈춰 더 이상의 발전을 막는 데 도움을 줄 수 있다. 손톱이 짧으면 너무 깊게 누르지 않는 한 이것을 사용할 수 있다. 손가락 끝을 사용하는 것은 두피를 가로질러 작지만 강한 동작으로 빠르게 움직인다.

만약 당신이 혼자 있고 스스로에게 이것을 할 수 없다면(예를 들어, 당신이 작업 환경에 있고 공황상태가 고조되는 것을 느낄 수 있다면) 당신의 머리 꼭대기의 오른쪽을 세게 누르고 손가락 한두 개만으로 작은 원을 만든다. 너무 많이 아플 것이기 때문에 해를 끼칠 만큼 충분히 깊게 가지 않을 것이지만, 이 행동은 공황 발작으로 이어지는 사고 과정을 방해할 수 있다. 그러면 당신은 호흡에 집중하여 더 오래, 더 깊게 숨을 쉬며 당신의 생각을 통제할 수 있는 보다 긍정적인 생각에 다시 집중할 수 있게 되고 악화되는 주기를 멈추게 된다.

천식 Asthma

질환의 배경
Background to the Condition

여기서 제공되는 치료법은 천식 치료의 보충으로서만 사용하도록 되어 있으며 대체제로서 의도된 것은 아니다. 천식은 치료하지 않으면 치명적일 수 있는 심각한 의학적 질환이다. 이것은 대안이 아니라 보완적인 치료법이다.

천식은 기도가 염증을 일으키고 좁아져 정상적인 호흡이 어려워지는 만성(장기) 폐 질환이다.[10] 천식을 앓는 사람들이 천식 유발물(기도를 자극하는 것) 중 하나에 접촉하면 기도의 벽 주위의 근육이 조여져서 기도가 좁아지고 기도의 안쪽에 염증이 생겨 부어오르기 시작한다.

때로는 끈적끈적한 점액이나 가래가 쌓여서 기도가 더욱 좁아질 수 있다.[11]

이러한 반응들은 숨을 쉬기 어렵게 하며 기침, 쌕쌕거림, 가슴이 조임, 숨 막힘을 유발할 수 있다. 세계적으로 매년 25만 명이 천식[12]으로 사망하는 것으로 추정되고 있으며, 세계보건기구(WHO)는 현재 2억3천5백만 명이 천식을 앓고 있다고 추산하고 있다. 영국에서만 매일 천식으로 3명이 사망하고,[13] 미국에서는 하루에 9명이 사망한다.[14] 심각하게 진단되고 치료되는 이러한 천식으로 인한 사망의 대부분은 예방할 수 있다.[15]

천식의 원인이 되는 것으로 알려진 것은 없다. 하지만 특정한 요인은 누군가가 천식을 더 쉽게 발전하게 만든다. 가족력은 강한 지표이다. 천식이나 알레르기를 많이 가진 부모의 아이는 천식이나 알레르기를 갖지 않은 부모의 아이보다 천식에 걸릴 가능성이 더 높다. 습진, 건초열, 음식 알레르기 등 아토피 질환과 천식 사이에는 강한 연관성이 있다.

만약 당신의 어머니가 임신 중에 담배를 피웠거나 당신이 어렸을 때 담배연기에 노출되었다면, 당신은 천식에 걸릴 가능성이 더 높다. 만약 당신이 저체중이거나 일찍 태어나 아기 때 인공호흡기가 필요했다면, 당신은 어렸을 때 폐에 염증이 있었던 것처럼 천식에 걸리기 쉽다. 어떤 사람들에게는 천식이 유아기에 시작되지만 노년을 포함한 삶의 어느 때라도 발병할 수 있다. 환경적 요인은 애완동물, 청소용품, 먼지 등을 포함한 알레르기성 물질에 노출로 천식이 발병할 가능성을 높일 수 있다.

---

[10] http://www.blf.org.uk/conditions/detail/asthma

[11] http://www.asthma.org.uk/knowledge-basics

[12] http://www.who.int/mediacentre/factsheets/fs307/en/index.html

[13] http://www.asthma.org.uk/asthma-facts-and-statistics

[14] http://www.aafa.org/display.cfm?id=8&sub=42

[15] Ibid.

대기오염과 화학적 자극제는 천식을 유발할 수 있으며 아스피린, 베타 차단제, 비 스테로이드성 항염증제 등을 포함한 우울증 치료제는 발작을 일으킬 수 있다. 어떤 환자들은 극심한 추위에 의해 유발되는 천식 발작을 겪게 될 것이고, 반면에 공포, 슬픔, 심지어 극도의 흥분 같은 극단적인 감정들이 자극제가 될 수 있다.

천식은 잘 관리될 수 있고, 단기 및 장기 복용 가능한 약이 있다. 천식을 앓고 있거나 천식을 앓고 있다고 의심되는 사람은 그들의 의료인의 정기적인 보살핌을 받아야 하며, 매일 그리고 장기적으로 천식을 관리하기 위해 그들과 함께 일하고 있어야 한다. 급성 천식 발작은 의학적 응급상황이므로 반드시 그렇게 관리되어야 한다.

천식의 증상은 너무 심해서 일부 마사지 시술자들은 천식을 마사지의 금기사유로 볼 것이다. 우리는 마사지가 천식 발작 중에 있는 사람에게 적절한 치료법이 아니라는 것을 분명히 할 필요가 있다. 그들은 흡입기를 사용하거나 다른 약을 복용해야 하며, 만약 증상이 빨리 해결되지 않거나 개선되지 않으면 긴급한 의학적 도움을 요청해야 한다. 마사지는 천식의 치료법은 아니지만 여러 가지 면에서 도움이 될 수 있고 고려해야 할 몇 가지 요인이 있다.

특정 금기 사항 Specific Contraindications

이 관리를 응급 절차로 사용하지 말아야 한다. 천식 발작을 일으키는 사람은 의료적인 치료를 받아야 한다.

마사지를 할 때 방 안에 향초를 가득 채우거나 향을 피우는 것은 매력적이지만 천식을 앓는 사람을 치료할 때는 이런 것들을 피해야 한다. 만약 당신이 마사지를 하고 있고 천식을 앓고 있다면, 이것들이 당신의 천식에 어떤 영향을 미치는지 확인해 본다. 좋은 마사지 오일은 베이스 오일과 에센셜 오일로 구성될 것이다. 둘 중 어느 것이든 자극제가 될 수 있다. 포도씨앗은 매우 낮은 알레르기원으로 보통 안전하게 사용할 수 있지만, 알레르기성이 강한 사람이 있다면, 아주 확실하게 하기 위해 마사지 오일 대신 그들의 보습제를 사용할 수 있다. 아몬드 오일은 많은 기존의 혼합된 오일의 기초가 되지만 천식을 유발할 수 있는 알레르기 반응을 일으킬 수 있으므로 주의하여 사용한다. 베이스 오일에 사용되는 에센셜 오일은 식물이나 꽃에 바탕을 둔 것이고, 다시 말하면 이것은 문제가 될 수도 있기 때문에 적어도 당신이 오일에 대한 누군가의 반응을 확인할 수 있을 때까지 향이 없는 기름이 가장 좋을 수 있다. 고객이 도착하기 전에 사용하는 청소 용품과 섬유와 타월에 사용하는 세제를 주의한다. 만약 이런 것들이 알레르기 고객들에게 문제가 된다면, 그들 자신의 섬유 제품을 가지고 오도록 하고 치료를 시작하기 바로 전에 뜨거운 물로 여러분의 작업대를 청소하도록 한다.

고객들이 치료를 받으러 올 때 흡입기를 가지고 오는 것은 매우 중요하다. 대부분의 천식환자들은 항상 이것들을 잘 가지고 다닐 것이다. 하지만 치료 전에 그들이 흡입기를 보관하는 곳을 확인해서 이것이 급박하게 필요할 때 가방에서 하나를 회수할 수 있도록 한다.

마사지 치료 Massage Treatments

마사지와 천식을 주제로 한 의학 연구는 거의 이루어지지 않았다. 마사지를 통해 스트레스를 줄여주는 것이 일부 환자들의 천식 증상을 감소시켜 준다는 증거가 있다. 그러나 대부분의 천식에 관련된 웹페이지는 마사지가 천식에 도움이 될 것이라는 생각을 뒷받침할 의학적인 증거가 거의 없다는 일종의 경고를 전달하고 있다. 그러나, 자세 문제와 천식이 관련되었다는 임상적인 증거가 증가하고 있다. 곤잘레즈와 맨스는 이 연구를 주도했으며 천식을 앓고 있는 환자들은 낮은 기도의 저항성과 과도팽창의 증가를 보이고 있다고 보고했다. 과도팽창의 유지로 가로막의 돔이 평평해지고 부속 호흡기 근육이 짧아질 수 있다.

1차 호흡기 근육과 2차 호흡기 근육의 과사용으로 인해 머리와 목의 척추 자세 변화가 생길 수 있다.[16] 간단히 말해서 천식을 앓고 있는 사람은 호흡근육이 매우 조여져 있어서 가로막, 늑간근과 사각근은 마사지를 통해 이익을 얻을 가능성이 높다.

천식을 앓고 있는 사람들이 호흡을 조절하는 것을 더 많이 느낄 수 있고, 가슴이 조이는 것을 덜 느끼고, 따라서 자신의 몸을 더 잘 통제할 수 있다면, 이것은 스트레스 수치를 감소시켜, 결국 그들의 자세에 도움이 될 것이다. 그러나, 만약 누군가가 숨을 쉬려고 애쓰고 있고 천식 발작을 겪고 있다면, 마사지 하는 것은 해결책이 아니며 치료를 받는 데 위험한 지연을 초래할 수 있다는 것을 유념해야 한다.

천식환자를 위한 스트레스 감소를 위한 마사지는 유익할 것이다. 불안감에 관한 장은 이것을 어떻게 하는지에 대한 명확한 지침을 줄 것이지만, 천식을 앓고 있는 사람을 돕기 위해 마사지를 위한 구체적인 기술과 분야도 있다. 다시 한 번 분명히 하기 위해서: 이것은 천식 발작 사이에 마사지를 하는 것이지, 의학적인 치료를 해야 하는 천식 발작 중에 하는 것이 아니다.

가로막은 가슴과 복부를 가르는 돔 모양의 근육으로 척추, 갈비뼈, 흉골 뼈에 붙어 있으며 호흡에 관여하는 주요 근육이다.

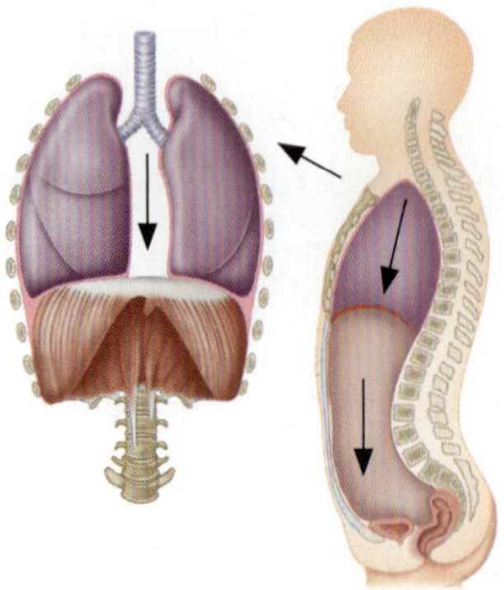

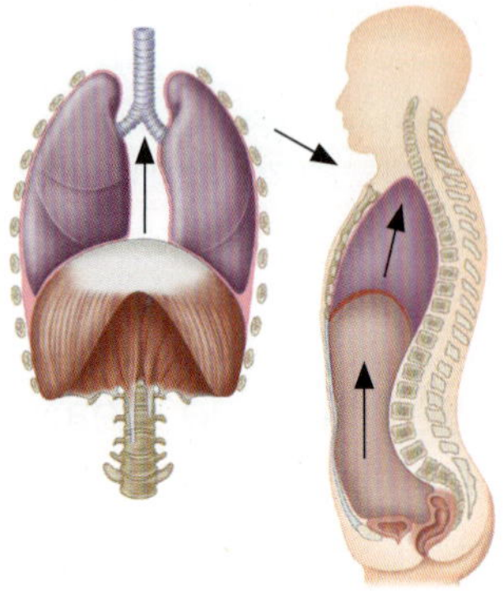

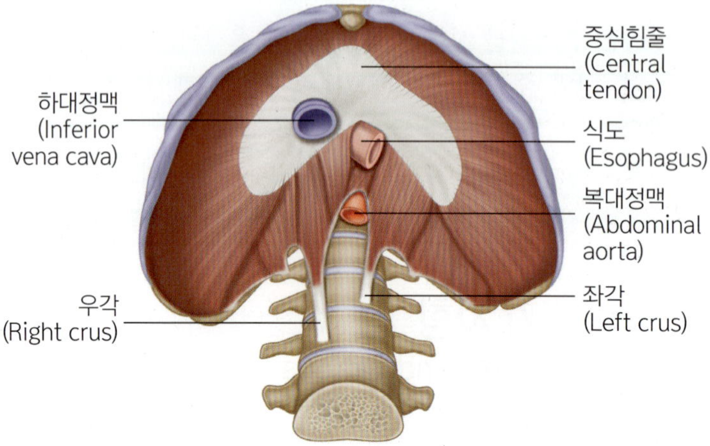

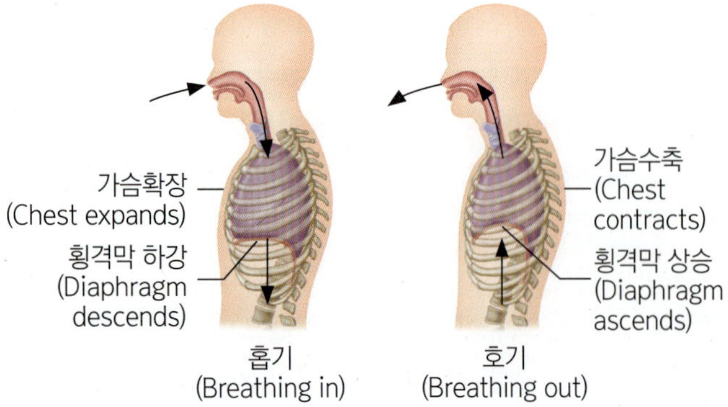

숨을 들이쉬면 가로막이 수축(짧아짐)되어 아래로 움직인다. 이렇게 되면 가슴의 공간이 늘어나 폐가 팽창할 수 있게 된다. 동시에 갈비뼈 사이의 늑간근(갈비뼈를 서로 연결하는 근육)은 갈비뼈를 바깥과 위로 당기는 수축을 하여 가슴을 더욱 넓힌다.

[16] Gonzalez, HE & Manns, A (1996) Forward head posture: its structural and functional influence on the stomatognathic system: a conceptual study. Cranio, 14: 71-80.

내쉬는 호흡과 함께 반대의 움직임이 일어난다. 갈비뼈가 아래로 내려와 들어오고 가로막이 위로 움직인다.

늑간근은 촉감이 매우 연할 수 있으므로 일할 때 조심스럽게 한다. 담요나 시트를 제공하여 받는 사람이 보호받는 방법에 대해 편하게 안전하게 느끼도록 한다. 고객에게 얼굴을 위로 향하게 눕도록 요청한다. 여성의 경우 가슴 조직 마사지를 피하기 위해 당신이 마사지 할 수 있는 부위의 제한을 받게 될 것이다. 당신은 가슴 아래와 옆쪽으로 일을 할 수 있지만, 결코 가슴 조직을 통해 늑간근 마사지를 하려고 하지 않는다. 만약 고객이 이 방식으로 더 편안하다면, 당신은 얇은 담요나 시트를 통해 이 치료를 수행할 수 있다. 당신이 여성들에게 마사지할 때, 피부에 직접 작업하고 있더라도 가슴은 항상 완전히 가려져야 한다. 남성의 경우, 젖꼭지 주변은 접촉에 민감하기 때문에 이 부위를 피한다. 따뜻한 마사지 오일을 사용하여 피부를 당기지 않게 하고 자신의 손이 따뜻한지 확인한다!

손가락 끝을 여덟 번째와 아홉 번째 갈비뼈 사이에 놓는 것으로 시작한다. 시작 위치를 잡으려면 팔이 위로 뻗어 있고 팔에서 아래로 선을 따라 내려오고 있다고 상상한다. 복강 안쪽으로 들어가서는 안 된다. 손가락의 평평한 부분을 이용하여 갈비뼈 사이의 갈빗살 힘줄을 더듬어 아래쪽으로 부드럽게 압력을 가하고 갈비뼈 사이를 지나는 근육을 따라가며, 가능한 한 몸의 뒤쪽으로 멀리 갈비뼈 사이의 갈빗살 힘줄을 느낄 수 있는 동안에만 가다가 다시 시작 위치로 이동하되, 위쪽 갈비뼈로 이동하여 같은 동작을 반복한다.

가능한 한 계속하여 여성인 경우 가슴 전까지 가슴 조직을 마사지하지 않는다. 갈비뼈 사이의 근육을 느낄 수 있는 한 엄지손가락의 어느 쪽에서도 갈비뼈를 느낄 수 있어야 한다. 만약 여러분의 엄지손가락이 너무 크다면, 당신이 실제 갈비뼈에 문지르지 않도록 손가락을 사용한다. 한 쪽을 다 마쳤으면 다른 쪽을 반복한다. 만약 당신이 한 부위에서 특히 경직됐다고 느끼면, 그 지점에서 멈출 수 있다. 일관된 압력을 유지한다. 더 세게 누르지 않는다. 고객에게 통증이 가라앉을 때 얘기해달라고 부탁하고 나서 계속 진행한다. 담낭 치료를 받는 고객에게는 이 작업이 우측의 바깥쪽에서 그들에게 더욱 부드럽게 느껴질 수 있다. 고객에게 피드백을 요청하고 이에 따라 당신의 손길을 가볍게 하기 위해 마사지의 깊이를 조정한다.

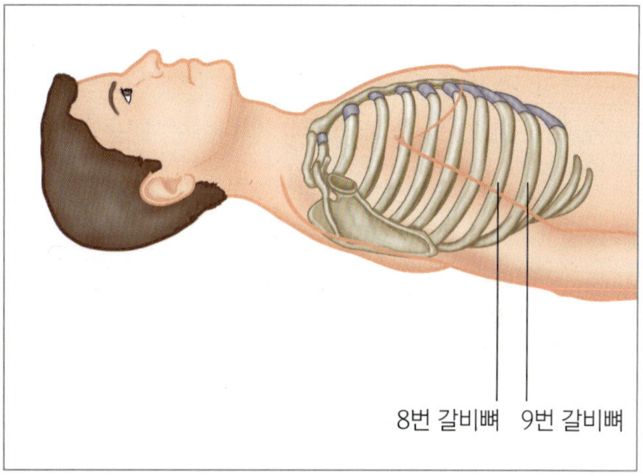

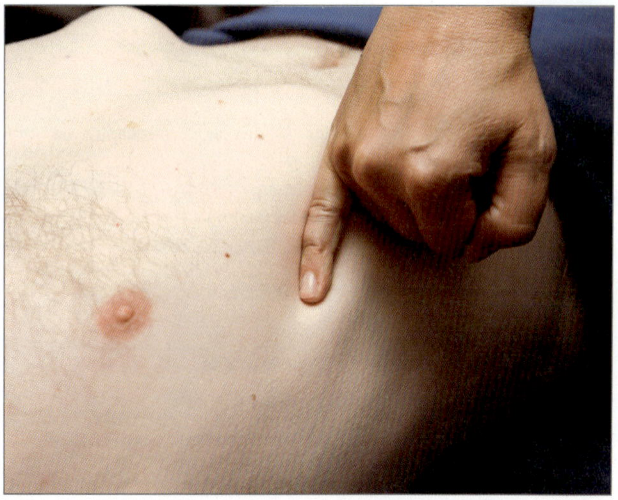

만약 이것이 너무 약해서 효과가 없거나 고객이 옷을 입기를 원한다면, 당신은 마사지를 돕기 위해 고객들의 호흡의 압력을 사용할 수 있다. 이러한 움직임은 위에서 설명한 갈빗살 힘줄의 세밀한 작업과 함께 이루어질 수도 있다. 고객에게 얼굴을 위로 향하게 눕고 팔을 머리 위로 올리도록 요청한다. 손의 편평한 부분을 몸의 측면 방향으로 가슴 위에 대고, 고객에게 심호흡을 한 다음 숨을 완전히 내쉬라고 한다. 내쉬는 숨에 갈비뼈에 부드럽게 압력을 가하고, 고객이 다시 숨을 쉴 때 이 압력을 유지한다.

손을 통해 가하는 압력은 증가하지 않는다. 단순히 갈비뼈를 "내쉬는 숨"의 위치로 유지하려고 하는 것이다. 갈빗대 힘줄은 당신의 손을 들어 올리려고 저항하는 움직임을 지지하며 더 열심히 일해야 할 것이다. 단순히 손의 위치를 유지한다. 아래로 누르지 않는다. 손이 평평하게 해서 갈비뼈의 부위에 다른 부위보다 더 많은 압력을 가하지 않게 한다. 고객이 숨을 내쉴 때 손을 올려 압력을 뺀다. 서너 번 반복한 다음 반대편으로 바꿔 전 과정을 반복한다.

다음으로 위쪽 갈빗대 힘줄을 작업할 필요가 있다. 이 과정은 마사지를 위해 손을 뻗기 어렵다. 즉, 고객에게 얼굴을 위로 향하여 눕고 한 팔을 머리 위로 들어 올리도록 요청하고, 고객의 머리 위에 자리 잡는다. 사진에서와 같이 한 손을 고객 아래에 놓아서 겨드랑이에 가까운 바깥 늑골을 잡는다.

다른 한 손은 가슴 윗부분에 있는 고객의 갈비뼈 위에, 여성은 가슴조직의 주요 부위 바로 위에, 그리고 손바닥의 편평한 부분을 견갑골 아래에 둔다. 만약 여성 고객의 가슴이 크다면, 그녀에게 반대편 손을 가슴 위쪽 부분에 올려놓아 고객에 의해 가슴 조직이 아래쪽으로 이동될 수 있도록 한 후 가슴 위의 부위에 자유롭게 작업할 수 있도록 한다.

고객이 천천히 심호흡을 할 때, 고객의 아래에 있는 당신의 손을 자신(그리고 고객의 머리 쪽으로)을 향해 위로 당긴다. 손을 마사지 베드에서 들어 올려서는 안 된다. 당신을 갈비뼈의 뒷부분을 마사지 베드에서 떨어뜨리지 않고 어깨 쪽으로 당겨 올려야 한다.

동시에 갈비뼈 윗부분에 있는 손으로 부드럽게 누른다. 이 동작을 5~10회의 호흡동안 유지하고 갈비뼈가 이완되기 시작하는 것을 느낀다. 반대편에서 전 과정을 반복한다.

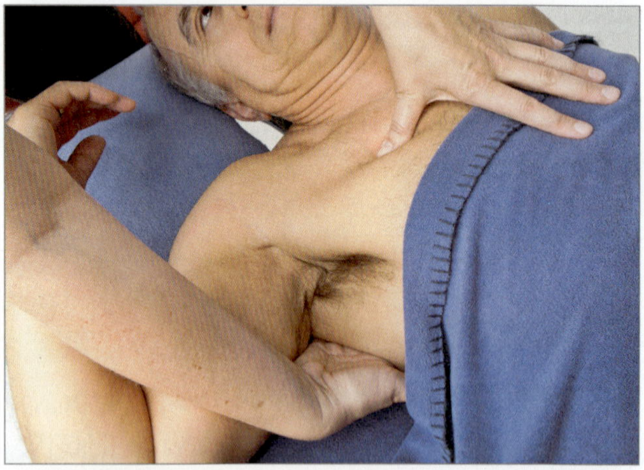

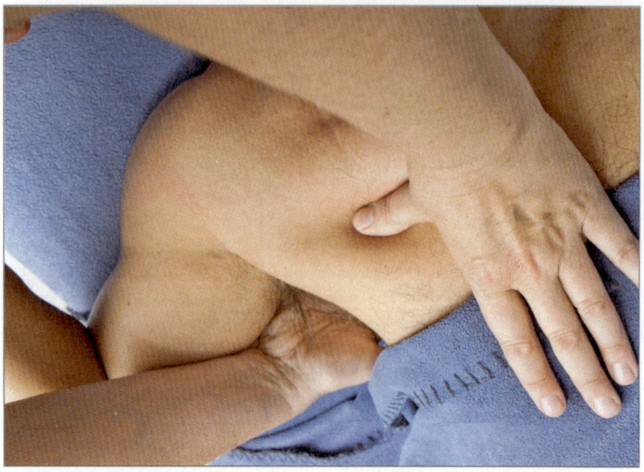

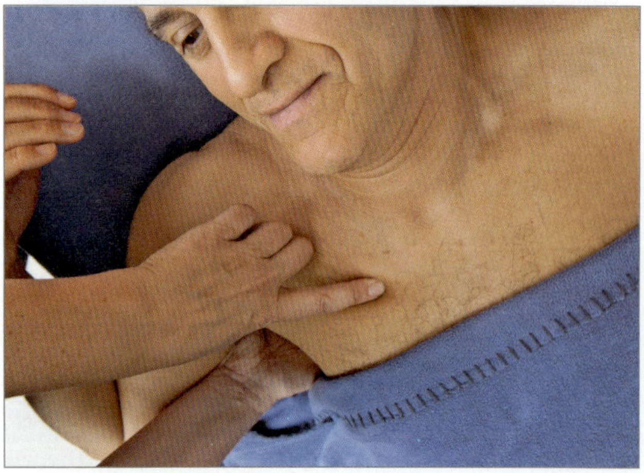

이 작업을 완료한 후 고객에게 무릎을 들어 올리도록 요청하고, 필요하면 베개로 무릎을 받치거나, 무릎을 구부리고 발을 평평하게 마사지 테이블에 올려놓게 한다. 고객에게 팔을 가슴 쪽으로 들어 올리도록 요청한다. 고객이 원할 경우 이 치료는 옷을 입은 채로 진행될 수 있으며, 그렇지 않을 경우 고객이 완전히 몸을 가렸는지 확인한다. 갈비뼈의 바닥을 만져보고 고객의 숨을 내뱉는 동안 조심스럽고 천천히 손가락을 갈비뼈 바로 밑에 오므려 놓는다. 이곳은 횡격막의 영역이다. 고객이 두세 번 호흡하는 동안 숨을 내쉴 때 갈비뼈 아래쪽으로 손가락을 아주 최소한(0.5cm)으로 움직이며 이 부분의 긴장을 부드럽게 풀어낸다.

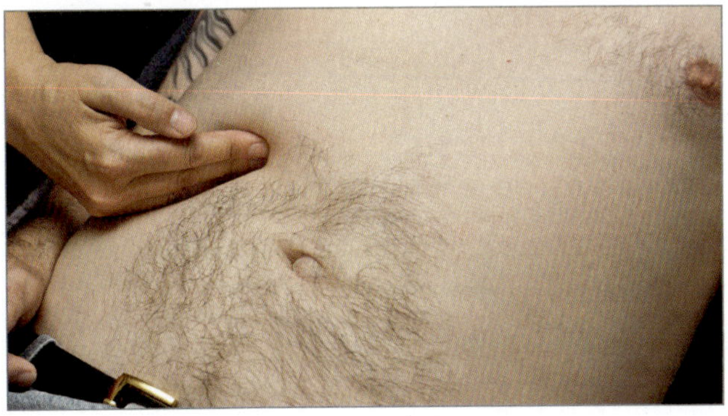

만약 당신이 전문적으로 마사지를 교육 받는다면, 마지막 호흡에서 당신의 손가락을 제자리에 놓고 고객에게 숨을 들이쉬고 호흡을 멈춰 달라고 요청할 수 있다. 당신의 손가락은 갈비뼈 밑의 뱃속에 약간 들어갈 것이다. 매우 조심스럽게 마찰 마사지를 할 때 이 부위까지 손가락을 1cm 이하로 움직인다. 고객이 다시 숨을 쉬어야 할 때, 압력을 푼다.

이 과정은 고객에게 어떠한 통증도 야기하지 않아야 한다. 그래서 만약 통증이 발생한다면, 이 부위를 깊이 마사지 하지 않아야 한다. 고객과 당신 손의 크기에 따라 앞쪽 갈비뼈 아래 전체를 관리하기 위해 반대편에서 전 과정을 반복하기 전에 이 동작을 두세 번 진행해야 될 수 있다. 만약 당신의 고객이 크고 복부 지방이 많다면 갈비뼈가 잘 보이지 않아 당신은 손을 어디에 놓아야 하는지 알 수 없을 것이다. 이 경우 당신은 고객에게 베개로 머리를 받치고 다리를 회복하는 자세로 한쪽으로 몸을 돌릴 것을 요청하고, 배는 상부에서 분리되어 당신이 그 부위를 작업할 수 있도록 한다. 고객에게 다른 방향으로 접근하기 위해 몸을 돌려달라고 요청한다.

당신이 전문적으로든, 친구나 가족 구성원을 위해서든 이제 마사지를 끝낼 수 있고, 고객이 옷을 입거나 옷을 완전히 걸치고 등을 대고 누워있을 때, 한 손은 아랫배, 배꼽과 치골 사이, 다른 한 손은 가슴 위에 놓으라고 요청한다. 이제 당신의 고객이 자유롭게 그리고 깊게 숨을 쉬도록 하여 그들이 복식으로 숨을 쉬기를 기대해야 한다. 만약 여러분이 아기들처럼 숨을 쉬는 것을 본다면, 호흡 시 그들의 배 전체가 자연스럽게 오르내리는 것, 이것은 심호흡을 하는 가장 효과적인 방법이고, 우리가 나이가 들면서 종종 잊어버리는 것이다. 배 위에 올린 손은 가슴 위에 올린 손보다 더 많이 오르내려야 한다.

암 Cancer

질환의 배경
Background to the Condition

마사지 혜택이 항상 인정되는 말기 암이 아닌 한, 암은 마사지를 받지 말아야 하는 사유로 간주되었다. 치료를 마치고 종양 전문의 치료가 더 이상 필요 없을 때 조차도 마사지는 거부될 수 있다.

이러한 유보와 오해는 이용 가능한 출판물에서 여전히 분명하다. 예를 들어, "암은 림프계를 통해 확산될 수 있으며, 마사지는 림프 순환을 증가시키기 때문에 잠재적으로 질병도 확산시킬 수 있다."[17] 많은 스파와 클리닉은 암 병력 유무를 떠나 마사지를 제공하지 않는다. 하지만, 이것은 주요 암체(cancer body) 및 지원 그룹의 지지를 받지 못하는 견해이다. Cancer Research UK 단체는 "일부 사람들은 암에 걸렸을 때 마사지를 받으면 암 세포가 신체의 다른 부위로 이동할 수 있다고 걱정한다. 어느 연구도 이것을 사실이라고 입증한 바 없다"[18]고 한다.

Macmillan Cancer Support는 다음과 같이 아주 비슷한 말을 한다. "어떤 사람들은 마사지를 받으면 암 세포가 몸의 다른 부위로 확산될 수 있다고 걱정하지만 어떠한 연구도 이에 대한 증거를 발견하지 못했다."[19]

Massage Today 잡지는 "대부분의 마사지 요법 학교는 암이 마사지 금기 사항에 해당된다고 가르쳤다. 마사지 요법이 암을 어떻게 확산시킬 수 있는지에 대한 두가지 주요 우려는 순환과 암 종양에 미치는 마사지의 영향과 관련이 있었다. 연구는 마사지 요법이 암을 확산시킬 수 있다는 원래의 우려를 지속적으로 반박한다. 이러한 근거 없는 믿음을 반박하는데 대한 지지는 믿을 만한 전문가와 수많은 연구를 통해 매년 증가하고 있다"[20]고 한다.

The Cancer Council of New South Wales(뉴 사우스 웨일즈 암 협의회)는 이에 대해 다음과 같이 추가 설명한다. "암은 림프절을 통해 림프계로 확산(전이)되거나 림프계 자체에서 시작할 수 있다. 하지만, 림프 순환 마사지 또는 다른 움직임으로부터 암을 확산시키지 않는다. 연구자들은 암이 세포의 DNA (유전적 돌연변이) 및 다른 신체 과정의 변화로 인해 발병 및 확산한다는 것을 보여주었다."[21]

[17] http://www.dummies.com/how-to/content/knowing-when-not-to-massage.html

[18] http://www.cancerresearchuk.org/cancer-help/about-cancer/treatment/complementary-alternative/therapies/massage-therapy

[19] http://www.macmillan.org.uk/Cancerinformation/Cancertreatment/Complementarytherapies/Typesoftherapies/Massagetherapy.aspx

[20] http://www.massagetoday.com/mpacms/mt/article.php?id=13542

[21] http://www.cancercouncil.com.au/17958/b1000/massage-and-cancer-42/massage-and-cancer-benefits-of-touch/

암 환자에게 마사지를 올바르게 적용하면 해롭지 않을 뿐만 아니라 큰 도움이 될 수 있다. 대부분의 사람들에게 암 진단은 충격적이고 격리되는 시간을 마주하게 된다는 것을 의미한다. 그들은 신체에 대해 통제할 수 없고, 신체가 낙담을 야기시키며, 종양학과의 매우 배려적이고 신중한 노력에도 불구하고 암 치료가 신체에 "주어지거나" "행해지는" 것으로 생각할 수 있다. 최첨단 및 강력한 치료가 삶을 지배할 수 있으며, 질병과 치료 둘 다의 결과에 대한 걱정이 마음을 옥죄이고 극심한 스트레스와 불안감을 유발할 수 있다. 마사지는 이러한 기간 동안 완전한 접촉요법을 제공할 수 있다. 뉴 사우스 웨일즈 암 협의회는 암이 발병한 동안에 마사지를 받으면 사람들로 하여금 "다시 건강하다"고 느끼게 하는 것을 포함하여 실질적인 긍정적 효과를 누릴 수 있다고 보고한다. 마사지를 통해 사람들은 비공식적 환경에서 감정을 공유할 수 있다. 마사지는 사람들이 자신의 신체에 대해 보다 긍정적으로 느끼고 희망을 회복하도록 도움을 줄 수 있다.[22]

미국의 대규모 연구는 3년 동안 거의 1,300명에 달하는 암 환자를 대상으로 마사지 요법의 효과에 대해 살펴보았다. 입원 환자들은 마사지를 20분 동안 받았으며, 다른 외래 환자들은 60분 동안 마사지를 받았다. 연구 결과, 전반적으로 마사지 요법은 통증, 메스꺼움, 피로, 불안감 및 우울증을 감소시켰다. 60분 동안 마사지를 받은 환자의 경우, 효과가 더 오랫동안 지속되었다.[23]

암 환자에 대한 특정 마사지 금지 사유를 살펴보기 전에, 먼저 암이란 무엇이며 어떻게 확산하는가에 대해 좀 더 알아볼 필요가 있다. 우리 몸은 100조개 이상의 세포로 구성되어 있다.[25] 신체의 여러 부분 장기, 뼈, 근육, 피부, 혈액은 각각 다른 유형의 전문 세포로 구성되어 있다. 각 세포의 중심에는 세포핵이 있는데, 그 안에는 DNA로 만들어진 수천 개의 유전자가 있다. DNA는 우리를 물리적으로 정의하는 것이다. 인간 DNA는 개 DNA나 식물 DNA와 다르다. DNA는 이중 나선 형태를 취한다. 유전 정보를 전달하는 것이 바로 이 DNA로서, 이는 우리가 부모, 조부모 그리고 여러 세대로부터 특징을 물려받는 것을 의미한다.

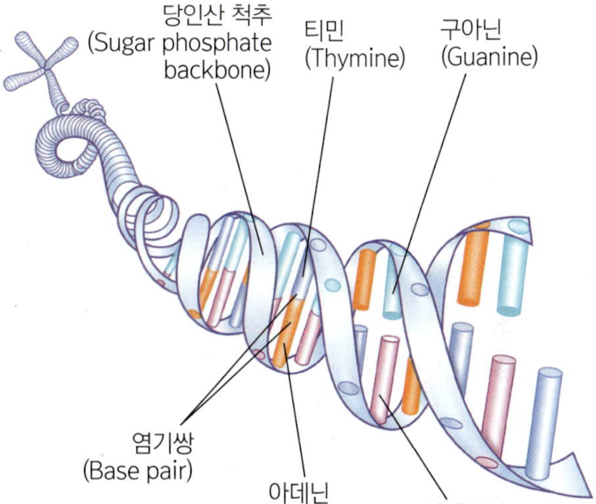

DNA는 자가 복제할 수 있다. 세포가 분열하여 새로운 세포를 만들 때, 각각의 새로운 세포는 예전 세포에 존재하는 DNA의 정확한 복제본을 갖고 있다.[26] 인체 내부에는 놀라운 재생 능력이 있다. 대부분의 세포는 늙고, 닳거나 손상되면 새로운 복제 세포로 교체된다. 혈액은 이에 대한 훌륭한 예로서 인체는 매일 수백만 개의 새로운 적혈구를 만든다. 예전 적혈구는 몸에 의해 분해되고 우리 몸은 제거된다. 우리 몸은 재생과 힐링이 끊임없이 이루어진다. 때때로 이 과정은 잘못되어 세포 내 1개 이상의 유전자가 손상되거나 변하면 세포가 비정상적이 된다. 그 이유는 복잡할 수 있다. 어떤 경우에서는 그것이 유전성을 지녀 세대에 걸쳐 반복되는 암을 유발할 수 있으나, 다른

22 Ibid.

23 Ibid.

24 http://www.cancer.org/treatment/treatmentsandsideeffects/complementaryandalternativemedicine/manualhealingandphysicaltouch/massage

25 http://www.cancerresearchuk.org/about-cancer/what-is-cancer/how-cancer-starts

26 http://ghr.nlm.nih.gov/handbook/basics/dna

경우에서는 그것이 변화를 초래하는 흡연과 같은 환경 요인이다. 비정상적인 세포가 또한 분열 및 재생 능력을 갖는 경우, 비정상 세포 집단이 형성된다. 이것이 계속해서 성장함에 따라 세포 집단은 종양이 된다. 모든 종양이 악성(암성)인 것은 아니지만, 우리는 여기서 특히 암 종양에 집중한다. 그런 다음 종양은 성장 및 확산하여 그 주변의 다른 조직을 손상시키고 침범한다.

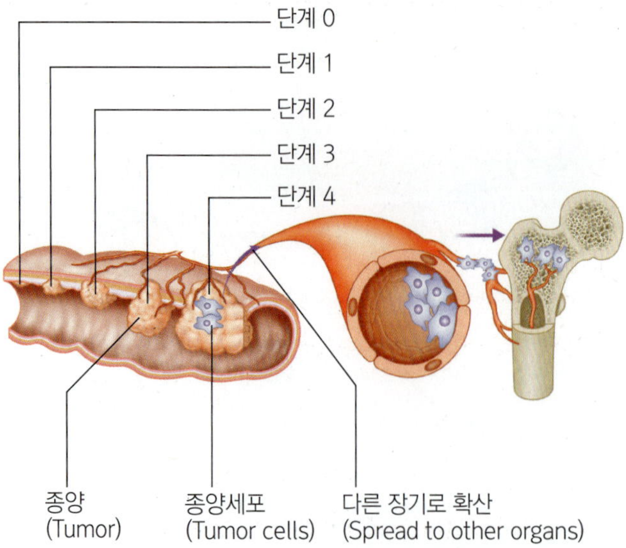

전부는 아니지만 대부분의 고형 종양은 또한 세포를 림프계와 혈관계로 방출한다. 이에 대한 이해는 여전히 외과계에서[27] 진행 중이지만 그런 다음 이러한 세포의 소수는 새로운 종양을 유발하게 된다. 이것이 전이로 알려진 과정이다. 의학계에서 이를 이해하기 위한 연구는 계속되고 있으며 암과의 싸움에서 중요한 부분이지만 우리는 수백만 개는 아니더라도 수천 개의 세포가 종양 성장의 일부로서 종양에서 방출될 수 있음을 알고 있다.

모든 암이 고형 종양을 형성하지는 않는다. 예를 들어, 백혈병의 경우 암 세포는 고형 종괴를 형성하기보다는 혈액과 때때로 골수에서 축적된다.

특정 금기 사항
Specific Contraindications

안전하고 효과적인 치료를 위해 의사 또는 친구 또는 가족이 알고 있어야 하는 암에 걸려 있거나 후에 마사지를 분명히 금지해야 하는 사유가 몇몇 있다.

종양이 있는 부위의 위와 바로 주변에 대한 마사지는 피해야 한다. 우리는 암 세포가 종양에서 방출될 수 있음을 알고 있으며, 이것은 종양이 스스로 혈액 공급을 하면 자연스럽게 발생한다. 일부 암 수술 중에 암 세포가 암 부위에서 추가적으로 방출될 수 있다는 임상 증거가 있으며, 특정 수술에 이러한 위험요인이 존재하는 경우 전체 치료의 일부로 다루어진다.[28] 우리가 알고 있지 못한 것은 종양에 대한 직접 압력이 방출율을 증가시킬 수 있는지 여부이므로 항상 조심스럽게 행동하고 종양에 대한 모든 직접 압력을 피해야 한다. 대부분의 종양은 너무 깊어서 마사지를 통한 손 압력으로 도달할 수 없지만 예를 들어, 간, 췌장 또는 뇌에 존재하는 경우 이들은 마사지를 통해 전혀 접근하기 어려운 부위이다. 피부, 골격근, 뼈 또는 장에 있는 다른 종양은 접근 가능하므로 최대한 조심스럽게 행동해야 한다. 이는 반복 강조해도 될 만큼 중요하다. 마사지 치료 중 종양 바로 위에는 어떤 압력도 가해서는 안 된다.

어떤 부위가 종양이 있는 것으로 의심되지만 확인되지 않았을 경우에는, 종양이 없는 것으로 확인될 때까지는 마치 종양이 있는 것처럼 생각하고 해당 부위를 치료하도록 한다.

종양 위치가 불분명할 경우에는 가장 작은 압력만으로 마사지 치료를 시행해야 한다.

---

[27] http://www.sciencedaily.com/releases/2012/05/120507210137.htm

[28] http://www.cancertreatmentwatch.org/general/biopsies.shtml

암이 뼈까지 확산되었거나 골다공증 또는 기타 골 감소증이 있는 사람의 경우에는 무엇보다 깊은 압력을 절대로 피해야 한다. 암이 뼈로 확산되었다면 뼈가 약해질 수 있고, 뼈에 병변이 존재할 수 있으며, 뼈 내부의 성장이 고르지 않을 수 있다. 마사지는 가볍게 하고 깊은 압력이나 관절 조작을 피해야지 그렇지 않으면 골절을 초래할 수 있다. "가볍게"라는 말은 피부에 보습제나 선크림을 바를 때 가해지는 터치 정도로만 마사지가 이루어져야 한다는 의미이다.

중요 장기가 암 또는 암 치료의 영향을 받았다면, 마사지는 매우 가벼운 터치 정도만 해야 한다. 위와 동일한 "보습제 바르기" 원리. 우려되는 장기는 뇌, 심장, 폐, 간 및 신장이다. 이들 장기가 영향을 받았다면, 몸에 추가적인 부담을 주지 않도록 마사지를 부드럽게 한다.

피부가 매우 민감해질 수 있기 때문에 방사선 또는 화학요법 치료 동안 사용하는 마사지 오일은 주의가 필요하다. 방향 요법 오일 보다는 순수한 베이스 오일, 처방 로션 또는 의뢰인 자신의 보습제를 사용하는 것이 더 나을 수 있다. 이것에 의문이 있을 경우, 치료 동안 사용할 최선의 로션이나 오일에 대해서 종양 전문의와 상담하거나 의뢰인에게 그렇게 하도록 요청하도록 한다.

방사선 요법으로 치료한 부위 또는 바로 주변에 대한 마사지는 치료 동안 그리고 방사선 요법 종료 몇 주까지는 피해야 한다. 종양이 너무 깊어서 마사지로 접근할 수 없을지라도 피부가 치료 영향을 받게 되므로 이 부위에 대한 작업은 금지된다.

화학 요법을 받는 의뢰인의 경우에는 사신의 치료 사이클상 마사지가 언제 가장 적합한 시기일 것인지에 대해 종양 전문의와 상담하도록 한다. 이것은 모든 형태의 화학 요법이나 모든 의뢰인에게 동일하지 않으므로 사례별로 확인해야 한다. 치료 중 사용되는 화학 요법 약물이 변경되는 경우, 정해진 마사지 시기가 여전히 적절한지 다시 확인해야 한다. 화학 요법 치료 동안 의뢰인에게 "최악의 기간" (최하점은 어떤 것의 최저점이다)으로 지칭되는 순간이 다가온다. 이 시점에서 혈구 수치가 가장 낮다. 화학 요법이 암 세포를 직접 겨냥하지만, 또한 그 과정에서 건강한 혈구에게도 영향을 준다. 적혈구, 백혈구 및 혈소판은 골수에서 만들어지는 세포이며, 골수 활동이 감소하게 되면 신체 내 혈구 수치가 감소할 수 있다. 다시 말하지만,[29] 마사지 시기에 대해서는 의뢰인의 종양 전문의에게 확인하도록 한다.

골 감소증 약물을 복용하거나 화학요법의 부작용으로 혈소판 수치가 낮은 사람들은 타박상에 매우 취약할 수 있으므로 이러한 의뢰인에 대해서는 마사지를 하기 전에 특정 의료 동의서를 징구해야 한다.

치료의 일환으로 정맥주사선이 가동되면, 마사지에 대해서는 이것을 피해야 한다.

혈전이 위험한 것으로 간주될 경우, 마사지를 피해야 한다. 의사는 영향 받지 않은 사지에 대한 마사지를 허용할 수 있으나, 의뢰인의 전문의에게 먼저 확인해야 한다.

림프 부종은 수술 후 부종 또는 수술로 인한 림프절 제거 때문에 수술 후 문제가 될 수 있다. 이러한 경우, 해당 부위에 대한 깊은 압력을 피해야 하지만 림프 배출을 위한 특정 마사지는 매우 유익할 수 있다. 이 방법에 대한 설명은 이 챕터의 후반부에 있으며, 많은 병원에서는 무료 치료로 이것을 제공할 것이다. 전문가 훈련 또한 수동 림프 배출에서 이용 가능하기도 하고 권장되기도 한다.

---

[29] http://cancer.about.com/od/chemother3/a/nadir.htm

마사지에는 피부 대 피부 접촉이 포함되므로, 마사지사는 자신이 감기나 다른 질병에 걸리거나 클리닉 내 감기나 다른 질병에 걸린 다른 사람과 접촉함으로써 모든 종류의 감염을 전염시키지 않도록 조심하는 것이 매우 중요하다.

의사, 린넨 및 클리닉의 위생이 매우 중요하며 암 치료를 받고 있는 사람의 경우에는 특히 주의가 필요하다.

화학 요법은 소화계에 영향을 미칠 수 있다. 아픔, 메스꺼움, 변비 및 설사 등을 모두 경험할 수 있으며, 복부 마사지는 일반적으로 금지된다. 화학 요법은 또한 피부, 모발 및 손톱에도 영향을 미칠 수 있다. 피부가 건조 또는 염증이 생길 수 있고, 모발과 손톱이 상실될 수 있으며, 마사지사는 염증 부위를 피하고 손상된 피부나 손톱이 없어진 부위는 마사지를 하지 않는 것이 중요하다.

말초 신경병증은 또한 화학 요법 때문에 발생할 수 있다. 이 질병에 대해서는 별도 챕터에서 다루겠으나 여기서는 이것을 치료할 때에는 매우 부드럽게만 작업하고 암과 화학 요법을 둘러싼 모든 다른 요인들을 고려하는 것이 중요하다는 점을 언급하고자 한다.

이것은 부작용 및 금기 사항에 관한 섬뜩한 목록이지만, 모든 사람들이 동일한 부작용을 또는 동일한 정도로 경험하지 않는다는 것에 주목해야 한다. 화학 요법 동안의 마사지는 의뢰인의 종양 전문의, 의사 또는 간호사와 상담해야 하며 각각의 치료에 앞서 검토해야 한다. 치료가 화학 요법 치료 동안 해당 개인에게 적절하지 않은 경우, 의뢰인이 치료 완료 시 뭔가를 기대할 수 있도록 마사지를 사전 예약할 수 있다.

의뢰인이 치료를 마치게 되면 향후 마사지를 받지 않아야 할 부위가 있는지 여부에 대해 종양 전문의에게 다시 확인해야 하며, 치료 부작용에서 회복됨에 따라 압력을 증가시킬 수 있다.

전문가 마사지 또는 친구 및 가족 마사지?
Specialist Massage or Friend and Family Massage?

암 환자를 마사지할 때에는 암 진행에 따라 필요성을 평가할 수 있도록 지속적으로 의뢰인과 협의하는 것이 중요하지만, 이것은 이 정보에 접근하는 방법과 관련하여 여러분이 작업하는 위치에 따라 달라진다. 유럽의 대부분 지역에서는 의뢰인이 종양 전문의와 협의하는 것이 일반적이며, 종양 전문의가 직접 마사지사와 협의하는 일은 드물다. 미국의 일부 주에서는 종양 전문의와 마사지사가 직접 협의하는 일이 일반적이다. 이에 대한 세계적인 합의 또는 작업 방식은 없다.

전문적인 암환자 마사지 방법이 개발되고 있으며, 앞으로 어떤 지역에서는 이러한 훈련이 전문 치료를 위한 요구사항이 될 것이지만 아직 그러한 지역은 없다. 필수적인 터치인 마사지가 전문적으로나 그리고 친구 및 가족 모두에게 제공할 수 있는 훌륭한 선물이라고 본 저자는 생각한다. 여러분이 전문적으로 작업하고 있다면, 비록 전문적 훈련에 대한 법적 요구가 아닐지라도 이 훈련을 받는 것이 최선이다. 물론, 모든 사람들이 전문적인 마사지 치료를 부담할 능력이 있는 것은 아니며, 인간으로서 서로에게 제공해야 하는 선물들 중 하나가 터치라는 선물이다. 필요로 하는 친구나 가족에게 마사지하는 것을 두려워하지 말라. 그러나 "가장 중요한 것은 해가 되지 않도록" 아주 신중하고 조심스럽게 마사지해야 한다.

마사지 치료 Massage Treatments

그러면 이제 암 환자에게 어떻게 하면 안전하게 마사지를 실천할 수 있는가? 일반적으로 위에서 제기된 금기 사항과 특정 우려를 고려한 후 마사지를 제공할 수 있으나 보다 가볍게 해야 한다. 목 부위가 긴장된 사람의 경우에는, 관련 챕터에서 설명된 대로 손, 팔, 머리, 어깨, 목, 허리 및 가슴 상단을 마사지하면 암이 없는 사람과 동일한 방식으로 이러한 긴장을 제거하는데 효과적이다. 암 환자에게 듀프이트렌 구축이 생기면, 금기 사항을 고려하면서 이 특정 질환을 치료하기 위한 지침을 안전하게 따르기만 하면 된다.

이러한 특정 작업 방식을 고려하여 개인의 지속적인 질병 및 부상을 치료할 수 있다. 암 치료가 한동안 누군가의 삶을 지배할 수 있지만, 그렇다고 그것이 그 사람을 정의하지는 않는다. 화학 요법을 받는 많은 사람들은 전체 기간 동안 휴식을 취하면서 매우 부드럽게 치료받을 수 있는 반면, 다른 사람들은 새로운 도전과 신체적 테스트를 마주할 기회가 될 수 있다. 아래의 사례 연구가 이 점을 보여준다.

적절한 사례: Ben Ashworth

Ben은 2012년에 4단계 장암을 진단받은 나의 의뢰인이다. 2013년에 그는 말기 예후를 진단받았으며 생존기간은 6~12개월로 예상되었다. 딸 셋 중 막내 딸은 그 당시 생후 5개월에 지나지 않았다. Ben은 치료를 시작하였으며 보다 전통적인 화학 요법 약물과 함께 전문가가 희망하기로 가족과 함께할 시간을 연장시켜줄 혁신적인 표적 약물을 제공받았다.

항상 마라톤을 뛰고 싶었던 Ben은 훈련을 받기로 결정하고 달리기 시작했다. 3년이 지났지만 그는 건강해지고 있으며 지난 24개월 동안 평균 한 달에 한 번 마라톤을 경주하겠다는 목표를 달성했다. 그는 24개월 동안 격주로 진행된 화학 요법의 힘들고 쇠약해지는 시기를 겪으면서 24번의 마라톤을 완주했다.

Ben은 훈련 동안이나 마라톤 전후에 정기적으로 마사지를 받기 위해 나를 찾아왔다. 우리는 복부 마사지는 절대 하지 않는다. 그의 상체가 긴장되어 있는 경우, 치료받기 위해 pic line이 장착되어 있는 그의 팔 부위에 대한 마사지는 피하고 간을 뒤로 하는 부위에서 등을 가볍게 마사지한다. 나는 내가 알기로 그의 화학 요법 약물에 방해가 되지 않는 중성 마사지 오일을 사용하며, 화학 요법을 받기 2~3일 전에 나에게 치료를 받을 수 있도록 서로 마사지 시간을 정한다. 그의 종양 전문의는 그가 달린다는 것에 기뻐하며, 그가 마사지 치료를 받는다는 것에 매우 만족스러워 한다. 이렇게 조심하는 가운데 나는 다른 달리기 선수에게 하는 것처럼 그에게 마사지한다. 때때로 그의 발과 종아리는 믿을 수 없을 정도로 단단하며, 나는 Ben이 그 부위에 대해 내가 부드럽게 마사지했다고 말하지 않을 것으로 확신한다.

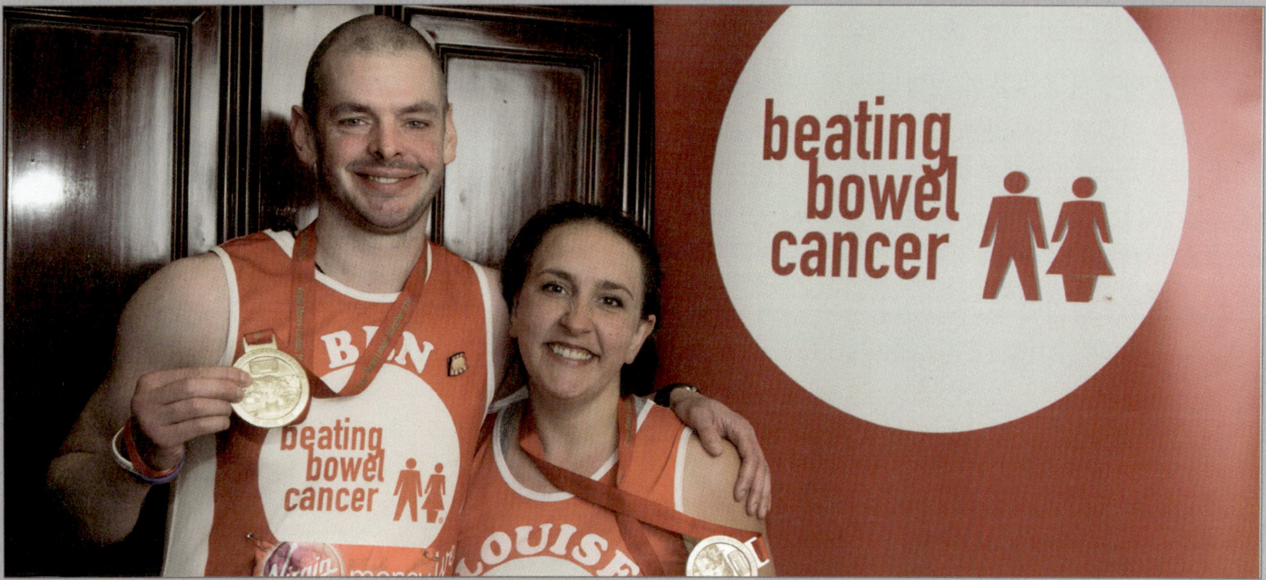

여기서 볼 수 있는 것처럼 금년도 런던 마라톤에서 부인 Louise와 함께 완주 직후 사진을 찍은 Ben은 내가 알기로 가장 긍정적인 사람들 중 하나이며 장암에 대한 인식을 높이기 위해 최선을 다하고 있다. 그는 자신의 몸을 최대한 단련하며 진단받은 암에 굴복하지 않는다. 그의 여정을 함께 하게 되어 나로서는 대단한 특권이다.

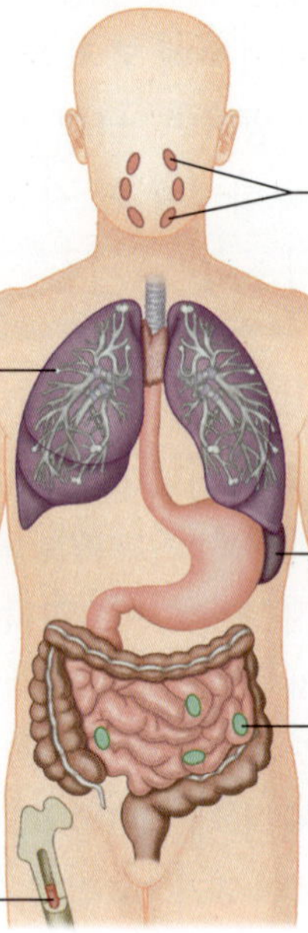

수동 림프 배출
Manual Lymphatic Drainage

이 챕터의 일부로 간주되어야 하는 한가지 추가적인 마사지 치료는 수동 림프 배출(MLD) 마사지이다. MLD는 암 치료에서 림프 부종을 다루는데 사용된다. 림프 부종은 조직의 만성 부종이며, MLD는 과도한 체액 배출하는데 사용된다. 가장 흔한 원인은 암 치료의 일환으로 림프절이 제거되었기 때문이다.

MLD는 암 특정의 마사지가 아니다. 림프계는 여러 가지 이유(예를 들어, 부상, 감염 또는 유전적 질환)로 손상될 수 있으며, 마사지가 적절한지 결정하기 전에 근본 원인을 파악해야 한다. 중요한 것은 모든 만성 부종이 림프 부종 때문만이 아니며 심부전, 신장 질환 또는 부상으로 인한 것일 수 있으므로 치료 전에 부종 원인을 확인하는 것이 중요하며 이에 대해 의뢰인의 종양 전문의와 상담해야 한다.

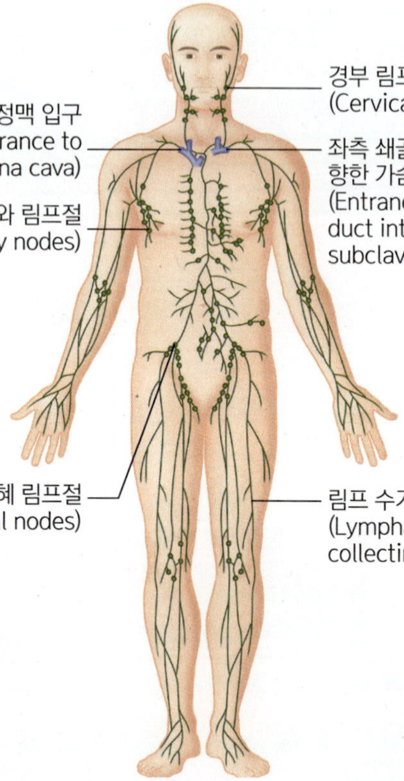

림프 배출 마사지를 수행하는 방법을 설명하기 앞서, 림프 배출 시스템이 무엇을 하는지 알면 도움이 된다. 림프계는 몸 전체를 흐르는 가는 튜브의 네트워크이고, 튜브는 임파관 또는 림프관으로 알려져 있으며, 또한 비장, 흉선, 편도선 및 인두편도를 포함한 다양한 장기와 관련이 있다.

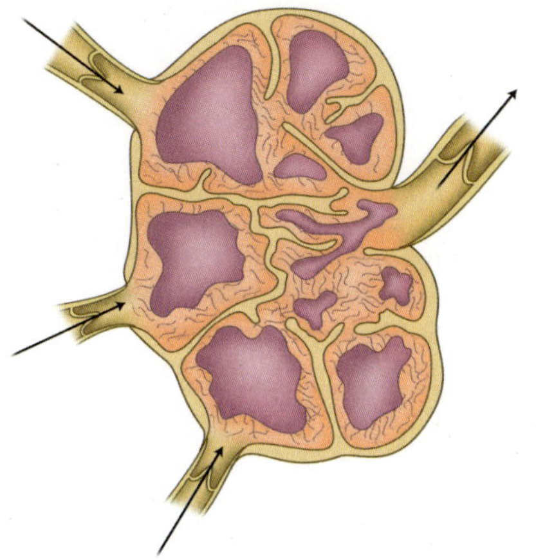

림프절(Lymph node)

→ 림프 방향 및 흐름(Direction and flow of lymph)

림프관은 무색 체액이라는 림프를 운반한다. 림프계는 4가지 기능을 한다. 첫째 체액을 지속적으로 혈액 시스템으로 다시 배출한다. 혈액이 순환함에 따라 체액은 혈관에서 신체 조직으로 배출된다. 이 체액은 음식을 세포로 운반하고 노폐물을 혈류로 다시 운반하기 때문에 중요하다. 배출된 체액은 임파관으로 배출되고 임파관을 통해 목 기저로 운반되며, 여기서 혈류로 다시 돌아가 없어진다.[30]

림프관의 두 번째 역할은 림프절을 통과하면서 림프 체액을 여과하는 것이다. 암과 관련하여, 암 세포가 종양에서 이탈할 때 종종 가장 가까운 림프절에 갇히게 되기 때문에 종양 전문의는 림프절을 검사한다. 따라서 림프절을 검사하면 암이 확산되었는지 알 수 있다. 림프계의 세 번째 역할은 혈액 여과이다. 이것은 비장에서 발생한다. 비장은 혈액을 여과시켜 모든 오래되고, 낡은 적혈구를 걸러낸 후 파괴한다. 낡은 적혈구는 골수에서 만들어지는 새로운 적혈구로 교체된다.

비장은 또한 혈액에서 발견되는 박테리아, 바이러스 및 기타 이물질을 걸러낸다. 비장의 백혈구는 통과하는 박테리아 및 바이러스를 공격한다.[31] 마지막으로 림프계는 감염과 싸운다. 림프계는 그 자체가 시스템으로 묘사되지만 실제로는 신체 면역계의 일부이다. 림프계는 백혈구(림프구) 생산에서 중요한 역할을 하며 이들은 항체를 생산하는 세포이다. 또한 이물질을 탐지하고 파괴한다.

이 시스템의 일부를 제거하면 영향받은 부위에 부종과 체액 저류가 발생할 수 있다. 이것은 때때로 피부 아래 가벼운 붓기로 나타날 수 있으나 다른 경우에서는 체액이 높은 수준으로 쌓이면서 피부가 아프고 늘어날 수 있다. 이것은 움직임을 방해하고 많은 통증을 유발하는 것으로 림프 부종으로 알려져 있다. 림프 흐름 및 배출의 전체 시스템은 림프절 부위가 종양 제거 또는 암 확산 방지 수술의 일환으로 제거될 때 손상될 수 있다.

림프 배출 치료를 제공하고 특히 모든 림프절이 제거되었을 때 림프 흐름을 원활하게 하는 방법에 대해서 교육하는 전문 마사지사가 있다. 또한 친구나 가족에게 또는 자가 치료의 일환으로 집에서 림프 배출 마사지를 수행하는 것이 안전하다. 이에 사용되는 용어들이 다르다. 전문적으로 수행될 때에는 림프 배출 요법이라고 부르며 자가 치료 또는 친구나 가족을 대상으로 할 때에는 수동 및 간단 림프 배출이라는 용어가 더 자주 사용된다. 용어와 상관없이, 치료 목적은 림프계를 통해 림프액의 흐름을 원활하게 하는 것이다.

림프 마사지는 부드럽고 가볍게 터치하는 마사지이다. 림프계는 신체 표면과 매우 가까우며 긍정적인 영향을 미치는 것은 표면 작업이다. 대부분의 서구 마사지에서는 심장을 향해 위쪽으로 작업하는 것이

[30] http://www.cancerresearchuk.org/cancer-help/about-cancer/what-is-cancer/body/the-lymphatic-system

[31] Ibid.

익숙하지만 림프 배출 마사지는 바깥쪽으로 작업하는 것으로 시작한 다음에 다시 안쪽으로 들어온다는 점에서 이 마사지와는 다르다.

먼저 시스템을 개봉하여 청소한 다음에 돌아오면 헹군다. 항상 몸의 자연적인 흐름에 따라 작업하면서, 심장이 순환계에 대한 펌프인 것처럼 림프계에는 자체 펌프가 없으므로 자연적인 흐름을 자극하는데 마사지가 도움이 된다. 림프 마사지는 매우 부드럽다는 점을 강조할 필요가 있다. 깊은 또는 심지어 중간 정도의 압력도 없다. 때로는 피부를 톡톡 치는 것만으로도 충분하다.

다른 사람을 대상으로 작업하기에 앞서 스스로 연습해야 할 3가지 주요 동작은 부드러운 피부 치기, 부드러운 펌핑 및 부드럽게 위로 당기는 것이다. 피부 치는 말 그대로 표면 치기이다. 피부가 매우 얇은 얼굴을 제외하고는 이를 위해 마사지 오일을 어느 곳에도 사용할 필요가 없으며, 의뢰인이 원하는 바에 따라 사용 여부를 선택할 수 있다. 두 번째 기법은 손가락 끝의 평평한 부분을 이용한 매우 부드러운 펌핑 동작이다. 먼저 자신의 손으로 연습한다. 아래쪽으로 그리고 약간 앞쪽으로 (최대 1~1.5cm) 그러나 여러분이 피부를 움직이고 있는 깊이로만 1~2초마다 누르는 것을 한 번의 펌핑으로 생각하고 작업한다. 근육의 표면 외에 근육에 대해서는 작업하지 않도록 한다. 목표는 피부만을 대상으로 작업하는 것이다.

마지막으로, 부드럽게 위쪽으로 당기는 동작을 연습한다. 이것은 앉아 있을 때 다리 안쪽 아래에 손가락을 걸고 부드럽게 손가락을 위쪽으로 당겨 아래에 있는 근육이 아니라 피부만 움직이게 하는 것으로 배우기가 가장 쉽다. 림프계를 자극하고 림프를 움직이는 것이 목표이므로 혈류를 원활하게 하려고 근육까지 움직일 필요는 없다.

하나의 부위로 국한된 경우에는 영향받은 해당 부위만 아니면 전신 모두를 치료할 수 있다. 신체의 어느 부분을 대상으로 작업을 하든 또는 모든 것을 치료하는 경우에는 항상 아래에 설명된 중요한 목 작업으로 치료를 시작하고 끝내야 한다. 6~800개의 림프절 가운데 1/3은 머리와 목 부위에 있다.

마사지사 뿐만아니라 Macmillan Cancer Support는 치료 시작과 끝 모두에서 깊은 복부 호흡을 장려한다. 이것은 시작할 때 목 작업을 하기 전에 그리고 종료 후에 다시 한다. 이 호흡은 림프계의 깊은 부위를 자극하여 림프 배출을 촉진한다. 의뢰인이 복부로 호흡하는지 확인할 것. 한 손은 가슴에 그리고 또 다른 손은 복부에 둔 상태에서, 호흡을 들이마실 때 먼저 복부 쪽 손을 들어 올리고 이어서 가슴 쪽 손을 들어 올려야 한다. 호흡을 내뱉을 때에는 복부 쪽 손을 먼저 내려놓아야 한다. 이것은 또한 공포나 불안감을 진정시킬 수 있는 호흡으로 스스로 배울 수 있는 훌륭한 기법이다.

쇄골 밑의 림프절은 전체 림프계를 여는 열쇠로서, 전체 치료가 시작되는 곳이다. 고객이 누운 채로 또는 자기 치료일 경우에는 여러분이 누운 채로 작은

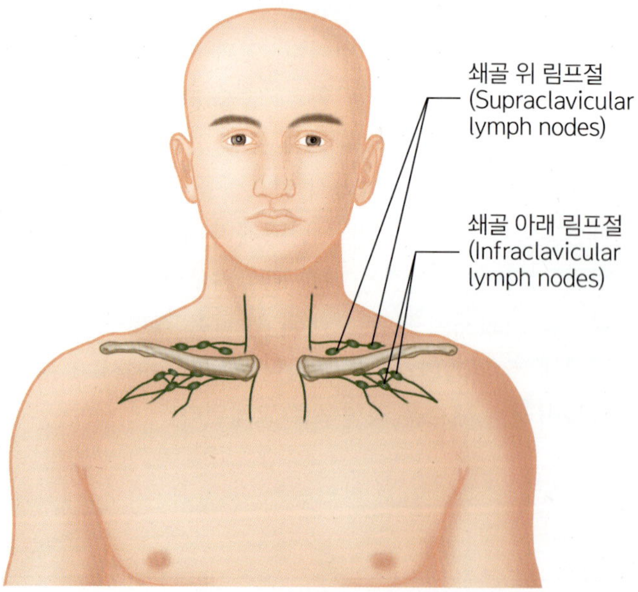

베개나 접은 수건을 사용하여 이마가 턱보다 높게 올라오도록 해야 한다. 이렇게 하면 과정에서 중력이 도움이 된다. MLD를 이용하여 작업하는 부위를 높게 해야 하므로 베개와 쿠션을 사용하고 작업할 때 필요한 대로 의뢰인의 위치를 조정한다.

양쪽 쇄골뼈 바로 위 부위를 부드럽게 펌핑하는 것으로 시작하여 그 바로 아래 부위에서 아래쪽으로 펌핑한다. 이 경우에는 깃털처럼 가벼운 터치만이 필요하다. 이러한 펌핑을 약 1초 간격을 두고 30~50회 반복한다. 의뢰인에게 전혀 불편하지 않아야 한다. 목 쪽을 1~1.5cm 만큼 위로 올리고 인지와 중지를 함께 사용하여 그 지점에서 10~15회 펌핑을 수행한 다음 다시 1~1.5cm 만큼 이동하고 목 전체를 다 할 때까지 반복한다. 이렇게 하면 목에 있는 흉쇄유돌근(SCM)의 두꺼운 근육을 느낄 수 있다. 이 근육에 대해 작업하지 않겠지만 그 선을 따를 것이므로 어디를 작업할 것인가에 대한 유용한 가이드가 된다.

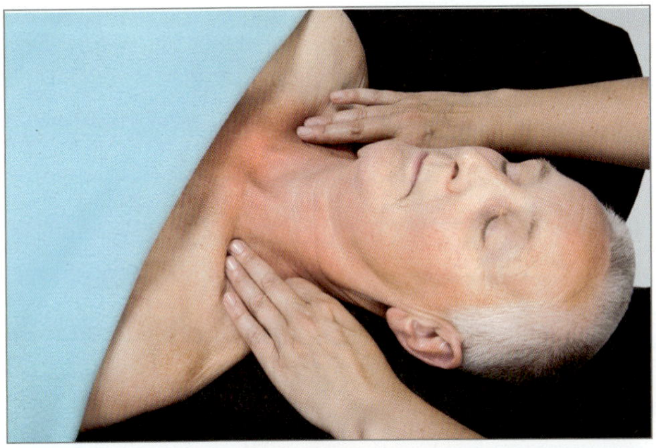

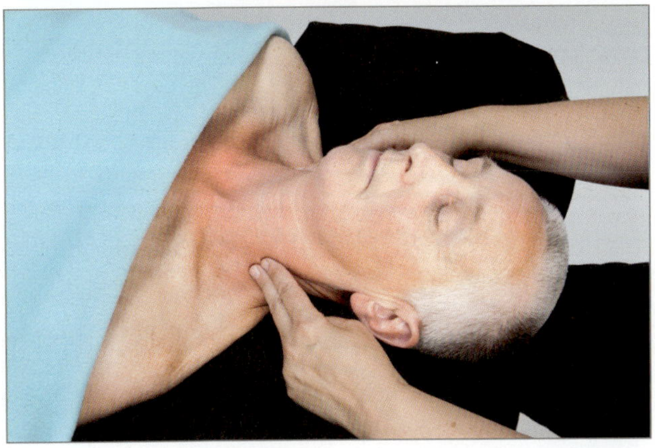

그런 다음 손가락을 목 뒤로 이동하고 목 뒤를 아래쪽으로 부드럽게 당긴다. 의뢰인이 목이 길다면 2~3개 부분에서 수행하되 처음에는 어깨에 가장 가깝게 시작하여 아래쪽으로 당기고 난 뒤 다음 섹션으로 이동하고 아래쪽으로 당겨 목 전체를 작업한다. 이 목 작업을 2~3개 섹션으로 나눌 경우에는 섹션 당 약 20회 아래쪽으로 당긴다. 목 뒤 전체를 한꺼번에 작업할 수 있다면, 이 매우 부드러운 동작을 50~60회 반복한다.

다음으로 새끼손가락과 넷째 손가락을 합치고 약지와 중지를 합쳐서 V자를 만들어, 이 V자를 귀의 어느 한쪽에 두고, 아래쪽으로 부드럽게 움직여서 귀의 상단부터 목의 상단까지 친다. 50~60회 반복한다.

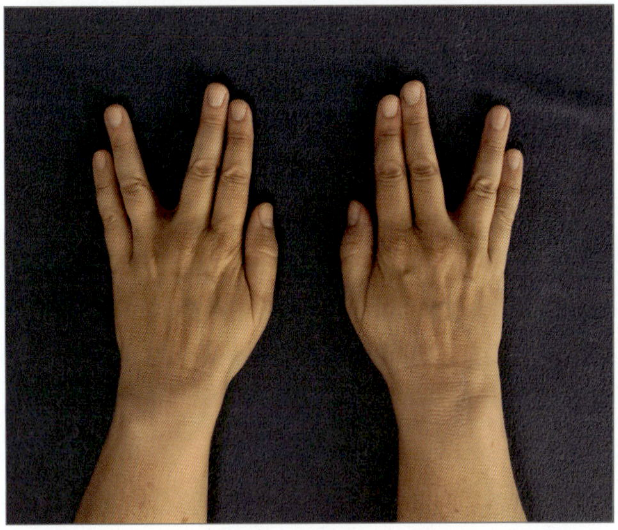

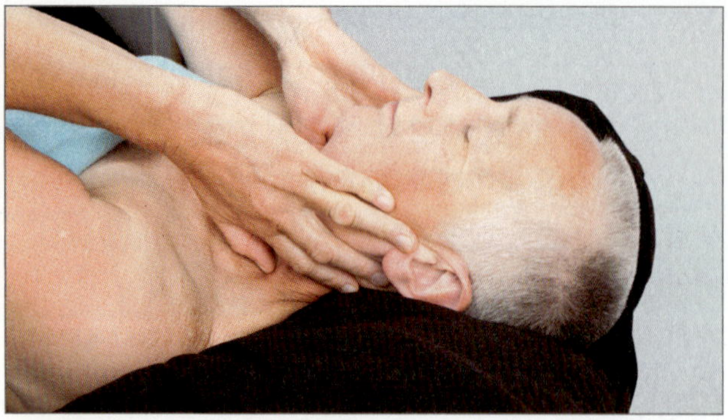

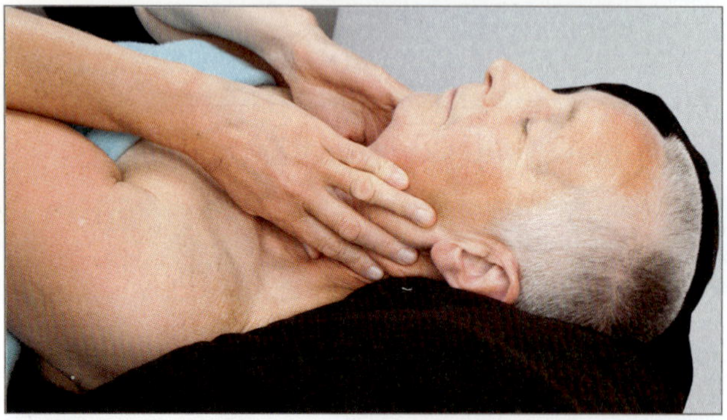

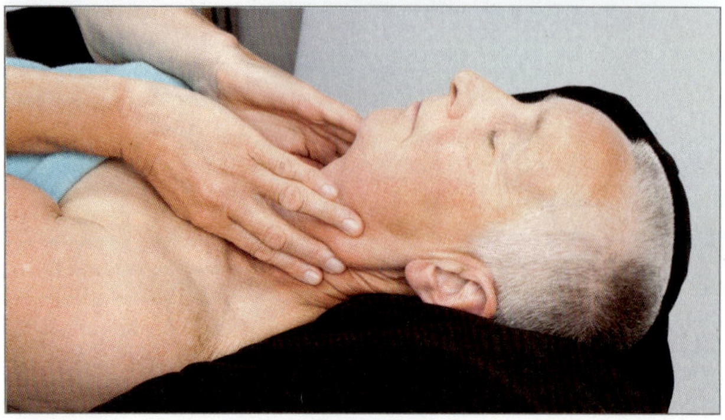

한 부위에서 그것을 제거하면 림프계는 그 뒤에 축적된 체액이 흘러내리게 허용하고 흡입 또는 진공 상태를 만들어 체액을 끌어내린다. 이것은 림프절에 가장 가까운 림프계의 일부를 치료하면 해당 부위의 나머지 부분을 제거하는 데에도 유익한 효과가 있을 수 있음을 의미한다. 위와 같이 목을 작업하면 특별히 얼굴 자체에 작업할 필요 없이도 얼굴에서 배출시킬 수 있다.

신체의 전체 사분면은 림프절 제거의 영향을 받을 수 있다. 예를 들어, 왼쪽 겨드랑이 림프절이 제거된 경우, 신체의 이 왼쪽 전체에서 림프 흐름이 결과적으로 손상될 수 있다. 마찬가지로 오른쪽 사타구니의 림프절이 제거되는 경우, 신체의 오른쪽 하단이 영향을 받는다 (아래 이미지).

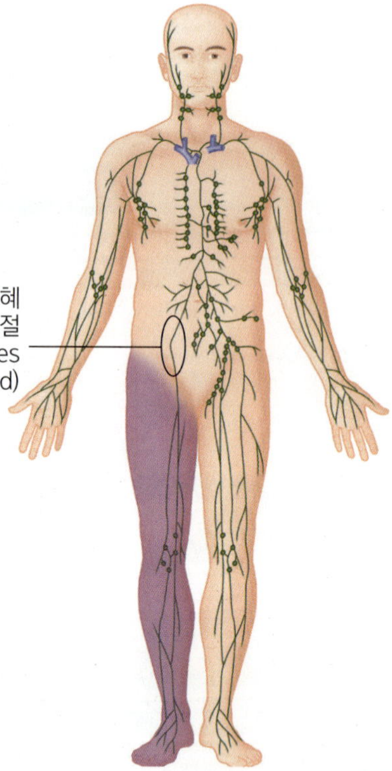

이러한 V자 작업을 수행한 후에는, 목의 뒤에서 이 작업을 50~60회 반복한 다음 목 측면 작업을 50~60회 반복하며 그 다음에는 쇄골뼈 위 목 정면에서 움직임을 반복한다. 림프 작업으로 제거하고 씻어내는 것이므로 위쪽으로 작업한 것과 동일한 움직임으로 아래쪽으로 다시 작업하는 것이 항상 중요하다는 것을 기억해야 한다.

이 목 작업 동안에 의뢰인이 삼킬 필요가 있거나 목구멍이 간지럽다고 느끼는 것을 알 수 있다. 이러한 것들은 마사지가 효과가 있고 걱정할 필요가 없다는 좋은 신호이다.
림프계는 체액 시스템이며 체액을 제거할 때와 같이

팔에서 림프 부종을 완화하려면, 목 작업으로 시작한 다음에 이상적으로는 중력이 도움이 될 수 있도록 팔꿈치를 어깨 위에 두어 팔을 지지하면서 손가락을 겨드랑이 곡선 속으로 웅크린다. 팔을 이완한다. 심지어 이러한 섬세하고 민감한 부위를 다치게 할 정도로 과도한 압력을 사용하지 않아야 하며, 의뢰인이 간지럼을 잘 탈 경우에는 그저 옷을 입은 상태로 작업한다.

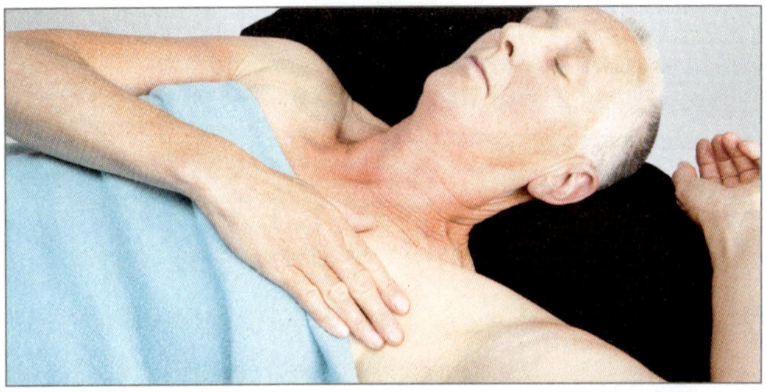

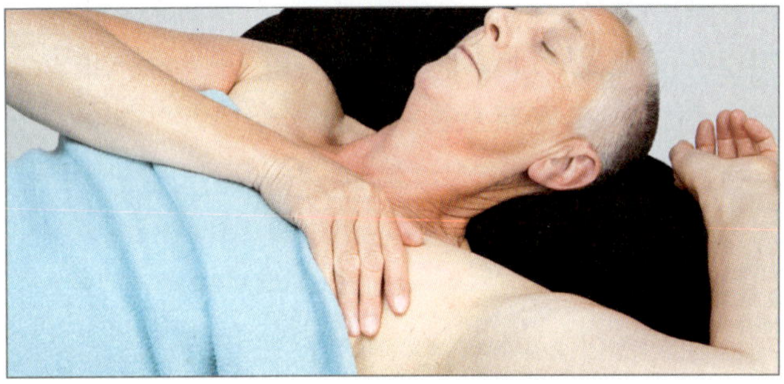

초당 한 번만의 펌핑 속도로 손가락을 이용하여 위쪽으로 최소 50회 펌핑 한다. 그 후 팔꿈치 주름에서 몸에 가까운 팔꿈치 안쪽으로 이동하고, 펌핑과 위쪽으로 당기기를 동시에 모두 수행한다.

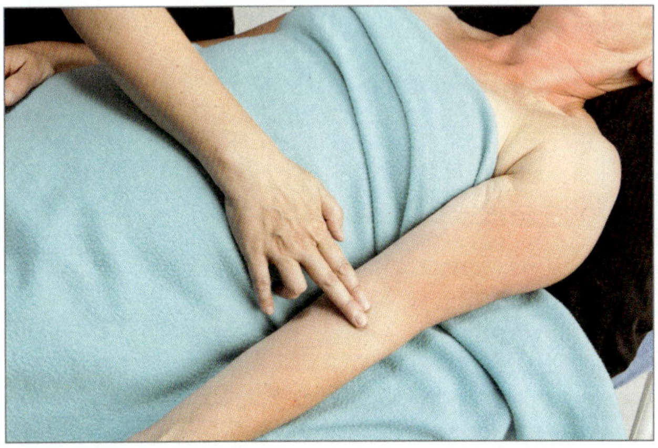

이렇게 하면 팔뚝과 손으로부터 체액이 끌려온다. 펌핑과 당기기를 함께 50회 반복한 다음에 겨드랑이로 돌아와서 해당 작업을 반복하고, 그런 다음 매우 중요한 목 작업을 반복하는 것으로 마무리한다.

다리에 축적된 체액을 배출하려면 의뢰인은 등을 눕거나 앉은 것의 중간쯤 되는 누운 자세로 앉아있어야 한다. 다리는 베개로 지지하여 중력이 배출 과정을 돕도록 해야 한다.

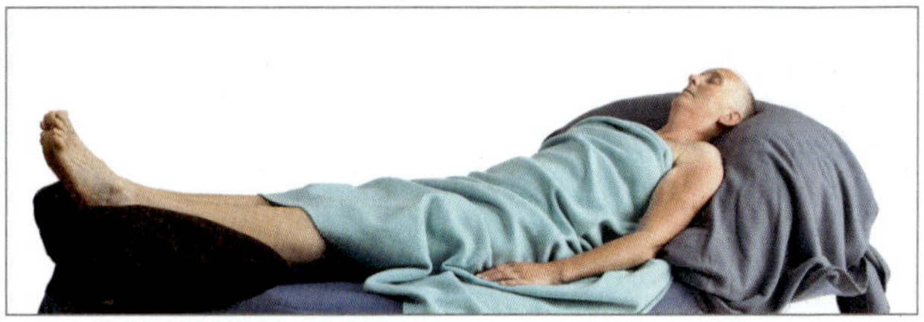

발목은 엉덩이 높이 이상이 되도록 한다. 하체의 주요 림프 배출 부위는 다리와 몸통 사이 주름에 있고 몸통까지 올라가므로 여기가 마사지가 시작되는 곳이다. 이것은 매우 가벼운 작업이므로 이러한 동작에서 많은 압력을 절대 가하지 않도록 다시 기억해야 하며, 이 책의 다른 곳에서 언급된 복부 작업과는 성격과 적용 둘 다에서 다르다.

배의 중앙에 있는 배꼽 아래에 대략 손 하나 너비로 손을 배치하는 것으로 시작해서, 1~2초당 약 한 번의 펌핑 속도로 평평하거나 컵 모양의 손으로 복부를 위 아래로 펌핑하며(복부를 거의 밀어 넣지 않은 채 표면 수준에서 작업한다) 이것을 10~15분 반복한다.

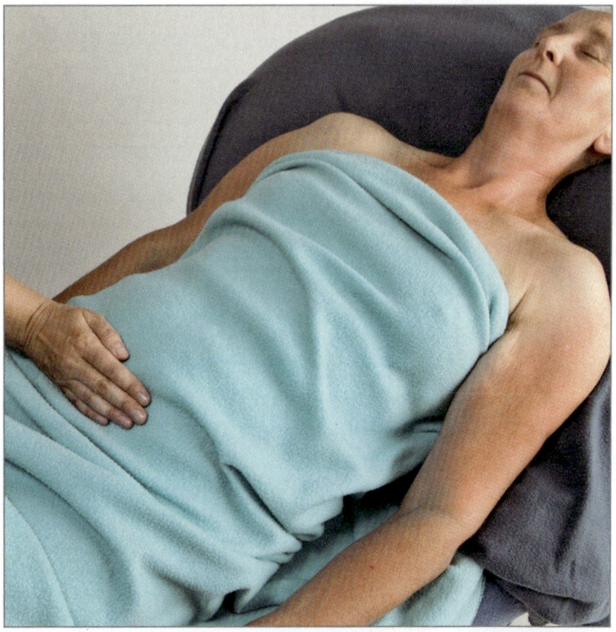

그런 다음 엉덩이 쪽으로 손을 내밀어 손이 배꼽과 엉덩이 사이에 오도록 하여 가벼운 펌핑을 10~15회 반복하고, 반대쪽에서 반복한다. 손 하나 너비만큼 아래로 이동하여 반복한다.

그런 다음 다리의 사타구니 부위 바로 아래에 있도록, 복부와 다리 사이 주름 바로 아래와 다리의 정중선 바로 위의 안쪽 허벅지에 손을 올려놓는다.

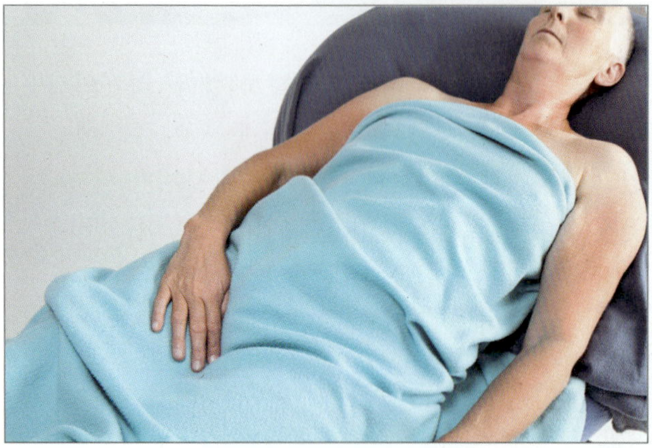

펌핑 동작을 천천히 약 30~50회 반복한다. 손 하나 너비 아래로 이 펌핑을 반복하며 무릎 상단에 도달할 때까지 손 펌핑을 계속한다. 그런 다음 이 전체 과정을 반복하면서 무릎으로 내려가 다시 2회 작업한다. 두 번째에서는 무릎 안쪽을 따라 내려가서 계속하고 무릎 아래에 도달할 때 중단한다.

다리 뒤 아래, 무릎 안쪽 바로 위에서 손을 동그랗게 모아 쥐고 15~20회 부드럽게 위쪽으로 당긴다.

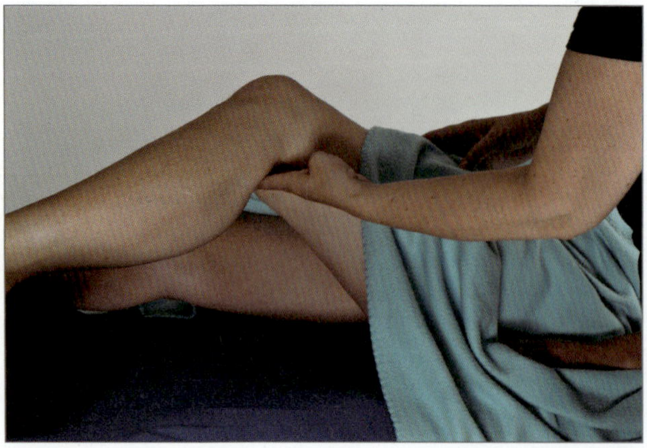

이것을 일단 수행했으면, 한 번에 손 하나 너비만큼만 작업하면서 전체 다리에 이 동작을 반복한다. 복부 펌핑으로 돌아가기 전에 이것을 2~3회 반복하고 위와 같이 해당 동작을 반복한다.

이것은 매우 간단하고 부드러운 마사지이나 매우 효과적이다. 심지어 발과 아래 다리가 심하게 부은 경우에도 무릎 위에서 이 작업을 하면 부기로 영향을 받은 부풀어 오르고 아마도 약해진 부위에 직접 작업할 필요 없이 배출하는데 도움이 될 것이다.

치료 순서를 요약하자면, 호흡으로 시작해서, 목 작업을 하고, 그 다음에 팔이나 다리 (또는 둘 다) 작업을 한 다음에 목으로 돌아오고 마지막으로 다시 호흡하는 것이다. 치료는 효과가 있으므로 일단 이 작업 방식에 익숙해지기 시작하면 마사지를 받는 사람이나 마사지를 하는 사람이나 모두에게 편안한 치료가 되어야 한다.

당신이나 의뢰인과 관련될 수 있는 림프 배출 마사지에 대한 특정의 전문적인 다른 기법들이 존재한다. 림프 마사지 훈련을 받은 전문 마사지사와 함께 일하면 커다란 도움을 받을 수 있으며, 일부 종양학과는 이를 지원하고 개별 문제에 대한 자가 마사지 기법을 가르칠 수 있는 사람을 보유하게 될 것이다.

여기서 설명된 기법은 큰 도움이 될 수 있으며, 한번 숙달되기만 하면 재택 치료하기에 간단하고 효과적이다.

뇌성마비 Cerebral Palsy

질환의 배경
Background to the Condition

뇌성마비는 근육 조절과 동작에 영향을 주는 질병이다. 뇌라는 단어는 뇌와 관련된다는 것을 의미하며, 마비는 신체 부위를 움직일 수 있는 능력의 전체적 또는 부분적 상실을 가리킨다. 따라서 뇌성마비는 뇌 문제로 인해 신체 부위를 움직일 수 있는 능력의 상실을 의미한다.[32] 뇌성마비는 일반적으로 출생 전, 동안 또는 후(보다 드묾)의 뇌 부상으로 인해 초래된다.[33] 뇌성마비의 주요 원인에는 뇌 산소 부족, 임신 초기 감염, 비정상적 뇌 발달과 아주 드물지만 유아기 초기에서 뇌 외상이 포함된다.

이 질병은 강직성, 아테토이드(Athetoid), 운동실조, 혼합형 등 4가지로 분류된다. 강직성 뇌성마비는 이 질병을 앓는 사람들의 약 70%를 차지한다. 근육은 매우 경직되고 영구적으로 짧아질 수 있으며, 이렇게 되면 동작이 매우 불안해질 수 있다.

아테토이드(또는 운동장애) 뇌성마비는 환자의 약 20%에서 발생한다. 이런 유형의 뇌성마비에 걸린 일부 사람들은 손, 팔, 발 또는 다리의 움직임이 느리고 비틀거린다. 어떤 사람들은 갑작스러운 근육 경련을 일으킨다. 이러한 동작은 통제될 수 없다. 때때로 혀 또는 얼굴 근육이 영향을 받는다.[34]

운동실조 뇌성마비는 환자의 10% 미만에서 발생한다. 운동실조 뇌성마비에 걸린 사람들은 균형과 미세 동작을 하기가 어렵다. 이것은 보행 시 균형 상실 또는 불안정을 의미한다. 이것은 또한 쓰기와 같이 손을 이용한 미세 작업을 어렵게 만들 수 있다. 근긴장은 일반적으로 경직되기보다는 줄어든다.[35]

4번째 분류는 혼합형 뇌성마비로 이것은 앞에서 언급한 3가지의 결합이다. 뇌성마비는 경증에서 중증까지 다양하다. 경증 환자는 일반적인 보행 및 일부 불안정성을 보여줄 수 있다. 중증 환자는 일상생활에서 완전한 지원을 받아야 하거나 또는 휠체어를 사용해야 할 필요성이 있다.

여기서 마사지 기법은 필요에 맞춰 조정할 수 있다. 어떤 사람들은 그와 같은 모든 측면을 필요로 하지 않을 것이므로 개인별 필요성에 기반하여 보다 유용한 것들을 선택하면 된다.

뇌성마비는 초기 뇌 부상 측면에서 점진적이지 않다. 뇌 부상 자체는 진행되지 않지만 사람이 성장해가면서

---

[32] http://www.patient.co.uk/health/Cerebral-Palsy.htm
[33] http://www.scope.org.uk/help-and-information/cerebral-palsy
[34] http://www.patient.co.uk/health/Cerebral-Palsy.htm
[35] Ibid.

부상의 영향이 보다 명백해지며 근육 경직이 계속됨에 따라 관절이 이탈할 수 있다. 마사지는 근육 긴장과 통증을 완화시킬 수 있다.

뇌성마비 환자의 나이가 어릴수록 마사지 효과는 높아지겠지만 연령에 관계없이 어느 정도 근육을 이완시킬 수 있다. 마이애미 대학 의과대학 연구에서는 평균 연령 32개월의 뇌성마비 소아 환자 20명에게 마사지를 1주일에 2회 실시했다. 결과에 따르면, 마사지를 받은 어린이들이 경련 감소, 전반적으로 덜 뻣뻣한 근육 긴장과 개선된 소근육 및 대근육 운동 기능을 포함하여 신체적 증상이 더 적었다.[36]

마사지는 또한 뇌성마비 환자를 위한 사회적 역할도 한다. 대부분의 사람들은 일상적으로 병원 검사 및 물리치료를 많이 받을 것이고 어떤 사람들은 일상 생활 지원을 필요로 할 것이므로 직계 가족이 아닌 외부 사람들과 자주 접촉하는 것은 터치되는 것보다는 다루어지는 것과 더 유사하다. 마사지는 지지적인 환경에서 부드럽고 배려적인 보살핌을 받을 수 있는 기회가 된다.

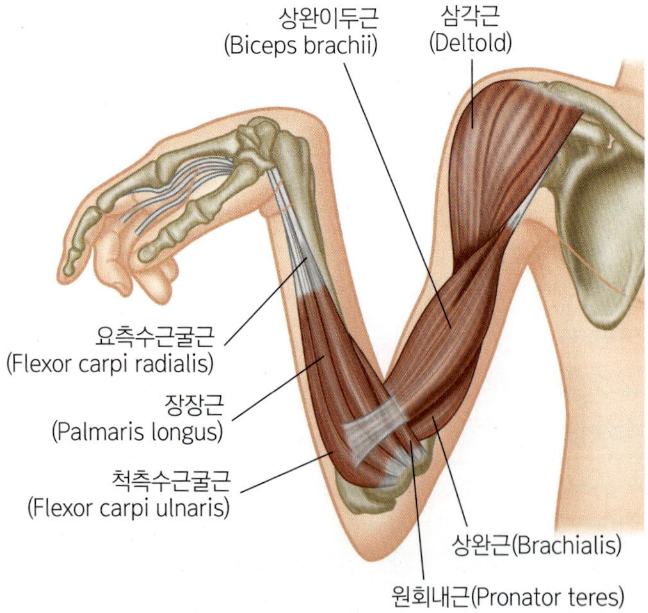

특정 금기 사항
Specific Contraindications

경증 뇌성마비 성인을 치료하는 경우, 다른 마사지로 하는 것처럼 그 사람을 치료할 수 있다. 발바닥 근막염, 목 통증 등이 있을 경우 그것에 대해 치료하면 된다. 경증 환자에 대한 치료 장벽은 없다. 아래의 마사지 지침은 보다 중증의 뇌성마비를 앓고 있는 사람들과 영향의 정도가 아직 완전하게 알려지지 않은 어린이를 대상으로 한다.

뇌성마비 환자를 마사지하지 말아야 하는 유일한 상황은 의뢰인이 자신의 바램을 표현하고 심층적으로 의견을 제시할 수 없는 경우이다. 그러므로 중요한 것은 의사는 의뢰인이 제공한 언어적 및 비 언어적 단서에 민감하게 반응해야 한다는 것이다. 의뢰인과 마사지를 실시하는 사람이 서로 모를 경우에는, 의뢰인이 마사지 동안 안전하다고 느낄 수 있도록 의뢰인이 알고 있는 사람을 동행시키는 것이 의뢰인의 안도감을 위해 중요하다. 부모 또는 간병인이 일상적 가정 간호의 일환으로 마사지를 제공하는 경우, 그것은 일상 생활의 일부가 될 수 있다.

마사지 치료 Massage Treatments

부드럽게 작업하고 근육 위를 가로질러서 가볍게 치는 것이 중요하다. 작업할 때 작업 중인 신체 부위를 부드럽게 움직일 수 있도록 마사지를 매우 이동성 있게 하기 위해 노력한다. 이렇게 하면 근육 저항 없이 움직임을 유도할 수 있다.

의뢰인이 사지를 움직일 수 없는 휠체어 사용자일 경우, 의뢰인이 휠체어에 있는 채로 치료를 하는 것이 보다 안전하다. 마사지 테이블에 누워 있으면 의뢰인이 낙상할 위험이 있으며, 의뢰인 안전을 항상

[36] http://www.hawaii.edu/hivandaids/Cerebral_Palsy_Symptoms_in_Children_Decreased_Following_Massage_Therapy.pdf

최우선으로 생각해야 한다. 의뢰인이 선호할 경우, 낙상 위험을 방지하기 위해 침대 난간을 설치한 상태에서 침대에서 마사지를 받을 수 있다.

마사지할 때 에센셜 오일을 사용하면 의뢰인의 기분이 좋아질 수 있다. 방향 요법 자격을 갖고 있는 사람이 자신의 오일을 혼합하거나 사전에 혼합된 오일을 구입하는 경우, 의뢰인은 냄새에 따라 그 날 자신이 좋아하는 오일을 선택할 수 있다.

이 마사지의 경우 사지 안쪽부터 작업한다. 새로운 의뢰인과 의사 관계를 설정할 필요가 있을 경우 손에서 시작하는 것이 덜 거슬리고 위협적일 수 있으며 그런 다음 신뢰 관계가 구축되었을 때 손가락 끝 쪽으로 이동하는 것이 편할 수 있다.

손가락을 작업하는 것으로 시작한다. 근육 경련이 일어나면 손가락이 똑바로 그리고 손바닥 안쪽으로 당겨지는 느낌이 든다. 손가락 위에서 시작할 때 의뢰인의 손을 잡고, 의뢰인 손가락의 각 부위를 여러분의 손가락 사이에서 부드럽게 굴린 다음 손가락 끝에서부터 손가락 주위의 손가락 관절 바로 아래까지 내려가면서 마사지 하면서 한 번에 한 부위 씩(손가락 관절 사이 부위) 손가락 주위를 모두 작업한다.

다음 2개의 손가락 관절 사이 아래쪽으로 이동하여 손가락 주위를 다시 아래쪽으로 마사지 하고, 마지막 손가락 관절과 손가락이 손바닥과 만나는 곳 사이에서 동일하게 수행한다. 한 번에 한 손을 작업하면서 모든 손가락과 엄지에 대해 이것을 수행한다.

손가락을 대상으로 작업을 마친 후, 엄지를 이용하여 손바닥을 가로질러 손목을 향해 위쪽으로 마사지 한다. 새끼손가락으로부터 내려오는 손의 측면과 엄지 바닥과 손바닥 사이 근육에 특히 주의한다. 손바닥 위에서 일련의 교차를 만드는 것처럼 손바닥 위를 가로질러서 작업한다. 의뢰인의 손을 뒤집고 여러분의 손을 이용하여 경추 사이 홈을 마사지 하고 손목을 향해 손을 위쪽으로 작업하고 뼈가 모이고 홈이 사라질 때 멈춘다.

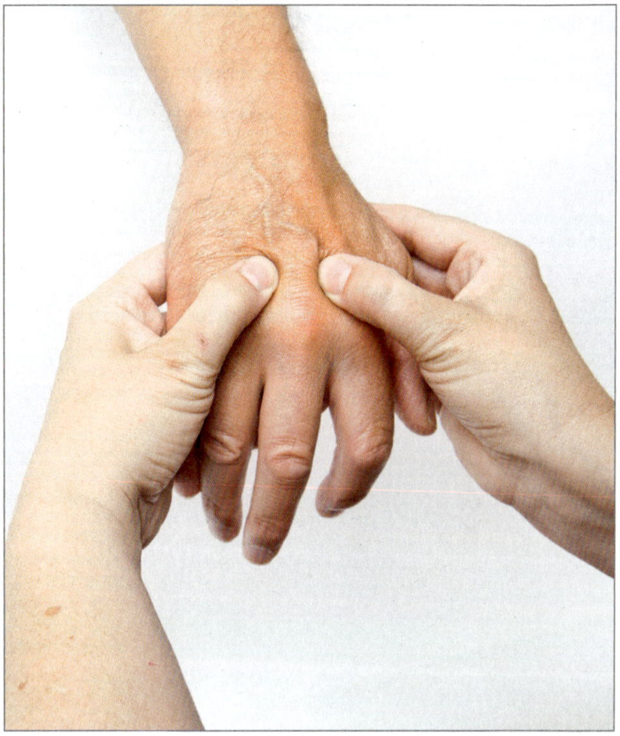

손 작업을 마친 후에는 의뢰인의 팔뚝을 대상으로 작업할 차례이다. 이곳의 근육은 아주 작아서 터치하기가 힘들 수 있다. 가운데 손가락을 양손을 함께 사용하여 팔뚝 위에 부드러운 교차 마찰을 가함으로써 근육을 천천히 풀어준다. 근육은 손목에서 안쪽 팔꿈치까지 이어지므로 처음에는 근육을 가로질러 왼쪽에서 오른쪽으로 작업한다. 이것을 3~4회 수행하면 근육의 방향을 따라가면서 부드러운 치기를 사용하여 근육을 늘어나게 할 수 있다. 새끼손가락에서 시작하여 팔 바깥쪽을 따라 올라가는 근육을 놓치지 말아야 하며, 먼저 이 근육을 가로질러 작업하고 난 다음에는 위를 작업해야 한다. 뼈 사이 공간에서 작업하면서 팔뚝 바깥 위쪽에 대해서도 똑같이 한다.

팔꿈치와 팔꿈치 안쪽 섬세한 부위를 피하고 상부 팔로 이동한다. 이것을 팔의 안쪽, 바깥쪽, 앞쪽 및 뒤쪽 등 네 부분으로 나누어 수행할 수 있다. 아래 다이어그램에서 여기에 관련된 많은 다른 근육이 있음을 알 수 있다. 어느 근육을 언제 작업할지에 대해서는 너무 걱정할 필요가 없다. 팔을 4등분하여 작업한다면 모두 작업하는 것이 된다.

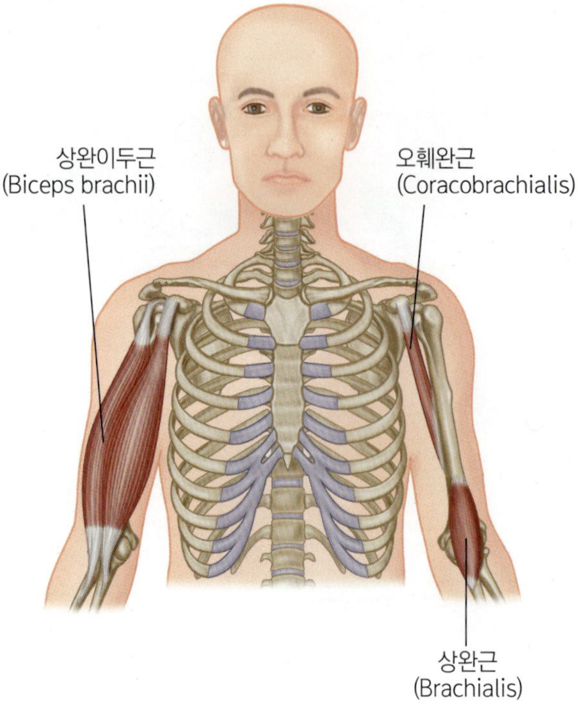

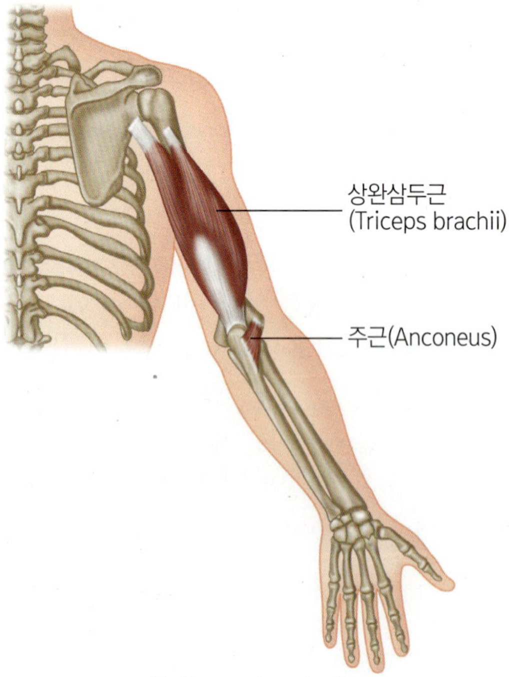

후면(Posterior view)

4등분 부위 중 어느 부분이라도 먼저 작업을 시작할 수 있으며, 하부 팔에 대해 수행한 것과 동일하게 부드러운 교차 마찰 작업을 사용한다. 4등분 부위가 포함되도록 팔 주변을 모두 작업한 다음에 팔 길이보다 더 강하게 두드려 주는것을 반복한다. 겨드랑이는 마사지하지 말고 어깨 끝의 뼈에 도달할 때 멈춘다. 마사지 오일을 사용하면 피부를 매끄럽게 할 수 있으며 마사지를 받는 사람에게 보다 즐거운 마사지를 제공할 수 있다.

이제 발과 다리에도 똑 같은 마사지 기법을 사용할 수 있다. 발가락에서 시작하고, 발 위로, 종아리 위로 올라가면서 안쪽으로 작업하며 팔꿈치처럼 무릎을 피하되, 다리를 시각적으로 4등분할 때 의뢰인의 프라이버시를 보호하기 위해 허벅지 안쪽 상단까지는 작업하지 않는다. 어린 자녀를 대상으로 작업하는 부모일 경우, 어린이가 편안할 수 있다면 더 높은 위치까지 작업할 수 있다.

발과 다리 그리고 손과 팔을 작업했다면, 이제 머리와 목에 관심을 가져야 한다. 처음 보는 의뢰인과 작업할 경우 의뢰인과 좋은 작업 관계를 구축할 때까지는 처음 몇 번의 치료 동안에는 머리와 목 작업을 제외할 수 있다. 머리 마사지 방법에 대한 자세한 내용은 챕터 4에 있다. 이것을 상세하게 따라하는 것은 좋지만, 턱 작업은 뇌성마비 환자에게는 너무 거슬릴 수 있기 때문에 너무 세부적으로 하지 않는다.

의뢰인이 누워있을 경우, 어깨 위 몸 뒤쪽에 여러분의 오일 바른 손을 둔 채로 시작하여 머리뼈 바닥을 향해 위쪽으로 두드려 줌으로써 목 작업을 할 수 있다. 이렇게 하면 목이 부드럽게 풀릴 것이다. 의뢰인의 앉아있을 경우에는 목부터 어깨까지 아래쪽으로 작업한다. 위 쪽으로 작업할 때 각 손가락의 압력을 달리하면 근육 이완에 도움이 되며, 의뢰인이 작업하고 있는 근육을 조이는 것을 방지할 수 있다. 이것은 특히 어린이의 경우 여전히 부드러운 작업이어야 한다. 3~4회의 위쪽을 향한 마사지 후, 압력을 좀 더 가할 수 있으며, 터치로 인해 근육이 부드러워졌다는 것을 느끼기 시작해야 한다.

의뢰인이 누워있을 경우, 손으로 의뢰인 머리를 잡는다. 손가락으로 목을 부드럽게 당기고 머리뼈 바닥 아래를 부드럽게 압박한다. 의뢰인이 앉아있으면 이러한 스트레칭을 생략한다.

의뢰인이 혼자서 똑바로 앉아 있을 수 있는지 여부에 따라, 의뢰인이 앉아 있는 상태에서 어깨를 작업하는 것은 어려운 일일 수 있다. 의뢰인이 할 수 있다면, 두 어깨를 함께 작업할 수 있다. 그렇지 못하다면, 각 어깨를 차례 대로 작업한다. 목이 어깨와 만나는 곳에서 시작하고 어깨 끝을 향해 아래 바깥쪽으로 작업하되 어깨 끝의 뼈에 압력을 가하지 않도록 한다. 왜냐하면 이렇게 하면 아프고 이롭지 않다. 또한 엄지를 굴림으로써 어깨 위에서 근육을 부드럽게 압박하고 앞뒤로 흔들 수 있다. 얼굴 구멍이 있는 마사지 테이블이 있고 의뢰인이 편안하게 얼굴을 숙일 수 있다면, 의뢰인이 누운 상태에서 이 작업을 할 수 있다.

의뢰인이 앉아 있다면 등 아래로 작업할 수 있는 거리에 대해 제한을 받게 될 것이다. 주의하면서 척추 양쪽의 근육을 따라가고 척추가 구부러질 수 있다는 점에 주의한다. 위에서부터 아래로 마사지하는 것을 목표로 해야 한다. 이를 위해 하나의 흐름 움직임(flowing movement)에서 척추의 어느 한쪽에 엄지를 사용하는 식으로 엄지 2개를 사용할 수 있다. 앞에 누워 있을 수 있는 아기나 어린이를 대상으로 작업하는 경우, 또한 전체 하부 등을 가로질러 손가락을 이용한 작은 원형 동작으로 엉치뼈를 부드럽게 작업할 수 있다. 이 마사지 전체는 손가락 끝(그렇지 않으면 엄지가 이용된다)을 사용하여 어린이에게 맞출 수 있다.

손 작업으로 돌아가서 이전 작업을 반복하는 것으로 마사지를 마친다. 이것은 차분하고, 부드러우며, 거슬리지 않는 마무리 방법이다. 치료는 이상적으로 본다면 매일 이루어져야 하며 어린이나 중증 환자에게는 일상 생활의 일부가 되어야 한다. 이렇게 할 수 없을 때에는, 1주일에 2회 또는 적어도 1주일에 1회 수행되어야 한다. 마사지는 전문 마사지사가 할 수 있으나 부모나 간병인도 안전하게 수행할 수 있다. 부모가 종종 자녀의 욕구에 비추어 무력감을 느끼는 상황에서 마사지는 자녀에게 도움이 되고 부모와 자녀 사이 유대감을 제공할 수 있는 하나의 실용적인 치료이다. 여기서 초점은 보다 중증의 뇌성마비 환자에게 두었으나 경미한 환자도 동일한 치료를 받을 수 있으며 동일한 기법을 스스로 수행할 수 있다.

경추 및 흉추 척추증
Cervical & Thoracic Spondylosis

질환의 배경
Background to the Condition

척추증은 강직성 척추염과 비슷하게 들리지만 매우 다른 질병이다. 강직성 척추염은 염증성 관절염의 형태로서 별도 챕터에서 다룬다. 척추증은 척추 골관절염과 나이가 듦에 따라 척추의 관절과 뼈에서 발생하는 일반적인 마모 둘 다에 대한 의학적 용어이다.[37]

이 용어는 목의 퇴행을 설명하는데 사용할 수 있다. 이것이 발생할 경우 경추 척추증이라고 한다. 허리 척추증은 요추 척추증이라고 한다. 등 중앙에서 이것이 발생할 때 흉추 척추증이라고 한다. 요추 척추증은 나중에 설명된다. 여기서는 경추 및 흉추 척추증을 다룬다.

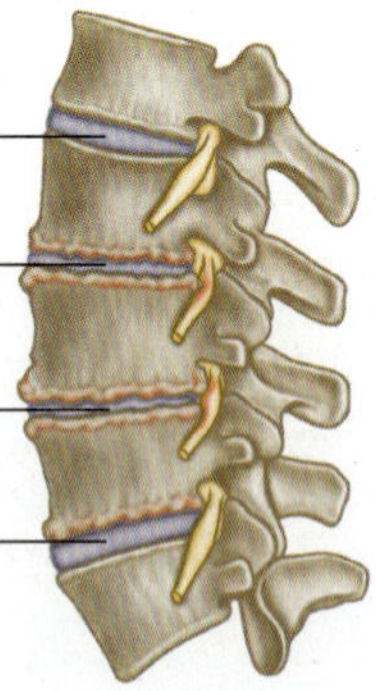

경추 척추증 Cervical Spondylosis

경추 척추증의 가장 흔한 증상은 목 통증, 경직 및 두통이다. 목, 어깨, 팔 또는 가슴에서 비롯되는 두통과 목을 돌릴 때 두둑하는 소리 또는 감각이 있을 수 있다. 경추 척추증의 증상은 휴식을 취하면 나아지는 경향이 있다. 증상은 일반적으로 아침과 다시 하루 일이 끝날 때 가장 심하다.

나이가 듦에 따라, 목에 있는 경추 디스크가 점점 부서지고 체액이 없어지며 더 뻣뻣해진다. 50세 이후부터 척추 사이 디스크는 부드러움이 덜해지며 쿠션이 줄어든다. 뼈와 인대는 갈수록 두꺼워져 척추관의 공간을 잠식한다. 60세에 도달할 때 인구의 약 90%는 어느 정도 경추 척추증을 앓게 된다.[38]

자세, 취업, 라이프스타일 선택 및 특정 운동 요법 또한 경추 척추증의 발병과 중증도에 영향을 미칠 수 있다.

---

[37] http://www.webmd.boots.com/osteoarthritis/guide/cervical-spondylosis

[38] http://www.nhs.uk/conditions/cervical-spondylosis/Pages/Introduction.aspx

경추 척추증으로 인해 척수에 압력이 가해지면(경추 협착증), 신경이 손상되는 경수증이라 하는 질병이다. 팔과 다리에서 통증 또는 저리는 느낌, 손과 다리에서 느낌이 없어지는 것, 조정력의 상실 및 보행 장애로, 근육 경련 그리고 비정상적인 반사를 초래할 수 있다.

경추 척추증은 일반적으로 신체 검사, X 레이, CT 스캔 및 MRI를 통해 진단된다. 경추 척추증이 유발하는 대부분의 문제는 후기 단계에서 재발할 수 있지만 진정된다.

치료에는 비 스테로이드성 항 염증제, 코르티코스테로이드 주사, 경추 보호대의 단기 사용, 물리 치료 또는 척추 지압 치료, 냉온 요법, 운동 및 견고한 베개 지지 등의 사용이 포함될 수 있다. 마사지는 통증을 완화하고, 근육을 정상적인 기능으로 회복하게 하며, 개인이 통증에 대한 반응으로 뻣뻣해지고 목을 보호하기 위해 다른 근육 세트를 사용함으로써 과잉 보상함에 따라 다른 부위로 확산되는 문제를 방지할 수 있다.

물리적인 치료가 실패한 소수의 사례에서 수술이 권장되며, 열에 하나꼴로 계속되다 보면 장기적인(만성) 목 통증으로 이어질 수 있다.[39]

흉추 척추증 Thoracic Spondylosis

흉추는 요추나 경추처럼 심하게 사용되지 않기 때문에 퇴행은 흉추에 영향을 미치기 전에 다른 곳에서 시작되는 경향이 있다. 하지만, 척추증이 척추의 어느 부분에도 영향을 미칠 수 있기 때문에 항상 그런 것은 아니다. 흉추 척추증의 흔한 증상에는 특히 아침에 침대에서 일어난 후 등 중앙의 통증 및 경직, 다리, 팔, 손 또는 발의 얼얼함 또는 마비, 근육 약화 그리고 조정력 상실 또는 보행 장애가 포함된다.[40]

흉추 척추증 환자의 경우, 치료는 일반적으로 제한적이다. 휴식, 라이프스타일 또는 작업 습관의 변경, 통증 완화 약물, 물리 치료, 척추 지압 또는 침술 치료 그리고 마사지가 일반적으로 효과적이다. 가장 중증인 환자의 경우에서만 수술이 권고된다.

특정 금기 사항
Specific Contraindications

증상이 갑작스럽게 찾아오고 호흡 곤란을 동반하는 경우, 심장 문제가 없는지 응급 치료를 받는다.

경추 척추증의 가능한 합병증은 척추 신경근병증인데, 이것은 뼈 구조의 변화 예를 들어, 돌기 뼈(bone spur) 형성으로 척추 뼈가 바깥쪽으로 나가면서 신경을 압박하는 것을 말한다.[41] 한쪽 팔 또는 양쪽 팔로 찌르는 듯이 내려가는 통증은 가장 흔한 증상이다.

이러한 통증이 발생하는 경우, 의뢰인은 이로 인한 장기적인 신경 손상을 방지하기 위한 보다 즉각적인 개입이 필요하므로 의사와 상담해야 하며, 보다 중증의 척추 문제가 배제될 때까지 마사지는 금지된다.

---

[39] http://www.nhs.uk/conditions/cervical-spondylosis/Pages/Introduction.aspx

[40] https://www.laserspineinstitute.com/backproblems/spondylosis/bloracic/

[41] http://www.webmd.boots.com/osteoarthritis/guide/cervical-spondylosis

마사지 치료 Massage Treatments

위에서 제시된 합병증이 아무 것도 없을 경우, 마사지 치료를 안전하게 수행할 수 있다. 2008년 초의 SpineUniverse 설문조사에 따르면, 요통 환자들은 치료 옵션으로서 마사지에 대해 매우 만족스럽게 생각했다. 이것은 실제로 통증 제거의 효과 측면에서 처방약[43]에 이어서 두 번째로 높은 환자 만족도 평가를[42] 받았다. 척추증에서, 척추를 둘러싼 근육은 자주 긴장되어 질병에 따른 통증을 가중시킨다. 마사지는 이러한 긴장을 완화하고 근육 염증 및 통증을 줄여줄 수 있다. 이러한 두 가지 질병의 각각에 대한 마사지 치료를 차례대로 설명한다.

경추 척추증 Cervical Spondylosis

척추는 어떤 식으로든 경추 척추증에서 손상되기 때문에, 마사지 치료는 부드러워야 하고 목의 조작이나 갑작스러운 움직임이 없어야 한다. 근육은 부드러워지고 층마다 이완될 수 있다. 친구나 가족을 대상으로 작업하고 얼굴 구멍이 있는 마사지 테이블이나 목 베개가 없다면, 뒤틀린 목을 작업할 경우 목에 너무 많은 압력이 가해지고 추가적인 손상을 초래할 수 있기 때문에 의뢰인의 얼굴을 위로 한 상태에서만 지침을 따른다. 의뢰인의 얼굴을 위로 한 채로 작업을 하는 것만으로도 여전히 통증을 완화할 수 있다.

의뢰인의 얼굴을 위로 한 상태에서 챕터 4에서 설명한 대로 머리, 두피 및 얼굴 마사지를 시작한다. 그 후 그리고 의뢰인의 얼굴을 아래로 한 채로 작업할 수 있는 경우에 한해서, 작은 양의 마사지 오일을 사용하고 목 뒤, 등 상부 및 어깨를 천천히 풀어준다. 척추의 가장자리에서부터 어깨 상단을 가로질러 아래로 이동한 다음 가운데에서 어깨뼈를 향해 아래로 이동하는 스위핑 동작을 사용한다.

한 번에 양 쪽을 작업하고, 척추 자체에 압력을 가하지 않도록 주의한다.

작업을 할 때, 더 부드러운 지점과 다른 곳보다 더 딱딱하게 느껴지는 부위가 있을 것이다. 이들은 근육 긴장이 있는 부위이다. 부드럽다는 이유로 이러한 부위를 무시하지 않도록 한다. 대신, 스위핑 및 워밍업 동작을 3~4분간 했다면 이러한 부드럽고 저항력 있는 부위에 더욱 관심을 갖되 점진적으로 풀리도록 천천히 그리고 부드럽게 작업한다.

이것을 안전하고 효과적으로 할 수 있는 중요한 두 가지 방법이 있다. 첫 번째는 개별적인 부드럽거나 뻣뻣한 지점을 발견하고 한 번에 한 부위만 작업하면서 근육의 해당 지점을 압박하고 근육이 부드럽게 느껴지고 압력으로 풀릴 때까지 정압을 유지하는 것이다. 손가락이나 엄지를 사용할 수 있으나, 여러분 자신을 보호하기 위해 다른 손가락이나 다른 엄지를 위에 배치하여 추가적으로 지지한다. 이렇게 하면 다른 사람을 돕는 동안 여러분 자신이 다치지 않도록 할 수 있다. 1~2분 동안 이 압력을 유지해야 할 수도 있다.

목 뒤, 어깨 상단과 상부 등 주변의 모든 뻣뻣하고, 경직된 지점 주위를 천천히 움직인다. 나머지 하나의 기법은 부드럽게 근육을 흔드는 것이다. 다시, 처음 두 개의 손가락을 사용하여 이러한 뻣뻣하고, 경직된 지점을 찾아내고 피부가 움직이지 않도록 적당한 압력을 가한 다음 근육을 가로질러 앞뒤로 빠르게 움직인다. 근육이 정상적으로 놓여 있는 방법과 반대 방법으로 작업해야 한다. 목에 있는 대부분의 근육은 몸의 아래 위로 흐르므로 좌에서 우로 그것을 가로질러 움직이면 효과적이다.

---

[42] http://www.spineuniverse.com/conditions/spondylosis/alternative-treatments-spondylosis

[43] http://www.spineuniverse.com/conditions/back-pain/what-really-gets-rid-back-pain

다음 뻣뻣한 부위로 이동하기 전에 최대 1분 동안 계속 흔든다. 해당 부위의 피부가 약간 붉게 보이더라도 걱정하지 않는다. 이것은 혈류가 해당 부위로 흐를 때 발생하며 치료의 긍정적인 부분이다. 경직되고, 뻣뻣한 부분을 모두 작업한 후, 근육의 흐름과 함께 이동하면서 이전의 긴 스토로크 움직임을 아래쪽으로 반복함으로써 치료의 이 부분을 마무리한다.

마사지 테이블이 없고 치료의 이 초기 부분을 수행할 수 없는 경우에는 의뢰인이 위를 보고 누운 상태에서 조정된 버전을 수행할 수 있다. 의뢰인은 긴 머리를 테이블의 측면이나 상단 쪽으로 빼내고 목이 편안하게 평평하게 누워야 한다. 손에서 적은 양의 마사지 오일을 따뜻하게 하고, 어깨를 향해 바깥 쪽으로 쓸어 내면서 척추 측면 아래로 손가락을 미끄러져 내려간다. 최소한 2번의 쓸기 (스윕)를 해야 한다. 한 번은 목 바깥쪽 아래로 그리고 어깨 상단을 가로질러서 스윕하고 나머지 한 번은 손이 어깨 아래로 미끄러져 가도록 더 아래로 스윕한다.

경추 척추증 환자에게는 종종 어깨를 앞쪽으로 당기는 일종의 어깨 긴장 현상이 있으며 이로 인해 상부 등이 어깨 쪽으로 더 들어갈 수 있다. 여기서 손에 체중이 적절한 압력을 제공할 것이기 때문에 추가 압력을 가하는 것에 대해 걱정할 필요가 없다. 이것은 엄지손가락을 벌려서 손가락을 가장자리 쪽으로 벌리고, 양손의 엄지손가락을 목에 가깝게 위치해서 적용하는 것이므로, 이것은 의뢰인이 얼굴 구멍이나 목 베개 없이 얼굴을 숙인 채로 작업함으로써 목에 손상을 입히는 것보다는 낫다. 의뢰인의 근육의 일부 부위가 더 부드럽거나 더 저항적으로 느껴진다는 것을 알 수 있을 것이다. 다시, 이들은 특별한 주의를 요하는 부위이다. 이 자세에서 근육을 흔들 수 없지만 1~2개 손가락을 약간 위로 말고 해당 자세를 유지할 수 있다. 그것 만으로도 근육을 푸는데 충분할 것이다.

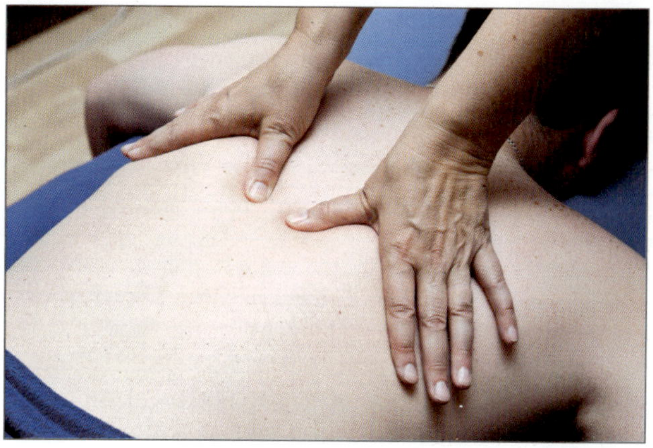

어느 자세로든 그러한 초기의 중요한 작업이 완료된 경우, 다음 단계로 이동할 수 있다. 초기 마사지에서 머리와 두피가 이미 천천히 풀어졌을 것이다. 이제는 머리뼈 바닥의 부위에 약간 더 깊은 치료와 목을 지지하는 일부 근육에 특정 작업을 수행해야 한다. 아래 다이어그램에서 후두하근(아래에서 위쪽 그림), 항인대, 견갑거근, 능형근 및 승모근의 위치를 볼 수 있을 것이다.

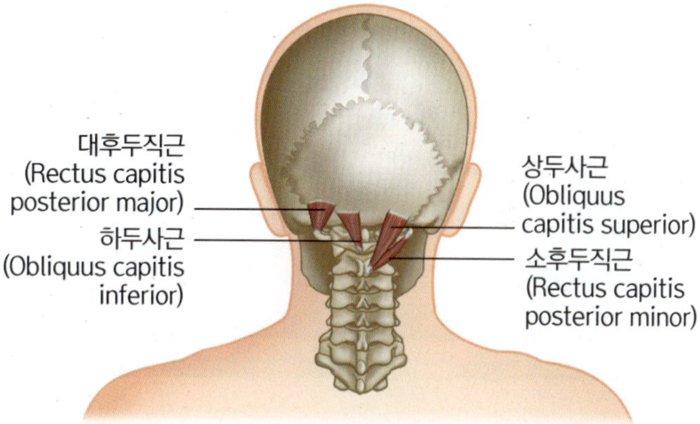

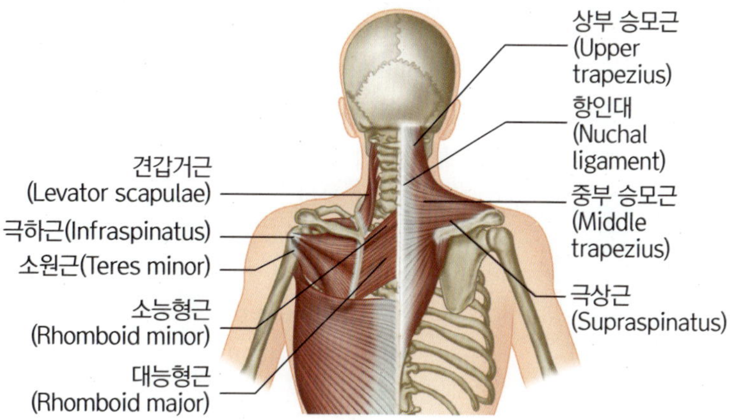

여기가 이제 작업해야 하는 곳이다. 의뢰인의 머리를 손으로 받쳐 손가락이 머리뼈 바닥의 곡선 아래에 놓이도록 한다. 이 부분은 연약한 부위일 가능성이 있으며 의뢰인은 거기서 작업이 진행되고 있음을 알게 될 것이다(다운증후군이 있는 의뢰인에게는 이 특정 동작을 수행해서는 안 된다).

손가락을 부드럽게 위쪽으로 말고 위쪽 방향으로 압력을 가하여 의뢰인이 여러분 손에서 머리를 뒤로 젖히도록 한다. 머리 무게 때문에 당신의 손은 의뢰인 머리 압력으로 눌리는 느낌이 있어야 한다. 약 1분 동안 이 자세를 유지한 다음에 여러분 손으로 의뢰인의 머리를 천천히 그리고 부드럽게 흔든다. 흔들기 동작 범위는 각 방향으로 1cm에 불과하며 이 동작으로 매우 천천히 작업한다. 의뢰인의 머리를 놓은 다음 치료의 이 부분을 반복하되 이번에는 처음에 한 것보다 1cm 만 더 높게 의뢰인의 머리를 올린다.

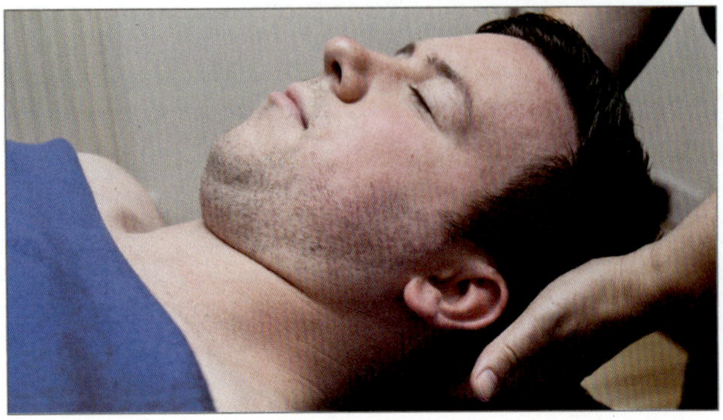

이렇게 하면 전체 부위가 매우 부드럽고 자연스럽게 늘어날 수 있지만 목에 압력을 가하지 않으면 경추 척추증 증상이 존재하는 동안 목이 취약하고 고통스럽다는 것을 기억해야 한다. 이 동작을 마치면 의뢰인의 머리를 부드럽게 다시 아래로 놓는다. 머리를 떨어뜨리지 않아야 한다.

이제 두판상근을 작업할 차례다. 이것은 아래 그림에 나와 있듯이 목 뒤 양쪽에 있는 근육이다.

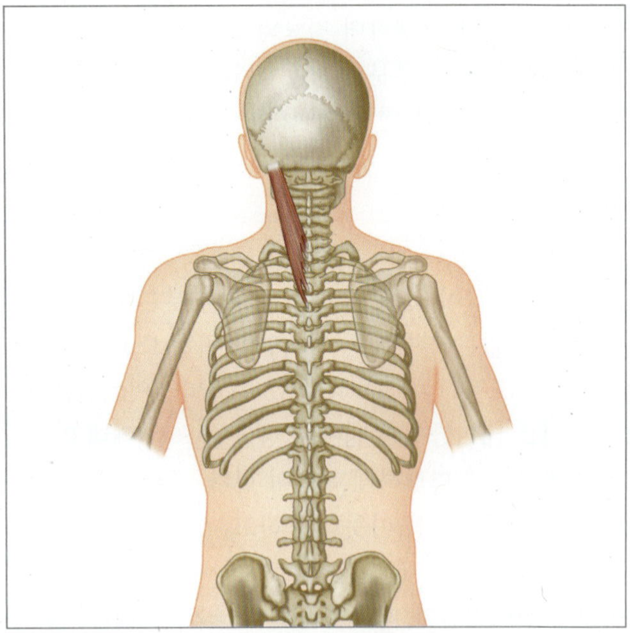

이를 위해, 어깨가 목에서 나오기 시작하는 곳에서 약 2cm 정도 아래의 척추 양쪽에 엄지(적은 양은 마사지 오일을 바른 채)를 둔다. 엄지가 척추를 향해 그러나 닿지 않게 안쪽으로 향하도록 손의 위치를 정한 다음 머리뼈 바닥을 향해 위쪽으로 엄지를 부드럽게 당긴다. 이러한 강한 근육의 흐름을 따라가면서 엄지는 약간 바깥쪽으로 움직여야 한다. 머리뼈의 외부 가장자리를 향해 움직인다는 것을 알 수 있을 것이다. 머리뼈에 도달하면 멈추고 4~5회 반복한다. 엄지를 사용하기가 너무 어색하면 가운데 손가락 3개를 사용하고, 손바닥을 위쪽을 향하게 한 채 어깨 바로 아래의 척추 근처에 손가락을 둔다.

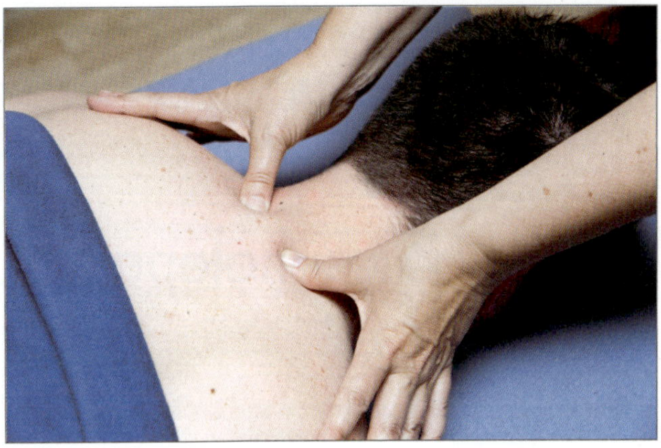

또한, 여러분 몸이 피곤하지 않도록 하기 위해 엄지나 손가락을 사용하여 짜맞출 수 있다. 마지막으로 엄지가 의뢰인 귀의 바닥과 평행이 되도록 하고, 방금 작업한 부위에서 약간 벗어난 목 뒤로 엄지를 이동한다. 작업 부위는 견갑거근이어야 한다. 다이어그램(83페이지)에 나와있다. 이러한 근육의 경우, 해당 출발점에서 아래로 곧장 내려가면서 작업하고 어깨 아래에 도달할 때 약간 바깥쪽으로 말아 올린다. 이 동작을 4~5회 반복한다.

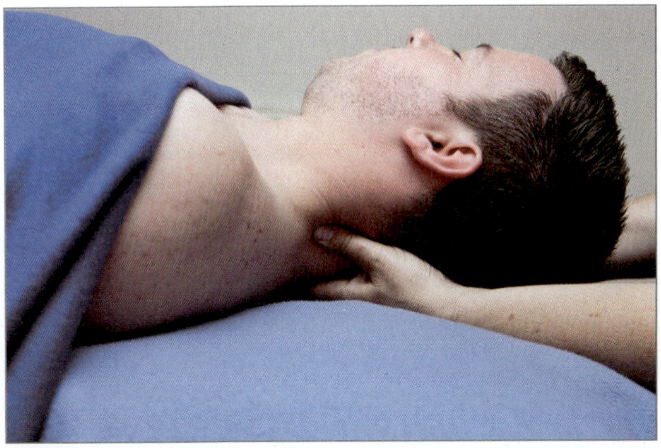

당신의 고객은 근육이 부드럽게 늘어나 긴장감에서 해방되어 목의 느낌이 얼마나 좋아졌는지 이야기할 것이다! 당신은 증상 완화를 돕기 위해 매일 이 치료를 반복 적용할 수 있다. 근육이 이완되는 것은 통증 완화에 좋을 뿐만 아니라 이완된 근육이 더 건강한 근육이 되기 때문에 더 빠른 회복에도 도움이 될 것이다.

흉추 척추증 Thoracic Spondylosis

마사지 치료는 경추 척추증에 대한 것처럼 시작해야 하지만, 다른 두 가지 중요한 근육에 대한 작업이 추가된다. 흉추 척추는 팔에서 오는 긴장의 영향을 받기 때문에, 마사지 치료 또한 손, 팔 및 어깨에 대한 작업을 포함해야 한다. 구체적인 것은 챕터 2에 있다. 들어올리기가 포함된 수작업을 하는 사람들, 컴퓨터 작업을 오랜 시간 하거나 많은 문서를 팔로 운반하는 사람들 및 도수 치료(마사지사 포함)에 종사하는 사람들은 이러한 근육을 사용하여 앞으로 기울이기 때문에 흉추에 문제가 발생하는 경향이 있다.

목에서 아래로 그리고 팔에서 안쪽으로 작업한 후에는, 예민하기도 하고 뻣뻣하기도 할 가능성이 높기 때문에 등세모근 및 마름근(페이지 83의 다이어그램 참조)에 특히 관심을 기울여야 한다. 의뢰인이 얼굴을 숙인 채 누운 상태에서 척추부터 시작해서 등세모근에 위쪽과 바깥쪽으로 그리고 마름근에 대해 바깥쪽과 아래로 작업한다. 스위핑 운동을 워밍업 하는 것으로 시작한 다음에 위에서 설명한 근육 흔들기와 정압 작업을 수행한다. 또한 여러분과 고객이 원할 경우, 요추 척추증에 관해 이 챕터에서 설명한 대로 하체 작업을 포함시킬 수 있다. 이것은 치료에 대한 보다 전체적인 접근법을 제공한다.

이러한 두 가지 질병에 대한 치료는 효과적이고, 부드럽고, 안전하며, 치료에 다른 움직임을 추가할 수 있는 자격을 갖춘 전문가가 치료를 하거나 집에서도 치료를 할 수 있다. 이상적으로 이러한 치료는 매일 수행되어야 하며, 그렇게 하다 보면 의뢰인의 통증 수치와 이동성 둘 다에서 유의한 긍정적 차이가 생길 것이다.

만성 피로 증후군/뇌병증
Chronic Fatigue Syndrome/Myalgic Encephalopathy

질환의 배경
Background to the Condition

만성 피로 증후군(CFS)은 지속적인 무능력 피로 또는 극심한 피로(탈진)을 유발하는데, 이는 일상생활에 막심한 영향을 끼친다. 수면이나 휴식으로 사라지지 않는다. CFS는 뇌병증 또는 근육통성 뇌척수염을 나타내는 ME로도 알려져 있다. 근육통은 근육 통증을 의미하며, 뇌척수염은 뇌 및 척수의 염증을 의미한다. 뇌증은 뇌의 질병 손상이나 기능 장애를 가리킨다.

이 제목 하에 오는 많은 별개의 비슷한 질병들이 있으며, 연구가 진행 중이다.[44] CFS는 때때로 만성 피로 또는 바이러스성 질환 후 피로 증후군 또는 면역 기능 장애 증후군으로도 불린다. 극단적인 피로와 함께 근육통, 관절통, 수면 패턴 장애, 집중력 저하 및 두통도 있을 수 있다. 환자 그룹이 선호하는 용어는 "피로"가 덜 모호하게 들리므로 ME이다. 따라서 이 챕터에서는 ME를 사용할 것이다.

일부 사람들이 ME에 걸리는 이유에 대해 아직까지 분명한 의학적 증거나 합의는 없지만, 원인으로 생각되는 몇 가지 요인은 질병에 걸리기 쉬운 유전적 소인, 선열과 같은 바이러스 감염, 재향군인병, 탈진 및 정신적 스트레스, 우울증, 또는 사별, 이혼 또는 정리해고와 같은 외상성 사건이다. 또한, 질병을 악화시키는 것으로 생각되는 요인으로는 재발성 바이러스 또는 세균 감염, 충분히 활동적이지 않은 것 또는 너무 활동적인 것, 스트레스, 식욕 부진, 사회적 고립 또는 절망하고 우울하게 느끼는 것, 그리고 어쩌면 환경오염[45] 등이 있다. 일부 연구는 뇌병증에 걸리는 것은 면역 또는 호르몬 시스템의 장애와 연관될 수 있다고 시사한다. 뇌병증에 걸리는 많은 사람들은 이전에 건강하고 활동적이었지만,[46] 아직 관련 연구는 진행 중이다.

뇌병증에 대한 테스트가 전혀 없어서 이에 대한 진단은 극심한 피로가 6개월 이상 지속되었을 때 유사한 증상을 보일 수 있는 다른 질병의 제거로 판단되는 경향이 있다. 증상은 경증부터 중증까지 다양하지만, 경증 증상 조차도 일상 생활 활동을 수행하고 일을 계속 유지하는 것이 매우 어렵다는 것을 의미할 수 있다. 중증 증상을 보이는 사람들은 돌아다니기 위해 휠체어를 사용해야 할 수 있으며 머리를 빗는 것조차도 어려울 수 있다. 원래 "여피족 감기(yuppie flu)"라는 별명을 가진 ME에 걸린 사람들은 증상을 진지하게 받아들이는데 힘든 시간을 보낼 수 있으며 진단을 두고 싸워야 할 수 있다.

---

[44] http://www.nhs.uk/conditions/Chronic-fatigue-syndrome/Pages/Introduction.aspx

[45] http://www.patient.co.uk/health/chronic-fatigue-syndrome-me

[46] http://www.bupa.co.uk/individuals/health-information/directory/c/hi-chronic-fatigue-syndrome#textBlock201827

치료는 종종 근육통과 통증에 도움이 되는 진통제, 알레르기에 대한 항히스타민제 그리고 이러한 극심한 피로를 동반할 수 있는 불면증에 대한 수면제처럼 대증적이다. 일부 사람들은 마사지가 도움이 될 수 있으며 일부 약물의 장기 사용보다 부작용이 확실히 적다는 것을 알고 있다.

영국에 기반을 둔 정골의사인 Raymond Perrin은 림프계의 역할과 뇌병증으로부터의 회복에 대한 연구를 수행하고 있다. 이 연구는 현재까지 시험의 부족 때문에 여전히 논란에 휩싸였지만, 많은 환자에게 훌륭하고 긍정적인 피드백을 제공해주었다. 치료로서 마사지는 림프계를 자극하는 효과가 있음에도 불구하고, 일부 사람들은 대체 요법이 비싸고 입증되지 않았기 때문에 사용해서는 안 된다고 주장한다. 마사지는 마사지사가 제공하거나 또는 친구나 가족이 무료로 수행할 수 있다.

특정 금기 사항 Specific Contraindications

뇌병증에 걸린 의뢰인을 대상으로 작업하는 것에 대한 특정 금기 사항은 없으나 일부 환자의 경우 뇌병증과 섬유근육통이 함께 나타날 수 있으며, 심지어 이러한 추가적인 합병증이 없더라도 질병의 성격과 그것이 몸에 미치는 고통스러운 영향을 감안하여 치료 시 부드러움과 주의가 필요하다. 림프계를 작업할 때에는 이 치료에서 위쪽과 안쪽으로 작업하는 것이 중요하다. 항상 사지 위쪽과 심장 쪽으로 작업해야 한다. 이것은 신체의 림프계에 작용하여 신체의 자연적인 정화 메커니즘을 촉진한다. 또한 마사지 및 암에 관한 챕터에서 설명한 림프 배출 마사지를 수행할 수도 있다. 이것은 치료에 매우 중요하지만, 뇌병증 환자에게는 특히 훨씬 더 중요하므로 의뢰인은 이 자연적인 과정을 촉진하기 위해 치료 후 많은 양의 물을 섭취하는 것이 좋다. 의뢰인에게 치료 후 두통이 있거나 소변 색깔이 검을 경우에는 물을 더 많이 섭취해야 한다.

마사지 치료 Massage Treatments

몸의 어느 부분부터라도 치료를 시작할 수 있으며, 의뢰인이나 신체 시스템을 압도하지 않도록 치료를 상하체로 나누는 것이 좋다. 적은 양의 마사지 오일을 사용하여 손에서 따뜻하게 하고, 관련 챕터의 마사지 프로토콜에 따라 손이나 발부터 시작하며, 손가락을 사용하여 손이나 발 위쪽으로 마사지 동작을 수행한다. 양쪽을 마사지해야 하며, 의뢰인에게 통증이 발생하지 않도록 너무 깊게 누르지 않아야 한다는 점을 기억한다. 너무 깊게 또는 너무 빨리 작업하면 의뢰인을 지치게 만들 수 있긴 하지만, 충분히 깊게 작업하여 피부만이 아닌 근육에까지 작업할 수도 있다.

다리나 팔 위쪽으로 마사지 동작을 사용하면서 신체의 전면과 후면에 있는 모든 부위를 포함한다. 개별 마사지에 대해 이 책에서 설명한 치료를 사용할 수 있으나 부드러운 압력과 느린 동작만 사용한다. 손과 팔 작업을 마쳤으면 계속해서 어깨와 등을 작업한다. 치료에 대한 흐름과 리듬을 타기 위해 노력하면 의뢰인이 잠이 들게 하는데 도움이 될 수 있다. 비록 뇌병증은 사람을 피곤하게 느끼게 하지만 "바꾸기"가 매우 어렵다. 그래서 이것이 치료 목표 가운데 하나이다. 챕터 4에서 설명한 머리 마사지를 이용한 치료를 시작해서 마무리하면 의뢰인이 이를 수행하는데 도움이 될 수 있으며, 당신은 자가 치료로서 머리 마사지를 제공하는 것을 고려할 수 있다.

이 마사지 동안에 사용할 수 있는 매우 유용한 지압점이 몇 개 있다. 의뢰인이 이 경로를 보다 완전하게 따르는데 관심이 있는 경우, 자격을 갖추고 등록된 침술사가 매우 구체적이고 개별화된 치료 후 훨씬 더 나은 결과를 가져다줄 수 있다. 하지만, 이러한 지점의 일부를 사용하고 마사지에 통합할 수 있다. 침술과 전통적인 한방 의학에는 개인마다 필요한 부분을 치료하기 위해 사람에 대한 평가가 이루어진다. 하지만 족삼리혈, 백회혈 및 내관혈과 같은 지점은 뇌병증[47]에 대한 대부분의 치료에서도 흔하다.

---

[47] http://www.acupuncturetoday.com/archives2005/aug/08wang.html

족삼리혈은 위장 경락의 한 지점으로 피로를 제거하는데 사용된다. 이것은 도드라진 경골 뼈 바로 바깥쪽 슬개골 아래 약 손 하나의 길이의 정강이에 위치해 있다. 이 지점을 누르는 것은 매우 강력할 수 있으며 지압에서 압통점 지점으로 많이 사용된다. 엄지나 손가락 관절로 압력을 가하면서 이 지점을 잡는다.

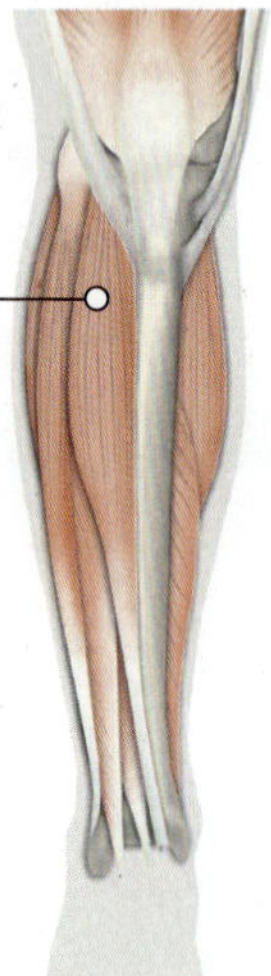

독맥에 있는 백회혈은 현기증, 어지럼증 및 불면증을 포함한 다양한 질병을 치료하는데 사용된다. 전통적인 한의학에서는 에너지 시스템 내 중요한 교차 지점이다. 그것의 Baihui는 영어로 "수백개의 만남" 또는 "수백개의 수렴"을 의미하는 것으로 번역된다. 이 지점은 다이어그램에서 보듯이 귀의 정점에서 직선으로 머리의 중간 지점까지 따라가면 머리 상단의 중앙에서 찾을 수 있다. 이것은 머리 마사지의 일부로서 수행되어야 하는 매우 마음을 편안하게 해주는 지점이며 의뢰인은 또한 턱으로 가는 그 지점에서부터 긴장을 느낀다고 보고할 수 있다. 턱을 작업하면 풀어주는데 도움이 되어 두통을 완화시킬 수 있지만 백회혈을 누르는 것만해도 매우 강력할 수 있다.

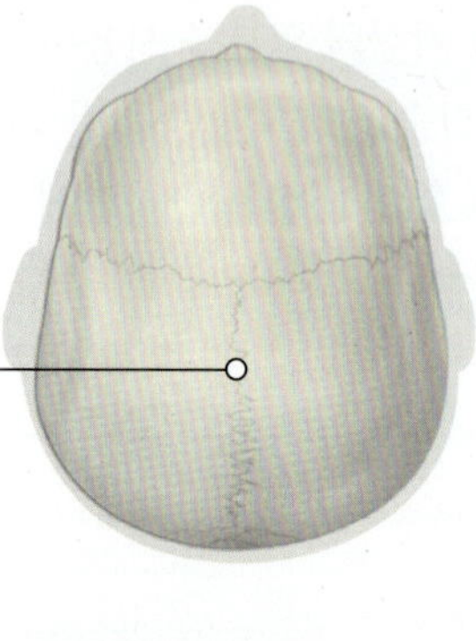

마지막으로 수궐음심포경에 있는 내관혈은 안쪽 손목에 있다. 특히 이 지점은 가슴을 열어주고, 완화시키고, 가슴 뻐근함과 불면증을 완화시킬 수 있으며 또한 신경질, 스트레스 및 기억력 감퇴를 치료하는데 유용하다. 이것은 손목 앞에서 느낄 수 있는 커다란 강력한 힘줄의 가운데에 있는 팔목의 주름위에서 찾을 수 있다. 즉, 치료 동안 여기에 압력을 가하면 일부 사람들에게 안도감을 주며 해가 되지 않는다.

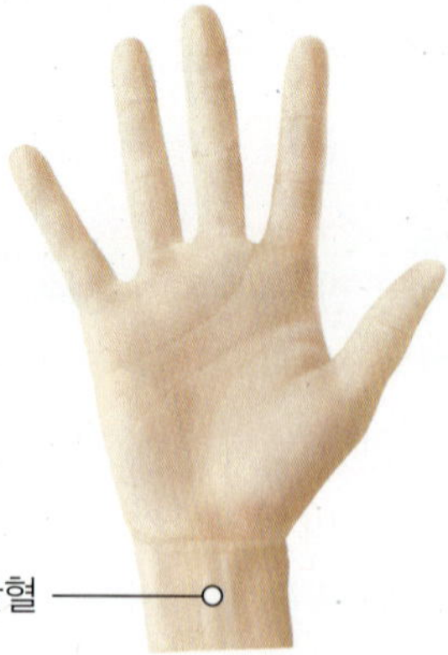

마사지로 뇌병증을 치료할 때 명심해야 할 것은 마사지가 "명현 반응(healing crisis)"이라고 불리는 것을 유발할 수 있다는 점이다. 이것은 더 나아진 것으로 느끼기 전에 더 나빠진 것으로 느낄 수 있는 경우를 말한다. 뇌병증을 앓고 있는 사람에게 이것은 거의 참을 수 있는 날을 참을 수 없게 만들 수 있으므로 마사지사나 의뢰인 모두 의뢰인이 마사지에 어떻게 반응할지 알 때까지 짧은 시간 내에 천천히 그리고 점진적으로 작업해야 한다. 시간이 흐름에 따라 치료 길이와 깊이를 늘리는 것이 작업하기에 훌륭하고 안전한 방법이다.

뇌병증은 장기적인 질병으로, 길고 깊은 세션으로부터 기적적인 치료를 바라고 마사지에 기대를 건다면 잘못된 것이다. 실제로 이것은 상황을 악화시킬 수 있다. 대신 천천히 진행한다. 시간을 두고 치료를 심화시키고 의뢰인이 마지막 세션 후에 어땠는지 그리고 치료가 계획된 날에 증상이 어떤지 둘 다를 지속적으로 평가한다. 마지막으로는 물, 물, 물이다.

의뢰인이 림프계를 지지하려고 한다면, 치료 후 충분한 양의 물을 마시는 것이 대단히 중요하다.

변비 Constipation

질환의 배경
Background to the Condition

변비는 인생의 어떤 시기에 대부분의 사람들에게 찾아오는 성가신 일이 될 수 있지만 어떤 사람들에게는 상당한 통증과 불편을 유발하고 삶의 질에 영향을 미치는 만성(장기) 질병일 수 있다.[48] 이것이 얼마나 많은 사람들에게 영향을 미치는가는 연령, 사회적 인구통계 및 국가에 따라 다양하지만 사람들이 변비라고 자기 보고한 연구에 따르면 독일 사람들의 5%가 자신이 변비에 걸렸다고 간주한 반면 미국 사람들은 18%였다.[49]

변비는 본질적으로 질병이 아니다. 대신 또 다른 질환이나 질병의 증상이다. 이것은 탈수나 충분한 섬유질이 포함되지 않은 가공 음식이 너무 넘쳐나는 식단처럼 간단한 문제에서 비롯될 수 있다. 스트레스와 우울증은 소화에 영향을 미쳐 배변을 지연시킬 수 있으며, 일부 약물은 부작용으로서 변비를 유발한다. 너무 오래 앉아있거나 화장실 가는 것을 참는 것 또한 심각한 외상이나 아동기 화장실 훈련 미흡과 마찬가지로 변비를 유발할 수 있다. 드문 경우지만, 추가 조사가 필요한 심각한 기저 질환이 있을 수 있다.

특정 금기 사항
Specific Contraindications

- 변에 피가 섞여 있거나 설명할 수 없는 체중 감소가 있는 경우, 마사지는 금기이며 의사 상담이 필요하다.
- 임산부 의뢰인에게는 이 마사지를 하지 않는다.
- 최근에(6개월 내) 복부 수술을 받은 의뢰인에게는 이 마사지를 하지 않는다.
- 크론 병이나 장이 새는 의뢰인에게는 이 마사지를 하지 않는다.
- 적절하게 물을 마시고, 섬유질을 먹고, 움직였음에도 변비가 3주 이상 지속되는 경우, 의사 상담이 필요하다.

---

48 http://www.nhs.uk/Conditions/Constipation/Pages/Introduction.aspx

49 http://www.medscape.com/viewarticle/560953_5

마사지 치료 Massage Treatments

기술적으로 변비 완화를 위한 복부 마사지 동안에는 두 가지 일이 일어난다. 배에 압력을 부드럽게 가중시켜 직장 운동을 증진시키는 일과 연동 운동(장을 통한 음식, 액체 및 노폐물의 움직임)을 자극하는 일이다. 부드러운 복부 마사지는 변비 완화에 매우 효과적이고 어린이, 성인 및 노인에게 사용해도 안전하다. 그것은 누군가 다른 사람이 해줄 수 있거나 아니면 스스로 할 수 있는 치료이다.

장의 자연스러운 흐름(시계 방향)과 함께 작업하고 소장과 대장 모두를 작업하는 것이 중요하다. 대소장과 대장은 이름을 공유하는 부분이 있지만 각 기능은 매우 다르다. 소장에서 영양분은 몸이 사용할 수 있도록 분해된다. 대장(맹장, 결장, 직장 및 항문관 등 4개 부문으로 구성)은 일부 B 비타민과 비타민 K를 생성하고, 일부 물, 비타민, 소금 또는 이온을 흡수하며,[50] 남는 음식은 변으로 바뀌어 배출된다. 소장과 대장 사이 교차점은 회맹판이다. 이것은 대변이 소장으로 돌아가는 것을 방지하는 역할을 한다.

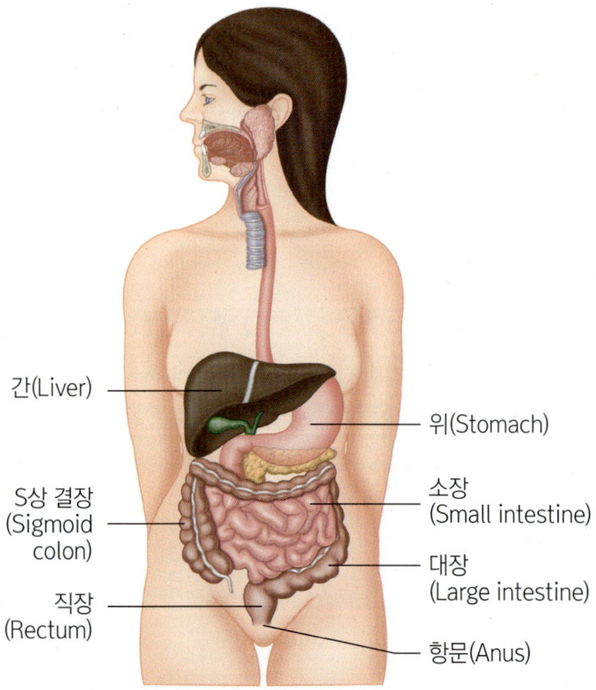

손바닥 중앙으로 배꼽을 감싸고 3~4초 동안 배를 부드럽게 흔들어서 마사지를 시작한다. 3~4회 반복한다. 그런 다음 소장에서 세부적인 마사지를 시작한다. 의뢰인이 옷을 입은 채로 또는 맨 살 상태에서 복부 작업을 할 수 있다. 맨 살에 작업할 경우에는 적은 양의 따뜻한 오일을 사용하여 피부에 칠하고 여러분의 손을 아주 따뜻하게 해야 한다. 배꼽 아래 약 2cm (어린이의 경우 그것의 약 절반) 우측 하단에서 시작하여 배꼽을 중심으로 시계 반향으로 원을 그린다. 세게 누를 필요는 없으며 마사지 할 때 피부가 부드럽게 눌릴 수 정도로 충분히 누르기만 하면 된다.

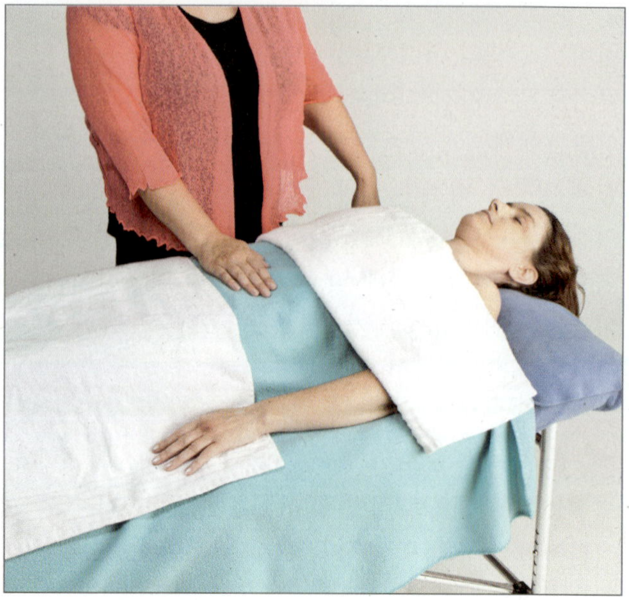

소장 작업을 마친 후에는 대장으로 이동한다. 의뢰인 배의 우측 하단에서 시작해서 엉덩이 뼈의 안쪽까지만 마사지한다. 엉덩이 뼈 위와 평행하게 수건을 둔 경우, 그곳이 작업해야 하는 가장 낮은 곳이 되며 갈비뼈가 시작되는 지점까지만 작업한다. 갈비뼈를 향해 위쪽으로, 왼쪽으로 가로질러, 왼쪽 아래로, 그런 다음 복부 하단을 가로질러 시작점으로 다시 이동할 수 있도록 큰 원을 그려가면서 작업한다. 손의 평평한 부분으로 이러한 평평한 커다란 원으로 5~6회 작업하고 복부를 점진적으로 누른다.

[50] http://commondigestivedisorders.blogspot.co.uk/2009/09/difference-between-small-and-large.html

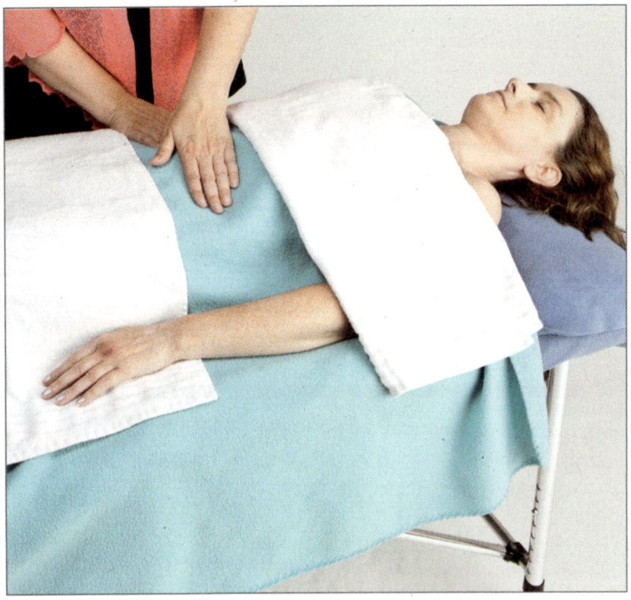

대장에 대한 이 워밍업 작업이 완료된 경우, 약간 더 깊게 작업할 수 있다. 이 동작의 경우 날숨 때만 누르고 다시 호흡해야 할 때에는 모든 압력을 풀어주면서 의뢰인의 호흡에 맞추어 작업하는 것이 중요하다. 가운데 3개 손가락의 평평한 끝을 사용하여 의뢰인 복부의 우측 하단에서 다시 시작하고 당신의 손가락이 피부를 누를 수 있도록 부드럽게 누른다. 피드백을 요청한다. 의뢰인은 압력을 느껴 약간 불편할 수 있지만 고통스럽지 않아야 한다. 누르고, 한 번에 1cm만 움직이면서 손가락을 좌우로 부드럽게 움직이고 난 다음 의뢰인이 다시 숨을 들이마셔야 할 때 푼다.

갈비뼈에 도달하기 직전까지 계속 반복한다. 이제 같은 움직임을 반복하여, 왼쪽 갈비뼈를 향해 우측에서 좌측으로 복부를 따라 작업하고 다시 갈비뼈 직전에 멈춘다. 같은 동작을 사용하여 왼쪽 엉덩이 내부를 향해 아래쪽으로 작업한다.

마지막으로 복부의 하단을 따라 작업한다. 출발 위치로 돌아올 때까지 치골 위에 머물러 있는다. 복부 주위에서 이 과정을 3회 반복한 다음, 대장 주변의 초기 원형 동작으로 돌아간다.

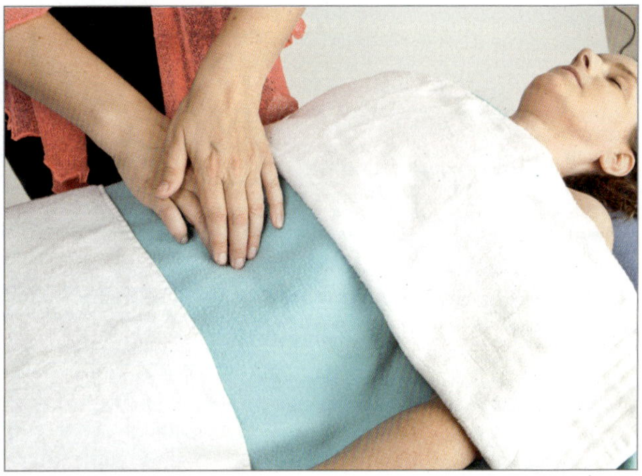

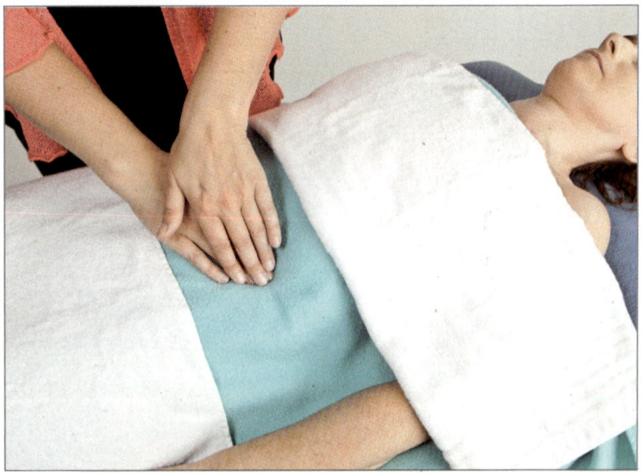

이렇게 한 후에 아주 빠르게 완화가 있을 것이며 치료 중 방귀는 아주 정상적인 것이지만, 치료는 필요에 따라 반복될 수 있으며 한 번 치료로 완화되지 않으며 1시간 후에 반복될 수 있다. 의뢰인에게 치료 후 물을 섭취하도록 권장하여 수화가 잘 되도록 해야 한다. 어린이를 대상으로 작업할 경우, 치료는 게임으로 만들 수 있으며 또는 기저 질환이 없는 지속적인 아동기 변비인 경우에는 점진적으로 복부 마사지가 야간의 일상이 될 수 있다.

이 마사지는 과민성 대장 증후군에도 좋다.

경련 Cramp

질환의 배경
Background to the Condition

경련은 이미 단축된 근육이 더 단축 될 때 발생하는 근육의 불수의적인 연축반응이다. 경련은 매우 고통스러운 상태이며 매우 흔하게 발생한다. 종아리가 가장 흔한 발생 부위지만 발 경련도 매우 흔하다.

경련은 대부분 밤에 발생한다. 야간 경련으로 알려진 이것은 성인 인구의 60%가 겪고 있다고 보고되는 매우 일반적인 증상이다.[51]
대부분의 환자들은 경련의 결과로 깨어나며, 피로를 유발하며, 대개 누군가 같은 침대를 쓴다면 "쥐가 났다"고 소리치면서 팔짝 뛰는 상황을 볼 수 있다. 경련은 보통 30초에서 10분정도로 짧게 발생하지만, 초기 경련이 진정된 이후 24시간 동안은 근육이 아플 수 있다.

다리 경련으로 60세 이상 인구의 1/3, 80세 이상의 인구의 1/2이 발생한다는 보고로 볼 때 나이가 들어감에 따라 증가하는 성향이 있다.[52]

임산부, 어린이, 운동선수 및 육체노동 직군의 사람들도 다른 사람들보다 위험도가 높다. 근육이 단축된 상태일 때 경련의 위험성은 커진다. 대부분의 사람이 발을 쉴 때 발끝이 길어지고 종아리가 단축된 자세로 있다. 따라서 대부분의 경련은 밤에 발생하게 된다. 탈수, 더운 환경에서의 작업, 운동 후 스트레칭을 하지 않는 것 모두가 경련의 가능성을 높인다.

특정 금기 사항
Specific Contraindications

경련을 위한 마사지에 특별한 금기사항은 없다.

마사지 치료 Massage Treatments

마사지는 급성 경련 완화에 도움이 될 수 있다. 경련이 발생했을 때 정기적인 치료와 셀프 스트레칭을 함께 사용하면 경련의 발생을 예방할 수 있다. 근육에 이미 통증이 있기 때문에 급성 경련 발작 중 마사지는 부드럽게 한다. 다른 사람이 마사지를 하는 것이 더 쉬울 수 있지만 셀프 마사지도 가능하다.

---

[51] RE Allen and KA Kirby, Nocturnal leg cramps. American Family Physician, 2012, Aug 15;86(4): 350-355.

[52] http://www.patient.co.uk/health/cramps-in-the-leg & http://www.patient.co.uk/doctor/muscle-cramps

경련이 종아리에 발생했다면 종아리 근육을 부드럽게 흔들어준다. 근육은 매우 단축되어 있을 것이므로 치료받는 사람에게는 점진적인 자극조차도 강렬할 것이다. 10~20초 동안 근육을 흔들고 발의 아래쪽 절반을 발로 단단히 잡고 종아리 근육을 늘려준다. 발가락뿐만 아니라 앞발 쪽도 움켜잡는다. 몸의 앞쪽으로 발가락을 위로 스트레칭 한다.

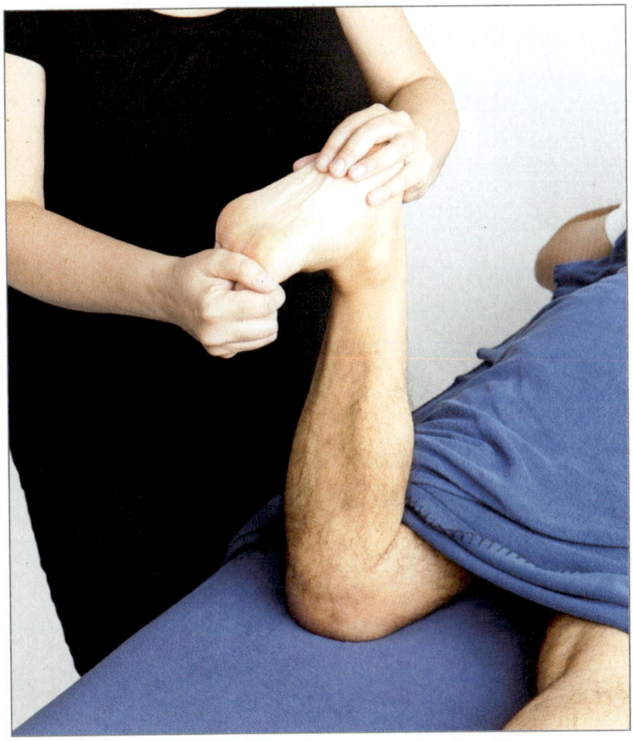

허용 범위 안에서 스트레칭을 줘야 한다. 30초 동안 늘려주는 것을 유지하고, 이완하고, 근육을 흔들어 준다. 느슨해짐이 느껴지기 시작해야 한다. 환자가 경련이 사라졌다고 말할 때까지 흔들면서 스트레칭을 반복한다. 그 다음에 오일이나 바디로션, 보습제 등을 사용한다(임상 환경이 아닌 심야에 있을 상황으로 가정). 발목에서 부터 무릎 아래 약 2.54cm 정도까지 자극한다. 종아리의 바깥쪽을 위쪽으로 자극한 다음, 안쪽 종아리는 좀 더 부드럽게 위쪽으로 자극한다. 안쪽 종아리는 부드러울 것이기 때문에 바깥 종아리보다 약 절반 정도의 압력을 사용해야 한다. 양쪽에 약간의 스트로크를 한 후 처음 단계에서 했던 종아리 스트레칭과 근육 흔들기를 반복한다. 종아리 스트로킹, 흔들기, 스트레칭을 3~4번 반복한다.

발바닥을 마사지 하고 발가락 베이스에 엄지손가락을 대고 위쪽과 바깥쪽으로 움직여서 마무리를 한다. 빠르게 움직이고 뒤꿈치 쪽을 향하여 자극을 준다. 3~4번 반복한다.

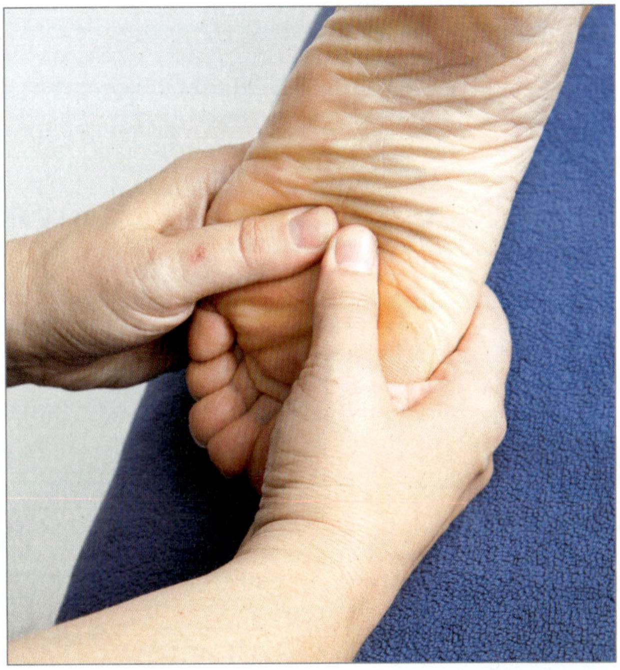

전체 치료는 10분 이상 지속될 필요는 없다. 경련이 발생했을 때 시간이 줄어들어야 한다.

경련이 발에 있으면 먼저 수축된 근육을 이완해주어야 한다. 발아치의 근육에 일반적으로 원인이 있다. 따라서 발가락은 바닥에 굳건히 고정시키고 발을 몸의 앞을 향하여 위로 늘려주면 약간의 초기 이완을 줄 수 있다. 다음으로 어느 발가락이 가장 큰 영향을 받는지 알아야 한다. 보통 엄지발가락이다. 관절에 압박을 가하지 않도록 너클 아래 엄지발가락을 고정하고 몸 앞쪽으로 발가락을 늘려준다. 20~30초 동안 이 스트레칭을 모두 유지한다. 그 두 스트레칭을 번갈아 한다. 근육이 매우 작기 때문에 근육을 흔드는 것이 어렵다. 그러나 1~2개의 손가락을 목표 근육에 견고하게 올려놓고 피부를 가로질러 미끄러지지 않도록 발의 폭을 가로질러 손가락을 근육 반대 방향으로 빠르게 움직이면 피부와 근육을 전체적으로 움직일 수 있다.

만약 경련이 허벅지 뒤쪽에 있다면 손 전체를 사용하여 그 다리 너비를 가로질러 빠르게 움직이며 근육을 흔들어준다. 피부의 표면을 가로 질러 미끄러지는 것이 아니라 피부와 근육이 움직이고 있는지 확인해야 한다. 이것은 훨씬 더 큰 근육이므로 근육의 길이를 따라 늘릴 수 도 있다. 바탕손을 사용하여, 손을 무릎 관절 위 2.54~3.8cm 정도에 놓고 근육의 전체 길이를 따라 긴 스트로크를 준다.

스트레칭은 능동적으로 환자가 직접하는 것이 좋다. 이를 위한 몇 가지 방법이 있다. 첫째, 서 있는 상태에서 발의 뒤꿈치만 닿도록 불편한 다리를 앞에 놓아야 한다. 그런 다음 안쪽으로 기울여야 한다. 무릎 관절에 압력이 가하지 않도록 주의해야 한다. 허벅지가 늘어날 정도로 부드럽게 몸을 기울이다. 둘째, 두손을 벽에 대고 벽 앞에 골반 너비만큼 발을 벌리고 선다. 벽쪽으로 기대어서 다리의 뒷면이 바깥쪽으로 스트레칭 되도록 한다.

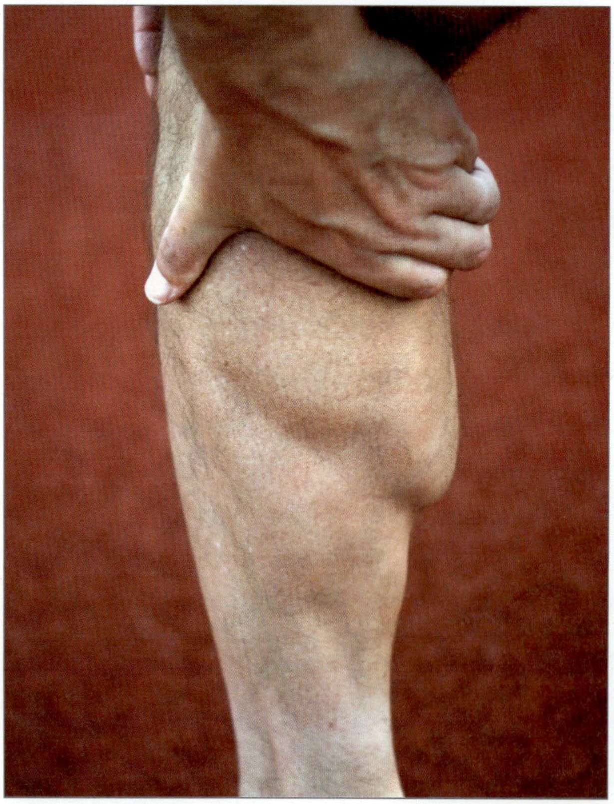

초기 경련이 진정 될 때까지 흔들기, 스트로크, 스트레칭을 반복한다. 당신은 환자가 앞으로 눕도록 요청할 수 있다. 약간의 오일이나 보습제를 사용하여, 손의 평평한 부분이나 바탕손을 사용하여 무릎 바로위에서 엉덩이 바로 아래까지의 근육에 스트로크를 준다.

무릎 관절의 뒷면에 압력이 가해지지 않도록 주의한다. 바깥쪽에서 시작하여 안쪽으로 움직이면서 근 주변에서 자극을 준다. 이 치료를 몇 번을 해야 하는지는 종아리 두께에 따라 다르지만 모든 스트로크를 3~4회 반복해야 한다.

이것은 다리의 뒤쪽이 가장 발병하는 야간 경련에 대한 조언이다. 스포츠인이나 육체노동자의 경우 몸의 다른 곳에서 경련이 발생할 수 있지만, 동일한 원칙이 적용 된다. 경련이 발생한 근육은 짧아지기 때문에 반대 방향으로 스트레칭을 하여 근육을 늘려주어야 한다. 만약 팔의 뒤쪽에 경련이 있다면 팔의 앞쪽으로 스트레칭을 한다. 엉덩이에 경련이 있다면 가능한 한 근육을 펴도록 무릎을 최대한 들어 올린다. 흔들기와 스트로킹 원리는 몸의 모든 영역에 적용된다. 정기적으로 경련으로 고통 받는 환자를 치료하는 경우 경련을 예방하기 위해 마사지를 할 수 있다. 이 치료법에서 목적은 단단하고 단축된 근육을 이완하는데 있다. 이 근육은 보통 다리에 있으며 세부내용을 여기서 다루고 있다. 그러나 신체의 다른 부위에서도 치료를 적용할 수 있다.

만약 환자가 다리에 경련이 반복되어 나타난다면 다리만 치료하지 않는 것이 중요하다. 다리가 근육의 긴장 증상을 느낄 수 있는 곳이지만 긴장의 원인은 더 아래로 발에 있을 수 있다. 따라서 다리 경련을 위한 치료 및 예방을 위해, 발은 세밀하게 치료해야하며, 이 치료를 위한 3장의 지침을 따를 수 있다.

발에 대한 자세한 마사지를 마치면 종아리로 넘어갈 수 있다. 롱 스트로크와 근육 흔들어 부드럽게 워밍업을 하면 근막과 근육 표면이 이완되기

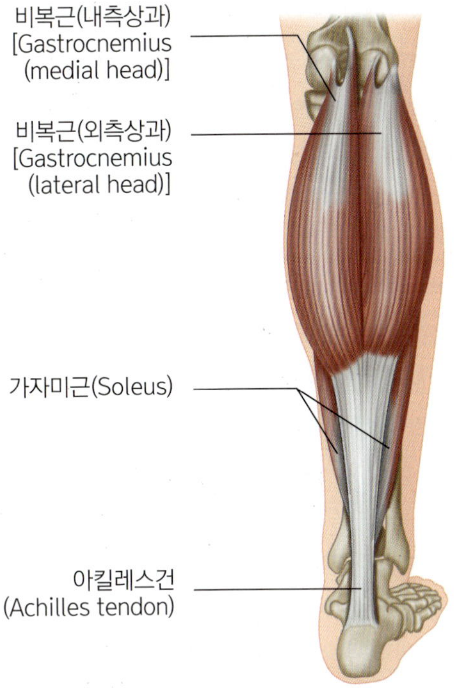

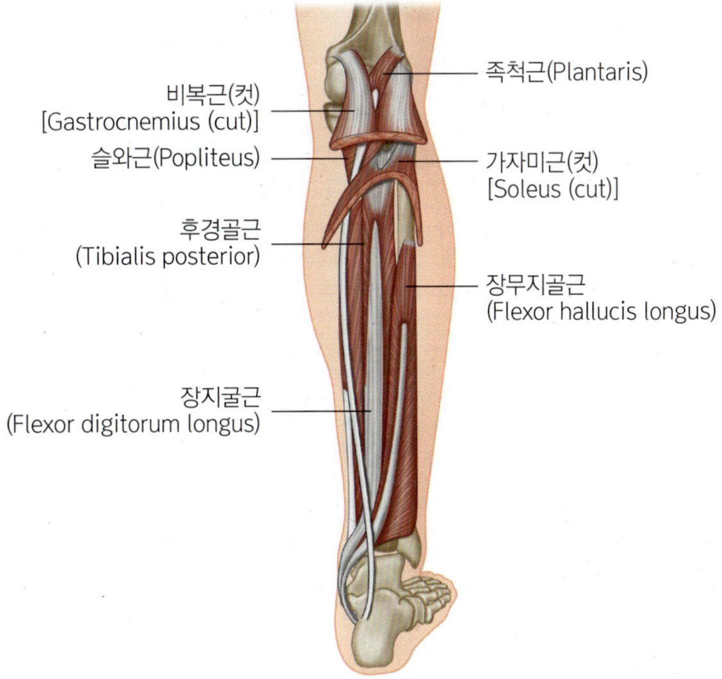

시작한다. 이 작업이 완료되면 더 깊숙이 움직여서 표재근과 심부근을 모두 치료할 수 있다. 종아리의 중간 지점에서 각각의 지점을 차례로 직접적으로 깊게 들어가지 않도록 해야 한다.

주변 근육을 이완하지 않고 너무 깊게 들어가는 것은 환자에게 매우 고통스러운 일이다. 다리 바깥 쪽 부터 먼저 치료하고 발목 바로 위부터 무릎 바로 밑까지로 넘어간다. 엄지손가락이나 손의 볼을 사용하여 이러한 근육을 주무르기 시작할 수 있다. 근육이 이완되기 시작하면 팔뚝의 측면을 사용하여 좀 더 깊게 자극 할 수 있다. 항상 그렇듯이 고객이 허용 할 수 있는 수준까지만 치료를 한다. 이 영역을 치료한 후에 안쪽 종아리를 치료한다. 이 영역에서는 더 부드럽게 작업해야 한다. 이 영역은 일반적으로 매우 부드럽고 쉽게 멍이 들 수 있다. 깊은 스트로크와 주무름은 동일한 패턴을 따라야 한다. 이 근육들이 일단 치료가 되어야 종아리 중앙에 집중할 수 있다.

엄지손가락을 아킬레스건 양쪽에 두고 종아리의 중앙을 향하여 부드럽게 마사지 한다. 반복할 수록 깊어지는 긴 스트로크를 준다. 다리의 중간 지점에 도달하면 종아리의 "근복"에 도달하게 된다. 이 지점에서 엄지손가락을 나눠서 종아리의 윗 절반(가자미근)을 바깥쪽으로 가로지르며 스트로크를 준다. 근육이 부드럽게 느껴질 때까지 이 동작을 5~6회 반복한다. 종아리의 윗 절반의 중심으로 돌아와서, 종아리 윗부분의 큰 표재근인 장딴지근육을 마사지 한다. 여기는 빠른 리듬으로 마사지 할 수 있다. 그리고 항상 위쪽으로 작업하지만 무릎 뒤에서 3.8cm 아래에선 멈춘다.

마사지를 깊게 할수록 더 심부 근육 층을 치료할 수 있다. 대부분의 사람들에게 근육 안으로 2.5~3.8cm 깊이로 압력을 주었을 것이다(물론 환자의 체격과 체력에 따라 다르다, 매우 마른 환자의 경우, 1.27cm 깊이에서 치료할 수 있다). 항상 환자에게 적절한 깊이에 대한 피드백을 받는다.

경련이 흔히 종아리에서 발생되는 경우, 허벅지 바깥쪽과 볼기근육의 일반적인 마사지로 치료를 할 수 있다. 경련이 허벅지에서 발생되면 다리에 더 세밀한 작업을 계속한다. 일반적으로 문제가 발생하는 허벅지의 중앙 및 바깥에 집중한다. 손의 바닥과 바탕손을 사용하여 허벅지의 전체 장축에 자극을 줄 수 있다. 환자의 안쪽 허벅지 자극을 피하기 위하여 손가락을 바깥쪽으로 유지하면서 자극을 준다.

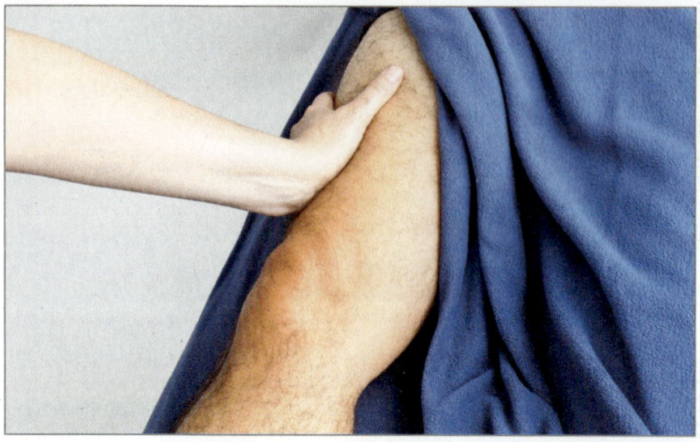

각 스트로크마다 점차 깊게 들어가지만 항상 환자의 허용 범위 내에서 진행되어야 한다. 근육이 단축되어 경련이 발생하는 것을 예방하기 위하여 스트레칭에 대한 조언을 하는 것은 마사지 치료의 후속 조치로 매우 중요하다. 이 장의 앞부분에 나와 있는 2가지 스트레칭 운동에(아래에 나오는) 계단에서 아랫바닥을 이용하는 운동이 보완이 될 수 있다. 환자는 난간이나 벽을 잡고, 발의 앞볼이 계단에 닿도록 발의 앞쪽으로 계단에 서있도록 한다.

환자는 발뒤꿈치가 계단 가장자리 위로 떨어지도록 한다, 종아리의 근복 안에서 깊은 스트레칭이 느껴질 것이다. 스트레칭은 15~20초 동안 유지해야 한다. 뒤꿈치를 들어 올려서 역 스트레칭을 한다. 이것을 3~4회 반복한다. 이 동작은 환자가 계단을 올라갈 때 마다 단일 스트레칭으로 일상 생활에 통합 될 수 있는 스트레칭이다. 이것은 몇 초가 걸리지만 경련을 줄이는 데 매우 중요한 영향을 끼친다.

경련이 개선되지 않거나, 환자가 복잡한 과거력이나 어떤 우려 사항을 가진 경우 환자의 일반의 방문을 권장해야 한다. 일부 이뇨제와 스타틴 등과 같이 경련이 부작용으로 나타날 수 있는 약물이 있다.

탈수증은 경련의 주요 원인이다. 치료받지 않은 갑상선 저하증도 마찬가지이다. 높거나 낮은 나트륨 또는 칼륨 수준과 같은 신체의 소금 불균형, 과도한 알코올 및 말초 동맥질환으로 인해 동맥이 좁아져 혈액순환이 원활하지 않은 경우. 만약 의심이 되면, 환자에게 의학적 진단을 받아볼 것을 요청한다.

운동선수나 아마추어 스포츠인은 운동 후 스트레칭을 하지 않는 것도 원인이 될 수 있으며 유용한 첫 번째 질문에 속한다. 운동 후에 바에 가는 지역 축구팀 선수는 종종 스트레칭과 물로 문제를 해결할 수 있다.

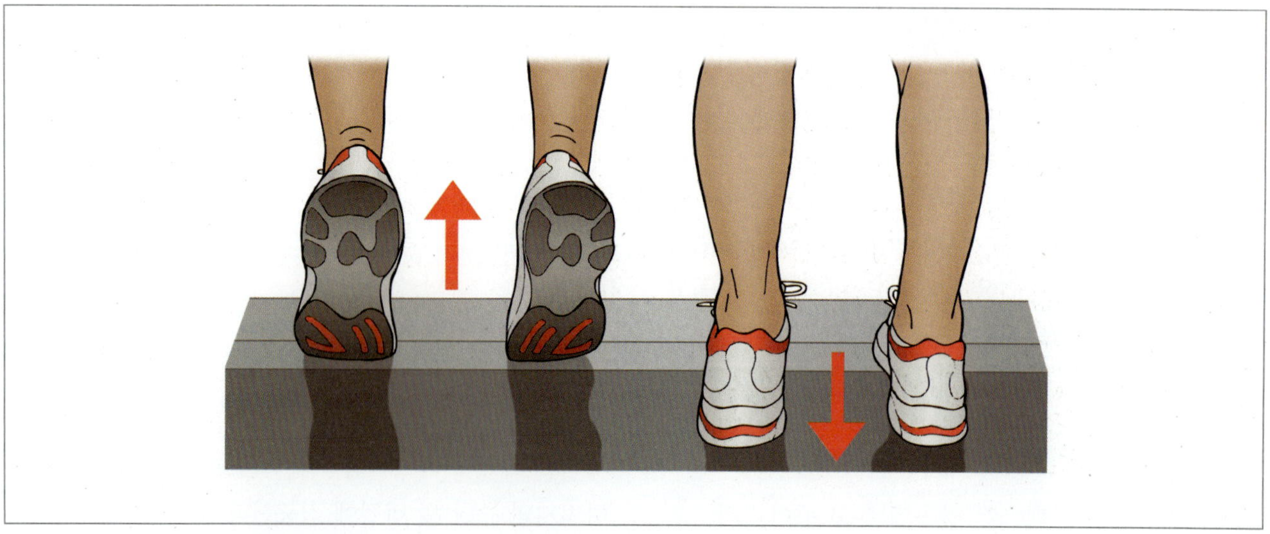

다운증후군 Down Syndrome

질환의 배경 Background to the Condition

다운증후군은 691명의 출생 중 대략 1명을 차지하는 흔한 유전자 질환이다.[53] 대부분의 사람들은 총 46개의 염색체, 23쌍의 염색체를 가지고 있다. 다운증후군 환자는 21번 염색체가 하나 더 있거나 (46개가 아닌 47개), 21번 염색체의 여분 부분을 가진 1개의 염색체를 갖는다. 다운증후군에는 3가지 형태가 있다. 21번 삼염색체가 95%의 경우를 차지한다. 이것은 "비분할"이라는 세포 분열의 오류 때문이다. 일반적으로 2개인 21번 염색체가 3개로 복제된 배아가 생긴다. 임신 전 또는 임신 중에 정자 또는 난자에서 한 쌍의 21번 염색체가 분리되지 않는다. 배아가 분열함에 따라 여분의 염색체(또는 일부 염색체)가 몸의 모든 세포에 복제된다.[54]

모자이크 형은 21번 염색체의 비분포가 수정 후 초기 세포 분열중 하나에서 발생할 때 생성된다. 이것이 발생되면 2가지 유형의 세포가 혼합되어 있다. 일부는 일반적인 46개 염색체를 갖으며 일부는 47개 염색체를 갖는다. 47개의 염색체를 가진 세포는 추가로 21번 염색체를 갖는다. 이는 케이스의 1% 정도이다.[55]

나머지 4%의 경우, 전위형 다운증후군 이다. 전위형은 21번 염색체의 일부가 세포분열 동안 분리되어 다른 염색체에 붙게 된다. 일반적으로 14번 염색체에 붙게 된다. 세포의 총 염색체 수는 46개이지만 21번 염색체가 다른 염색체에 나타나면 다운증후군의 특성이 나타난다.[56]

다운증후군이 있는 사람들은 몇 가지 공통된 특징을 공유하지만 심각성과 영향의 상태는 크게 차이가 난다.

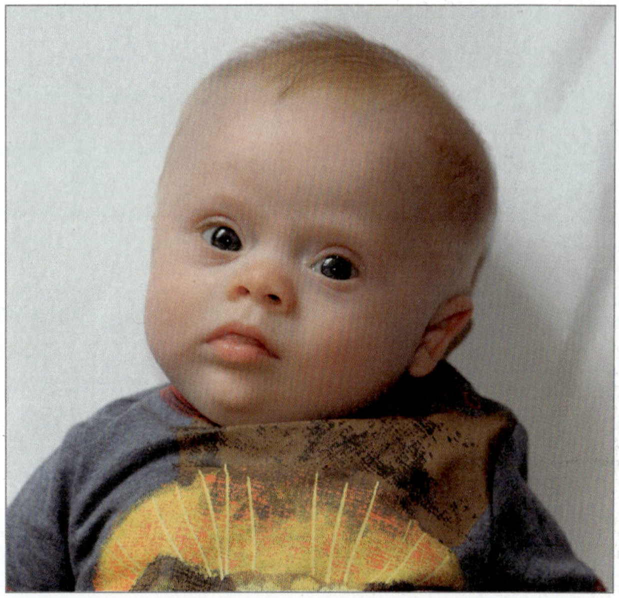

---

53 http://www.specialolympics.org/Sections/Who_We_Are/Down_Syndrome.aspx

54 https://www.ndss.org/Down-Syndrome/What-Is-Down-Syndrome/

55 Ibid.

56 Ibid.

다운증후군의 일반적인 신체적 특징은 다음과 같다. 감소되거나 긴장된 근육, 짧은 목, 목 뒤쪽의 과도한 경직된 피부, 평평한 얼굴 윤곽과 코, 작은 머리, 귀나 입, 눈꼬리가 올라감, 종종 윗 눈꺼풀에서 피부가 접히고 눈의 안쪽 모서리를 덮는다. 손바닥을 가로지르는 단일 손금, 엄지, 검지 발가락 사이의 깊은 홈 등이 특징이다.

추가로 인지장애는 다운증후군 환자에게 일반적이며 경증과 중등도(중증이 아닌)에서 다음의 증상(짧은 집중력, 판단력 저하, 충동적인 행동, 느린 학습, 언어 및 말하기 발달의 지연)을 포함한다. 다운증후군 환자는 자폐 스펙트럼 장애, 호르몬 및 분비샘의 문제, 청력 상실, 시력 문제, 심장 이상 등의 다른 건강문제의 위험성이 높다.[57]

적절한 지원과 건강관리를 통해 다운증후군 환자의 기대 수명은 지난 25년 동안 크게 증가 했으며 현재 60세 이상이다. 다운증후군을 가진 많은 사람들은 독립적이거나 반독립적인 만족된 삶을 살 것이다. 삶은 모든 여정에서 마사지가 도움이 된다, 다운증후군 환자에게 터치는 매우 중요하지만 유년기에 치료효과는 특히 뛰어나다.

특정 금기 사항
Specific Contraindications

매우 주의해야할 두 가지 특정 영역이 있다. 이것들은 금기 사항이 아니지만 특별한 주의가 필요한 곳이다. 이 두 가지 특정 영역 외에도 각 개인은 다운증후군 관련성 유무를 떠나 건강 문제와 관련한 일반적인 개인으로만 대해야 한다. 이 건강 상태에 대한 금기 사항과 적응을 사용한다.

다운증후군이 있는 일부 어린이는 터치에 민감하여 만지는 것을 싫어한다. 그러나 이것은 삶의 중요한 부분이기 때문에 어린 아이들과 장난스럽게 하는 점진적으로 마사지는 이것을 극복하는데 도움이 될 수 있다. 그러나 입 주변은 피해야 한다. 과민증이 있는 다운증후군 아동은 특히 입을 만지는 것을 좋아하지 않을 것이다.[58] 마사지 중에는 이 부위를 피해야 한다.

두 번째 마사지에 염두 해 두어야 할 요소는 다운증후군이 있는 일부 사람들에게 머리뼈 기저 아래의 상부 목뼈가 다운증후군이 없는 일반인과 다르다는 것이다. 근육이 약하고 인대가 원래보다 느슨해 질 수 있다. 잠재적으로 이것은 목의 척추가 척수를 누르게 하여 근육의 움직임을 조정할 수 없게 하고 약하게 만든다.[59] 그래서 다운증후군 환자는 목을 과신전하지 않는 것이 중요하다. 목을 손상시킬 수 있는 목의 어떤 빠른 움직임도 시행하지 않아야 한다.

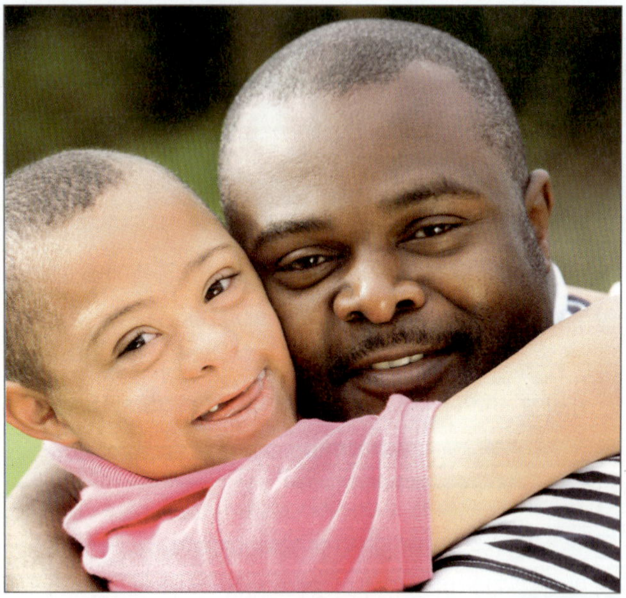

[57] http://www.specialolympics.org/Sections/Who_We_Are/Down_Syndrome.aspx

[58] http://www.cmdss.org/resources/therapies/speech-therapy/

[59] http://orthoinfo.aaos.org/topic.cfm?topic=A00045

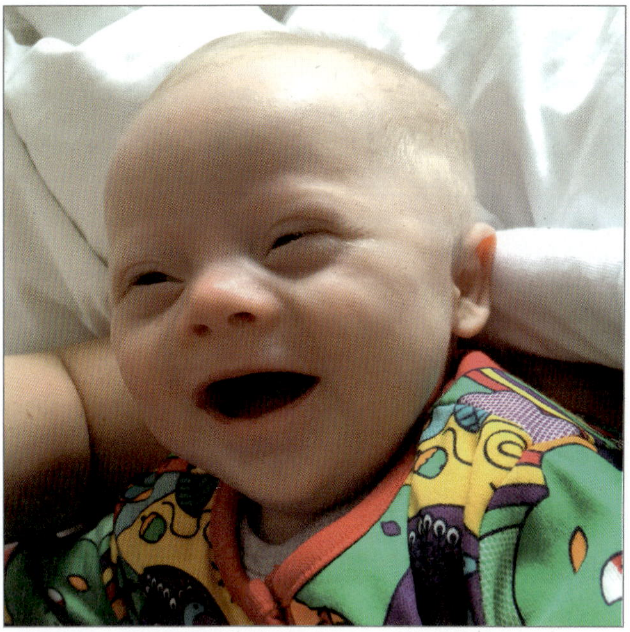

마사지 치료 Massage Treatments

Hernandez-Reif 등은 "Early Child Development and Care"저널에서 다운증후군을 가진 21명의 중등에서 고등 기능의 아동을 대상으로 한 연구를 발표했다. 평균 2세였고 조기 중재 (물리치료, 작업치료 및 언어치료)를 받았다. 2개월 동안 주당 2시간 30분의 마사지 요법이나 독서 세션을 추가로 받도록 무작위 배정하였다. 아이들의 기능 수준은 연구의 첫날과 마지막 날에 평가되었다. 이 연구는 마사지와 치료 그룹의 어린이들이 읽기, 대조군 어린이들과 비교할 때 세밀한 운동기능, 큰 운동기능에서 더 큰 증진을 보였고 팔, 다리의 긴장저하가 덜 심했던 것으로 밝혀졌다.
이러한 발견은 조기 중재 프로그램에 마사지 요법을 추가하면 운동기능을 향상시키고 다운증후군이 있는 어린이의 근육을 증가시킬 수 있음을 시사 한다.[60]

마사지는 태어날 때부터 도입될 수 있으며 부모와 자녀에게 훌륭한 유대경험이 될 수 있다. 어린이와 성인 모두 인생의 어느 시점에서나 마사지를 할 수 있다. 청소년과 성인에게 부드럽게 마사지하기 위해 환자가 선택할 수 있는 마사지오일을 선택한다. 긴 스트로크로 마사지를 시작하여 근육을 풀어주고 관절 가까이 마사지 하지 않도록 주의한다. 특히 무릎, 팔꿈치, 어깨, 관절을 과도하게 신전하기 쉬운 곳을 주의 한다. 같은 이유로 마사지의 일부분으로 어떤 격렬한 스트레칭이나 보조 스트레칭을 하지 않는다. 항상 바깥에서부터 안쪽으로 마사지 한다. 고객의 손, 발, 머리를 소홀히 하지 않다. 스트레칭은 생략하고 2~4장의 프로토콜을 사용할 수 있다.

다운증후군이 있는 고객에게 활용할 수 있는 두 가지 매우 효과적인 테크닉이 있다. 아기의 경우, 눈물관의 이상으로 눈에서 눈물이 과다 배출되거나 막히는 문제가 있을 수 있다. 아기가 감기에 걸리면 더 악화 될 것이다. 이것은 외과적 개입이 필요할 수 있지만 마사지도 성공적 일 수 있다. 마사지 부위는 눈물소관, 눈물주머니 주변이다. 이것은 눈과 코 사이의 영역에 있다. 눈 자체를 누르지 않도록 주의한다.

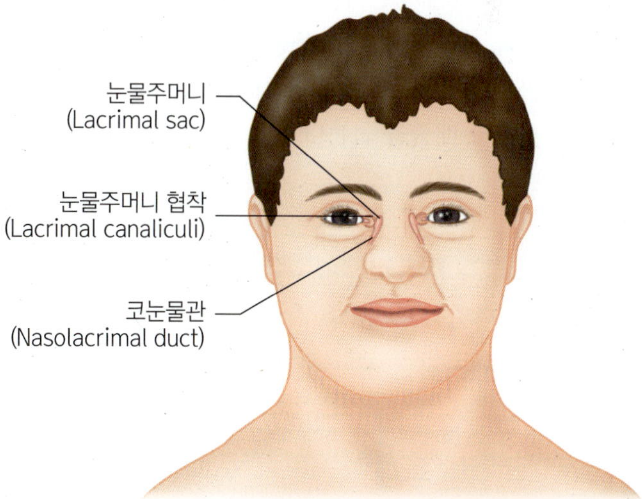

[60] http://www.tandfonline.com/doi/

환자나 아기에게 시술하기 전에 스스로에게 연습을 한다. 실제로 말하면 이를 위해서는 손톱이 짧아야하며 이 치료 전에 항상 손을 깨끗이 씻어야 한다. 새끼손가락을 사용하여 끝을 눈의 안쪽 모서리를 향하여 두고 코 쪽으로 부드럽게 눌러 눈의 모서리와 가까운 공간을 위아래로 움직인다. 매일 2~3회 정도 5~10초 정도 반복해서 시술한다. 아기 5명 중에 1명은 눈물관 문제로 고생 할 수 있으며 다운증후군 아기에게는 더 흔하지만, 일반적으로 외과적 치료 없이 12개월이 지나면 스스로 해결된다. 부드러운 마사지는 어떤 경우에는 도움이 될 수 있으므로 시도해 볼 가치가 있다.

아기, 어린이 또는 성인에게 시행해볼 가치가 있는 두 번째 치료법은 복부 마사지이다. 근육의 톤이 감소하면, 다운증후군 환자에게 변비가 문제가 될 수 있다. 부드럽고 주기적인 복부 마사지가 도움이 될 수 있다. 친한 친구나 가족 또는 어린 아이에게 치료를 할 경우는 옷 없이 피부위로 바로 마사지 할 수 있다. 치료 환경이나 치료 관계에 맞춰서 옷 위로 마사지를 해야 할 수 도 있다.

이 복부 마사지의 경우 배 주위에 원을 그리듯이 해야 한다. 배꼽 주위에 작은 원으로 시작하여 소장으로 음식을 소화, 흡수하는데 도움을 준다. 그리고 더 크게 하여 배 주위로 넓은 원을 대장을 치료하고 대변의 흐름과 배출을 돕는다.

어디에서 시작하고 다음 시작점이 어디인지 걱정할 필요가 없다. 그러나 배 주변에서 항상 시계 방향으로 마사지를 해야 돌막창자판막(회맹판)의 기능을 방해하지 않는다. 돌막창자판막은 장의 두 부분 사이의 연결이며 복부 내압을 증가시켜 직장의 활성을 돕는다. 이것은 장의 감각[61]을 활성화하는 직장의 움직임을 생성하여 장이 움직이도록 도와준다.

부드럽게 원으로 배 주위를 움직인 후에는 원을 그리며 배를 부드럽게 압박할 수 있다. 아기에게는 2~3 손가락으로 매우 부드러운 압력을 유지한다. 성인이나 청소년의 경우 필요에 따라 증가할 수 있다. 이것은 일반적으로 대변을 압박한다. 배에 마사지를 할 때 환자가 가스가 많은 것은 드문 일이 아니다. 마사지를 하는 동안 방귀를 뀌어도 괜찮다고 알려준다. 복부 마사지는 변비를 완화하는데 매우 빨리 효과가 날 수 있으므로 환자가 치료를 위해 멀리서 온 경우는 이를 고려해야 한다. 점진적인 형태의 복부 마사지는 효과적이며 매우 안전한다. 일부 환자는 셀프로 할 수 있다.

다운증후군이 있는 환자, 친구 또는 가족을 위한 마사지는 인생의 매우 사랑스러운 부분이 될 수 있다. 만약 친구나 가족구성원에게 마사지를 하는 경우, 마사지는 받는 사람에게 역으로 마사지를 하도록 가르쳐줄 수 있다.

---

61 http://www.nursingtimes.net/nursing-practice/clinical-zones/continence/does-abdominal-massage-relieve-constipation/5027718.article

듀피트렌 구축 Dupuytren's Contracture

질환의 배경
Background to the Condition

듀피트렌 구축은 손가락이 구축 될 수 있는 상태이며 때로는 손의 정상적인 기능을 상실하는 것을 의미한다.

먼저 듀피트렌 구축과 관련한 오해를 알아보면 바이러스도 아니며, 과다사용, 기계 사용자, 과도한 골프 등으로 인한 것이 아니다. 오히려 피부 아래 힘줄 위의 결합조직이 두꺼워진 것이다. 이런 방식으로 이것은 흉터 조직과 비슷하며 이것이 생성되면 손가락을 앞으로 당기게 된다. 정확한 원인은 알려지지 않았지만 유전적 연관성이 있다고 생각되며 가족력을 따른다.

듀피트렌 구축은 여성보다 남성에게 더 흔하며 주로 중년 이상에서 발생한다. 여성이 발병하면 증상이 더 심한 경향이 있다. 북유럽 문화권의 남성은 다른 그룹보다 훨씬 큰 발병률을 갖는다. 듀피트렌 구축을 앓는 남성은 당뇨병도 발병할 가능성이 높은 것으로 보인다. 그러나 이것은 아직 완전히 밝혀지지 않았다.

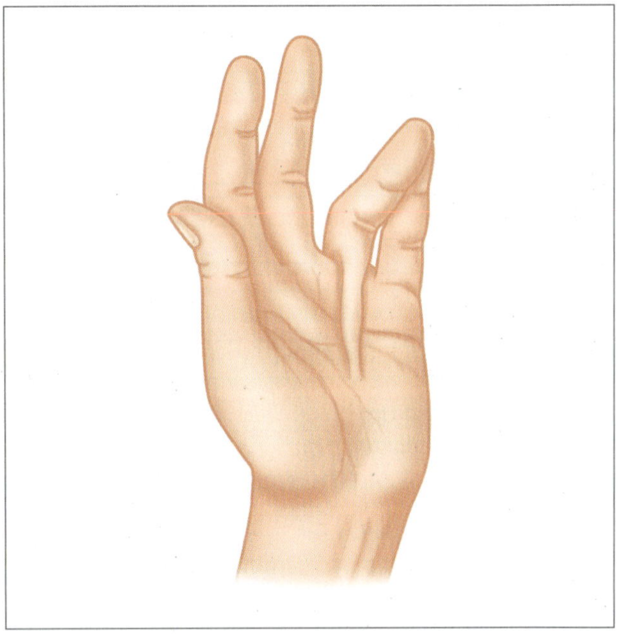

상태는 일반적으로 통증이 없지만 손가락이 점진적으로 또는 영구적으로 사용하기 어렵거나 불가능해지기 때문에 매우 불편하다. 손가락을 이완하기 위해 종종 수술을 하지만 결과는 확실하지 않다. 다른 전문가들은 주사 또는 방사선 치료를 권장하지만 몇몇에서 불쾌한 부작용이 발생한다.

특정 금기 사항
Specific Contraindications

없음

마사지 치료 Massage Treatments

마사지는 듀피렌트 구축에 의해 이미 심하게 진행된 손을 완전히 고칠 수는 없지만 긍정적인 차이를 만들 수 있다. 마사지 치료는 일찍 시작 될수록 좋다. 초기에는 손바닥 결절로 나타날 수 있다. 대부분은 종종(항상은 아님) 4지, 5지의 바닥에서 나타난다. 조직이 두꺼워지면 손바닥의 피부 아래에 있는 섬유질 조직인 손바닥 근막이 단축된다. 초기에 이 구축을 이완하면 손의 유연성을 유지하는데 도움이 된다.

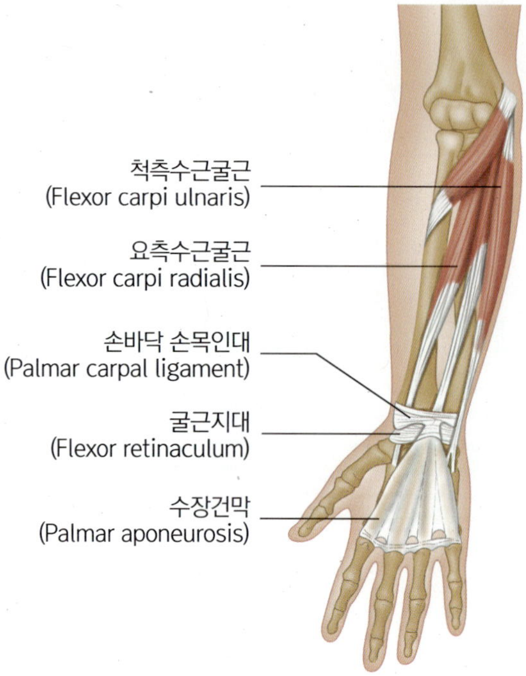

손을 마사지하는 프로토콜은 2장에서 설명한 것과 동일하며 치료의 어떤 일부도 무시하지 않고 세밀하게 따라야 한다. 손을 세밀하게 자주 마사지 하는 것이 가장 효과적이며, 적어도 일주일에 한번 이상은 마사지 하는 것이 이상적이다.

고객은 또한 매일 2~3회 손으로 스트레칭 운동을 해야 한다. 손가락과 손바닥이 닿게 하고 손을 함께 누른다. 그런 다음 손가락이 연결된 상태로 손바닥을 잡아 늘려준다. 환자가 이 스트레칭을 더 쉽게 할 수 있도록 치료는 격주로 이끌어낼 수 있다. 그 후 3주마다로, 매월 유지를 위한 치료를 목표로 할 수 있다. 그러나 그 스트레칭은 일상의 일부로 매일 계속돼야 한다. 이 루틴에서 필수적인 부분은 환자가 손을 뻗어 손가락을 바깥쪽으로 펴는 것이다. 상태가 더 좋지 않은 경우, 말려진 손가락의 초기 스트레칭은 수동적으로 진행돼야 한다. 환자가 엄지손가락으로 각 손가락을 뒤로 밀고 20~30초 동안이나 편안해질 때까지 충분히 유지한다. 이 스트레칭은 환자가 매일 루틴으로 집에서 해야 한다.

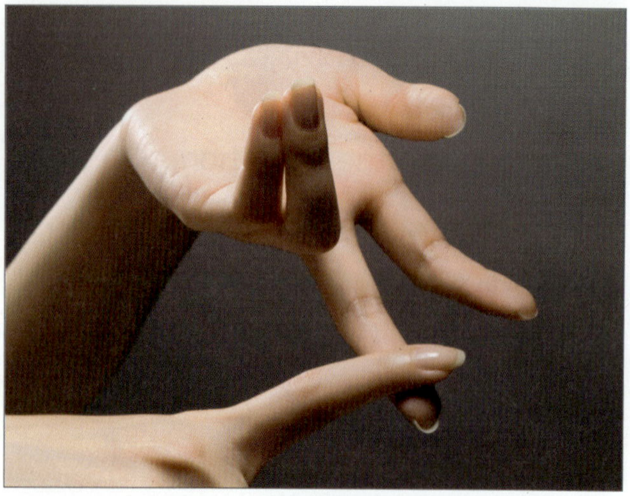

스트레칭은 불편할 수 있지만 너무 아프지 않아야한다. 통증이 있다면, 스트레칭을 이완하고 더 큰 스크레칭을 위해 시간을 갖는다. 이 스트레칭에는 손목이 포함되어야 한다. 손을 뒤로 당겨서 손목이 스트레칭 되야 한다. 손바닥과 전완이 펴지도록 손바닥의 위로 올라가도록 한다. 즉, 이 스트레칭은 과도하게 하여 통증이 유발되면 안되고 관절에 과도한 압력을 가하지 않아야 한다.

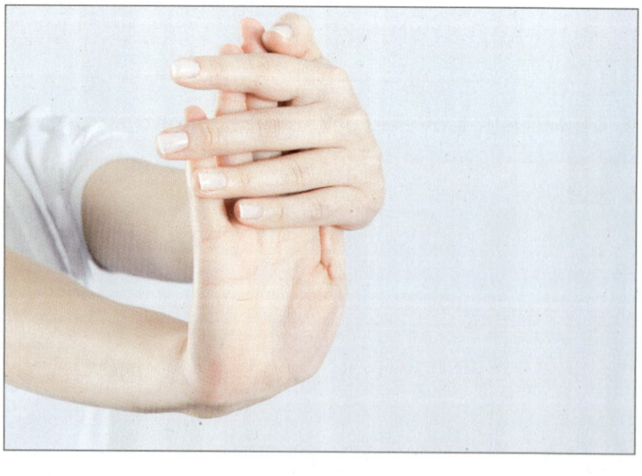

알로에 베라는 화상과 흉터를 위해 오랫동안 사용되어 왔다. 오래된 흉터 조직을 부수는데 도움이 될 수 있다는 근거가 늘어나고 있다. 만약 당신이 식물이 잘 자랄 수 있는 기후에 사는 경우 식물에서 직접 신선하게 사용 할 수 있다. 그렇지 않다면 99% 순수한 알로에 베라는 대부분 건강식품 상점에서 구할 수 있다. 마사지오일 대신 알로에 베라를 사용하도록 선택할 수 있으며 고객은 하루에 두 번 핸드크림처럼 사용할 수 있다.

스트레칭과 마사지의 조합은 문제를 완화하는데 도움이 될 수 있다. 이것은 초기 단계에서 특히 효과적이지만 모든 단계에서 도움이 될 수 있다. 알로에 베라를 사용하면 치료 과정에 도움이 될 것이다. 환자에게 문제를 해결하거나 치료법을 제공 할 것이라고 약속 할 수는 없지만 적어도 불편감을 완화해야하며 일부 환자들에게는 가동성을 향상시켜야 한다. 손의 사용을 늘릴 수 있고 증상이 나빠지는 것을 방지해야 한다.

섭식장애 Eating Disorders

질환의 배경
Background to the Condition

섭식장애는 까다롭고 점차 우려가 증가되는 영역이다. 미국에서만 2천만 명의 여성과 천만 명의 남성이 심각한 섭식장애로 고통 받고 있다.[62] 호주에서는 대략 100만 명이 넘는 사람들이 섭식장애를 가지고 있는 것으로 추정된다.[63] 임상적으로 진단된 섭식장애 인구를 포함하여, 영국에서 1,100만 명에서 1,300만 명사이의 사람들이 식이와 관련하여 심리적 이슈나 문제가 있는 것으로 추정된다.[64]

섭식장애에는 여러 가지 유형이 있다. 임상적으로 진단되는 3가지 주요 유형은 다음과 같습니다. 거식증, 영향을 받는 개인이 굶기나 운동을 통해 최대한 체중을 줄이려고 시도하는 경우, 폭식증, 폭식 후 구토 또는 완하제로 체중을 유지하는 경우 폭식장애, 항상 과식을 하는 것을 특징으로 한다. 폭식은 남녀 모두에게 동일하게 영향을 미치는 반면 여성은 남성보다 거식증이 발생할 확률이 8배, 폭식증이 발생할 확률이 5배 더 높다.[65] 식이장애의 네 번째 그룹은 "다른 특정 급식 또는 식이 장애"로 분류되며 다음을 포함한다. 비정형 신경성 식욕 부진(무게가 정상 이하인 경우), 퍼지 장애(폭식이 없는 퍼지) 및 야간식이 증후군(과도한 야간 음식 소비). 점차 비만도 섭식 장애로 인식되고 있다. 이들에게 종종 음식은 편안함을 주는 "소유물"로 여겨진다.

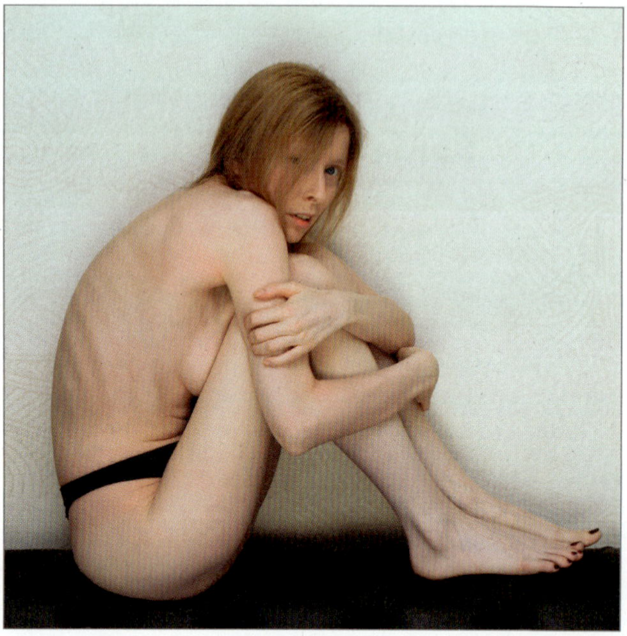

[62] http://www.nationaleatingdisorders.org/get-facts-eating-disorders

[63] http://www.eatingdisorders.org.au/key-research-a-statistics

[64] http://www.anorexiabulimiacare.org.uk/information-and-statistics-mediaqaswee

[65] http://www.nhs.uk/Conditions/Eating-disorders/Pages/Introduction.aspx

섭식장애는 생명을 위협하는 결과를 초래할 수 있고 건강, 업무 및 인간관계에 큰 영향을 줄 수 있는 심각한 정서적, 신체적 문제이다. 섭식장애는 신체적, 정서적, 사회적 문제에서 비롯된다. 효과적인 예방은 복잡하긴 하지만 도움을 줄 수 있는 다양한 전문적 옵션이 있다. 습관이 확립되기 전에 조기 개입을 하는 것은 훨씬 더 나은 결과를 제공한다.

부정적인 신체 이미지는 섭식장애의 최초 원인 중 하나이며 회복을 방해하는 가장 어려운 마지막 단계일 수 있다.[66] 그러나 섭식장애는 단순히 음식과 신체 이미지만의 문제가 아니다. 음식은 저항하기 힘들어 보이는 감정에 대한 통제력을 회복하고 긴장, 분노, 슬픔 및 불안을 완화시키는 데 사용될 수 있다.

섭식장애가 있는 사람들은 마사지 받는 것을 꺼릴 수 있다. 옷을 벗거나 테이블에서 옷을 입는 것은 부정적인 신체이미지를 가지고 있는 사람에게는 어려울 수 있으며, 동시에 긴장, 분노 및 불안을 유발할 수 있다.

연구에 따르면, 5주 동안 일주일에 두 번 마사지 요법을 받은 신경성 식욕부진으로 진단받은 여성은 스트레스와 불안 수준이 낮으며 마사지 후 코티솔(스트레스) 호르몬 수준이 낮다. 또한 5주간의 연구를 통해 신체 불만이 감소하고 도파민과 노르에피네프린 수치가 증가한 것으로 나타났다.[67]

마사지 환경을 주의 깊게 관리하는 것은 치료 중 고객을 지원할 수 있게 하고, 고객과 시술자간의 관계의 신뢰를 높이는데 도움이 된다. 마사지를 수행하는 사람이 고객의 친구 또는 가족인 경우, 치료 중에 고객의 신체에 대해 언급하거나 고객의 상태에 대해 이야기 나누지 않도록 해야 한다. 대신 고객으로 하여금 비판적이지 않고 전문적인 방법이라고 느껴질 수 있을 만한 안전공간으로 만들어야 한다.

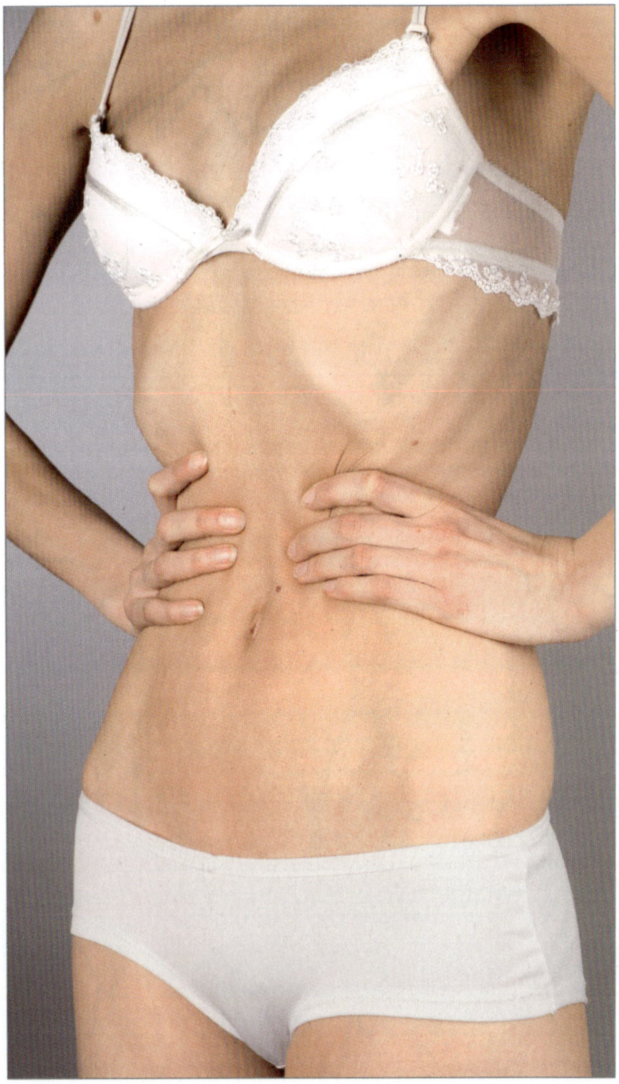

[66] http://www.nationaleatingdisorders.org/developing-and-maintaining-positive-body-image

[67] http://www.tandfonline.com/doi/abs/10.1080/106402601753454868#.UwPEgfl_vk0

특정 금기 사항
Specific Contraindications

섭식장애를 가진 고객을 마사지를 할 때 특정한 금기사항과 유의사항이 있다. 섭식장애는 심혈관, 위장관, 내분비, 피부과, 혈액학적, 골격 및 중추 신경계 문제와 관련이 있을 수 있다.[68] 우리는 이들 중 마사지 치료에 특별히 영향을 미치는 질환들에 초점을 맞출 것이다.

심장 질환은 심각한 거식증 환자를 사망에 이르게 하는 가장 흔한 원인이다. 거식증 상태는 매우 느린 심장 리듬, 혈류감소, 매우 낮은 혈압 및 심장 근육 손상으로 이어질 수 있다. 따라서 고객에게 심장 문제, 기절 또는 저혈압 병력이 있었는지 확인하는 것이 중요하다. 기존의 심장문제가 있는 경우 고객의 주치의에게 마사지를 받아도 되는지 확답을 받는 것이 안전하다. 제한된 식이로 인한 전해질 불균형 상태에서 심장의 전기적 펄스는 위험 할 수 있다. 따라서 시술자는 고객의 저혈압 문제를 인식하고 마사지가 완료되면, 고객이 머리를 베개에 놓은 상태로 옆으로 돌아눕게 한 다음 앉은 자세로 바꾸고 그 다음 일어서게 하는 것이 좋다.

섭식장애가 있는 여성의 경우 에스트로겐 생성이 제한 될 수 있다. 이는 신체의 칼슘 저장능력을 손상시켜 골감소증(골 칼슘 손실) 또는 골다공증(골밀도 손실)이 뒤따를 수 있다. 그러므로 마사지 치료 시에 관절 교정이나 염발음이 나는 것을 피해야한다. 남자 청소년의 경우에도 체중 감소로 인해 테스토스테론 수치가 감소하여 골밀도가 낮아져 있기 때문에 동일하게 적용해야 한다.

빈혈 역시 섭식장애가 있는 사람들에게 흔하며 이는 마사지를 했을 때 멍이 더 많이 들게 한다. 그렇다고 마사지를 할 수 없는 것은 아니지만 심하게 멍드는 것을 피하기 위해 여러 시도를 통해서 압력의 깊이를 점차적으로 증가시켜야 할 수도 있다. 직접적인 하향 압력보다는 긴 스트로크를 사용하면 멍을 예방하는 데 도움이 된다.

섭식 장애는 복부 팽만감과 변비를 유발할 수 있다. 변비에 관해 기술된 챕터에 설명된 기술을 사용할 수 있으며 다만 이 부위가 매우 약할 수 있으므로 부드럽게 마사지 한다. 완화제를 과다 복용한 사람들의 경우 직장 벽이 약화 될 수 있고 따라서 대장에 압력이 가해지면 대변실금을 유발할 수 있다.

탈모, 노란 피부 및 상처 치유 지연은 신체가 스스로 치유 할 수 있는 자원이 없기 때문에 나타나는 섭식장애의 대표적인 부작용이다. 상처 난 피부를 마사지하지 말고 머리카락을 가볍게 잡아당기는 동작의 두피마사지를 하지 말아야 한다.

마지막으로, 폭식증이 있는 고객의 경우 강제 구토로 인해 식도가 짓무르고 손상됐을 수 있다. 이것이 문제인 경우, 옆으로 눕혀 머리 아래에 베개를 놓아 지지해 주는 것은 고객을 더욱 편안하게 해 줄 것이다.

병적으로 비만인 고객은 등을 대고 눕거나, 측면 또는 엎드려 누워 있게 되면 호흡에 문제가 생길 수 있다. 이 경우 고객이 앉아서 마사지를 받도록 할 수 있다. 체질량이 높은 사람의 경우 지방을 뚫고 근육까지 자극이 닿기 위해서는 더 깊이 눌러야 한다고 생각할 수도 있지만, 깊이 눌러 시술하는 것은 고통스럽고 의학적 합병증을 유발할 수 있으므로 압력을 적당히 유지한다. 발과 아래쪽 다리, 손, 팔, 머리와 목에 치료를 집중하고, 이 부위들의 작업을 통해 초기 긴장이 풀어지고 고객의 자세가 잡히면 등을 진행한다.

---

[68] http://www.aedweb.org/AM/Template.cfm?Section=Medical_Care_Standards&Template=/CM/ContentDisplay.cfm&ContentID=2413

섭식장애가 있는 모든 고객의 경우 드레이핑(몸을 가리는 것)에 특히 주의를 기울여서 고객이 테이블에 있는 동안 안전하게 지원받으며 품위를 유지하고 있다는 생각이 들도록 해야 한다.

마사지 치료 Massage Treatments

섭식장애가 있는 사람에게 사용되는 특정 마사지 기술은 없다. 표준 마사지 기술을 사용하여 여러 문제를 치료할 수 있지만 위에서 설명한 내용을 염두에 둔다.

안정을 위한 부드러운 마사지도 도움이 될 수 있다. 그 자체만으로도 신체 이미지를 개선하고 자신감을 높이며 기분이 좋아지게 할 수 있다. 자신의 신체에 대해 부정적인 이미지를 가진 사람들의 경우, 터치는 일상에서 불편한 자극일 수 있다. 이때 마사지는 치유 과정의 일부가 될 수 있다. 마사지를 통한 치료적이고 치유적인 터치는 오롯이 의학적인 것도 아닐 뿐더러 순수하게 개인적인 것도 아니다. 따라서 마사지는 고객이 자신의 몸을 비 임상적이고 평가적이지 않은 방법으로 경험할 수 있도록 도움을 줄 수 있으며, 그중 일부에게는 긴 치유 여정의 필수적인 부분이 될 수 있다.

섭식장애가 있는 사람들을 위한 마사지는 친구나 가족이 수행 할 수 있지만, 아는 사람에게 마사지를 받는 것은 복잡한 상황을 만들 수 있다. 왜냐하면 이들과 이중관계에 놓이게 되기 때문이다.

이중관계란 시술자가 두 가지 역할을 수행하려고 함을 의미한다. 즉 친구 또는 가족 구성원임과 동시에 치료적 접촉자라는 이중 역할이다. 어떤 사람들에게는 이것이 너무 힘들 수 있다. 예를 들어, 시술자가 섭식장애가 있는 사람에게 좌절감을 느끼거나 심지어 화를 낼 수도 있다.

마사지를 받는 사람은 시술자가 가족이나 친구이기 때문에 마사지 테이블에서 너무 길게 휴식을 취할 수도 있다. 또한 의도치 않게 기존 관계에서 있었던 이슈들을 마사지 중에 이야기하기도 하는데 이것은 치료 효과를 떨어뜨릴 수 있다. 이것이 문제가 된다면, 마사지를 제공하는 다른 전문가의 서비스를 이용하도록 하는 것이 가장 좋다.

불안이 문제라면 불안 마사지 프로토콜을 따라야 한다. 두통이 문제인 경우 두통 마사지 지침을 따라야 한다. 몸의 어느 부분을 사용하든지 적응해야 할 수도 있다. 누군가 체중이 너무 적으면 시술자의 팔뚝이 너무 커서 갈비뼈와 척추에 부딪히지 않고 마사지하기 힘들기 때문에 팔뚝을 고객의 등 뒤로 넣을 수 없다. 천천히 신중하게 작업하고 항상 그렇듯이 고객에게 시술 강도에 대한 지속적인 피드백을 받아야 한다. 자신에 대해 좋지 않은 신체 이미지를 가진 사람들에게 터치는 매우 효과적이다.

정서적 문제와 외상 후 스트레스 장애
Emotional Issues and Post-Traumatic Stress Disorder

질환의 배경
Background to the Condition

이 책의 서론에서는 마사지에 대한 역사적인 맥락과 마사지가 어떻게 수천 년에 걸쳐 이용될 수 있었는지 설명하고 있다. 따라서 서론 챕터를 아직 읽지 않았다면 지금 읽어보면 좋다. 일부 전통적인 마사지 시스템은 어떠한 문제가 영적인 영향으로 인해 발생했다고 생각했기 때문에 그것을 신체에서 제거하기 위해 행해졌다. 다른 마사지 및 치유요법은 신체의 에너지 시스템에서 작동한다. 이 마사지의 목표중 하나는 신체의 지나친 에너지나 신선하지 않은 에너지를 제거하는 것이다. 질병은 신체 에너지 시스템의 불균형 때문일 수 있다. 이러한 접근 방식을 사용하는 시술자는 질병과 정서적 트라우마 사이의 연관성을 이해하는 것이 중요하다. 이러한 신념은 신체와 건강에 대한 이해에서 비롯되며 5000년 이상 거슬러 올라간다.

이것은 그리스 철학과 근대 의학의 출현에 의해 변화하기 시작했다. 히포크라테스는 신앙기반 시스템으로 유명했는데 신체 기반의 약을 주장하기 위한 것이었다. 간질에 대한 히포크라테스의 언급은 그의 간질에 대한 입장을 알게 해 준다. "사람들은 간질을 이해하지 못하기 때문에 간질을 신성하게 생각한다. 우리는 언젠가 간질의 원인을 밝혀내고 이것을 더 이상 신성한 것이라고 여기지 않게 될 것이다. 우주의 모든 것들도 마찬가지다."[69]

이것의 최종 결과는 신체의 근육과 구조에 초점을 맞추는 방향으로 서양 마사지의 관행을 바꾼 것이었다. 신체에 대한 우리의 이해가 커지면서 신체의 시스템에 맞추어 행해지는 마사지의 기법에도 집중하게 되었다.

안타깝게도 서로 다른 두 가지 사고방식은 마사지 업계를 "과학 대 비과학"의 영역으로 분리시키고 있으며 그래서 마사지는 점차 논쟁의 대상이 되는 정치적 문제가 되었다. 그러나 포스트모더니즘 세계에서는 이제 하나의 시스템이나 신념을 강하게 고집하는 것에 대한 강점과 약점을 인식할 수 있게 되었다.

[69] http://www.eoht.info/page/Hippocratic+reductionism

서양 마사지 대 전통 마사지
Western versus Traditional Massage

정서적 문제를 치료할 때 동양 전통에서는 육체가 정서적 긴장이나 트라우마에 의해 어떻게 영향을 받는지에 집중해 왔다. 서구의 전통은 최근 미주신경이 정서적 외상, 기억 및 부교감 신경계에 미치는 영향에 초점을 맞추고 있다. 이 신경에 접근하는 방법은 많은 연구와 특정 수준의 토론을 통해서 찾아낼 수 있을 것이다. 우리는 단지 한쪽 또는 다른 쪽의 주장에 전적으로 의존하지 않고 어떤 것이 시술에 도움이 되는지를 살펴보면 될 것이다. 몸을 우리가 어떻게 이해하는지는 시대, 의학연구 및 우리 철학적 접근에 따라 변화한다. 그래서 어떻게, 왜 작용을 하는지에 대한 이야기에 집착하는 것을 걱정할 필요가 없다. 우리의 경험, 지속적인 교육, 통찰력 및 환자의 결과를 바탕으로 한 실습으로 발전해나갈 수 있다. 우리가"먼저 해를 끼치지"않는 한 잃을 것은 없다. 마사지가 불안이나 외상 후 스트레스 장애를 즉시 치료할 것이라는 약속은 없다. 만약 하나의 치료법이 모든 것에 적합하다면, 이것은 문서화 되고 독점적으로 사용될 것이다. 그러나 마사지로 이러한 문제를 해결할 수 없다고 말하는 것도 적절하지 않다. 잘못된 약속은 없어야하지만 개인을 치료하는 데 도움이 될 수 있는 것과 그렇지 않은 것에 대한 제한도 없어야한다.

마사지는 사람들이 정서적 문제나 삶의 위기를 극복하는 데 도움이 될 수 있을까? 아마 일부 사람들에게는 가능할 것이다. 육체적 긴장과 정신적/정서적 긴장은 둘 다 그런 긴장감을 겪는 사람의 몸에 고정된다는 공통점을 갖는다. 정서적 긴장은 실제 육체적 고통으로 느껴질 수 있다. 예를 들어, 긴장성 두통은 머리, 얼굴, 목 및 어깨의 근육이 단단해져 발생하지만 스트레스가 많은 근로 환경, 인간관계의 붕괴 또는 그 밖의 삶의 스트레스 또는 긴장 때문일 수 있다. 만약 과민성 대장 증후군이 원인에 의해서가 아닌 스트레스로 악화되면, 몸에 대한 더 동양적인 접근의 언어는 여전히 일상의 서양적 언어로 들어가는 것을 볼 수 있다. 그래서 우리는 근본 원인이 두려움, 슬픔 또는 불안일 수 있는 경우에도 배가 휘젓거나 꼬이는 것에 대해 이야기 한다.

우리 몸은 두려움에 대한 반응으로 복잡한 호르몬을 분비하며(불안을 논의하는 챕터에서 자세히 설명), 건강에 실제로 해로운 영향을 미친다. 때로는 스트레스 받는 상황에 처했음에도 삶을 계속 이어나가야 하며, 근육과 신체 시스템에 저장 될 수 있는 신체에 대한 영향과 감정을 처리 할 시간이 없다. 군인들은 끔찍한 상황을 목격하고 경험할 수 있지만 전쟁을 멈추고 이러한 감정을 처리 할 수는 없다. 배우자를 잃고 혼자 자녀를 돌봐야 하는 부모처럼 트라우마 이후에도 "keep going" 해야 하는 사람들은 그들에게 일어난 상황을 인식하지 못할 수도 있다. 그러나 이것이 신체와 정신에 영향을 미치지 않는다는 의미는 아니다.

어떤 사람들에게는 이것이 불안, 우울증 또는 분노로 이어질 수 있고 다른 사람들에게는 외상 후 스트레스 장애(PTSD)로 이어질 수 있다. 이것은 우리 몸이 스트레스에 반응하는 하나의 방식이다. 왕립 정신과 전문의(RCP)는 PTSD로 이어질 수 있는 여러 가지 사건을 열거한다. PTSD는 충격적인 사건에 의해 발생될 수 있다. 충격적인 사건은 당신이 위험에 처하거나, 생명이 위협 받거나, 다른 사람들이 죽거나 다치는 것을 보는 것이다. 전형적인 충격적 사건은 심각한 사고, 군사 전투, 폭력적인 개인공격, 인질 공격, 테러 공격, 전쟁 포로, 자연 재해 또는 인공 재해, 생명을 위협하는 질병을 진단 받았을 때와 같은 상황이다.[70]

---

[70] http://www.rcpsych.ac.uk/healthadvice/problemsdisorders/posttraumaticstressdisorder.aspx

뉴스를 켜는 것만으로도 전 세계 사람들이 매일 위험에 처할 수 있다. RCP는 PTSD가 삶이 공평하고, 삶이 이성적으로 안전하고, 우리가 안전하다는 우리의 감각이 훼손되는 사건으로 발생한다고 주장한다. 외상 경험은 우리가 언제든지 죽을 수 있음을 매우 명확하게 해주므로 PTSD의 증상은 죽음을 피하려는 정상적인 반응의 일부이다. RCP는 사람들에게 슬픔, 우울, 불안, 죄책감 및 분노를 느끼게 하는 것으로 PTSD의 증상을 설명한다. 증상에는 3가지 주요 유형이 있다.

- 플래쉬백과 악몽을 통해 그들이 겪은 사건은 계속해서 재현된다. 이것은 낮에는 "플래쉬백", 그리고 수면 중에는 악몽으로 나타날 수 있다. 플래시백은 너무나 현실적이어서 마치 그 사건을 다시 경험하는 것처럼 느껴진다. 사람들은 마음속에서 그 사건을 다시 보게 될 뿐만 아니라 두려움, 발한, 냄새, 소리 및 고통과 같이 당시의 감정과 육체적 감각을 느낄 수도 있다.

- 회피와 마비 — 그들은 고통스러운 경험이 되풀이되는 것에 화가 나서 자신의 주의를 딴 데로 돌리기 위해 가능한 모든 것을 할 것이다. 그들은 취미 생활을 하거나, 일을 열심히 하거나, 십자말 퍼즐이나 직소 퍼즐에 시간을 소비함으로써 딴 데 정신을 팔기위해 노력할 것이다. 그들은 트라우마를 상기시키는 장소와 사람들을 피하고 그것에 대해 이야기하지 않을 것이다. 또한 감정적으로 마비되거나 다른 사람들과의 의사소통을 점차 줄여나감으로써 아무런 감정을 느끼지 않으려고 노력함으로써 이러한 고통의 감정을 다룰 수 있게 될 것이다.

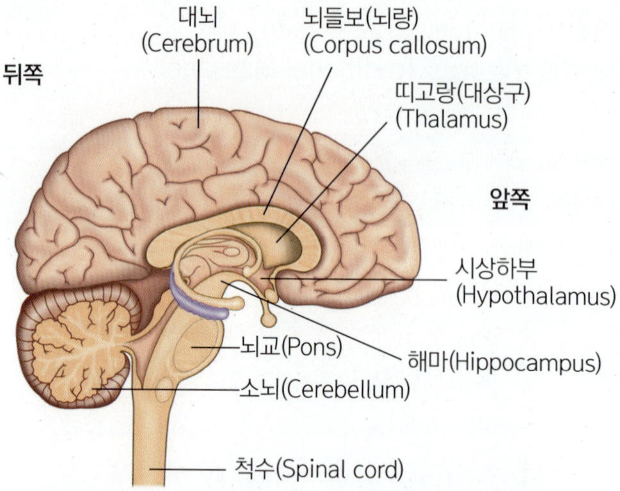

뇌를 통한 중간 부분(Mid-section through the brain)

- "경계" — 그들은 마치 망을 보는 것처럼 항상 경계하는 것을 발견 할 수 있다. 이완은 불가능하다. 이러한 "과잉 감시"는 불안과 수면 장애로 이어진다.

신체가 고조된 상태로 유지되면 근육통 및 설사, 불규칙한 심장 박동, 두통, 공황 및 공포감, 우울증 및 술을 너무 많이 마시거나 약물사용(진통제 포함) 등의 신체적 증상을 유발할 수 있다.[71]

본격적인 PTSD로 진행하지 않았더라도 일부 증상이 나타날 수 있으며 이것에 대한 도움을 구할 수도 또는 구하지 않을 수도 있다.

건강과 마사지에 대한 전체적인 접근 방식을 취한다면 마사지는 치료의 중요한 부분이 될 수 있다. 어떤 사람들에게는 신체의 과신경을 끄고 이완을 위해 약물이 필요할 수 있지만 상담, 대화, 휴식, 심호흡 및 마사지와 같은 치료가 회복에 가져 오는 역할에 대한 인식이 높아지고 있다. PTSD뿐만 아니라 정서적 사건 또한 일상생활에 영향을 미칠 수 있다.

---

[71] http://www.rcpsych.ac.uk/healthadvice/problemsdisorders/posttraumaticstressdisorder.aspx

마사지는 몸이 다시 긴장을 푸는 방법을 알려줄 수 있으며 단시간이라도 안전하게 감정을 내려놓을 수 있도록 한다. 한번 짧은 시간 동안 안전하게 휴식을 취하면 점차 그 경험을 반복함으로써 통제력을 되찾게 되고 점차 편안함이 불안한 느낌을 대체하기 시작한다. 무슨 일이 있었는지에 대한 감정적 처리와 함께 신체적 과정도 진행되면 몇 달 정도 소요될 것이다. 아드레날린은 누군가가 스트레스를 받을 때 신체가 생성하는 호르몬이다. 아드레날린은 몸을 "펌핑"하여 행동을 준비한다. 스트레스가 사라지면 아드레날린 수치가 정상으로 돌아간다. PTSD에서, 트라우마의 생생한 기억은 아드레날린 수치를 높인다. 이것은 사람을 긴장하고 짜증나게 하며 휴식이나 수면을 방해한다.

해마는 기억을 처리하는 뇌의 일부이다. 아드레날린과 같은 높은 수준의 스트레스 호르몬은 "휴즈 블로잉(blowing a fuse)"과 같이 해마를 제대로 작동하지 못하게 할 수 있다. 트라우마의 기억을 처리 할 수 없기 때문에 플래시백과 악몽은 계속된다. 스트레스가 사라지고 아드레날린 수치가 정상으로 돌아오면 뇌는 자연치유과정을 통해 손상을 복구 할 수 있다. 그러면 환자를 괴롭히는 기억을 처리 할 수 있으며 플래시백과 악몽이 천천히 사라진다. 마사지는 신체의 투쟁도피반응(flight or fight)을 중단 시키고 단계적 증상 완화를 가져올 수 있다.[72]

특정 금기 사항
Specific Contraindications

이 상태에 대한 별도의 의학적 금기 사항은 없지만, 치료는 환자의 주치의와 협력하는 것이 가장 효과적이며 개인이 복잡한 문제를 해결하기 위해 자신의 필요에 적합한 다양한 치료법을 이용할 수 있도록 한다. 사람들이 기억을 처리 할 수 있도록 하는 치료와 결합된 마사지는 회복을 돕는데 매우 효과적이다.

마사지 치료는 몸 전체에 가장 적합하지만 천천히 진행해야한다. 환경이 편안하도록 특별한 주의를 기울여야한다. 친구나 가족을 치료한다면 그 사람이 안전하다고 느끼는 중립적인 공간을 선택한다. 만약 환자가 시술자의 배우자 또는 자녀와 같이 개인적 관계가 있는 사람이라면 치료하는데 필요한 이중 관계를 고려한다.

치료를 받는 사람은 편하게 분노를 표현하고 울 수 있어야 하는데 시술자와 개인적 친분이 있는 경우에는 그것이 어려울 수 있다. 환자와 이에 대해 허심탄회하게 이야기하고, 시술자와의 개인적인 관계에 대한 판단으로 받아들이지 말아야 한다. 시술자가 치료를 제공할 적절한 사람인지 여부를 결정한다. 일부 환자는 자신이 아는 사람만을 안전하다고 느낄 수 있다. 기존의 개인적 관계가 없는 사람을 시술하는 것이 더 쉬울 수 있다. 각 사례를 자체적으로 판단한다.

방을 안전하고 편안하며 따뜻하게 만들어준다. 그러면 몸이 더 편안해질 수 있다. 전문적으로 일하고 있지 않더라도 이 치료를 위한 휴대용 마사지 테이블에 투자하는 것이 좋다. 이로 인해 더 잘 일할 수 있고 환자가 얼굴 구멍에 머리를 대고 쉴 수 있으므로 긴장을 푸는 데 도움이 된다.

추운 나라에서 일하는 경우 전기담요를 사용하여 마사지 베드를 따뜻하게 할 수 있다. 드럼 리듬의 곡이나 갑작스럽게 큰 소리가 나오는 음악은 피하고 부드러운 음악을 배경음악으로 선택한다. 환자가

---

[72] http://www.rcpsych.ac.uk/healthadvice/problemsdisorders/posttraumaticstressdisorder.aspx

원하는 경우 직접 음악을 선택할 수 있도록 하는 것도 좋다. 조명을 어둡게 유지하고 집 전화의 플러그를 뽑고, 휴대폰, 컴퓨터, TV 등을 끄고 방해받지 않고 중단 없이 작업 할 수 있도록 어린이는 다른 성인의 감독을 받도록 한다. 치료를 시작하기 전에 환자가 방과 출구에 익숙해지도록 도와준다.

각 세션마다 최소 2시간이 소요되며 치료가 끝났을 때 환자가 서두를 필요가 없는 장소에서 작업하는 것이 이상적이다.

마사지 치료 Massage Treatments

이 책에서 열거한 지침에 따라 전신 마사지를 계획할 수 있지만 PTSD, 우울증 또는 기타 정서적 문제를 치료하기 위해 고려해야 할 다른 4 가지 영역이 있다. 머리 마사지, 의사 소통, 환자의 호흡 및 배꼽 또는 복부 마사지이다.

머리 마사지는 불안과 스트레스에 대한 "스위치 오프(switch off)"이다. 머리, 얼굴 및 두피에 대한 작업으로 마음상태가 스위치 오프(switch off)되고 긴장을 풀 수 있다. 정서적 외상, 우울증 또는 PTSD가 있는 사람을 치료할 때는 부드러운 머리, 얼굴 및 두피 마사지로 치료를 시작하는 것이 도움이 된다. 그 후 신체의 다른 영역을 마사지 한다. 먼저 상체 또는 하체를 시술한다. 상체를 시술하는 경우, 초기 머리 마사지 후 2장, 4장 및 5장에 설명된 대로 손부터 시작하여 팔, 그다음 어깨, 등, 목, 가슴의 순서로 시술한다.

마사지 중에 환자가 너무 고통스러워하거나 긴장을 풀 수 없다면 머리 시술로 돌아간다. 세션이 진행되고 환자가 긴장을 푸는 방법을 배우면 머리마사지를 줄일 수도 있지만, 처음 몇 번의 치료에서 머리 마사지로 되돌아가는 것을 걱정할 필요는 없다. 마지막으로, 마사지를 마치면 치료가 끝난 후 10분 동안 헤드 마사지로 돌아가 그동안의 치료를 정리하는 시간을 갖는다.

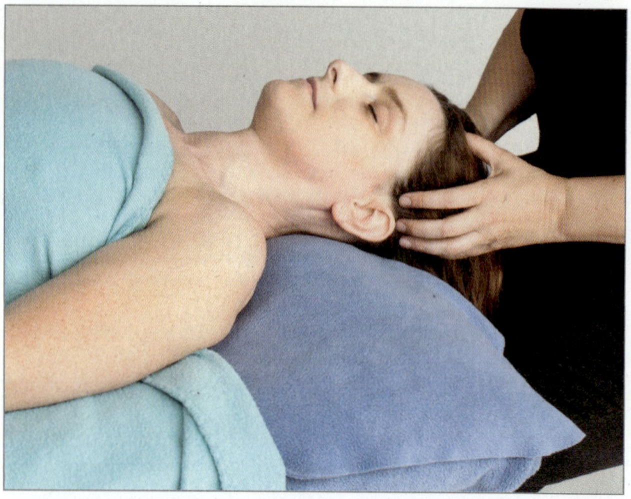

PTSD가 있는 환자를 시술할 때 치료하는 동안 충격을 가하지 않는 것이 중요하다. 따라서 신체의 한 영역에서 다른 영역으로 시술 부위를 이동하는 경우 부드러운 말로 알려준다. 의사소통은 거슬리거나 끊임없는 대화가 되지 않도록 하여 환자가 스위치오프 할 수 있어야 한다. 그리고 환자에게 점프징후가 나타나지 않도록 시술 부위를 예기치 않게 변경하지 않도록 해야 한다. 빠르게 또는 예기치 않게 치료부위를 이동하여 환자에게 점프징후가 나타나게 되면 다시 이전 치료부위로 돌아가야 한다. 왜냐하면 예기치 못한 터치로 인해 환자에게 "투쟁-도피(flight or fight)"반응이 일어날 수 있기 때문이다.

일부 환자는 치료 중 대화가 필요하다고 느낄 것이다. 때로는 긴장을 풀기 위해 긴장을 유발하는 스트레스나 사건에 대해 이야기하고 싶어 할 수 있는데 그때는 환자에게 대화를 허용한다. 그리고 그들이 말하는 내용에 대해 판단하지 말고, 항상 환자의 신호를 읽어 그들이 대화를 원하는지 파악하고 반응한다.

환자는 마사지 치료 중 수동적 역할만을 하지는 않는다. 치료가 환자의 호흡과 함께 이루어지면 더 깊고 효과적인 치료가 될 수 있다.

치료 시작 전에 몇 분 동안 좋은 호흡법에 대해 환자에게 알려주는 것이 좋다. 아기와 어린 아이들이 숨을 쉬는 것을 지켜보면 배로 숨을 쉬는 것을 알 수 있다. 청소년이 되어 신체를 인식하게 되면 의식적으로 배를 집어넣고 있기 때문에 배호흡은 점차 얕아지게 되고 이것은 성인이 되어서까지 지속된다. 이것은 얕고, 더 빠르며, 효과적이지 않은 가슴 호흡을 초래한다. 마사지에서 호흡을 늦추고 깊게 유도한다.

시술자 자신의 호흡을 깊고 편안하게 유지하는 습관을 가지면 환자에게 더 쉽게 가르칠 수 있다.

누운 상태에서 한 손을 가슴에 대고 다른 손을 배꼽과 치골 뼈의 중간에 놓이도록 한다. 숨이 손이 놓여있는 배로부터 나와야한다. 긴장을 풀고 호흡을 느리게 하면서 배 위의 손이 오르내리고 가슴의 손은 거의 움직이지 않도록 한다.

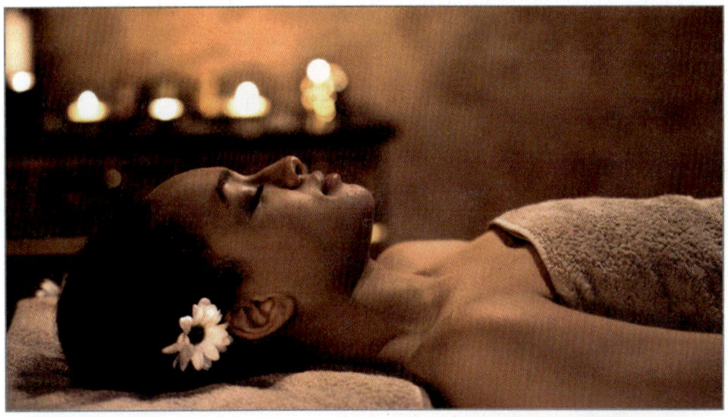

환자는 시술자의 호흡을 따라할 가능성이 높기 때문에 마사지 할 때는 항상 스스로 깊고 편안한 호흡을 유지하도록 주의를 기울인다. 환자에게 느리고 깊은 호흡을 권장한다. 이 깊은 복부 호흡만으로도 생각과 감정의 통제력을 회복하고 투쟁도피반응을 진정 시킬 수 있다. 환자의 호흡을 활용하여 마사지 효과가 최대가 되도록 한다. 만약 시술자가 특별히 강하게 누를 경우, 행하기 전에 환자의 내쉬는 숨을 기다린다. 그러면 환자는 덜 고통스럽고 긴장은 더 빨리 완화되며 시술자는 쉽게 더 깊이 누를 수 있게 될 것이며 이것은 긴장과 감정과 육체적 증상을 없애줄 수 있을 것이다. 더욱이 심호흡은 긴장을 일으킨 원인을 사라지게 할 수 있다.

마지막으로, 신체의 다른 모든 부위를 시술한 후에는 복부나 배를 시술을 할 수 있다. 많은 문화권에서는 전통적으로 배는 사람의 영혼이나 생명력이 들어있는 곳이다. 이것은 "배를 쥐어짠다(my stomach was in knots)", "뱃속이 내려앉았다(my stomach sank)", "뱃속이 울렁거린다(I had butterflies in my stomach)"와 같은 서구식 표현에도 반영된다. 복부를 시술하는 것은 뱃속 깊은데서 부터 시작된 육체적 긴장과 변비를 풀어주는 데 도움을 줄 뿐 아니라 깊이 자리 잡은 감정적인 긴장을 풀어줄 수 있을 것이다.

시술자가 인체 해부학에 대한 지식이 있고 전문적으로 교육 받았다면, 환자의 동의를 얻어 이 부위를 더 깊이 시술할 수 있다(환자의 전반적인 건강 상태가 괜찮다면). 복부 마사지를 훈련을 받지 않았거나 친구나 가족을 치료하는 경우에는 복부 표면을 가볍게 터치하면서 부드럽게 시술하여 효과를 얻을 수 있다. 하지만 이 경우 같은 효과를 얻기 위해서는 시간이 좀 더 필요할 것이다. 그리고 훈련을 받은 시술자라 하더라도 어떤 환자들에게는 이 부분을 가볍고 천천히

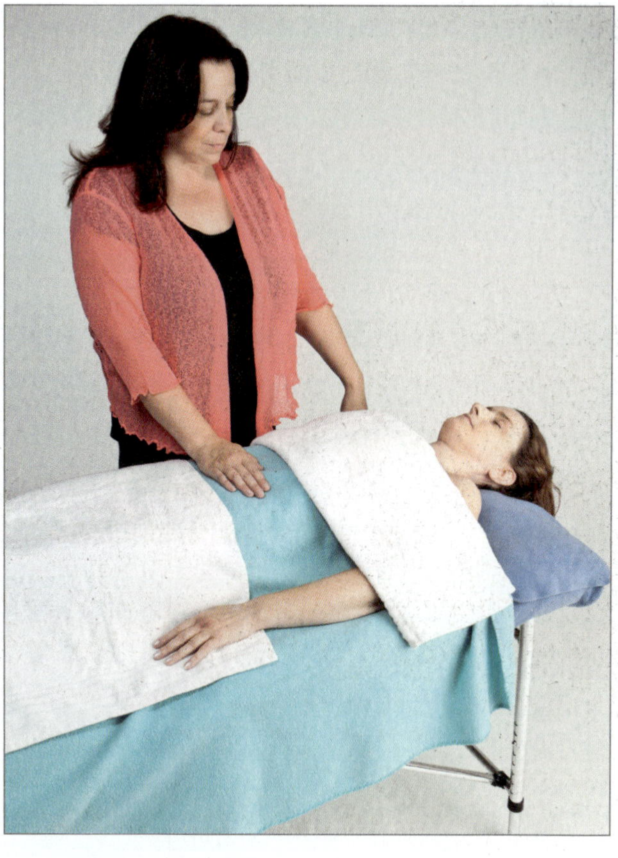

시술해야하기 때문에 느리고 온화한 접근 방식을 익히는 것은 중요하다.

먼저 시술자의 손바닥을 환자의 배위에 놓고 엄지손가락 지문이 배꼽에 위치하게 한다. 항상 환자의 몸이 덮여진 상태로 시술 한다. 이 부위의 피부 접촉은 매우 불편할 수 있고 침범으로 느낄 수 있으므로 특히 주의를 기울여야 한다.

환자가 더 깊이 호흡하도록 격려한다. 어떤 사람들은 이것만으로도 감정이 북받칠 것이다. 그냥 그렇게 두시면 된다. 누군가 울고 싶어 한다면 이유를 설명 할 필요 없이 내버려 둔다. "괜찮아요.", "좋아요, 실컷 우세요"라고 말해 환자를 안심시키는 것만으로도 충분한다. "괜찮습니까?"라고 묻지 말아야 한다. 또한 환자를 기존의 편안한 상태로 부터 벗어나게 해 스스로 생각할 시간을 갖게 하거나 환자와 대화하려고 한다면 치료가 중단 될 수 있다. 당신이 정중한 태도를 유지하고 환자가 울고 있다면 이유를 묻지 않아도 괜찮다.

일부 환자는 이 단계에서 화를 낼 수 있으므로 환자에게도 문제가 없음을 알리는 것이 중요하다. 다만 분노가 시술자를 향하지 않도록 한다. 그들은 테이블을 발로 차거나 주먹으로 두드리며 소리를 지르는 등의 소란을 피울 수 있다. 즉, 환자를 비판하거나 설명하려 들지 않는 것이 중요하다. 그들은 스스로 매우 복잡한 상황을 처리하고 있을 것이므로 시술자의 의견을 못마땅하게 느낄 수 있다. 그러나 현재의 상황이 괜찮다고 격려해 주는 것은 적절하다.

또한 전체 프로세스를 취소하기 전에 배 위에 손을 좌우로 움직여 부드러운 압력의 물결을 형성 한다. 그리고 손을 겹쳐서 배에 압력을 가하다가 압력을 손바닥과 손가락으로 차츰 전달한다. 시술자는 손을 쫙 펴고 가능한 넓게 배를 덮을 수 있도록 한다. 환자의 배가 꽤나 큰 경우 두 손을 사용하여 더 넓은 면적을 덮는 것이 좋다. 이 작업을 완료하면 환자에게 적절한 더 깊은 압력의 시술을 시작한다.

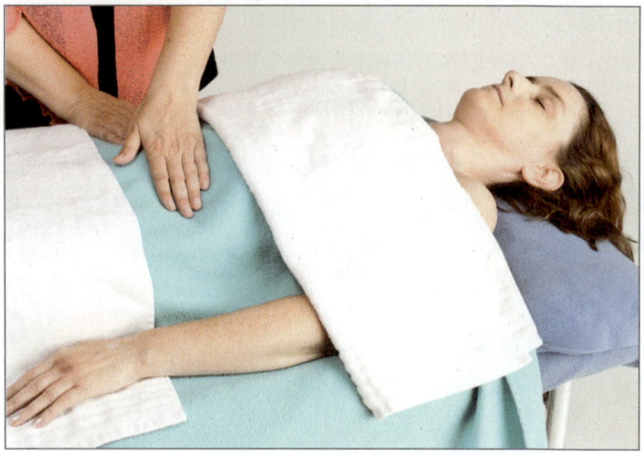

항상 배꼽의 오른쪽 상단 또는 왼쪽 하단에서 시작한다. 또한 기억해야 할 중요한 것은 배를 시계 방향으로 문지르고 환자의 호흡에 맞추어 시술해야 한다는 것이다.

먼저 환자의 체구에 따라(체구가 클수록 더 넓은 원을 그린다) 배꼽으로부터 2.54~5.08cm 바깥으로 작은 원을 그린다. 환자가 숨을 내쉴 때 손가락 끝을 평평하게 해서 배를 살짝 누르고 몇 초 동안 기다린다. 환자가 숨을 내쉬고 있는 동안에만 압력을 가한다. 그리고 숨을 들이 쉴 때는 압력을 풀어주어야 한다. 환자가 숨을 참아서는 안 된다.

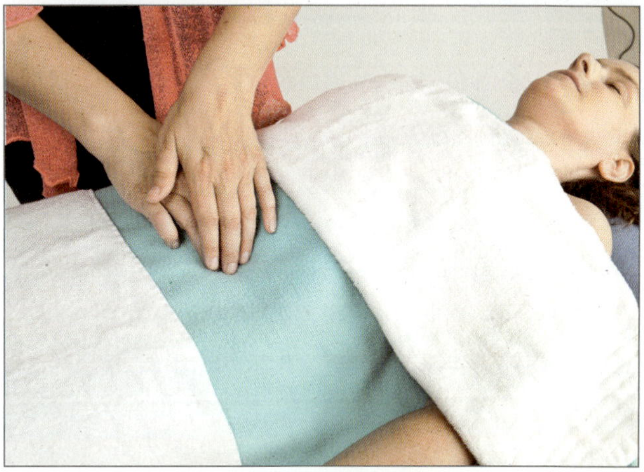

맥박이 강하게 느껴지면 동맥에 근접한 것이므로 손을 떼고 다시 손의 위치를 조정한다. 배꼽 주위로 원을 그리면서 천천히 마사지하되 찌르는 동작은 피한다. 이것은 느리고 리듬감이 있고 편안해야 한다. 쉽게 압력을 받지 않는 영역을 느낄 수 있을 것이다.

이것은 장의 음식, 배설물 같은 것일 수 있으며, 장을 눌렀을 때 움직일 수 있다. 치료 후 "장 청소" 될 수 있음을 환자에게 경고한다. 배꼽에 가까운 원에서부터 바깥쪽으로 이동하면서 점차 더 큰 원을 그리며 대장의 마사지를 반복한다.

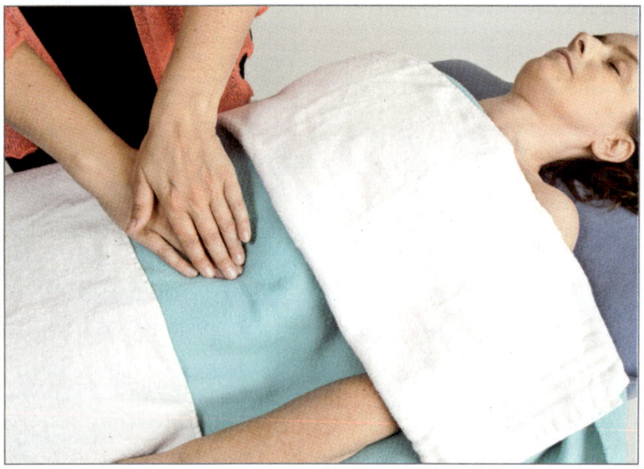

다시 말하지만, 항상 시계 방향으로 마사지하고 압력을 주의한다. 이 과정은 크론병이나 궤양성 대장염, 임신 중이거나 최근 복부 수술을 받은 사람에게는 시행해서는 안된다. 사진과 같이 수건 사이의 영역 안에서 시술해야 하고 갈비뼈보다 위쪽이나 치골부분은 시술하면 안된다. 치료를 서두르지 말고 환자가 울거나 외치거나 다른 형태의 정서적 방출이 있는 경우 그렇게 하도록 허용하고 안심시켜준다. 배의 다른 부분으로 이동하기 전에 감정이 진정 될 때까지 기다린다.

환자의 긴장을 풀 수 있도록 머리 마사지로 돌아가서 치료를 마친다. 그리고 치료 후에 환자가 돌아와서 쉴 수 있는 공간을 만들어준다. 나중에 치료를 "분석"할 필요는 없지만, 환자가 대화를 원하는 경우 대화를 이끌어 갈 수 있도록 하는 것도 좋다. 이러한 치료가 최대한의 효과를 얻으려면 환자가 대화를 통해 감정을 적절히 배출할 수 있도록 그 분야의 경험이 풍부한 전문가를 연결시켜 주는 것이다. 마사지는 치유 과정에서 강력한 도구가 될 수 있다.

섬유근육통 Fibromyalgia

질환의 배경
Background to the Condition

섬유근육통은 매우 쇠약해지는 질환이며, 종종 잘못 알려진 질환이다. 왜냐하면 섬유근육통에 대한 단일 검사가 없으며 질병의 외적인 신체적 징후가 없기 때문에 진단하기 어려울 수 있다. 확진은 경험한 증상의 분석과 다른 모든 질병을 배제한 후에만 가능하다. 섬유근육통은 일반적으로 섬유근육통 증후군으로 알려져 있지만 과거에는 상세불명의 류마티스 및 근육 류마티스로도 알려져 있었다. 의학적 견해가 발달하여 섬유근육통은 중추 신경계의 장애를 가르킨다. 연구가 진행 중이다. 미국에서만 700만 명, 영국에서는 100만 명으로 추산되는 많은 사람들에게 영향을 주는 질환이다.

섬유근육통의 증상은 많고 다양하지만 3가지 주요 문제는 만성통증(통증에 과민증), 만성 피로, 인지기능 장애이다.[73]

만성 통증은 보통 널리 퍼질 것이다. 마치 마라톤을 뛰거나 독감을 앓는 것처럼 느껴지거나 대신 날카롭고 강렬한 관절염 같을 수 있다. 통증은 매일 최대 24시간 동안 찌르거나, 쏘거나, 타는 것처럼 느껴질 수 있다. 섬유근육통은 그 자체로 몹시 쇠약하며, 사지가 마치 납으로 만들어진 것처럼 느껴질 정도로 만성 피로가 증가하며, 모든 움직임에 엄청난 양의 에너지가 필요하다. 그리고 보다 심해진 증상들이 함께 나타나게 된다. "브레인 포그"나 "섬유 안개"는 일반적으로[74] 인지 기능이 섬유근육통에 영향을 받기 때문에 환자는 집중하는게 어렵고 산만해지기 쉽다. 또한 의사 결정, 기억력, 정확히 말하기에 문제가 생길 수 있다. 심지어 환자가 중간쯤에 어떤 일을 하고 있었는지 기억하는 데에도 문제가 생길 수 있다.

만성적인 피로를 유발하는 수면 장애가 예상된다. 미국에서 수행된 의료 연구는 일반적인 수면 패턴에서 이러한 장애가 발생하는 곳을 발견했다. 섬유근육통 환자의 "4단계 깊은 수면에서[75] 특이하고 구체적인 이상"이 있다. 수면 중에 섬유근육통 환자는 깨어있는 것 같은 뇌활동의 파열로 끊임없이 방해받는다. 그들은 깊은 잠에서 보내는 시간이 제한되게 된다. 실제로 이것은 섬유근육통 환자가 다른 일반인이 경험하는 치유 수면의 더 깊은 혜택을 받지 못하고 있음을 의미한다. 스스로 신체가 치유하는 것을 어렵게 만든다.

---

73 http://www.fibroaction.org

74 http://www.fmnetnews.com

75 http://fmaware.org/site/PageServerb3b4.html?pagename=fibromyalgia_symptoms

근육 긴장, 뻣뻣하고 아픈 근육으로 깨어남, 소화 장애 및 재발성 두통은 모두 섬유근육통 환자에게 발생할 수 있다. 또한 많은 사람들은 밸런스 문제를 겪게 되어 고통스러울 수 있다. 소화 장애, 가렵고 타는듯한 피부, 이 모든 것이 섬유 근육통 증상의 힘겨운 패키지를 구성한다.

그러면 마사지가 어떻게 통각 과민(보통 약간 고통스러운 사건에서 평소보다 더 많은 고통을 느낌)과 이질 통증(전혀 고통스럽지 않은 자극으로부터 고통을 느낌)을 겪고 있는 사람을 도울 수 있을까? 초기 증상이 나타나면 마사지가 금기 될 것이다. 그러나 섬유근육통 자조 네트워크는 마사지가 섬유 근육통 환자를[76] 위한 비약물 치료 선택제 임을 제시한다. 그러나 이 상태의 사람들에게 안전하고 성공적인 마사지를 위한 매우 명확한 가이드라인이 있다.

특정 금기 사항
Specific Contraindications

모든 마사지에서 가장 중요한 요소는 치료를 매우 부드럽게 시작하는 것이다. 가장 가벼운 터치조차도 매우 고통스러울 수 있으므로 매우 부드럽게 시작하고 만약 깊이를 준다면 세션이 진행됨에 따르는 것이 중요하다. 환자의 신체가 치료에 어떻게 반응했는지에 대한 피드백을 받을 수 있다. 즉, 당신의 손길에

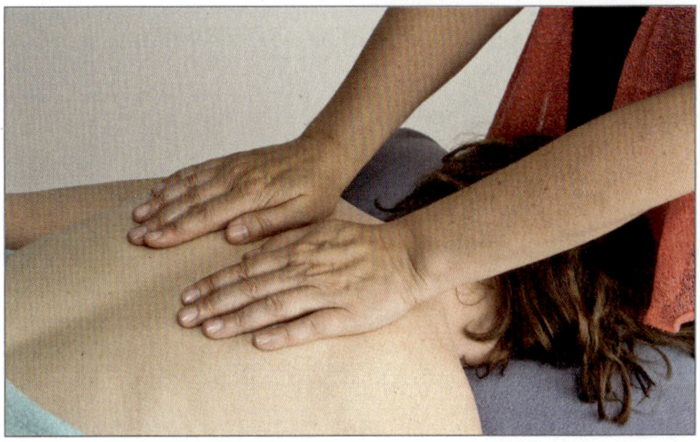

"확신"이 있는 것은 매우 중요하다. 망설이고 불안해하는 접촉은 피부를 너무 자극하여 통증을 유발할 수 있다. 부드럽게 하지만 자신감을 갖는다.

짧은 세션으로 시작하는 것이 가장 좋다. 이것은 시술자와 환자 모두 섬유 근육통이 마사지에 어떻게 반응 하는지를 알 수 있게 된다. 모든 사람들이 다르게 반응하므로 섬유근육통 환자를 치료하는 한 가지 방법만 있지 않다. 집에서 친구 및 가족과 함께 일하는 경우에도 10분을 작업 하더라도 환자를 과도하게 자극하지 않도록 피해야한다. 전문적인 맥락에서 30분 세션으로 시작하여 시간이 지남에 따라 이를 구축하는 것이 좋다. 한 시간이 넘는 세션 길이를 달성하는 것은 드물지만 다시 각각의 환자 반응을 확인해야 한다.

---

[76] http://www.fmnetnews.com/fibro-basics/treatment/non-drug-therapies

마사지 치료 Massage Treatments

마사지로 섬유근육통을 성공적으로 치료하는데 필요한 주요 요소 중 하나는 근막을 이완하는 것이다(아래의 예). 너무 복잡하지 않게, 근막은 아마도 "결합조직"으로 가장 잘 설명 될 수 있다. 근막은 콜라겐 섬유로 구성되며 근육, 뼈, 신경, 혈관 및 장기를 감싸서 묶는다. 근막은 근육, 인대, 힘줄 및 뼈, 신경 그리고 그것들에 공급하는 혈류 시스템들 사이에서 강한 상호 연결을 제공한다.

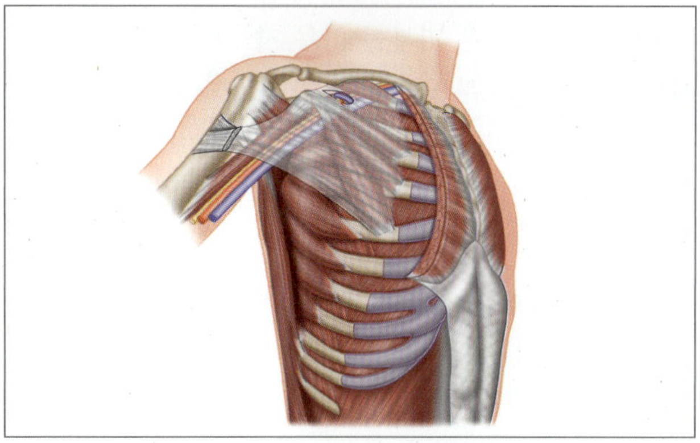

근막은 머리에서 발끝까지 몸 전체를 덮고있다. 근막과 근육을 결합하여 함께 근막 시스템으로 알려져 있다. 근막에는 3가지 타입이 있다. 피부와 주로 관련된 표면 근막, 근육, 뼈, 신경 및 혈관을 둘러싸는 깊은 근막, 그리고 마지막으로 내장기관과 주로 연결하는 내장 근막이 있다. 마사지는 주로 처음 두 가지 유형의 근막에 작용하지만 일부 전문가는 최종 카테고리에 자극을 주기 시작할 것이다. 우리가 지금 집중하여 마사지하는 것은 표재근막과 깊은 근막이다. 근막이 제대로 움직이지 않으면 근막과 밑에 근육이 고정될 수 있다.

근막이 움직이지 않는 이유는 많을 수 있다. 움직임이나 스트레칭이 많지 않은 생활 방식만큼이나 간단 할 수 있다. 그것은 만성 탈수, 부상으로 인한 통증으로 움직이지 않고 손상부위를 계속 보호하기 위한 것들로 가능하다.

섬유 근육통을 가진 환자를 위한 마사지의 시작점은 근막을 풀기 시작하는 것이다. 이 단계에서는 신체의 중심에서 바깥쪽으로 또는 바깥에서 안쪽으로 하든, 상체 또는 하체로 시작하든 상관없다. 근막은 몸 전체를 가로 지르는 모든 방향에 놓여 있으므로 어디에서 시작하거나 어떤 방향으로 마사지 하든 잘못 될 수 없다. 우선순위는 모든 주요 영역에서 작업하는 것이다. 척추에서 바깥쪽으로 작업을 시작하면 환자에게 좋을 수 있지만 이것은 규칙이 아니라 가이드이다. 어깨, 목, 전체 척추 아래 부분은 갈비뼈 주위의 근막과 같이 매우 타이트할 수 있다. 갈비뼈 부분은 매우 약해서 부드럽고 천천히 작업해야 한다. 치료는 더 작은 세션으로 나눠서 환자가 더 견딜 수 있도록 한다. 이런 식으로 전신을 가로 질러 작업해야 한다. 이런 식으로 전신을 가로 질러 마사지해야 한다(모든 은밀한 영역은 제외).

근막이 이완되도록 돕기 위해 간단하고 효과적으로 사용할 수 있는 두 가지 유용한 테크닉이 있다. 첫 번째는 피부를 롤링하는 것이다. 환자에게 자신 있게 사용할 수 있도록 먼저 자신에게 이 움직임을 연습한다. 손가락 사이의 피부를 집어 들고 롤링하여 작업 중인 영역을 가로질러 움직인다. 특정 방향으로 작업할 필요가 없으며 방향을 바꾸면 더 좋다. 환자 피부가 매우 건조하지 않다면 오일을 사용하는 것은 피한다. 기름을 바른 후에는 피부를 잡기가 어렵기 때문이다.

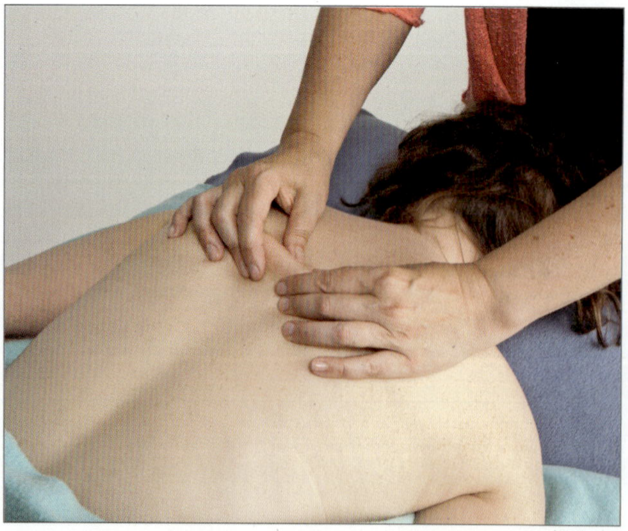

그럼 다음 엄지손가락을 사용하여, 엄지손가락 끝을 환자의 피부에 놓고, 그립을 풀지 않고, 손톱 끝과 첫 번째 너클이 아래 단락과 같이 평행이 되도록 엄지손가락을 밀어준다.

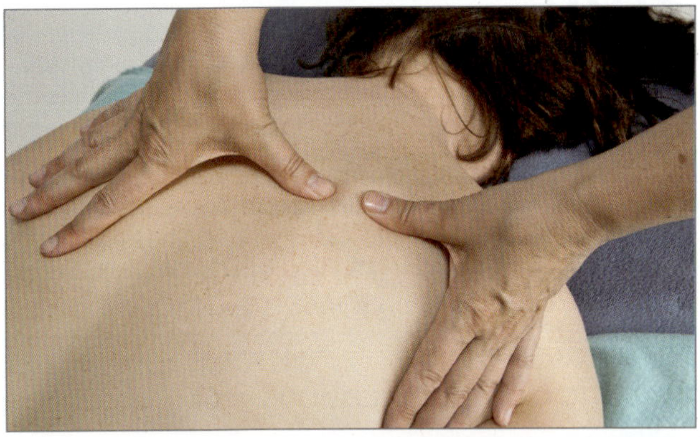

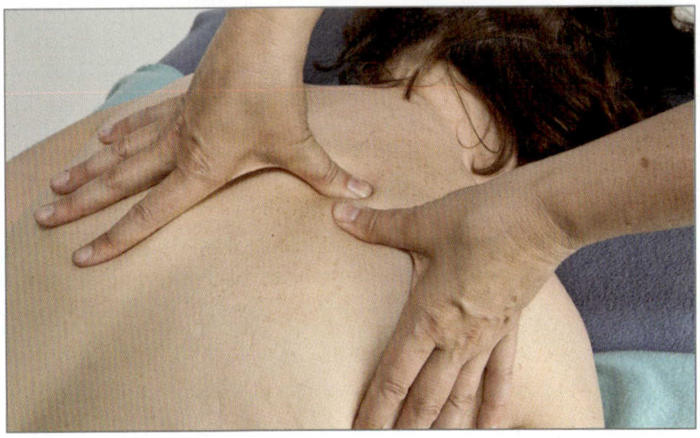

결국 이런 식으로 몸 전체에 걸쳐 작업하는 것을 목표로 한다. 그러나 환자를 압도하지 않기 위해 다른 시간에, 다른 영역에서 마사지 하면서 이를 더 짧은 치료로 나눠야 할 수도 있다.

표재 근막을 마사지 한 후 다음 목표는 깊은 근막을 이완하는 것이다. 마사지를 통해 이 작업을 수행 할 수 있다. 환자에게 너무 깊거나, 너무 빨리 마사지 하지 않도록 특별히 주의를 기울인다. 이를 위해서는 바깥에서부터 작업하는 것이 가장 좋다. 근막은 모든 신체를 덮고 있다는 것을 기억하면서 손, 발, 머리를 다루는 것이 중요하다. 그리고 이것이 마사지의 시작점이 되어야 한다.

한 가지 정해진 방법은 없으므로 환자의 요구에 유연하게 대처한다. 롤링과 부드러운 비틀음을 통해 표재 레벨에서 한 번의 치료로 전신을 치료하고 나중에 더 깊은 마사지를 하기로 남겨놓는 것을 선택할 수 있다. 또는 전체 상체를 표재와 깊은 작업으로 처리 한 다음 나중에 하체 작업으로 돌아갈 수 있다. 이 두 가지 접근 방식에는 모두 장점과 단점이 있다. 근막은 매우 통합 구조체이며, 이상적으로는 한 번의 치료 안에서 표재와 심부 레벨 모두를 전신에서 다루는 것이다. 그러니 이것은 2~3시간의 일이 될 수 있고 대부분의 섬유근육통 환자에게는 너무 많을 것이다. 따라서 절충에 도달해야 한다. 어떻게 절충에 도달할 수 있는지는 유연하며 환자개인의 필요와 소망에 맞게 조정할 수 있다.

머리, 손 또는 발로 시작해서 책의 2~4장의 프로토콜을 따라 모든 치료를 할 수 있다. 등덜미로 옮기기 전에 머리와 손 치료를 완료했는지 확인해야 한다. 그런 다음 환자의 요구에 맞게 다른 조건에 대한 프로토콜을 따를 수 있다. 환자가 긴장성 두통을 앓고 있다면, 위에서 설명한 초기 작업을 완료 한 후 해당 치료 지침을 따른다. 마찬가지로 고객이 발바닥 근막염을 앓고 있다면 치료 프로토콜을 따르지만 위의 작업도 통합해야 한다.

발처짐(족하수) Foot Drop

질환의 배경
Background to the Condition

발처짐은 뇌졸중 후 가장 일반적인 가동성 문제 중 하나이다. 발처짐(풋드롭, 족하수라고도 함)은 보행 시 발과 발가락을 올바르게 들어 올릴 수 없는 것이다.[77] 걸을 때 균형을 잃고 넘어질 수 있다. 발처짐 환자는 발을 제어하고 발과 발목을 위쪽으로 들어올리는(배측 굴곡)것이 불가능하지 않다면 어려움을 겪을 것이다. 사람이 걸을 때 발을 놓을 때 보다는 발을 구부릴 때 힘이나 통제력이 부족해지거나 없어진다.

발처짐은 몸에서 다른 어떤 일이 발생한 증상이다. 이것은 납 중독에서 척추 손상, 척추 측만증, 허리디스크, 종양, 다발성 경화증, 파킨슨병, 라임병, 또는 중추나 말초 신경계를 약화시킬 수 있는 부상까지 일 수도 있다. 경우에 따라 발처짐은 단순히 발을 들어 올리는 것이 타이트하거나 지나치게 활동을 한 종아리 근육이 경련으로 방해받기 때문에 발생할 수 있다.[78]

특정 금기 사항
Specific Contraindications

발처짐은 다른 컨디션의 증상이므로 만약 이러한 증상이 갑자기 나타나거나 새로운 증상으로서 발전되는 경우, 즉각적으로 치료를 받아야 한다.

모든 마사지 치료는 일단 근본적인 원인이 파악되고 해결될 수 있는 경우, 환자는 의료진과 협력하여 수행해야 한다.

마사지 치료 Massage Treatments

가능한 많은 치료법이 있으며, 그 중 대부분 장기적이다. 몇몇의 경우 정상적인 기간과 치료에 따라 회복될 수 있다. 다른 경우에는 증상 관리에 중점을 둘 수 있다. 일부 환자에게는 외과 수술이 가능하다. 바닥에서 뒤꿈치를 들어 올릴 때 발을 활성화하는 신경을 인위적으로 활성해주는 뼈 유합 및 임플란트 수술 이다. 이것은 모든 사람에게 적합하지 않으며, 모든 사람에게 필요하지도 않다. 수술을 선택하기 전에 다른 치료를 시도해도 아무런 손해가 없다.

---

[77] http://www.dropfoot.co.uk/uploads/media/_33031-Manual_Mobile_200_Re.pdf

[78] Ibid.

환자가 뒤꿈치를 들어 올려 바닥에서 발을 뗄 때 넘어지는 것을 피하기 위한 발의 조절력을 잃었을 때, 발을 들어올리기 위해 엉덩관절을 스윙하는 유혹을 받는다. 따라서 발처짐을 위한 마사지에선 발에서 엉덩관절까지 작업해야 한다. 다리 스윙이 엉덩관절에서 나오더라도 등과 어깨의 근육에서 시작될 수 있기 때문에 필요하다면 윗등도 작업한다. 한쪽 발만 발처짐의 영향을 받더라도, 다른 쪽 다리는 불편한 발의 제어력과 힘이 부족한 것을 보완하기 위해 과도하게 사용할 수 있기 때문에 양쪽 다리를 작업해야 한다.

발 마사지로 시작하고 환자와 의료진에 반대 의견이 없는 경우, 마사지에 몇 가지 부드러운 스트레칭을 포함시킬 수 있다. 환자가 얼굴을 위로 향하게 누운 상태에서 엄지손가락이 발바닥에 오도록 발을 양손으로 잡는다. 중앙에서 시작하여 피부에 윤활을 주기위해 약간의 오일을 발라 엄지손가락으로 발바닥을 위쪽 바깥쪽으로 스트로크를 주며 발가락 쪽으로 작업한다. 이 작업을 8~10회 반복 할 수 있으며, 처음 4~5번 웜업 이후에 조금 더 깊이 마사지를 시작할 수 있지만 항상 환자의 허용 범위 내에서 작업해야 한다. 약간의 오일을 바른 후 손가락을 발의 상단을 가로 질러 발의 윗면을 따뜻하게 한다. 발을 위아래로 움직이며 발 허리뼈를 가로 질러 마사지 하지 않도록 주의한다. 발가락을 작업할 때는, 발톱 밑 부분과 너클에 압력을 가하지 않도록 시술자의 손가락 사이로 부드럽게 롤링한다. 다음으로 발 옆면으로 넘어간다. 시술자의 손 사이에 발을 두고 발의 각 면에 손을 대고 손 사이로 발을 부드럽게 롤링 한다.

이것은 매우 편안한 기술일 수 있지만, 발의 근막을 이완해주고 발목의 근육과 결합조직 안으로 부드럽게 움직이는 도입이다. 마사지와 함께 적용하면 좋은 스트레칭은 발의 뒤꿈치를 한손으로 잡고, 한손으로 모아 쥐고 다른 손으로 발바닥에 압력을 가하고 발을 위로 밀어준다. 그리고 발을 위로 밀고 발끝에서 발을 아래쪽으로 밀어준다. 이것은 점진적인 스트레칭으로 5~6번 반복 할 수 있다. 다음으로 한 손을 뒤꿈치 아래에 두고 발을 안쪽으로 구부리고 발뒤꿈치 뼈와 발목뼈의 바깥면의 사이에 있는 홈을 찾는다. 엄지손가락을 이 지점에 놓고 부드럽게 발목을 왼쪽, 오른쪽으로 돌린다. 엄지손가락을 제자리에 유지한다.

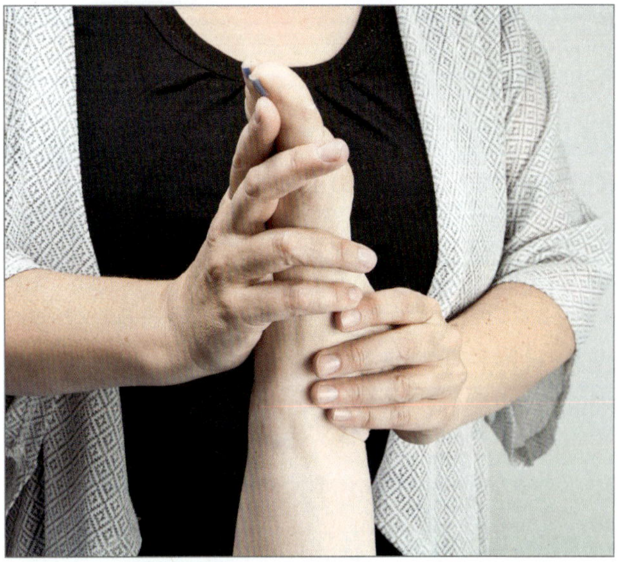

아래 다리 쪽으로 위로 올라가면서, 정강이뼈를 따라 지나가는 근육을 무시하지 않는 것이 중요하다(아래 그림 참조). 전경골근은 다리가 움직일 때 발을 올리는 근육이며 걷거나 뛸 때 뒤꿈치가 먼저 내려오도록 발을 위치시키는 근육이다.

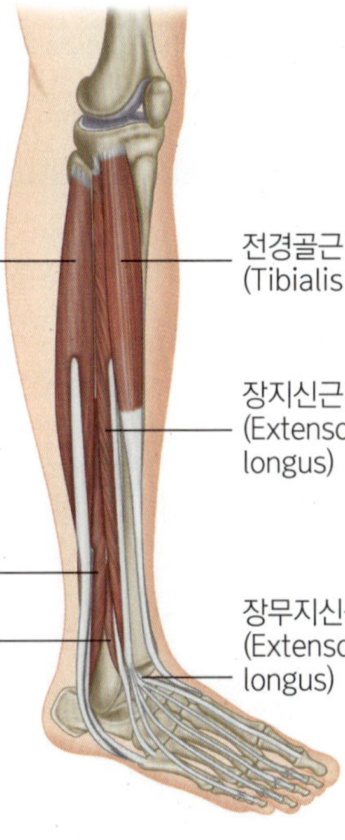

L5-S1척추(척추 아래쪽의 허리척추와 천골) 사이의 척추문제에서 발생하는 신경근의 병변은 전경골근에 문제를 일으키고 발처짐을 일으킬 수 있다. 이 근육과 주변 근육을 마사지 하면 혈류를 건강하게 유지하고 회복 과정을 도울 수 있다. 정강이뼈를 누르지 않도록 주의한다. 약간의 마사지 오일을 사용한다. 엄지발가락에서 위쪽으로 작업하고, 발목에서 다리바깥으로 건너간 다음, 근육 라인을 따라 무릎 바로 아래까지 계속 마사지 한다.

관절을 누르는 것을 피해야 하지만 발목뼈에 매우 가깝게 작업 할 수 있어야 한다. 전체 근육을 마사지하고 관절 주변 조직들을 관리하기 위해 이렇게 하는 것이 매우 중요하다. 이 한 가지 근육으로만 제한해선 안 된다. 근육 그룹 전체에 마사지가 필요하며 종아리 뒷면에서도 작업을 할 필요가 있다. 그러나 당신의 환자가 돌아눕는 것을 최소화하기 위해, 무릎 위에서 먼저 다리 앞쪽 마사지를 마칠 수 있다. 바깥 다리에 특히 주의한다. 마사지오일을 사용하여 피부에 윤활을 주고 무릎 바로 위부터 다리 끝까지 위쪽으로 긴 스트로크를 사용한다. 말아 올린 수건을 무릎 아래에 받쳐 주어 무릎 관절에 무리를 주지 않도록 한다.

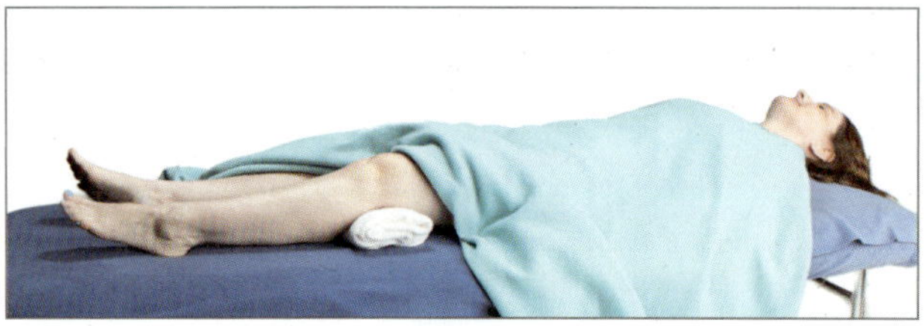

길고 느린 스트로크로 항상 심장을 향하여 위쪽으로 작업한다. IT 밴드(장경인대)를 직접 누르지 않도록 주의한다. 이것은 터치에 약하고 쉽게 멍이 든다. 이것은 조심스런 작업이지만, 이 질환을 위한 특별한 것은 아니다. 이 위 허벅지 작업에는 손의 평평한 부분이나 팔의 측면을 사용할 수 있다. 천천히 그리고 표층 쪽에서 작업하는 것으로 시작하고 그 영역이 웜업이 됨에 따라 깊이를 증가시킬 수 있다.

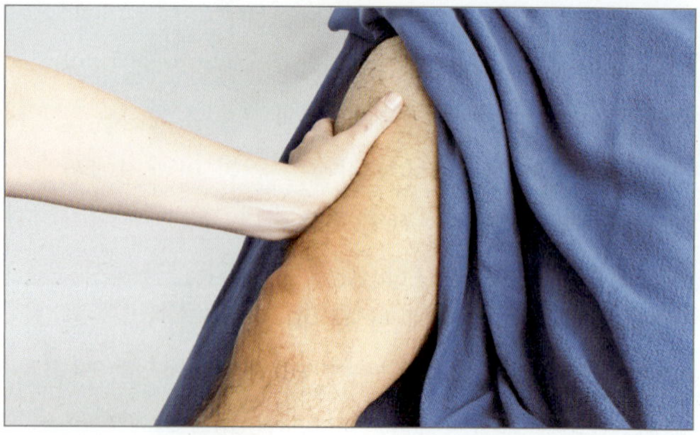

시술자는 시술자의 손길 아래에서 근육이 부드러워지기 시작한다는 느낌을 받아야한다. 만약 저항이 있다면, 긴 스트로크로 돌아가기 전에 허벅지 바깥쪽 근복에 3~4개의 손가락을 대고 그 근육을 흔들어준다. 두 다리를 비슷한 방식으로 작업 한 후에는 고객에게 얼굴을 아래로 보고 뒤집어 누우라고 요청한다. 말아 올린 수건을 발목 아래에 놓아 발을 지탱할 수 있다(발처짐에 영향 받는 발에 이것은 특히 중요하다).

긴 스트로크를 사용하여 근육을 웜업하고, 종아리 근육을 안쪽 바깥쪽 모두 마사지하면서 바깥쪽에서 깊이를 더 증가시킨다. 마사지 오일을 사용하여 피부를 끌지 않고 미끄러질 수 있다. 환자가 다리에 털이 많다면 더 많은 오일이 필요하다. 안쪽 종아리는 쉽게 멍이 들 수 있으며 훨씬 가볍게 마사지해야 한다. 이 근육을 웜업 한 후에는 엄지손가락으로 바깥 종아리를 더 깊게 마사지 할 수 있다. 먼저 엄지손가락으로 한번에 5cm 씩 움직이면서 스트로크를 준다. 그런 다음 다른 엄지손가락이 따라간다.

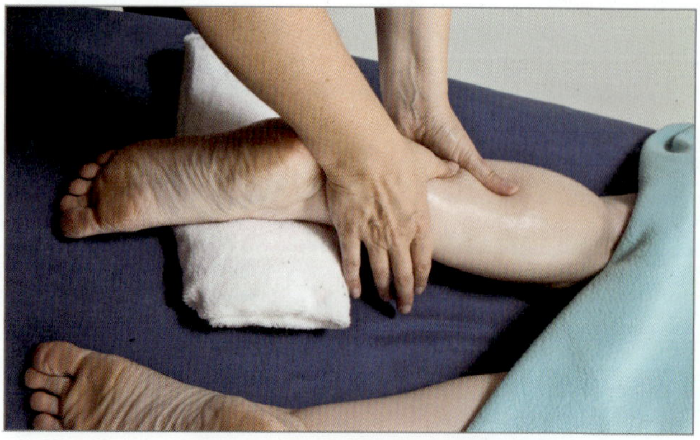

이를 통해 3~5분 안에 깊은 종아리 바깥쪽 전체를 커버할 수 있다. 다른 다리에도 반복한다. 무릎 뒤쪽은 쉽게 손상되므로 마사지하지 말아야 한다. 허벅지 바깥쪽에서 작업하며, 허벅지 앞쪽에서 했던 것과 같은 움직임을 반복한다. 다리 끝에 도달하기 전에 멈춘다. 수건이 속옷과 허벅지 안쪽을 덮도록 환자를 완전히 감싸준다.

만약 환자들이 테이블에 단단히 고정된 것을 느끼면 이완할 가능성이 높으며 마사지를 더 많이 할 수 있다. 환자가 뇌졸중을 앓은 경우, 치료의 다음 부분에서 신중함을 기해야 한다. 당신은 환자들이 더 복잡한 움직임을 할 준비가 되었는지, 그리고 이 자세로 들어갈 수 있도록 균형을 충분히 제어할 수 있는지 판단해야 한다. 그렇지 않은 경우 간단히 생략할 수 있다. 양쪽 다리를 마사지 한 후, 환자에게 옆으로 누워달라고 요청한다. 머리는 베개나 쿠션으로 받쳐야 하고, 다리는 바닥에 똑바로 놓아야 하며(테이블 위에 누워있는 것처럼) 상체는 위쪽으로 구부린다. 두 팔은 환자의 앞으로 편안한 자세로 있어야 한다. 시술자의 손가락이 위를 향하게 하여

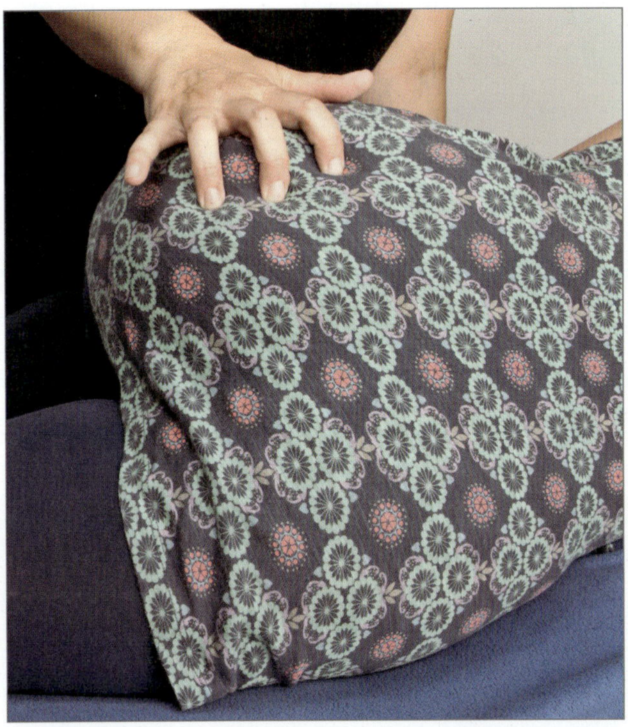

윗다리의 끝에 손을 댄다. 가운데 손가락이 다리의 끝에서부터 똑바로 위로 계속되도록 한다. 일직선으로 대퇴골을 효과적으로 따라간다.
딱딱한 천골에 닿기 전에 당신의 손바닥과 손가락의 끝 사이의 부드러운 부분이 있어야 한다. 만약 사람이 똑바로 서 있다면 엉덩이의 측면일 것이다. 이 영역을 부드럽게 누르면, 일반적으로 다른 영역보다 더 부드럽고 촉감이 강한 3 영역을 찾을 수 있다. 이 영역이 시술자가 마사지를 해야 할 영역이다. 경험이 풍부하고 자격을 갖춘 시술자라면, 팔꿈치를 여기에서 사용할 수 있다. 친구나 가족에게 마사지를 한다면, 당신의 너클의 평평한 부분을 사용한다. 그것들이 매우 세다면, 엄지손가락을 사용한다.

환자에게 심호흡하도록 요청하고 숨을 크게 내쉴 때 이 영역을 누른다. 엉덩이 쪽을 똑바로 눌러야 한다. 당신의 환자는 이것을 "좋은 고통"으로 느껴야 한다. 즉, 환자는 당신이 바른 부위에 있는지 말해줄 수 있다. 그곳은 약하지만 배제하고 싶어 하진 않는다. 환자가 긴장이 풀렸다고 느낄 때까지 이 지점을 30~40초 동안 유지한다. 이것은 시술자가 압력을 이완하더라도 압력을 풀지 않은 것처럼 느껴질 수 있다. 이 움직임을 2cm 반복하거나 첫 시점에서부터 위로, 그리고 시작점보다 2cm 정도 밑으로, 반대쪽에서도 반복한다.

이 마사지는 그 영역을 강화하는데 도움이 되며, 환자의 물리치료, 재활, 기타 의료와 함께 의료적으로 가능한 곳의 움직임을 회복시키는데 도움을 준다(원래의 원인에 따라 다름). 동시에 발처짐으로 인해 비정상적인 방식으로나 더 힘들게 작용하는 다른 근육에 쌓인 긴장을 푸는데 도움이 될 것이다. 당신이 하고 있는 일의 중요성을 과소평가하지 말아야 한다. 하나의 문제 영역이 있을 때 신체의 나머지 부분을 움직이고 유연하게 유지하면, 일반적으로 근육 건강을 크게 향상 시킬 수 있다. 그리고 비정상적이거나 추가적인 근육 사용으로 인한 통증과 고통 관리에 도움이 된다.

오십견 Frozen Shoulder

질환의 배경
Background to the Condition

오십견 또는 유착성 관절낭염은 어깨에 운동의 양을 제한하는 매우 고통스러운 상태이며, 때로는 어깨를 거의 전혀 움직일 수 있다는 상태를 의미한다.

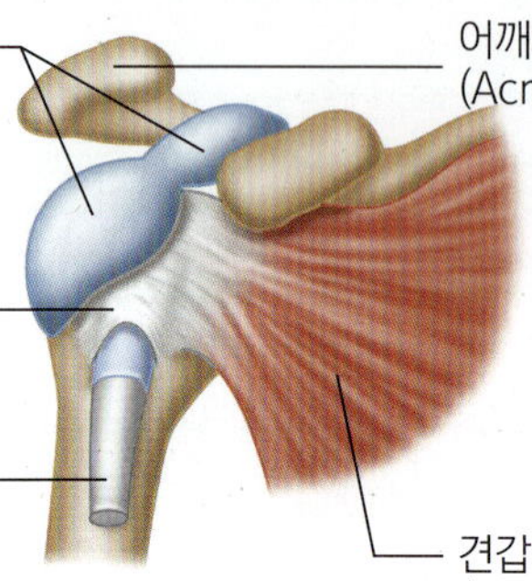

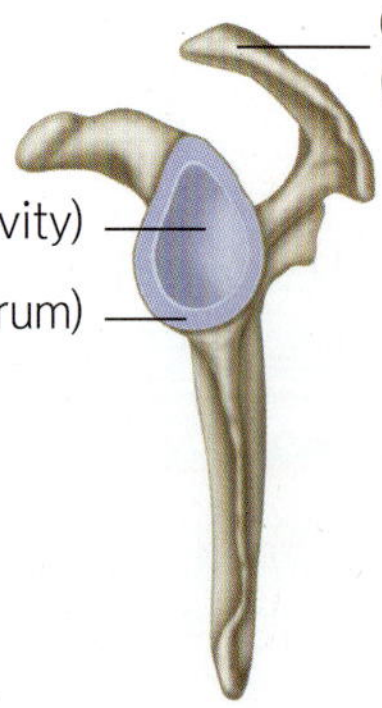

어깨는 볼과 소켓 관절로 이루어져있다. 상완골(humerus)의 끝단이 견갑골(scapula)의 소켓에 위치한다. 팔을 들 때 어깨 캡슐이 완전히 펴진다. 어깨 캡슐은 팔을 머리 위로 올리면 완전히 늘어나고, 팔을 내리면 작은 주머니로 매달려 있다. 오십견이 발생하면 흉터 조직의 띠가 어깨 안쪽에 형성된다. 이에 어깨의 캡슐은 두꺼워지고, 부풀어 오르고, 조여진다.[79] 이것은 관절에 상완골이 들어갈 공간이 적다는 것을 의미하며, 이에 움직임을 제한한다. 이것은 보통 신체의 다른 어떤 관절보다도 가동성이 높은 관절의 움직임을 심하게 제한한다. 치료하지 않고 방치하면 보통 스스로 고쳐지지만 약 2년(일부 보고로는 7년)이 걸릴 수 있고 그 시간 안에 근육은 힘과 유연성을 잃게 될 것이다. 따라서 조기 치료가 권장된다.

오십견이 발생하는 이유는 완전히 밝혀지지 않지만 최근의 부상, 당뇨병, 갑상선 질환, 심장병, 파킨슨병, 오랜 기간의 부동성, 그리고 듀피트렌의 구축은 오십견의 가능성을 증가시키는 것으로 생각된다. 그러나, 때때로 뚜렷한 이유가 없고 환자들이 단지 어쩌다보니 일어났다"고 보고하는 것은 드문 일이 아니다. 이 증상은 남성보다 여성에서 두 배나 흔하며 40~60세 범위의 사람들에게 영향을 미칠 가능성이 가장 높다.

---

79 http://www.nhs.uk/Conditions/Frozen-shoulder/Pages/Causes.aspx

오십견의 진행에는 세 가지 단계가 있다. 1단계는 급성 또는 "동결"의 단계로, 고통스러운 단계이다. 일반적으로 이것은 2~9개월 사이에 지속된다. 첫 번째 증상은 대개 경직과 움직임의 제한에 의해 통증을 유발한다. 통증은 밤에나 환자가 신체의 측면에 영향을 받을 때 전형적으로 더 심하다. 2단계는 아급성이며, 동결, 뻣뻣 또는 접착 단계이다. 이런 식으로 4개월에서 12개월 사이에 지속된다. 통증은 점차적으로 완화되지만 뻣뻣함과 움직임 한계는 계속 유지되며, 심지어는 더 나빠지기도 한다. 어깨의 모든 움직임이 영향을 받는다. 그러나 가장 심각한 영향을 받는 움직임은 보통 팔을 바깥쪽으로 회전시키는 것이다. 어깨 주위의 근육은 쓰이지 않으므로 수축하고 근손실이 될 수 있다. 3단계는 만성적인 단계로 '해동 '의 회복 단계이다. 이런 식으로는 1년에서 3년 사이에 지속된다. 통증과 경직도는 점차적으로 사라지고 움직임은 점차 정상으로 돌아온다.[80]

증상의 심각도는 개인마다 다르지만 일상생활을 방해 할 수 있으며, 머리카락 빗거나, 칫솔질을 하거나 등의 일상생활뿐만 아니라 고객의 직업에 따라 업무를 크게 방해 할 수도 있다.

훈련을 몇 달 동안 쉬었던 운동선수가 이야기 하는 것처럼 근육은 힘과 유연성을 유지하기 위해 사용될 필요가 있다. 오십견이 발생하면 자연스런 반응은 근육을 사용하는 것이 고통을 유발하기 때문에 단순하게 사용하지 않는 것이다. 하지만 비록 근육을 사용하는 것은 때때로 매우 격렬한 고통을 유발하지만, 근육을 빠르고 효과적으로 완전히 회복시키기 위해서는 근육을 사용할 필요가 있다.

일반적으로 오십견은 증상에 대한 검토를 통해 진단되지만, 진단이 불분명할 경우 X선이나 스캔이 필요할 수 있다.

전통적인 치료법은 진통제, 항염증 진통제, 어깨 운동, 스테로이드 주사, 그리고 최악의 경우 수술을 포함할 수 있다.

특정 금기 사항 Specific Contraindications

고객이 최근 사고나 스포츠 부상에서 어깨에 상당한 외상이 있었다면, 어떤 치료가 이루어지기 전에 어깨에 구조적 손상이 없었는지 확인하기 위해 X선 또는 스캔을 위한 의학적 도움을 구해야 한다. 이 사실이 이미 확인됐거나 관절에 외상이 없으면 마사지 치료가 매우 효과적일 수 있고, 이상적으로는 고객이 치료 사이에 집에서 수행할 수 있는 약간의 스트레칭과 운동이 매우 효과적일 수 있다. 미국 정형외과협회에 따르면 "환자의 90% 이상이 비교적 간단한 치료법으로 통증을 조절하고 움직임을 회복하는 것으로 개선된다"고 한다.[81]

마사지 치료 Massage Treatments

단순히 어깨를 마사지하는 것은 매력적인 방법일 수 있지만, 오십견 치료 마사지는 손과 머리의 마사지를 포함해야 한다. 오십견이 걸린 사람은 종종 어깨 앞쪽의 회전근개에 통증을 호소할 것이다(이 근육들은 어깨를 안정시키는 근육이다. 회전근개 부상은 야구 선수와 드러머들의 일상이다. 이 부위의 근육 긴장을 따라 엄지손가락 앞쪽 바깥쪽 부분으로 돌아가므로 손을 세밀하게 작업하고 고객이 편안할 정도로 깊이 작업해 긴장을 풀어준다. 손 마사지에 대한 자세한 지침은 2장에서 언급한다. 엄지손가락에 초점을 맞추고 손을 자세히 작업한 다음 장장근, 요측수근굴근, 상완요골근, 원회내근의 근육 장력을 따라 팔 위로 마사지를 시작한다. 엄지손가락부터 마사지를 시작하며, 팔뚝 앞부분을 통째로 마사지를 하며, 작업하는 동안 어떤 근육을 마사지 하고 있는지에 대해 지나치게 걱정할 필요는 없다.

[80] http://www.patient.co.uk/health/frozen-shoulder

[81] http://www.frozenshoulder.com/frozen-shoulder-diagnosis.php?gclid=COXHmdnC7b0CFSfmwgoduH8AhQ

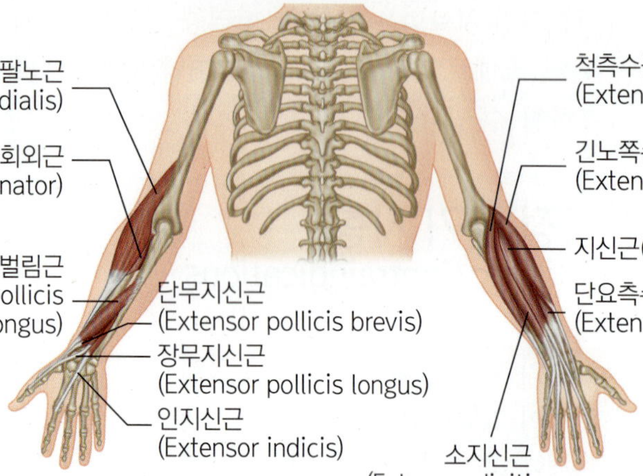

후면(Posterior view)

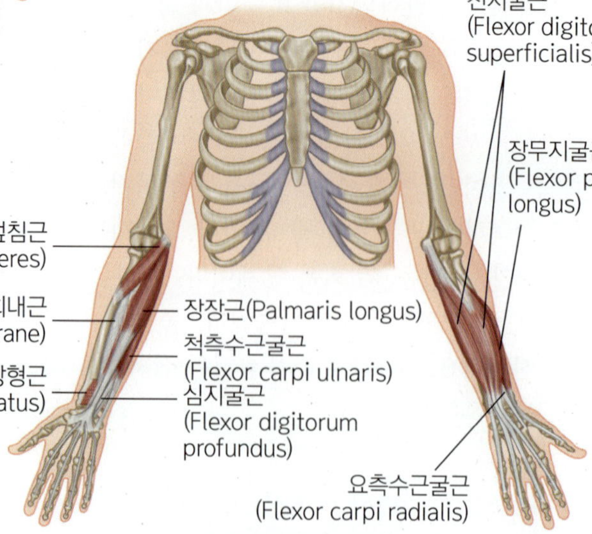

전면(Anterior view)

근육을 쓰다듬기 위해 약간의 마사지 오일과 엄지손가락의 평평한 부분을 사용하면서 반복할 때 점차 깊이가 깊어지는 것이 매우 효과적인 방법이 될 수 있다. 일부 고객에게는 이 작업만으로도 어깨 움직임의 즉각적인 개선과 통증 감소가 있다. 이 작업을 따라 팔뚝부터 이두박근까지 올라가며, 이 부분은 민감한 부위가 될 수 있기 때문에 더 점진적으로 작업한다.

손과 팔 부분 마사지를 위해 고객이 앉아 있는 것이 더 편할 수 있다. 마사지의 다른 부분을 위해 누워있을 때 어깨를 지탱하는 데 주의해야 한다. 어깨 아래에 롤업 수건을 놓아야 할 수도 있다. 특히 여성 고객을 위해 어깨가 아래로 향하지 않도록 한다(고객이 더 큰 가슴을 가질수록 어깨 지지대가 더 필요하다). 클라이언트가 얼굴을 위로 향하게 한 상태에서 작업 할 때 팔을 완전히 지지하고, 작업 할 때 무릎 수건에 팔을 대고 다시 어깨 자체를 당기지 않도록 한다. 팔이 테이블 측면으로 떨어지지 않게 한다. 그렇지 않으면 관절에 압력이 가해진다.

손과 팔로 작업 한 후에는 4장의 지시에 따라 머리 마사지를 할 수 있지만 목과 어깨 위로 매우 조심스럽게 접근해야 한다. 이 작업은 목에 걸리는 긴장을 부드럽게 풀어 주므로 어깨의 압박감을 풀어 줄 수 있으므로 매우 중요하다.

그 후 고객의 얼굴을 아래로 향하게 하고(또는 얼굴 구멍이 있는 마사지 테이블이 없으면 의자 뒤쪽에 앞쪽을 향하게 앉아 있음) 마사지 오일을 조금 사용하고 목덜미, 등, 어깨 윗부분을 따뜻하게 하기 시작하지만 어깨 관절은 피한다.

척추의 가장자리에서 어깨 상단을 따라 아래로 이동한 다음 중앙에서 어깨뼈를 향해 아래로 이동하는 회전형 동작을 사용한다. 척추 자체에 압력을 가하지 않도록 조심하면서 양쪽을 한 번에 마사지한다.

마사지를 할 때, 당신은 부드러운 부분과 다른 부분보다 더 단단하게 느껴지는 몇몇 부분을 발견할 것이다. 이것들은 근육 긴장이 유지되는 부분이다. 이러한 부위가 연하다고 해서 무시하지 말고, 일단 쓸고 따뜻하게 데우는 동작으로 3, 4분을 사용하여 이 부드럽고 저항력이 있는 부위에 오히려 특별히 주의를 기울이되, 천천히 부드럽게 마사지를 하여 서서히 풀어준다.

이 일을 안전하고 효과적으로 할 수 있는 두 가지 중요한 방법이 있다. 첫 번째는 약하거나 팽팽한 부위를 찾아서 한 번에 하나씩 작업하는 것이다. 근육의 그 지점을 누르고, 압력을 받아 근육이 부드러워지고 풀릴 때까지 정압을 고정시켜라. 손가락이나 엄지손가락을 사용할 수 있지만, 자신을 보호하기 위해 다른 손가락이나 다른 엄지손가락을 첫 번째 손가락 위에 올려서 약간의 추가 지지대로 사용할 수 있다.다른 사람을 도우려고 할 때 자신의 건강을 해치지 않도록 하기 위해서다. 이러한 압력을 1~2분 정도 견뎌야 할 것이다. 목덜미, 어깨 윗부분, 등 윗부분의 팽팽하고 부드러운 모든 지점을 천천히 훑어라. 또 다른 기술은 근육을 부드럽게 흔들어 놓는 것이다. 다시 한번, 단단하고 부드러운 지점을 찾아서 처음 두 손가락을 사용하여 적당한 압력을 가한다. 단순히 피부를 움직이고 근육을 가로질러 앞뒤로 빠르게 움직이는 것이 아니다. 근육의 결을 가로질러 작업을 해야 한다. 목의 근육은 대부분 몸을 위아래로 움직이기 때문에 왼쪽에서 오른쪽으로 움직이는 것이 효과적이다.

다음 경직된 부위로 이동하기 전에 1분 동안 계속 자극을 하라. 피부가 약간 빨개지는 것은 걱정할 필요가 없다. 이것은 단순히 혈액이 그 부위로 흐르도록 유도하는 과정에서 일어나는 일이며, 이것은 치료의 긍정적인 부분이다.
부드럽고 팽팽한 부위를 다 써버리고, 근육의 흐름을 따라 움직이면서, 더 일찍 쓰다듬은 움직임을 반복해서 치료의 이 부분을 마무리한다.

만약 당신의 고객이 누워 있다면, 그 또는 그녀에게 얼굴을 위로 향하게 하고 머리를 당신 손안에, 손가락들이 고객의 두개골 밑 부분의 곡선 아래에 놓이도록 요청한다. 이 부분은 아마도 부드러운 부분일 것이다(참고: 다운증후군을 가진 고객에게는 이 자세를 사용하지 않는다). 손가락을 위로 부드럽게 말아서 올리고 위쪽으로 힘을 주어 고객이 손에 의지하며 머리를 뒤로 젖히도록 유도한다. 머리는 무겁기 때문에 당신의 손은 고객의 머리의 압력을 버텨야 한다.

1분 정도 자세를 유지한 뒤 천천히 고객의 머리를 손에 쥐고 부드럽게 흔든다. 머리의 움직임 범위는 각 방향으로 1cm 이하로 제한하도록 하고, 매우 천천히 진행하도록 한다. 고객의 머리를 풀어준 후에, 이 모든 치료를 반복하지만 이번에는 머리를 처음보다 1cm 이하 정도 더 높은 위치로 올려둔다. 이것은 전체 부위가 매우 부드럽게 자연스럽게 스트레칭 될 수 있게 하지만, 목에 압력을 가하지 않는다. 이 일을 마치면 고객의 머리를 뒤로 젖히되, 뒤로 떨어지지 않도록 한다.

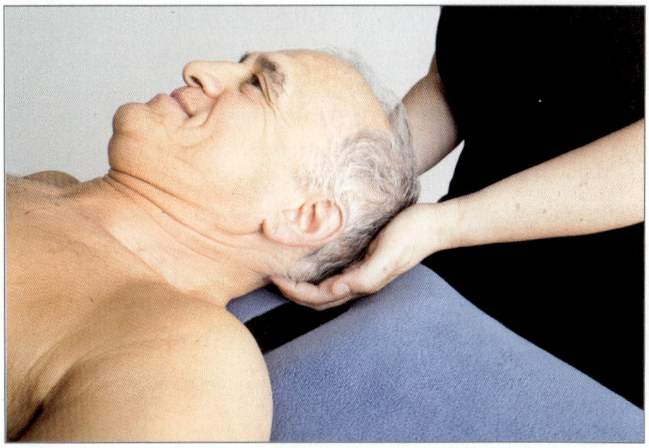

이 모든 일이 끝나면 어깨 자체를 만질 수 있다. 그렇게 주의 깊게 하더라도 고객에게 매우 고통스러울 수 있는 흉터 유착에 압력을 가할 수도 있다. 또한 당신은 신체가 새로운 흉터 조직을 형성하지 않는 수준에서 마사지를 실시한다. 한 세션에서 모든 것을 고치려고 노력하는 것보다 몇 세션을 천천히 더하는 것이 더 좋다. 급성 단계에서는 어깨 관절 자체를 아주 가볍게 작업할 수 있다. 어깨를 누르거나 큰 압력을 가하지 않는다. 부위가 염증을 일으키기 때문에 더 많은 문제가 발생할 수 있다. 실제 어깨, 몸 앞이나 뒤쪽에 직접 작업을 하려면 오십견 1단계의 환자에게는 가벼운 타격을 사용하고 2, 3단계 환자에게는 부드럽고 작은 원을 그리며 마사지를 하면 된다. 치료를 서두르지 않는다. 더 많은 통증이나 부상을 입힐 위험을 감수하는 것보다 천천히 효과적으로 일하는 것이 좋다.

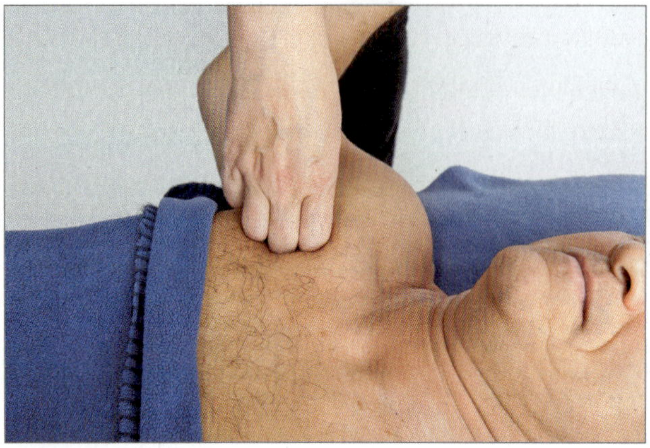

오십견이 2단계로 발전함에 따라 부드러운 마사지 작업과 함께 고객에게 마사지 세션 사이에 스트레칭을 하여 관절의 이동성과 근육을 계속 증진시키도록 할 수 있다. 마사지로 좀 더 깊게 갈 수 있지만 손, 팔, 머리 및 목에 집중하면 손상을 입히지 않으면서 어깨를 풀어주는 데 큰 도움이 된다.

또한 몸의 앞쪽에서 어깨로 오는 근육, 특히 삼각근과 대흉근을 마사지하기 시작할 수 있다. 이것들은 매우 부드러운 근육이기 때문에, 부드럽게 천천히 한다.

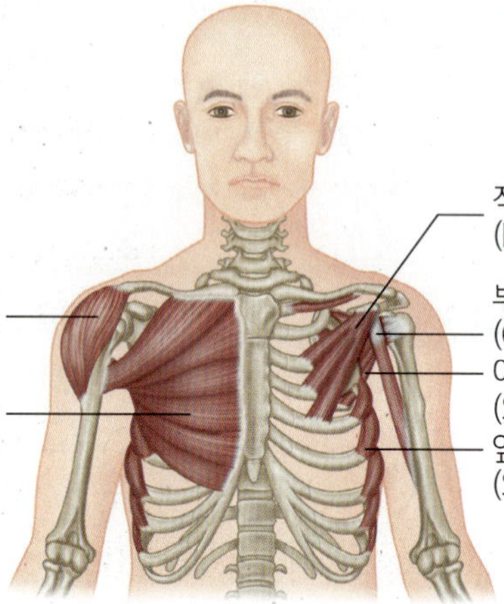

아래 그림과 같이 고객의 어깨를 마사지 테이블로 받치고 주먹을 쥐고 손가락의 평평한 부분을 사용하여 대흉근을 가로질러 마사지를 하고, 30~60초 동안 손을 가만히 누른 상태로 놔둔다. 그 후에 힘을 풀고 가슴 부위 전체를 작업한다.

여성 고객의 경우 유방 조직을 누르지 않도록 하며, 쇄골을 누르지 않도록 주의한다. 이렇게 한 후, 한 손가락의 평평한 부분을 사용하여 동일한 압력과 풀어주기 기법으로 작업하고, 삼각근을 쇄골 바로 아래에서 팔 윗부분으로 근육을 아래로 이동시킨다. 이때, 근육을 아래로 밀지 말고 누를 때 마다 압력을 줄이는 방식을 이용한다.

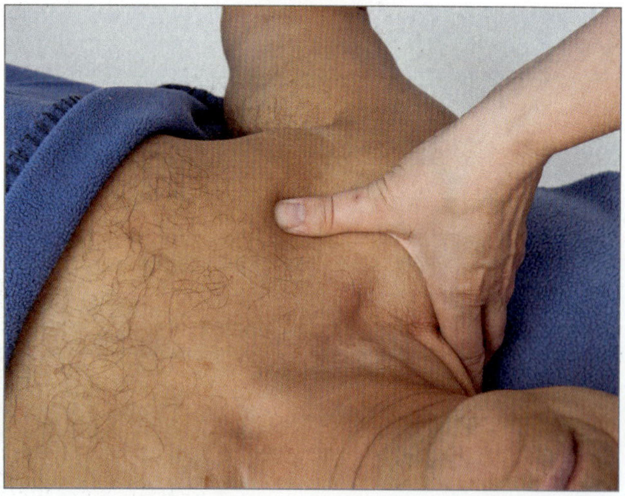

스트레칭과 관련하여: 필요한 경우 물리치료사와 작업하고 고객이 앉아 있는 상태에서 고객에게 어깨를 부드럽게 아래로 굴린 다음, 어깨를 작은 원을 그리며 움직이게 하고(관절이 풀릴 때 마다 더 큰 원을 그리며 작업한다), 이를 다른 방향으로 반복하여 어깨를 위로, 앞으로 움직인다. 각 자세를 각각 10회씩 반복한다(이것이 어렵다면 5회부터 시작한다).

3단계에서는 더 많은 운동을 도입할 수 있고, 위와 같은 부위를 계속 마사지하면서 어깨까지 마사지 범위를 늘리기 시작할 수 있다. 여전히 주의 깊게 힘을 가하고 고객으로부터 지속적인 피드백을 받는다. 이 단계에서 마사지의 강도는 고객이 누르는 것을 느낄 수 있지만, 절대로 고통을 경험해서는 안 된다는 것을 의미한다. 만약 치료 중에 통증이 있다면, 강도를 다시 줄인다.

고객이 앉아 있는 상태에서 손가락은 위로 향하고 손바닥은 앞으로 향하게 하여 한 팔을 앞에 내밀도록 요청한다.

그런 다음, 다른 손으로 바깥쪽으로 뻗은 팔의 손가락을 잡고 손가락을 부드럽게 뒤로 당기도록 한다. 고객은 팔을 통해 어깨에 스트레칭 효과를 느낄 것이다. 동작을 풀면서, 다시 한 번 손가락으로 바닥을 가리키도록 말하고, 또 다른 팔을 이용하여 손가락을 몸 쪽으로 부드럽게 당기도록 한다. 각 동작을 최대 20초간 유지한다.

어깨뼈 마사지는 언제 어디서나 수행 할 수 있다. 고객에게 어깨 날 사이에 테니스 공이 있고 공을 쥐어짜려고 한다고 상상해 보라고 권한다. 쥐어 짜기를 5초간 누른 다음 놓도록 한다. 10번 반복한다. 이용할 수 있는 운동은 훨씬 더 많다. 어떤 것은 물리치료사의 감독하에 해야 하지만, 모든 운동은 어깨를 부드럽게 하는 것을 목표로 하고 있으며, 이 결합된 접근법으로 오십견의 단계가 더 빨리 지나갈 수도 있다. 이것들과 함께 마사지 작업을 통해 어깨를 다시 움직이게 할 수 있고 고객은 회복 시간의 감소, 통증의 감소, 그리고 어깨 이동성의 증가를 볼 수 있어야 한다.

부인과 문제 Gynecological Issues

질환의 배경
Background to the Condition

여성들이 직면하는 많은 수의 여성학적 문제들과 그들을 치료하기 위한 재래식과 대체 치료 둘 다 존재한다. 고통스러운 기간에 도움이 될 수 있는 마사지 치료법이 있고 일부 여성들은 마사지가 출산에 관한 문제에 도움이 된다는 것을 발견했다. 마사지는 자궁 내막증이 있는 일부 여성, 특히 유착의 고통을 돕는 데 도움이 된다. 그러나 이러한 모든 문제에 있어서 복잡한 신체적, 정서적 문제와 더불어 여성이 자신에 대해 어떻게 느끼는지 까지도 영향을 끼칠 수 있기 때문에 "치료"를 약속하는 것이 바람직하지 않을 수 있다. 부인과 문제는 이 마사지의 효능에 대해서 사전 약속이 없어야 한다.

그러나 이러한 마사지 기술은 전문적인 마사지사를 통해 시도하거나 친구나 가족이 하는 마사지를 이용할 수 있다.

이 섹션은 문제 기간, 자궁 내막증 및 다낭성 난소를 살펴보는 세 가지 주요 주제로 나뉜다. 우리는 또한 설명되지 않은 불임에 대해 가볍게 다룰 것이다. 복부 마사지의 이점을 살펴보는 것 이외에도 표적 치료의 장점이 있는 지압점에 상당한 초점이 맞춰질 것이다.

특정 금기 사항
Specific Contraindications

이러한 기술들 중 어느 것도 임신 중이거나 지난 3개월 이내에 출산한 사람에게 사용되어서는 안 된다. 고객들이 심한 출혈을 경험하거나 혈액희석제를 복용하고 있다면, 치료 전에 그들의 의료인의 승인을 받아야 한다.

마사지 치료 Massage Treatments

한의학(TCM)과 침술기법을 바탕으로 마사지의 일환으로 사용할 수 있는 지압점이 있어 문제기 동안 일반적인 치료를 할 수 있다. 이는 일반적인 마사지에 포함되거나 단독 치료를 이용할 수 있다. 임신은 산부인과 문제에 대한 치료나 마사지를 시작하기 전에 배제되어야 한다. 문제 기간은 다양한 형태로 올 수 있다. 무월경(부전 기간), 월경 불순(통증 기간), 또는 월경 과다(중증 기간).

문제: 무월경 Problem Periods: Amenorrhea

생리 기간이 없는 데는 여러 가지 이유가 있을 수 있다. 16세 이하의 젊은 여성들은 단지 발달이 늦어서 일 수도 있고, 일단 시작하면 정상적인 주기를 가질 것이다. 이것은 일차성 무월경이라고 알려져 있다. 만약 후년에 일어나는 경우, 그것은 폐경(초기 또는 정상 발병)을 포함한 여러 가지 이유에 기인할 수 있다.

저체중 무월경은 보통 극심한 체중 감량, 과도한 운동, 스트레스 또는 일부 장기적 조건으로 인해 월경 기간이 없는 것이다. 다낭성 난소는 사람이 비정상적으로 높은 수준의 프로락틴 호르몬을 가지고 있을 때 고프로락틴혈증과 마찬가지로 무월경으로 이어질 수 있다. 이것은 약물의 부작용으로 나타날 수 있지만, 월경이 갑자기 중단되면 의료 종사자에게 상담하여 근본적인 이유를 평가해야 한다.

일부 갑상선 치료는 월경 주기를 방해할 것이다. 조기 난소 장애는 물론 임신과 마찬가지로 무월경으로 이어질 것이다.

한의술은 몸의 에너지(기, 또는 치)가 경맥을 따라 몸을 통과하며, 에너지가 차단되어 정체되거나 에너지가 너무 많거나 너무 적은 곳에서 문제가 발생한다는 이해에서 나온다. 침술(침 사용)이나 지압(손가락, 엄지손가락 또는 전문 지압 도구를 사용)을 통해 이러한 지점에 접근하면 이 시스템이 흐름을 복원할 수 있다.

경맥은 각기 이름이 있고, 그 경맥에 있는 점과 숫자와 이름들은 옆 그림에 나타나 있다. 발목 안쪽의 SP 6(비장 6) 아래에 위치하는 경락점 K3(신장 3)은 SP 6 및 SP 8(하퇴부 8)과 함께 같이 자극하면 생리 주기를 시작할 수 있다.

TCM은 신체의 에너지 시스템의 결함과 정체를 나타내는 여러 가지 다른 원인에 월경이 부족할 수 있지만, 이 세 가지 점은 대부분의 치료에 공통적이다. 이 지점을 누르기만 하면 지점에 엄지로 정압을 가할 수 있다.
처음 압력을 가했을 때 이 부위는 부드러울 수 있지만, 경맥이 자극될 때 완화된다.

문제: 월경 불순 Problem Periods: Dysmenorrhea

고통스러운 기간(월경 불순)은 처방전 없이 살수 있는 약과 전통적인 가정에서 사용하는 대체요법으로 전세계에서 보통 집에서 치료할 수 있다. 통증은 자궁의 근육 벽이 수축할 때 발생한다. 통증은 대체로 약한 편이다. 기간이 진행됨에 따라 자궁은 더 많이 수축되어 정상적인 월경 출혈을 유발한다. 이러한 수축이 일어나면 자궁의 혈관이 압축되고 자궁에 산소가 부족해진다. 신체의 일부가 산소가 부족할 때, 신체는 고통을 일으킨다. 왜 어떤 여성들은 다른 여성들보다 월경 시에 더 많은 통증을 느끼는지는 알려지지 않았지만 통증은 매달 며칠 동안 여성을 매우 쇠약하게 만든다.

소수의 여성의 경우 보다 진료가 필요한 근본적인 문제를 갖고 있다. 여기에는 자궁 내막증, 유섬유종, 골반 염증성 질환 및 선근증(일반적으로 자궁을 정렬하는 조직이 자궁의 근육 벽 내에서 자라기

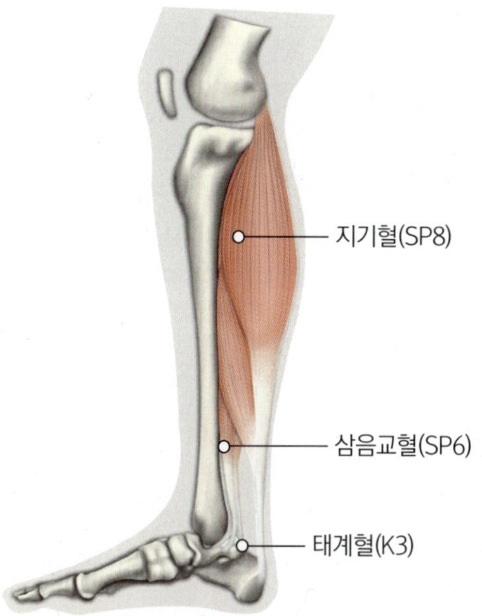

시작하는 곳)이 포함된다. 또는 통증은 자궁 내 장치에 의해 유발 될 수도 있다.

지압에는 두 가지 매우 유용한 점이 있는데, 이 점은 월경 통증에 대한 통증 완화 효과가 있다고 연구에 의해 뒷받침되었다. 대장의 혈점의 한 지점인 LI 4는 신체의 어느 부분에나 통증 완화에 좋은 지점이다. 대만의 한 연구에 따르면, 이 점만으로도 6개월 동안 월경 통증을 가진 여성들을 효과적으로 치료하기 위해 사용되었다.[82]

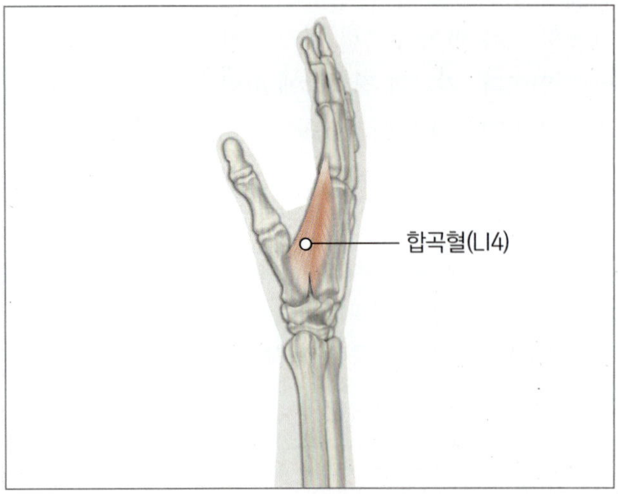

또 다른 연구에서는 발목 안쪽의 발목뼈 위 손가락 3개 폭을 이용해 SP 6(비장 혈점) 지점을 발견했다. SP 6을 6초 동안 엄지손가락을 사용하여 지압하고 2초 동안 힘을 풀고, 이것을 각 다리에서 5분 동안 두 회 진행하였다. 여성들은 두 세션에서 치료 전과 직후에 네 가지 설문지를 사용하여 통증과 불안 수준을 평가하도록 요청받았다. 통증과 불안 점수는 1회 지압을 받은 여성이 일반적인 휴식을 취한 여성보다 유의하게 향상되었다. 자가 투여 치료의 경우 통증이 유의하게 감소되었지만, 불안은 감소하지 않았다.[83]

문제: 월경 과다 Problem Periods: Menorrhagia

중혈 기간, 또는 월경 과다는 여성이 연속적인 기간 동안 과도한 양의 피를 잃는 기간이다. 중혈 손실은 일부 여성들에게 정상이며 반드시 잘못된 것이 있다는 것을 의미하지는 않지만, 매우 쇠약해질 수 있다. 한 기간 동안 손실된 평균 혈액량은 30~40ml (2~3테이블스푼)로 여성 10명 중 9명이 80ml 미만을 잃는다. 따라서 월경 과다는 각 주기마다 60~80ml 이상으로 간주된다.[84] 이를 유발할 수 있는 원인으로는: 자궁 섬유양, 다낭성 난소 증후군, 자궁내 피임 장치 내 문제, 항응고제 약물 섭취 등이 있다.

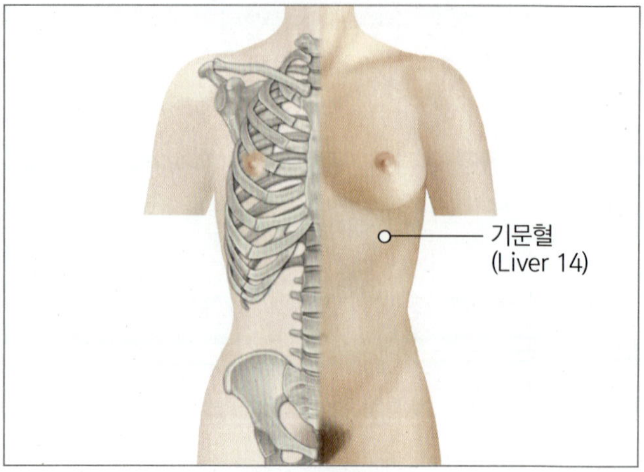

과다 출혈을 위해 자가 치료하려면 간 14점을 사용할 수 있다. 이것은 브래지어 와이어가 지나가는 유방 아래에 있다.

이 부드러운 점은 가슴 판의 흉골이나 단단한 부분에 조금 더 가까운 갈비뼈 사이에 위치해 있다. 만약 이 점이 부드러운 상태라면, 살짝 더 강하게 누를 수 있다. 통증이 가라앉을 때까지 5분 동안 단단하게 압박하면서 혈점을 누른다. 혈점은 부드러워져야 하고 그렇게 민감하지 않을 것이다. 간 3은 첫 번째

[82] http://www.massagemag.com/acupressure-found-beneficial-for-menstrual-problems-7456/

[83] http://www.bastyrcenter.org/content/view/363/

[84] http://www.nhs.uk/conditions/periods-heavy/Pages/Introduction.aspx

발가락과 세 번째 발가락 사이의 발 위에 위치하고, 발에 살집이 있는 부분까지 약 4.5cm 위에 위치한다. 이것은 보통 매우 민감하며, 간에서 가장 강력한 점 중 하나일 뿐만 아니라 간의 원천이 되는 지점이다. 임신 중에 이 지점은 피해야 한다.[85]

복부 마사지는 또한 이 세 가지 문제를 도울 수 있으며, 이 마사지를 위해 108페이지의 정서적 문제에 관한 챕터의 지시를 읽어본다. 복부 마사지는 규칙적인 월경 패턴을 가져올 수 있다. 효과가 발생할 때, 보통은 정상적인 생리 기간보다 짧게 끝나며, 작게 응고된 피나 또는 어두운 혈액을 볼 수 있다. 이는 자궁이 깨끗해지는 것이기 때문에 걱정할 것이 없다 이 증상은 2, 3일 안에 멈춰야 하고 월경이 더 가볍고 덜 고통스러울 것이다. 월경 문제는 천골 마사지를 하는 것도 중요하다. 자궁내 인대는 자궁과 천골 사이를 연결하므로 이 중요한 부위를 놓치지 말아야 한다. 천골은 척추 밑 부분에 있는 뼈의 평평한 영역이다 이는 골반을 가로질러 다리로 퍼지면서 상체의 무게를 지탱하는 매우 강한 뼈다. 천골은 사춘기 후반과 성인기 초반에 함께 결합하기 시작하는 5개의 개별 척추에서 형성되어 30세 경에 하나의 뼈를 형성한다. 직접 마사지 할 수 있는 몇 안 되는 뼈 중 하나이다.

손의 평평한 부분, 손바닥의 볼록한 부분, 또는 두 세 손가락의 평평한 부분을 함께 사용하여 마사지를 할 수 있다. 단순히 전체 천골에 작은 원을 만들어서, 볼기사이 틈새에 도달할 때 멈춘다. 대부분의 고객들에게서 천골의 가장자리를 느낄 수 있을 것이다.
3~4번 천천히 전 부위를 돌면서 한다. 처음에는 부드러울지 모르지만, 천골의 긴장이 완화되면서 부드러움이 줄어들어야 한다. 이 부위는 특히 월경 통증 치료에 좋다.

자궁내막증 Endometriosis

자궁내막증은 자궁이나 자궁에 줄지어 있는 조직인 자궁내막이라는 단어에서 그 이름을 얻는다.
자궁내막증은 이 조직이 자궁 밖에서 신체의 다른 장기나 구조물에서 자랄 때 발생한다. 대부분 자궁내막증은 자궁을 제자리에 고정시키는 조직인 난소, 나팔관, 자궁의 바깥 표면, 골반강 안쪽에서 발견된다. 또한 질, 자궁경부, 외음부, 장, 방광 또는 직장에서도 자랄 수 있으며, 폐, 뇌, 피부 등 신체의 다른 부분에서 발견되는 드문 경우도 있다.[86] 이 역시 매우 고통스러운 월경 경련, 허리와 골반의 통증, 성생활 중 또는 후에 통증, 복통, 탈진, 불임으로 이어질 수 있다.

자궁내막증에 대한 전통적인 치료법은 호르몬과 외과적 치료법이다. 간호 및 조산학 논문에 따르면, 자궁내막증 여성을 위한 마사지가 그들의 고통을 줄이는 데 크게 도움이 되었다는 임상 실험이 있다.[87] 복부 마사지는 해당 환부로 혈류를 증가시키는 데 도움이 될 수 있으며, 일부 여성들에게는 자궁내막증과 관련된 중증 및 장기간의 출혈에 도움이 되며, 월경 기간을 조절하는 데 도움이 될 수 있다. 이러한 증상은 여성의 삶에 심오한 영향을 미칠 수 있는 질환이기 때문에 온화하고 힘이 되는 전신 마사지는 매우 환영 받는 치유의 손길이 된다.

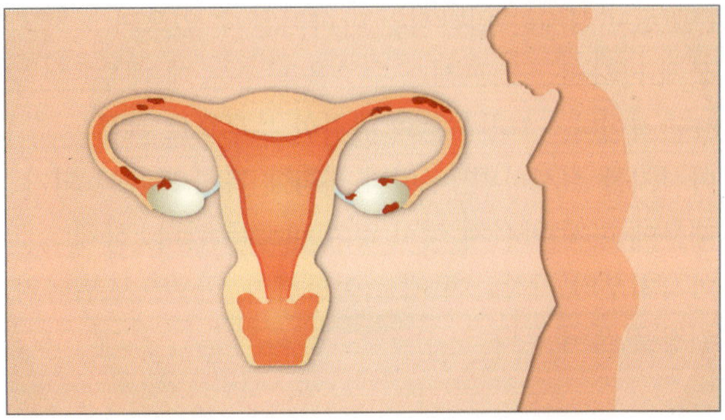

85 http://www.self-helphealth.com/topics/acupressure_woman.html

86 http://www.womenshealth.gov/publications/our-publications/fact-sheet/endometriosis.html#a

87 http://www.ncbi.nlm.nih.gov/pmc/articles/PMC3093183/

다낭성 난소 증후군 Polycystic Ovary Syndrome

다낭성 난소, 보다 정확하게 다낭성 난소 증후군(PCOS)은 생식가능연령 여성의 호르몬 장애다. 이 질환의 이름은 대부분의 증후군에서 난소가 확대되어 보이고 외측 가장 자리(다낭성 외관)를 따라 위치한 수많은 작은 낭종을 포함하고 있는 것에서 지어졌다.[88]

PCOS의 정확한 원인은 알려지지 않았지만 과도한 인슐린, 저급 염증, 유전 및 자궁이 너무 많은 남성 호르몬에 노출되는 것과 관련이 있을 수 있다. 일반적인 증상으로는 불규칙 또는 긴 월경 기간, 남성 호르몬(안드로겐) 증가로 인한 과도한 모발 성장, 여드름, 비만의 증가가 있다. 호주 자연 요법 페이지 웹 사이트는 마사지가 이 부위의 좋은 순환을 장려하고, 기분을 개선하고 스트레스의 영향을 줄이기 위해 세로토닌과 같은 자연 엔돌핀 및 신경 전달 물질의 방출을 자극하여 PCOS에 도움이 될 수 있다고 제안한다. 즉, 이 마사지는 아드레날린, 노르 아드레날린 및 코르티솔의 수준을 낮추어서 스트레스성의 감정을 유발하는 호르몬을 억제하는 것이다. 이에 PCOS에서 발생하는 불안정한 성호르몬 수치를 정상화하는 것이다.[89] 결국, 마사지는 스트레스를 줄임으로써 면역력을 높이는 데도 도움이 된다.

PCOS 마사지는 일반적인 마사지일 수 있으며 상체 마사지는 스트레스 수준을 낮추는 데 매우 효과적이다. 그러나 손의 평평한 부분으로 복부 마사지를 실시하면, 부인과 질환에 특히 도움이 되기 때문에 하체 마사지 역시 잊지 말도록 한다. 하체 마사지부터 시작하여 배로 이동하며, 근원으로부터의 긴장을 풀어 준다.

과학적으로 설명되지 않은 불임 Unexplained Infertility

부인과 문제에 대한 마사지의 가장 논란이 되는 부분은 아마도 설명되지 않은 불임 치료를 둘러싼 것일 것이다. 몇몇 실무자들이 한 수많은 주장들이 있었다. 이때, 꼭 주의해서 행동한다. 마사지는 설명되지 않은 불임을 극복하는 데 도움이 될 수도 있지만, 그렇지 않을 수도 있다. 마사지가 도움이 되지 않는다는 말은 아니다, 왜냐하면 마사지가 도움이 된 경우도 있기 때문이다. 하지만 부부에게 엄청난 고통을 줄 수 있는 어떤 것에 대해 "치료"를 약속하는 것은 비윤리적이다. 때때로 잠재적 불임의 스트레스는 불임 문제를 일으키기에 충분할 수 있으며, 휴식을 위한 마사지가 이 문제를 해결할 수 있다. 이와 관련하여 마사지와 불안에 관한 챕터의 지침을 참고하라.

복부 마사지는 혈액 공급을 늘리고 통증을 줄이는 데 도움이 될 수 있으며, 이 역시 불임에 도움이 될 수 있다. 침술과 한의학은 많은 기여를 하고 있고 어떤 사람들은 이러한 효과를 발견한다. 이것은 시도해 볼 가치가 있지만 약속이나 심지어 보장될 수 있는 것과 보장할 수 없는 것에 대한 말을 하는 명확한 윤리적 경계 내에서 말이다.

---

[88] http://www.mayoclinic.org/diseases-conditions/pcos/basics/definition/con-20028841

[89] http://www.naturaltherapypages.com.au/article/PCOS_and_Massage

과민성 대장 증후군
Irritable Bowel Syndrome

질환의 배경
Background to the Condition

과민성 대장 증후군(IBS)은 완전한 원인이 알려지지 않은 소화계 증상이다. 수술 또는 현미경으로 장을 검사하면 이상이 없지만 위경련, 복부 팽창, 설사 및 변비를 유발한다. IBS는 전 세계적으로 가장 흔한 내장 문제로서, 미국 인구의 약 20%가 증상을 경험하고,[90] 캐나다는 13%, 영국은 12%, 호주는 6.9%로 추산된다. 전 세계 인구에 대해서는 완전하고 신뢰할 수 있는 통계는 사용할 수 없으며 진단은 장소마다 다르다.[91] IBS는 어느 나이에나 영향을 미칠 수 있지만, 일반적으로 젊은 성인과 십대들에게서 처음 발생한다. IBS는 남성보다 여성에서 두 배나 흔하다.[92]

위에서 느껴지는 고통은 온화할 수 있고 종종 각 개인에 따라 다를 것이다. 통증이 느껴지는 위 부위도 다르며, IBS를 겪는 기간 역시도 개인에 따라 차이가 크게 날 수 있다. 통증은 보통 여러 번의 대변으로 완화되고 IBS를 가진 사람은 대개 많은 위 가스를 경험하게 된다. IBS에서 내장은 특정 영역에서 과민반응하는 것으로 보인다. 스트레스, 불안, 감정적인 혼란이 역할을 하는 것처럼 보이지만, 내장의 신경이나 근육의 과민반응이 왜 일어나는지는 아직 완전히 이해하지 못한다. IBS를 가진 사람들의 절반 정도는 증상의 시작을 스트레스가 많은 사건과 관련지으며, 증상은 스트레스나 불안의 시기에 악화되는 경향이 있다.[93] 음식 편식이 영향을 줄 수 있고, IBS의 일부 사례는 위장염이나 여행 후의 설사에 의한 반면, 다른 사례의 경우 항생제 사용과 관련이 있는 것으로 보인다.

일부 약물은 IBS를 치료하는 데 사용되며, 용해성 섬유질을 증가시키는 약이 도움이 될 수 있다. 정기적인 식사를 하고, 생균제(프로바이오틱)의 섭취를 늘리고, 스트레스와 불안의 근원을 줄이려고 노력하는 것은 IBS를 가진 사람이 증상을 완화시키는 데 도움이 된다. 복부의 자가 마사지를 포함한 마사지는 치료에 긍정적인 측면이 될 수 있다.

특정 금기 사항
Specific Contraindications

- 임산부에게 마사지를 실시하지 말아야 한다.
- IBS가 의학적으로 진단되지 않은 경우, 이에 보다 더 복잡한 질병을 앓는 경우, 이 치료법을 사용하지 말아야 한다.
- 크론병이나 장누수 증후군 환자에게 이 치료법을 사용하지 말아야 한다.

---

90 https://www.floridahospital.com/irritable-bowel-syndrome-ibs/statistics

91 http://www.worldgastroenterology.org/assets/downloads/en/pdf/guidelines/20_irritable_bowel_syndrome.pdf

92 http://www.patient.co.uk/health/irritable-bowel-syndrome-leaflet

93 http://www.patient.co.uk/health/irritable-bowel-syndrome-leaflet

- 최근에 복부나 산부인과 수술을 받은 사람에게는 이 치료를 사용하지 말아야 한다.
- 고객이 대변에 피가 묻어 있으면 마사지를 하지 말아야 한다. 의료 담당자에게 문의한다.

마사지 치료 Massage Treatments

고객에게 복부 마사지를 하는 방법에 대한 지침은 변비에 관한 챕터에서 제시한 자세한 지침을 따른다. 또한 이 치료는 스스로 실시할 수도 있다.

상세한 작업을 하기 전에 단순히 배 주위를 시계 방향으로 돌면 일부 사람들의 복부 팽창을 완화함으로써 해결될 수 있다. 이것은 자기 관리와 필요에 따라 할 수 있다. 만약 당신이 집에 있다면, 누운 상태에서 고품질의 마사지 오일을 손에 쥐고 손의 평평한 부분을 배꼽의 오른쪽 하단에 놓고 배꼽을 시계방향으로 작은 원으로 돌린다. 배 안쪽을 움직일 때 부드럽게 압력을 변화시키기 위해 마사지를 하면서 손을 흔들 수도 있다.

처음 시작한 것과 같은 장소인 배의 오른쪽 아래로 돌아와서 끝을 내고, 이번에는 아래로 내려가서 오른쪽 골반 뼈 바로 안쪽 위에 손을 놓도록 한다. 배가 크다면 두 손을 이용해 배 전체를 덮을 수 있다. 손을 사용하여 오른쪽 늑골 아래쪽으로, 왼쪽 늑골 아래쪽으로, 왼쪽 엉덩이 쪽으로, 그리고 오른쪽으로 획을 긋는다. 단순히 배를 감싸는 듯 커다란 원을 그리며 손을 움직이면서 부드럽게 흔들어 장에 자극을 주는 것을 목표로 하고 있는 것이다.

IBS는 매우 편안한 시기에는 일어나지 않는 경향이 있기 때문에, 당신은 또한 기회가 있을 때와 직장에서 옷 위로 같은 동작을 개별적으로 할 수 있다. 어떤 사람들은 이 마사지를 통해 가스를 완화시키는 데 도움이 된다는 것을 알게 되므로, 가스를 방출하는 것이 문제가 되지 않는 곳에서 이것을 한다. 일부러 가스를 참으면서 문제를 더 심각하게 하지 않도록 한다.

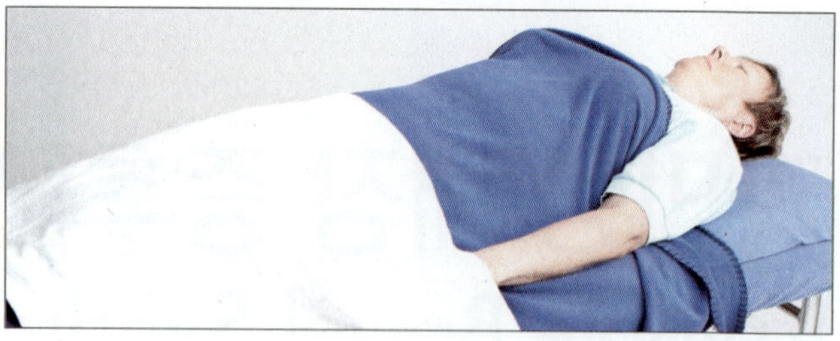

당신은 또한 이 같은 마사지로 다른 사람을 치료할 수 있다. 당신이 항상 고객에게 시계방향으로 마사지해야 한다는 것을 조심해야 한다. IBS로 다른 사람을 치료하고 있다면, 사생활을 위해 수건이나 담요를 덮어준다. 갈비뼈 밑바닥보다 더 높이 가지 말되, 또 너무 낮게 가지 말아야 한다. 엉덩이 뼈에 수건을 추가로 두면 사진에서 보듯이 얼마나 아래까지 내려가야 하는지 참고할 수 있다. 만약 당신이 부모이고 아이에게 실시하는 것이라면, 밤에 집에서 하는 치료의 일부로 이 온화한 치료법을 해줄 수 있다.

어떤 사람들에게는 이것이 충분하고 용인될 수 있는 한도일 것이다 만약 당신이나 당신의 고객이 더 할 수 있다면, 변비를 다루는 장에서 제시한 세부적인 지시를 따르도록 한다.

스트레스로 인해 IBS도 악화되기 때문에 스트레스를 푸는 마사지도 일반적인 복지와 증상을 줄이는 데 효과적일 수 있다. 어깨, 목, 머리를 이완시키기 위한 마사지 작업은 스트레스와 긴장을 치료하는데 매우 효과적이다. 고객의 얼굴을 위로 한 다음, 4장의 지시에 따라 머리를 마사지하는 것으로 시작한다.

많은 사람들이 자신의 IBS가 실제로 암이라고 두려워한다는 조사가 있으며, 이에 대해 논의하면 건강상의 우려를 해소함으로써 IBS 증상을 완화하는 데 도움이 될 수 있다.[94] 고객이 자신의 증상에 대해 조금이라도 걱정하고 있다면, 시간이 지남에 따라 증상이 바뀌거나 또는 대변에 피가 있으면 의료진과 대화해야 한다.

---

[94] http://www.worldgastroenterology.org/assets/downloads/en/pdf/guidelines/20_irritable_bowel_syndrome.pdf

요추증 Lumbar Spondylosis

질환의 배경
Background to the Condition

요추증은 요추관절염, 디스크 변성, 퇴행성 디스크 질환을 묘사하는 데 사용되는 용어다. 그들이 불편하게 생각하는 것은 모두 퇴행성 요추 척추 질환이라는 것이다. 허리 아래쪽의 통증은 성인의 약 60~85%가 그들의 삶의 어느 시점에 발생한다.

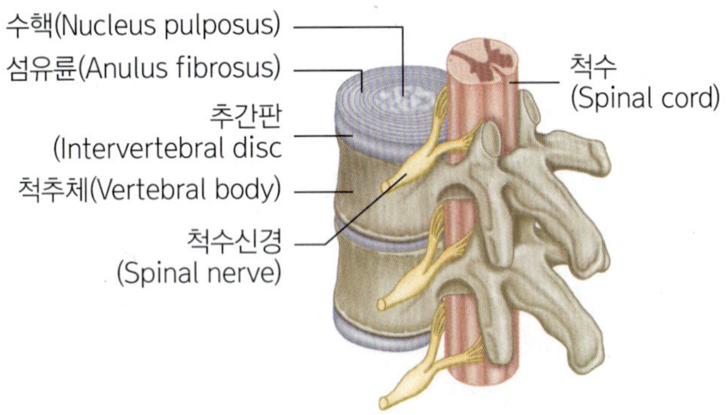

3개월 이상 지속되는 통증 증상으로 정의되는 만성 요통은 인구의 15~45%에 영향을 미친다.[95] 이것이 개인과 국가의 물리적, 경제적 부담에 미치는 영향은 상당하다.

요추 척추후만증은 정상적인 척추구조와 기능 상실을 초래할 수 있는 퇴행성 질환이다. 노화가 1차적 원인이지만 어디서 어떻게 이런 일이 일어나느냐가 매우 개인적이다. 추간판과 안면관절이 영향을 받고 개별 연령에 따라 변화가 일어난다.[96] "정상적인 마모"는 많은 사람들이 이 문제를 진단할 때 의학계에서 듣게 될 표현이다. 척추가 어떻게 작용하는지 이해하는 것은 요추 척추측만증에 무엇이 잘못되었는지 이해하는 데 유용하다.

척추는 우리 몸의 중심 지지 구조이다. 이것은 우리를 똑바로 세워주고 머리, 가슴, 골반, 어깨, 팔, 다리 등 골격의 다른 부분을 서로 연결시켜 준다. 척추는 뼈의 사슬로 되어 있지만, 탄력 있는 인대와 척추 디스크로 인해 유연하다.[97]

각 척추 사이에 있는 이 디스크들은 보통 충격 흡수제처럼 작동한다. 이것들은 매일의 중력으로부터 척추를 보호한다. 이것들은 또한 점프, 달리기, 무거운 것 들기와 같이 척추에 강한 힘을 가하는 격렬한 활동 동안 척추를 보호한다. 요추는 인대와 근육으로 지탱된다.

---

95 http://www.ncbi.nlm.nih.gov/pmc/articles/PMC2697338/

96 http://www.healthcentral.com/chronic-pain/c/17554/24809/lumbar/

97 http://www.ncbi.nlm.nih.gov/pubmedhealth/PMH0005179/

뼈를 연결하는 인대는 층으로 배열되어 여러 방향으로 움직인다. 두꺼운 인대는 요추의 뼈를 천골(L5)과 골반에 연결한다. 각 척추 분절 사이에는 두 개의 후관절이 있다.

후관절은 척추 기둥의 뒷면에 위치한다. 척추의 각 쌍 사이에는 척추의 각 측면에 하나씩 두 개의 후관절이 있다. 후관절은 척추 뒤쪽을 따라 줄지어 서 있는 작은 손잡이 같은 뼈로 이루어진다.
이 손잡이들이 만나는 곳에서는 두 척추를 연결하는 관절을 형성한다. 요추의 후관절은 허리를 앞으로 숙이거나 뒤로 굽히는 것을 가능케 한다.[98]

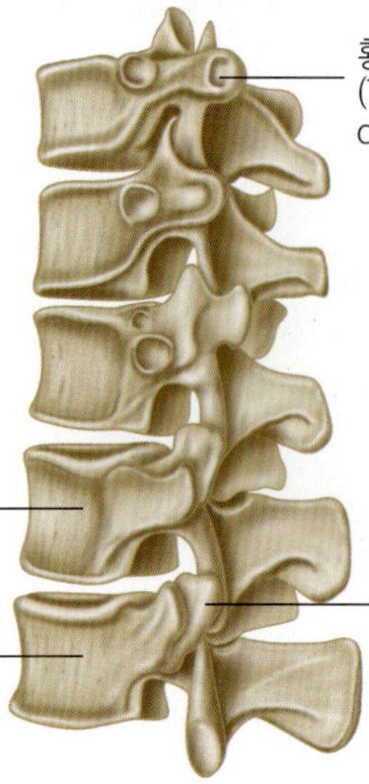

요추증은 디스크와 후면 관절의 퇴화로 인해 척추가 더 많이 움직일 수 있게 될 때 발생한다. 요추증은 디스크와 후면 관절 사이의 체중-지지 관계를 변화시킨다. 일반적으로 디스크는 대부분의 부하와 측면 움직임을 처리한다. 디스크가 퇴화 함에 따라(퇴화, 수분 함량 감소 및 얇아짐) 후면 관절이 더 많은 무게를 지탱한다.

이에 따라 후면관절은 두꺼워지고(후면관절 비대) 척추의 뼈 끝판은 디스크 아래 및 척추 위로 두꺼워지고 인대증식체가 발달한다.

결국, 후면관절의 지지는 효과가 없게 된다.[99]
이것은 디스크와 면 관절 통증을 유발하지만, 또한 신경이 나가는 척추의 중앙관과 측면 관이 좁아져 무감각, 얼얼함, 그리고 종종 상당한 고통을 유발한다. 세계보건기구는 산업화된 세계에서 인구의 60~70%가 그들의 삶의[100] 어느 시점에 요통을 겪을 것이며 이것은 개인, 가족, 지역사회, 산업, 정부에 높은 경제적 부담을 주는 활동 제한과 직장 부재의 주요 원인이라고 추정한다.[101]

요추증으로 인한 통증은 사람이 서 있거나 걷거나 뒤로 구부러질 때 보통 더 심하며 척추를 앞으로 쉬거나 구부려 완화할 수 있다. 등 아래 근육에 경련이 있을 수 있고, 햄스트링 근육이 긴장되어 있을 수 있다. 진단은 보통 신체검사, 엑스레이, CT스캔, MRI를 통해 이루어진다.

퇴행성 척추증 외에도 인구의 약 6%가 기존에 이 문제를 가지고 있다. 명백한 외상과 골절 외에, 어떻게 이런 일이 일어나는지에 대해서는 별로 알려져 있지 않지만, 아마도 사춘기 무렵에 일어날 것이다.

허리 아래 문제를 설명하는 데 사용되는 또 다른 용어는 척추측만증이다. 요추증과 척추측만증은 종종 관련이 있다. 요추증은 위에서 설명한 척추의 악화를 말하며, 척추측만증은 보통 척추가 잘못 정렬되는 것이며, '삐끗'하여 척추가 척추관으로 이동하거나 아래 척추가 상단을 넘어 가서 발생한다.[102]

---

[98] http://www.methodistorthopedics.com/lumbar-spondylolisthesis

[99] http://www.methodistorthopedics.com/lumbar-spondylolisthesisIbid.

[100] http://www.who.int/medicines/areas/priority_medicines/Ch6_24LBP.pdf

[101] Ibid.

[102] http://www.rushortho.com/spondylolisthesis.cfm

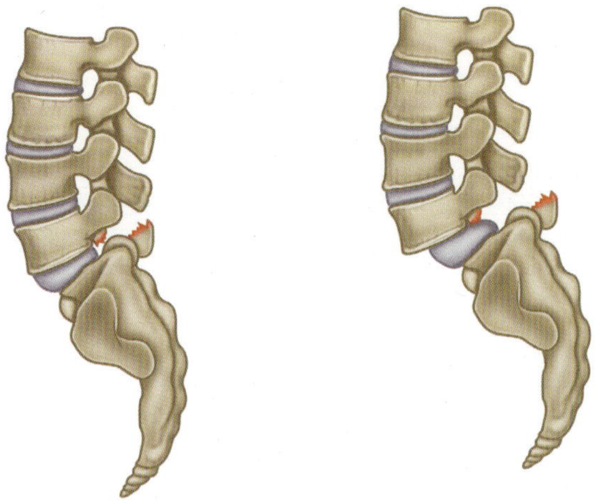

요추증
(Spondylolysis)

척추측만증
(Spondylolisthesis)

이것은 척추 사이에 있는 디스크 중 하나가 손상되어 신경을 누를 때 발생하는 추간판탈출이라고도 알려진 '삐끗한' 디스크와는 다르다. 요추증과 추간판탈출은 겹칠 수 있지만, 전자는 퇴행성이 있으며 나이가 증가함에 따라 발생할 가능성이 더 크다. 추간판탈출은 35~55세 사이의 디스크에 더 많이 발생한다.

척수의 맨 아래 신경이 압축되면 합병증으로 이어질 수 있는데, 그 증상으로는 사타구니의 무감각, 한쪽 또는 양쪽 다리의 마비, 직장 통증, 장 또는 방광 조절의 상실, 허벅지 안쪽의 통증 등이 있다.[103]

이러한 합병증이 발생하면 고객은 장기간의 신경 손상을 예방하기 위해 의학적 조언을 구해야 하며 신경 수술을 하고 더 이상의 손상을 방지하는 수술이 필요할 수 있다. 이것은 척추 전문가에 의해 진단을 받아야 한다.

치료 프로토콜은 일반적으로 휴식, 특히 스포츠 활동으로 부터의 휴식을 수반하며, 경막외 스테로이드 주사, 지압 치료 또는 침술, 물리 치료, 운동 강화 및 소수의 경우 수술과 같은 몇 가지 치료법을 포함할 수 있다.

특정 금기 사항
Specific Contraindications

사고나 부상에 따라 문제가 발생하면 마사지 치료 전에 의료인에게 확인해야 한다.
고객이 무감각, 얼얼함, 반사 속도가 느려지거나 다리의 근육 약화 또는 방광 또는 장 문제를 겪고 있다면 다른 원인을 배제하기 위해 마사지를 받기 전에 의사의 허가를 받아야 한다.

마사지 치료 Massage Treatments

합병증이 없으면 마사지가 통증을 완화하는 데 도움이 될 수 있으며 부드럽고 안전하며 효과적으로 수행할 수 있다. 만약 그 사람이 과거에 삐끗하여 디스크가 생겼던 경우에는, 척추 바로 옆의 근육을 바로 자극하지 말고, 대신 허리 척추를 둘러싼 근육에 대한 주위 마사지만을 사용하여 발, 다리, 천골, 그리고 상부 등 작업에 집중한다. 신체는 척추를 보호하는 데 매우 능숙하기 때문에, 척추에 어떤 위협이 느껴지면, 근육은 척추를 보호하기 위해 반응한다. 이러한 위협이 지나간 후에도 근육은 이완하는 데 시간이 걸릴 수 있고 근육의 긴장은 상당한 고통을 일으킬 수 있다.

[103] http://www.methodistorthopedics.com/lumbar-spondylolisthesis

이 마사지는 고객의 얼굴을 아래로 향하게 해야 한다. 45분 이내에 마사지를 하여 아래 및 가운데 등 근육이 뻣뻣해지지 않도록 한다. 발목 아래에 베개나 쿠션을 놓아 다리에 지지를 제공하고 척추에 더 이상의 압력을 방지한다. 3장에서 자세히 설명한 대로 발을 움직여야 한다. 그런 다음 발을 단단히 잡고 발가락 밑부분에서 몸 앞쪽으로 부드럽게 뻗는다. 고객이 편안한 범위 내에서만 뻗어 20~30초 동안 스트레칭을 유지하고, 다른 발로 반복한다. 이에 발 치료는 완료되었으며, 아킬레스 건을 스트레칭 한다.

다음으로 종아리와 허벅지에 초점을 맞추어 다리 뒤쪽을 마사지해야 한다. 쉽게 멍이 들 수 있기 때문에 안쪽 종아리에는 가벼운 압력을 가해야 하며, 고객의 존엄성을 보호하기 위해 사타구니 가까이 마사지를 피해야 한다. 종아리부터 시작한다.

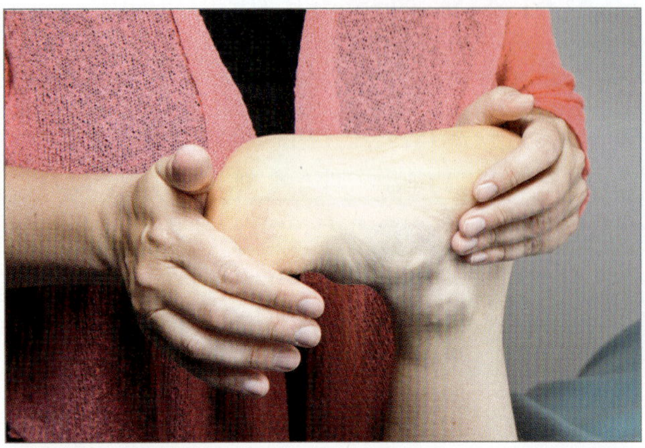

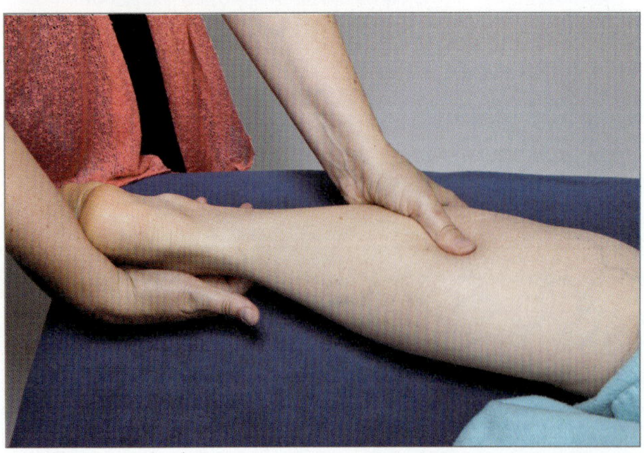

엄지손가락이나 손바닥의 평평한 부분을 이용해 바깥쪽 종아리 근육을 마사지할 수 있으며, 그림에 나와 있는 대로 특별히 비복근과 비장근에 초점을 맞출 수 있다. 우선 다리 바깥쪽에 있는 비복근 외측두에 초점을 맞추고 이 근육을 잘 마사지한 이후에 비장근 내측두를 마사지한다.

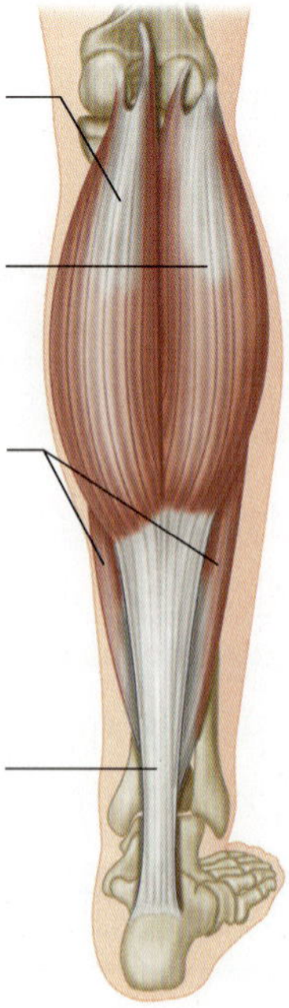

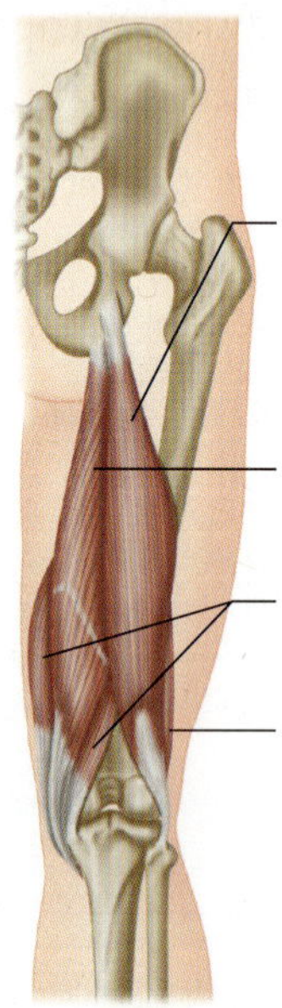

후면(Posterior view)

먼저 길게 스트로크(stroke)하는 방식으로 시작한다. 특히 부드러운 지점이 있으면 두 손가락을 사용하여 그 지점에서 근육을 흔들거나 엄지 손가락을 사용하여 그 지점에 적당한 정압을 적용한다. 이 두 가지 기술을 모두 사용한 후에는 무릎 뒤쪽에 닿기 전 종아리 아랫단부터 위로 근육 전체에 걸쳐 이 동작을 반복해야 한다.

허벅지를 마사지하기 위해 무릎 위로 이동한다. 사진을 보면 윗쪽 대퇴부에 여러 개의 근육이 있다는 것을 알 수 있을 것이다 근육의 이름에 대해서는 너무 걱정하지 말고 안쪽 허벅지를 피하면서 허벅지 뒷부분 전체를 마사지하는 것을 목표로 한다.

손의 평평한 부분이나 팔의 평평한 부분을 사용하여 길게 젓는 방식과 부드러운 압력으로 근육을 따뜻하게 할 수 있다, 항상 조금 더 깊게, 항상 고객의 허용 범위 내에서 같은 동작을 사용한다. 손바닥으로 근육을 주물러 만지기 어려운 부위에 압력을 가할 수도 있다.

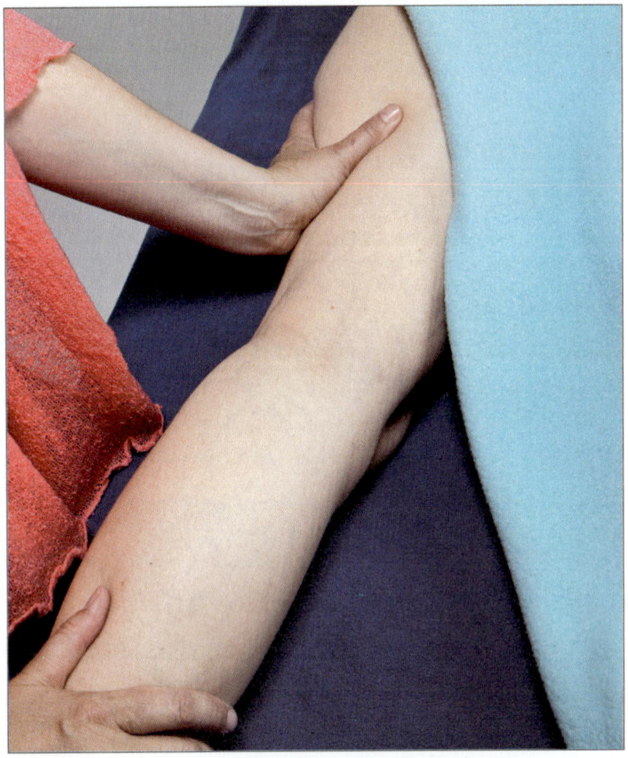

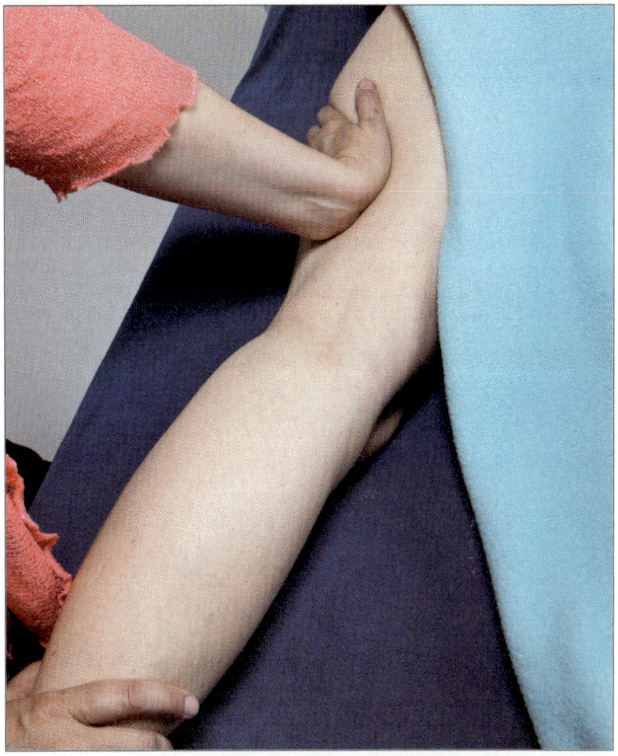

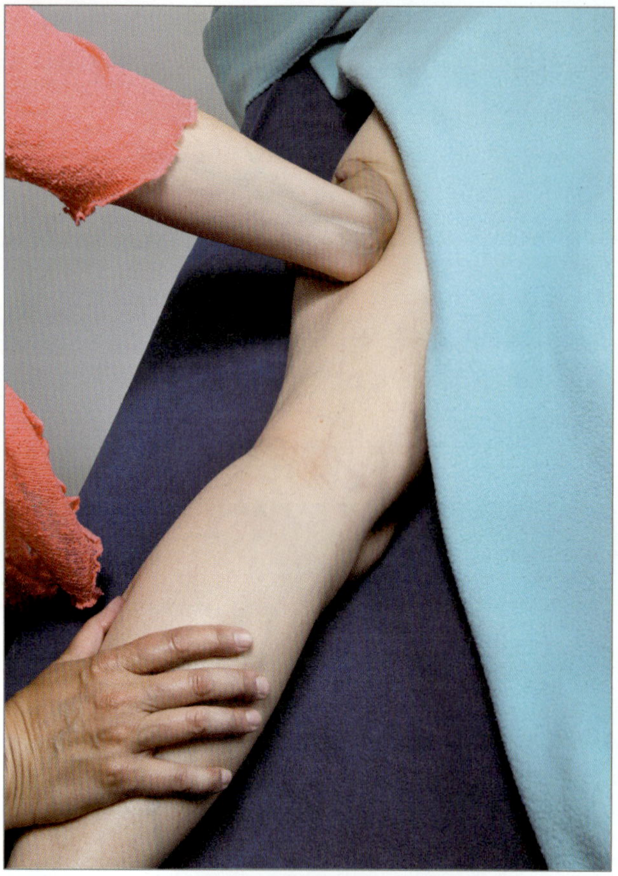

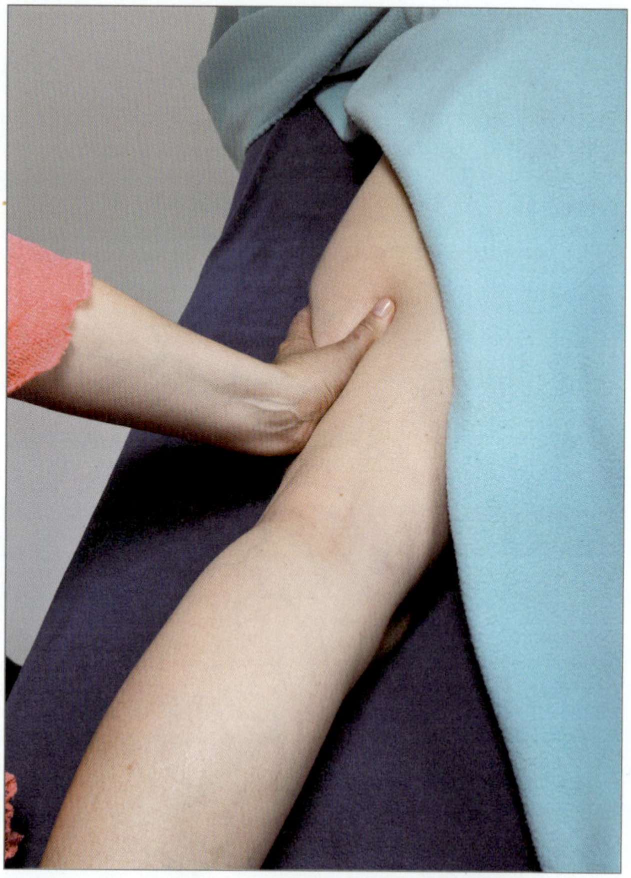

발과 다리를 끝냈으면 천골도 부드럽게 할 수 있다. 천골은 척추 밑부분에 있는 뼈의 평평한 영역이다 천골은 골반을 가로질러 다리로 퍼지면서 상체의 무게를 지탱하는 매우 강한 뼈다.

천골은 사춘기 후반과 성인기 초반에 함께 결합하기 시작하며, 5개의 개별 척추로 형성되어 30세 경까지 하나의 뼈를 형성한다. 이곳은 직접 마사지할 수 있는 몇 안되는 뼈 중 하나이다.

손의 평평한 부분, 손바닥의 발뒤꿈치, 또는 두세 손가락의 평평한 부분을 함께 사용하여 이 부위를 마사지 할 수 있다. 요추증을 치료할 때 척추 자체에 어떤 부담도 주지 않도록 부드럽게 작용하는 것이 매우 중요하다.

손의 평평한 부분, 손바닥의 볼록한 부분, 또는 두 세 손가락의 평평한 부분을 함께 사용하여 마사지를 할 수 있다. 단순히 전체 천골에 작은 원을 만들어서, 볼기 사이 틈새에 도달할 때 멈춘다. 대부분의 고객들에게서 천골의 가장자리를 느낄 수 있을 것이다. 서너 번 천천히 전 부위를 돌린다. 처음에는 부드러울지 모르지만 천골의 긴장이 완화되면서 부드러움이 줄어들어야 한다.

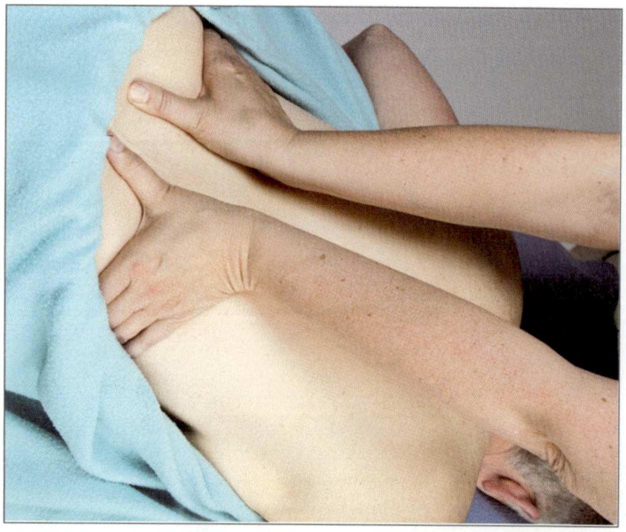

이제 등 아래쪽 주 부위를 작업할 수 있지만, 척추 자체에 압력을 가하지 않도록 주의한다. 척추에 닿지 않도록 주의한다. 뒤쪽으로 미끄러지면서 마사지 할 수 있도록 마사지 오일을 많이 사용한다. 엄지손가락을 척추의 양쪽에 각각 대어 둔 상태에서 엉덩이 가장자리에 닿을 때까지 엄지손가락을 등 위에서 부드럽게 굴린다. 이 동작을 4~5번 반복한다.

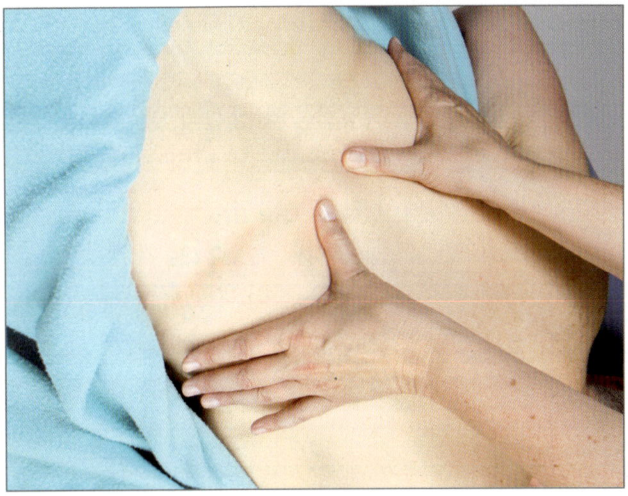

고객의 통증 수준이 감소하고 마사지 베드에 더 오래 머무를 수 있게 되면, 5장에서 상세히 설명한 것처럼 보다 일반적인 등 마사지를 실시할 수 있는데, 이때 척추 자체에 어떠한 아래나 측면으로 압력이 가하지 않도록 한다.

치료 사이에 고객이 자가로 햄스트링을 스트레칭하는 것 역시 효과적이다. 만약 그들이 스포츠맨이라면, 그들은 이미 그들만의 방법을 가지고 있을 것이다. 만약 그렇지 않다면, 가장 간단한 방법은, 앉는 동안, 고객으로 하여금 다리를 똑바로 펴고 발가락을 몸 앞쪽으로 구부리는 움직임을 반복하는 것이다.

허리 통증에 대한 마사지는 근육을 이완시키고 통증을 완화하며 신체의 회복을 돕는 것을 목표로 한다. 추가적으로 마사지는 신체의 자연적인 진통제인 엔돌핀을 생산하도록 신체에 격려하므로 마사지는 단기적, 장기적 긍정적인 효과를 모두 가져야 한다.

폐경 Menopause

질환의 배경
Background to the Condition

폐경은 여성의 에스트로겐 수치가 감소하는 초기 폐경으로 시작하여 배란과 월경 기간이 멈추면 완전 폐경으로 발전한다. 서구 사회에서 여성이 폐경을 겪는 평균 연령은 52세이지만 30대에서 발생할 수 있다. 45세 미만은 초기 폐경으로 분류된다. 에스트로겐의 감소는 배란을 막을 뿐만 아니라 얼굴 홍조, 오한, 기분 변화, 질의 건조함을 포함한 여러 증상들이 나타난다.

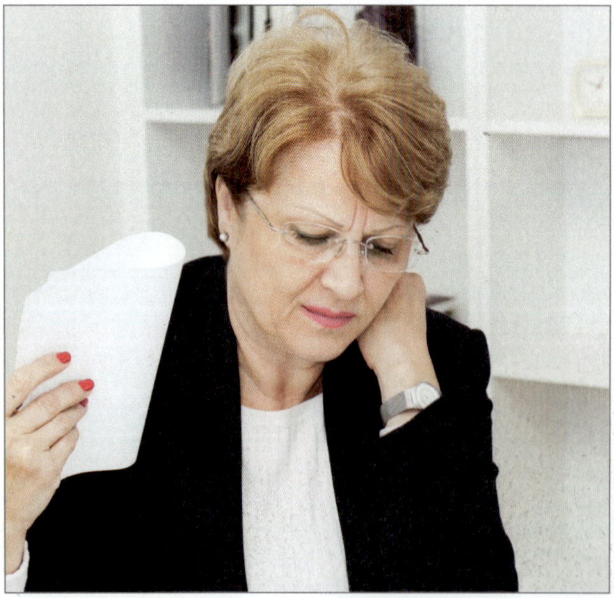

어떤 사람들에게 폐경은 젊음의 상실과 임신의 종식을 알리는 신호다. 다른 사람들에게는 피임 기간과 피임에 대한 걱정에서 환영할 만한 안도감이다. 아이들이 있다면, 그들은 이미 성인기에 가깝기 때문에, 폐경 여성은 새로운 직업과 모험이 가능해질 수도 있다. 10월 18일은 세계 보건기구와 국제 폐경 협회에 의해 세계 폐경의 날로 지명되었다. 이는 폐경에 대한 관심을 높이고, 더 큰 공중 보건 문제로 만들고, 여성들이 토론하기 쉽도록 고안되었다.

폐경 중에 일어나는 신체적 변화는 호르몬에만 국한되지 않는다. 나머지 신체에도 효과가 있으며, 골밀도, 근육량, 강도의 감소가 보고되었다.[104] 에스트로겐은 근육 톤을 유지하는 데 부분적으로 책임이 있고 피부 콜라겐에 기여하기 때문에 근육과 피부 모두 폐경 중과 후에 고통을 받을 수 있다.골다공증은 뼈와 치아에 영향을 미칠 수 있다. 관절과 근육통과 통증은 폐경 동안 흔한 증상이다.[105]

---

104 http://www.ncbi.nlm.nih.gov/pubmed/19949277

105 https://www.menopause.org.au/consumers/information-sheets/33-menopause-and-body-changes

이것들은 폐경 중에 발생하는 주요 호르몬 및 대사 변화이며, 신체는 적절한 휴식,[106] 유지 및 충분한 양의 보살핌이 필요하다. 이 기간 동안 마사지는 편안함과 치료 둘 다에 해당한다. 몸이 이상해지는 것 같은 시기에 긍정적인, 애정 어린 손길을 받는 것은 정서적인 지지를 주는 것이다. 통증을 해소하고 근육을 뻗는 데 도움이 되는 마사지는 폐경을 앞둔 여성들이 자신의 자기 관리 루틴에 추가할 수 있는 긍정적인 치료법이다.

특정 금기 사항 Specific Contraindications

폐경 동안 마사지에 대한 구체적인 제한은 없다. 고객이 특정 의료 조건을 가지고 있는 경우 이러한 조건에 대한 제한에 따라야 한다.

마사지 치료 Massage Treatments

특별히 권장되는 마사지는 없지만, 이 책에서 소개된 어떤 치료법을 이용할 수 있으며, 이를 통해 개별 여성이 직면한 문제를 완화할 수 있다.폐경에는 사용하기 위한 특정 지압점이 있으며 증상을 완화하는 데 도움이 될 수 있는 특정 지압점과 마사지 오일이 있으며, 이러한 방식들은 "어떤 것이 가장 효과가 있는지" 시행착오로 사용될 수 있다.

지압은 안면 홍조를 치료하는 데 효과적일 수 있으며 폐경과 관련된 불안과 우울증도 치료할 수 있다는 증거가 있다.[107]

지압과 침술은 몸 안의 에너지 흐름에 대한 이해에 관한 연구이다. 기는 몸의 보이지 않는 경로인 경혈을 따라 흐른다. 건강은 이러한 경혈을 따라 기의 부드럽고 자유로운 흐름에 달려 있으며, 이것이 일어나기 위해서는 몸과 마음이 조화를 이룰 필요가 있다. 폐경 시 호르몬 변화가 발생하면 불균형이 발생하여 지압과 침술이 조화를 회복할 수 있다. 아래 음양의 상징은 이 균형을 보여주기 위해 사용된다. 음양은 균형 잡힌 반대이며 우주의 모든 것은 두 요소로 구성된다.

음은 원래 활력의 음습한 면을 의미했다. 그것은 차갑고, 휴식하고, 반응하며, 수동성, 어둠, 내적, 하향, 내적, 감소 및 여성성과 같은 특성과 관련이 있다. 이와는 대조적으로 양은 원래 활력의 화창한 면을 가리켰다. 이것은 밝기를 내포하고 있으며, 열, 자극, 움직임, 활동, 흥분, 활력, 빛, 외형, 상향, 증가, 남성성과 같은 특성과 관련이 있었다.[108] 기 흐름의 막힘에 있거나 에너지가 부족한 경우, 이 영역은 균형을 가져오기 위해 처리된다.

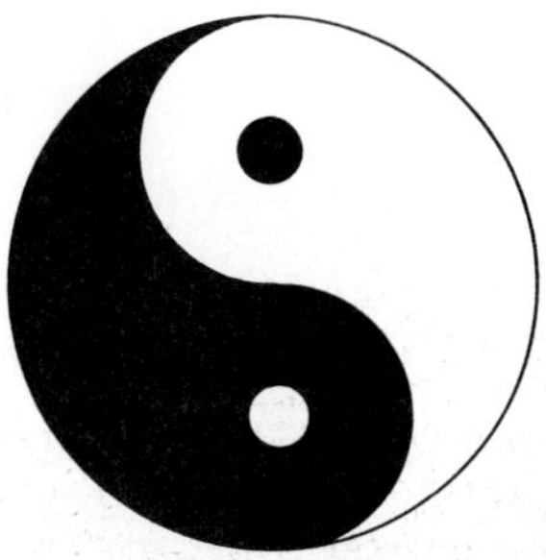

[106] A Stengler and M Stengler, Your Menopause, Your Menotype. New York, NY: Avery, 2002, pp. 51-52.

[107] http://www.acupuncture.org.uk/a-to-z-of-conditions/public-review-papers/menopause-and-acupuncture-the-evidence-for-effectiveness.html

[108] http://www.dailyom.com/library/000/000/000000268.html

폐경 여성을 위해 치료해야 할 핵심 영역은 (CON 4) 관원 4, (L1 11) 대장 11, (K3) 신장 3, (SP6, SP9) 비장 6과 9 등 5가지가 있다.

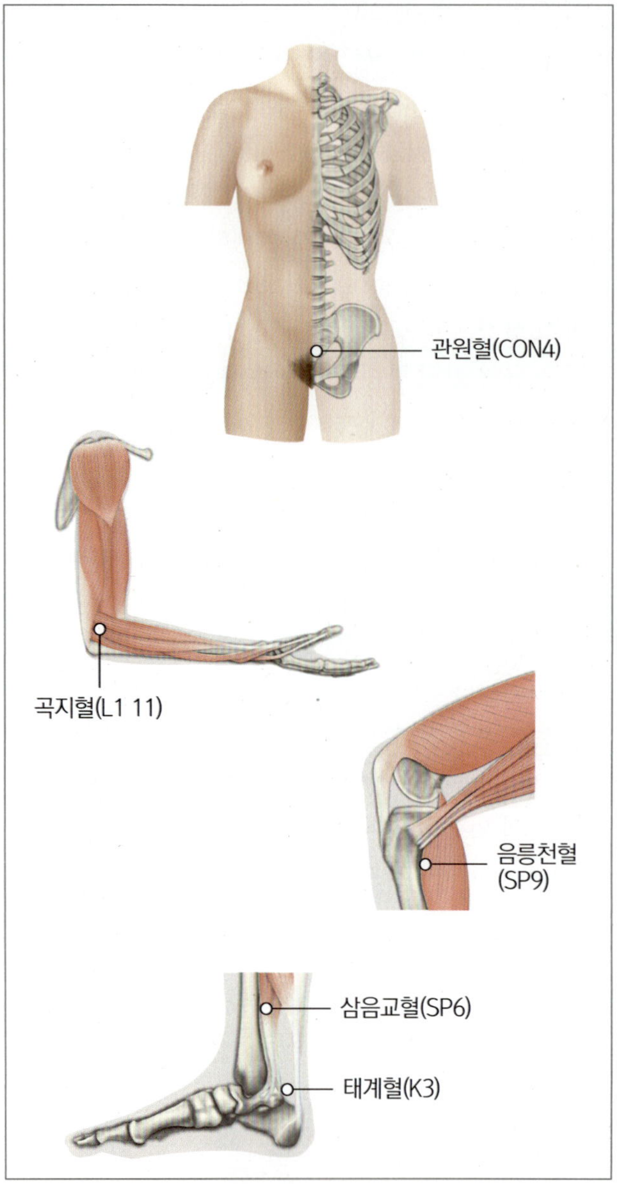

임맥 경혈 4점은 배꼽과 치골의 상단 가장자리 사이의 약 5분의 3 정도 복부의 중간선에 있다. 전통적인 치료법에서 이 점은 탈진, 약점, 만성 피로 또는 질병, 월경 및 성적 문제의 해결을 위한 것이다. 지압에는 이 지점을 치료하는 세 가지 다른 방법이 있다. 손가락 끝이나 주먹(또는 고무 팁 연필)으로 동일한 압력은 가하여 조화를 찾는 것이다.

이 일정한 압력을 최대 2분 동안 유지한다. 차단된 에너지를 이동하고 과도한 에너지를 진정시키기 위해 시계 방향으로 선회 운동을 사용할 수 있다. 손바닥을 사용하여 영역을 쓰다듬는다.

대장 11은 안면 홍조를 치료하는 데 사용되며 팔꿈치 옆의 외부 팔에 있다. 팔을 구부려 목 쪽으로 손을 뻗으면 LI 11은 팔꿈치 주름 끝의 팔 폭의 중간에 위치한다. 홍조 치료를 위해 이 부위를 반시계 방향으로 마사지한다.

비장 6은 뜨거운 홍조, 불안, 그리고 다른 산부인과 문제를 줄이는 데 사용된다. 이 부위의 마사지를 위해 고객에게 두 번째 손가락 마디와 일직선으로 다리 안쪽의 발목뼈 한가운데에 새끼손가락을 대고 납작하게 손을 놓으라고 한다. SP6는 집게손가락이 안쪽의 발목뼈로부터 직선으로 있는 곳에 위치한다. 이 점은 불면증과 어지럼증 치료에도 좋다.

이 곳은 매우 부드러운 지점이 될 수 있기 때문에 부드럽게 압력을 주고 각 지점마다 압력을 점진적으로 증가시킨다.
직접 압력으로 치료하는 것이 너무 고통스럽다면, 먼저 손을 평평하게 혈점 위에 올려놓는 것으로 시작한다.

신장 3은 요통, 두통, 현기증, 불면증을 치료하는 것과 함께 에너지 증가와 해독에 효과가 있다. 이 점은 아킬레스건과 발목뼈의 중간쯤 되는 발 안쪽에서 위치한다.

비장 9는 피로, 에너지 부족, 복부 출혈, 성기의 통증을 돕는다. 이는 경골이 구부러지기 시작하는 뼈 바로 아래 무릎 안쪽 아래에 위치해 있다. 이 점은 매우 부드러울 수 있다, 만약 너무 부드러우면, 점차 깊이를 증가시킨다. 이 모든 점은 일반적인 마사지 치료의 일환으로 또는 개개의 폐경 여성에 의해 별도의 치료로 사용될 수 있다.

아로마테라피 오일은 또한 폐경 여성을 지탱하는 데 사용될 수 있으며, 이것들은 기본 오일로 섞여야 한다. 너무 강력해서 피부에 바로 사용하지 말고 섭취하지 않는다. 베이스 버블 욕조와 로션에 사용할 수 있다. 베이스 오일은 에센셜 오일을 방울로 넣는 오일이며, 포도 씨앗은 가장 자연스럽고 저알레르기 오일 중 하나이며 대부분의 사람들에게 사용하기에 적합하다. 온라인이나 건강식품 가게와 일부 슈퍼마켓에서 구입할 수 있다. 가능한 한 유기 베이스유를 사용하도록 노력한다.

각 에센셜 오일은 뚜렷한 특성을 가지고 있다. 사용할 오일의 세 가지 주요 그룹이 있다. 첫째, 에스트로겐에 영향을 미치고 호르몬의 균형을 맞추는 에센셜 오일이 있다. 여기에는 사이프러스, 제라늄, 라벤더, 네롤리, 장미, 클라리 세이지가 포함된다. 다음으로, 안면 홍조를 완화시키는 데 도움이 될 에센셜 오일이며, 여기에는 클라리 세이지, 자몽, 레몬, 라임, 페퍼민트가 포함된다. 마지막으로 감정적인 변동에 좋은 에센셜 오일은 카모마일, 삼나무, 재스민, 네롤리를 포함한다. 이 기름들을 섞으면 된다. 당신의 취향이나 고객의 취향에 따라 안내한다.

에센셜 오일은 식물성 이름으로 구입해야 한다. 일부는 상당히 저렴하지만(예: 라벤더 및 감귤 오일) 네롤리는 매우 비싼 오일이다. 에센셜 오일은 효과가 좋아 투자 가치가 있다. 1회 사용에 약간만 사용하기 때문에 오래 사용한다.

에센셜 오일을 혼합하는 것은 과학과 예술 둘 다지만, 여러분은 집에서 실험을 하며 필요성, 기분, 선호도에 따라 섞을 수도 있다. 출발점은 오일의 혼합 비율을 아는 것이다. 이는 베이스 오일이나 로션에서 사용해야하는 각 오일의 방울의 수이며, 이들 중 일부는 표로 나타냈다.

이 표는 오일의 식물 이름과 상단, 중간 또는 기초 오일인지를 나타낸다. 상단 오일은 가장 가벼운 향을 낸다. 이것들이 처음 냄새를 맡는 나는 향으로, 활력이 넘치고 기름을 공급하는 효과가 있다. 중간 오일은 따뜻하고 부드럽고 미묘한 향기로 상단 오일보다 오래 지속된다. 이 오일은 신진 대사, 균형 잡기 및 마음의 휴식에 좋다. 기초 오일은 깊고 종종 향긋한 냄새이다. 이것들은 다른 향기가 희미해진 후에 오래 머무르며 가장 편안하고 진정시키는 아로마이다.

Name	Botanical Name	Note
삼나무(Cedarwood)	*Cedrus atlantica*	기초(Base)
카밀레(Chamomile)	*Anthemis nobilis*	중간(Middle)
중국 자몽(Chinese grapefruit)	*Citrus grandis*	상단(Top)
클라리 세이지(Clary sage)	*Salvia sclarea*	상단–중간(Top – middle)
사이프러스(Cypress)	*Cupressus sempervirens*	기초(Base)
제라늄(Geranium)	*Pelargonium odoratissimum*	중간(Middle)
재스민 속(Jasmine)	*Jasminum grandiflorum*	기초(Base)
라벤더(Lavender)	*Lavandula angustifolia (officinalis)*	중간(Middle)
레몬(Lemon)	*Citrus limonum*	상단(Top)
라임(Lime)	*Citrus aurantifolia*	상단(Top)
네롤리(Neroli)	*Citrus aurantium amara*	중간(Middle)
박하(Peppermint)	*Mentha piperita*	상단(Top)
장미(Rose)	*Rosa damascena*	기초(Base)

단순화하면, 처음에는 3 : 2 : 1 비율 – 3방울의 상단, 2개의 중간, 1개의 기초 오일을 기준으로 혼합한다. 20ml의 오일에는 총 12방울을 넣을 수 있고, 3 : 2 : 1의 가벼운 혼합 또는 6 : 4 : 2의 더 강한 혼합을 사용할 수도 있다. 그러나 이것은 일반화이며, 예를 들어 고객이 정말로 강력한 것이 필요하다면 기초 오일에 10방울의 상단 오일을 선택한다. 그러나 10% 기초 오일만을 사용하면 두통을 유발할 수 있기 때문에 기초 오일만의 사용은 금한다.
일부 사람들에게는 두통을 유발할 수 있다.

최적의 비율을 위해 실험이 필요하다. 대부분의 사람들은 몇 가지 블렌드는 안 맞아서 버릴 것이다(오일이 하수 시스템으로 버려서는 안됨을 기억한다). 한 사람에게 아름다운 블렌드가 다른 사람에게는 최악의 냄새 일 수 있다. 일부 블렌드에는 “시너지 효과”가 있다. 즉, 그것들의 결합 효과는 개별 아로마보다 강력하므로 자유롭게 실험하고 오일 결합을 즐긴다. 표에 주어진 모든 오일은 폐경기 동안 유용하므로 어떤 것도 틀린 조합이 아니다.

어린이와 동물의 손이 닿지 않는 곳에 에센셜 오일을 보관해야 한다. 에센셜 오일은 강한 빛과 열로부터 어두운 상자에 보관되어야 한다. 만약 당신이 어떻게 섞어야 하는지에 대해 의심이 든다면, 여러분은 항상 향 제조사에게 의뢰하여 오일을 섞어 달라고 요청할 수도 있고, 또는 이러한 에센셜 오일이 첨가된 혼합된 오일을 구매할 수도 있다.

또한 목욕 중에 에센셜 오일 몇 방울을 넣을 수도 있다. 오일이 목욕을 약간 미끄러워지게 만들 수 있으므로 주의한다. 또는 발 목욕을 하거나 티슈나 침대에 오일을 뿌릴 수 있다(그러나 눈과 접촉할 수 있는 곳에서 멀리 떨어져 분사한다).

각 오일들은 그들만의 주의사항이 있지만, 일반적으로 당신이나 당신의 의뢰인이 임신했거나 모유 수유를 하고 있거나, 혈압 문제나 간질이 있는 경우, 훈련된 향기요법사의 허락이 없는 이상 오일을 사용해서는 안 된다. 감귤 오일의 대부분은 피부를 감광성으로 만들 수 있으므로 사용 후 직접 자외선 조사는 피해야 한다. 아로마테라피의 원리에 관한 좋은 책들도 몇 권 있는데, 이 책들은 여기서 가능한 것보다 훨씬 더 세밀하게 설명할 것이다. 결론은, 이 훌륭한 천연자원을 실험하면서 재미있게 조합해보라는 것이다.

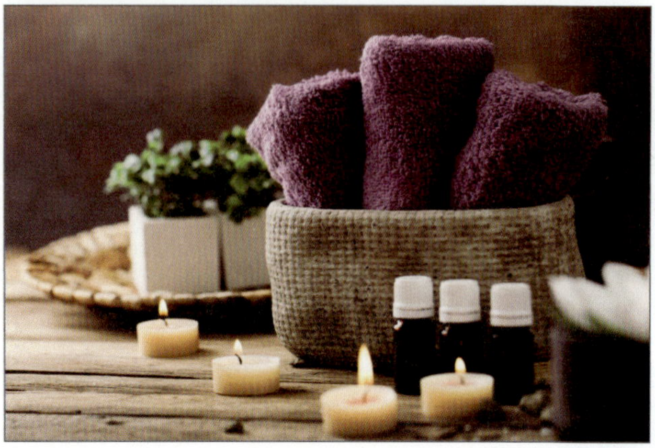

다발성 경화증 Multiple Sclerosis

질환의 배경
Background to the Condition

다발성 경화증(Multiple Sclerosis, MS)은 뇌와 척수의 신경에 영향을 미쳐 근육 운동, 균형, 시력에 문제를 일으키는 질환이다.[109] 뇌나 척수의 각 신경은 지질과 단백질로 구성된 미엘린 층으로 둘러싸여 있다. 이것의 역할은 신경을 보호하고 뇌에서 나머지 신체로 전기 신호를 전달하는 것을 돕는 것이다. MS에서 미엘린은 손상된다.

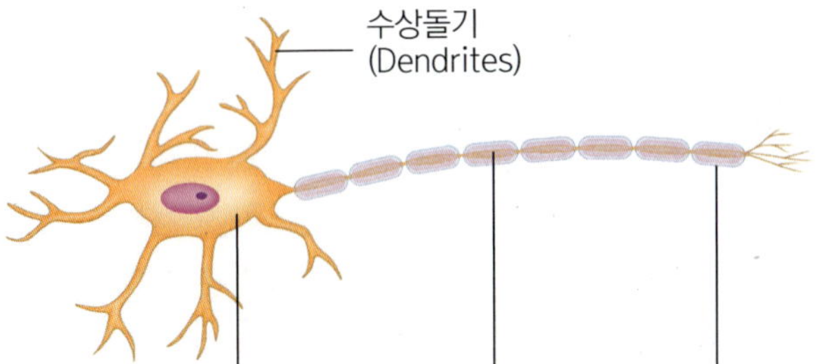

MS의 가장 일반적인 증상은 피로, 신체의 여러 부분의 무감각, 걷기, 균형 및 조정 문제, 방광 및 장 기능 장애, 시력, 현기증 문제, 성적 기능 장애, 통증, 인지 기능 장애, 정서적 변화 및 우울증 및 경련(특히 다리에서)이다.[110]
MS는 개인의 면역계가 미엘린을 이물질로 착각하여 공격한다는 점에서 자가 면역 증상이다. 이로 인해 신경을 따라 이동하는 메시지가 느려지거나 왜곡되거나 완전히 손실된다.

MS의 원인은 아직 알려지지 않았지만, 무엇이 방아쇠가 될 수 있는지에 대한 단서가 몇 가지 나타나고 있다. 비록 누군가가 MS를 개발할 가능성이 더 높아질 수 있는 유전적 성향이 있을 수 있지만 유전병은 아니다. 지리 또한 영향을 미치며, 적도 근처의 나라에서 거의 전례가 없고, 박테리아 때문에[111] 발생 했는지, 또는 비타민 D 수치와 면역을 방해하는 햇빛 부족과 관련이 있는지 알아보기 위한 많은 연구가 진행 중이다.[112]

최근의 또 다른 이론은 MS의 발달이 혈류와 뇌와 척수 내 정맥의 좁아짐과 관련 될 수 있다는 것이다. 뇌와 척추로의 혈액 공급은 심장으로 돌아가는 데 어려움을 겪으며, 신경 조직 내부에 작은 철분 퇴적물이 축적되어 신경을 손상시키고 또는 자가 면역 반응을 일으킬 수 있다고 생각된다.[113]

---

[109] http://www.nhs.uk/Conditions/Multiple-sclerosis/Pages/Introduction.aspx

[110] http://www.nationalmssociety.org/about-multiple-sclerosis/what-we-know-about-ms/symptoms/index.aspx

[111] http://www.nationalmssociety.org/about-multiple-sclerosis/what-we-know-about-ms/what-causes-ms/index.aspx

[112] http://www.nhs.uk/Conditions/Multiple-sclerosis/Pages/Causes.aspx

[113] http://patientmemoirs.com/condition/912-multiple-sclerosis/details

원인과 향후 MS의 가능한 치료법에 대한 연구가 진행 중이다. 아직 MS에 대한 치료법은 없지만 증상 관리를 돕기 위해 이용할 수 있는 치료법이 많이 있다. 마사지는 이러한 증상들 중 일부를 관리하는 데 중요한 도구가 될 수 있다.

의료행위는 MS를 네 가지 다른 유형으로 나눈다.

- 재발성 MS (RRMS)는 다발성경화증의 가장 일반적인 형태로, 초기 진단의 약 85%를 차지한다. 이러한 형태의 MS는 증상이 개선되거나 사라질 때 완화 기간이 뒤따르는 증상의 재발현 업으로 표시되며, 완화 기간은 수년 동안 지속될 가능성이 있다.

- RRMS를 가진 일부 환자들은 계속해서 2차 진행성(SPMS)을 보이는데, 여기서 질병 과정은 증상의 심각성에 대한 회복 또는 완화 없이 계속 악화된다.

- 1차 진행성 MS (PPMS)는 초기 진단의 약 10%를 차지한다. 여기서 증상은 때때로 많이 약화되기도 하지만, 재발이나 완화가 없는 상태로 처음부터 점차 악화된다.

- 마지막으로, 가장 드물게 5% 미만의 진단에서 MS가 점진적으로 재발하는 것이다. 이는 시작부터 진행되며, 도중에 증상이 악화되고 회복 기간이 없다.[114]

마사지가 신체적 증상에 미치는 영향에 대한 임상 실험은 거의 없었지만 마사지가 MS를 가진 사람들에게 전반적으로 긍정적인 영향을 미친다는 증거가 있다. 5주간 주 2회 45분 마사지를 받은 연구에서 마사지를 받은 집단은 마사지를 받은 직후에 불안이 낮고 우울감이 낮았으며, 연구 종료 후 자아존중감이 향상되었고, 신체상과 질병 진행에 대한 낙관적 의견이 향상되었으며, 사회적 기능이 향상되었다.[115]

임상 연구에서 나온 증거가 부족한 반면, 마사지가 MS의 증상, 특히 근육 경련과 떨림을 완화시키는 데 도움이 될 것이라는 좋은 증거가 있다. "첫째, 통증을 끼치지 말라"는 전제 아래 증상을 완화하고 통증을 줄이고 수면의 질을 높이려는 개인에게 마사지는 해가 되지 않는다.

특정 금기 사항
Specific Contraindications

골밀도: 마사지에 대한 몇 가지 제한사항이 있는데, MS를 가진 사람들은 의학적으로 아직 완전히 이해하지 못한 이유로 일반 인구보다 골밀도가 낮을 수 있고, 이것은 골다공증으로 이어질 수 있다. 이것이 마사지 그 자체를 배제하지는 않지만 마사지 중에 뼈를 조작하지 않도록 주의를 기울여야하며 천골과 엉덩이에 가해지는 압력은 가벼워야 한다.

보조 스트레칭을 피한다: 근육을 경련시킬 수 있는 교감 신경 발화를 피하기 위해 MS를 가진 사람의 사지를 스트레칭하는 것을 피하는 것이 중요하다. 고객이 직접 스트레칭을 하는 것은 절대적으로 괜찮고, 요가는 MS를 가진 많은 사람들에게 도움이 되었다. 마사지를 하는 동안 고객의 통제하에 있지 않은 과격한 스트레칭을 피한다.

열과 진동: 가열된 패드나 기계적 진동 마사지를 사용하지 말아야 한다. 이로 인해 신경이 발화될 수

---

114 http://www.nytimes.com/health/guides/disease/multiple-sclerosis/print.html

115 M Hernandez-Reif, Multiple sclerosis patients benefit from massage therapy. Journal of Bodywork and Movement Therapies, 1998, 2, 168-174.

있기 때문이다. 고객이 침대 위에서 위치를 움직일 때, 특히 치료를 받은 후 일어날 때, 현기증이 MS를 가진 사람들에게 문제가 될 수 있으므로 매우 주의한다.

MS의 일부 치료에는 자가 주사가 수반되므로 최근 주사 부위에 마사지를 하지 않도록 주의한다. 고객이 직접 볼 수 없는 신체 부위에 적색 또는 염증이 있는 부위를 발견하면, 필요에 따라 의사의 진찰을 받을 수 있도록 인지하도록 한다.

MS의 증상은 개인마다 다를 수 있고, 또한 시간이 지남에 따라 각각의 치료를 상담으로 시작하는 것이 중요하다. 어디가 아프거나 뻣뻣한 느낌이 들며 이것이 일상생활에 어떤 영향을 미치는지 물어본다. 이것은 당신이 고객의 현재 관심사에 대한 치료를 목표로 할 수 있게 해줄 것이다.

마사지 치료 Massage Treatments

이것은 완전한 치료를 위한 제안된 프로토콜이다. 치료 시간이 당신이나 당신의 고객에게 너무 길다면, 상체와 하체 치료로 나누어서 진행할 수 있지만, 만약 당신이 할 수 있다면, 완전한 정기 치료를 위해 시간을 내도록 한다.

당신이 마사지를 반복할 때 당신의 고객은 어떤 측면이 가장 유용하게 보이는지 말할 수 있을 것이고, 이런 다음 당신은 완전한 치료 사이에 이러한 기술을 사용할 수 있을 것이다. MS 고객은 마사지 베드에서 매우 안전하다고 느껴야 한다. 마사지는 고객이 옷을 입었을 때 수행할 수 있고, 또는 쌍방이 모두 피부 간의 접촉에 동의했다면, 떨림이나 근육 수축 등으로 떨어질 수 있기 때문에 작은 수건보다는 담요나 시트를 준비한다. 이것은 고객이 안심하고 안심할 수 있도록 도와줄 것이며, 이는 다시 휴식을 취하는 데 도움이 될 것이다.

MS 환자는 마사지 테이블에서 추위를 느낄 수 있기 때문에 여분의 담요나 가벼운 이불을 손에 들고 있게 한다.

다른 여러 가지 조건과 마찬가지로 손가락과 발가락을 자세히 다루는 것이 중요하므로 2장과 3장에 자세히 설명된 손과 발 마사지로 치료를 시작한다.

팔과 다리의 더 큰 근육으로 이동할 때, 당신은 중간 압력을 가하여 근육의 경직성이나 조임성을 풀어주고 떨림을 진정시키는 것을 돕는 것을 목표로 한다.

MS 고객의 근육 경련은 매일 겪는 사투이며, 밤마다 잠을 방해하여 심한 수면 부족을 초래할 수 있다. 이렇듯 마사지 중에도 경련이 나타날 수 있다. 만약 경련이 일어난다면, 완전히 물러서지 말고, 영향을 받는 사지에 손을 얹고 부드러운 압력을 가한다. 고객을 전혀 제지하려 하지 않는다는 것을 기억한다. 당신은 단지 근육이 이완될 수 있다는 것을 상기시키는 것이다. 고객이 특히 경련이 심하면, 통제가 되지 않아 당황하기 시작 할지도 모른다. 이런 일이 일어난다면, 고객에게 깊고 느린 호흡에 집중하여 긴장을 풀고 어떤 불안도 가라앉히도록 도와주고, 당신은 부드러운 머리 마사지를 할 수 있다. 호흡에 초점을 맞춘 구어 명상은 일부 고객들에게 매우 도움이 될 수 있다, 차분하고 부드럽게 당신의 고객에게 이야기한다.

다리 마사지를 시작하고, 길고 부드럽게 다리 위를 훑는다. 발에서부터 엉덩이까지 마사지를 하고, 무릎과 무릎 뒤의 부분은 피한다. 체액 보유는 MS에서 문제가 될 수 있으며 스트로킹(경찰법) 마사지는 림프 흐름을 자극하는 데 도움이 된다. 항상 심장을 향한 자세로 작업하고 옷을 입고 있지 않으면 양질의 천연 마사지 오일을 사용하여 피부에 윤활유를 바른다.

한 근육에 대한 압박감이 신체의 반대쪽에 영향을 미치므로 신체의 양면을 동시에 마사지하는 것이 중요하다. 고객의 얼굴을 아래로 향하게 되면, 손과 발에 대한 마사지를 바로 한 후에 이 작업을 수행할 수 있기 때문에 베드 위에서 움직이는 것이 줄어들 것이다.

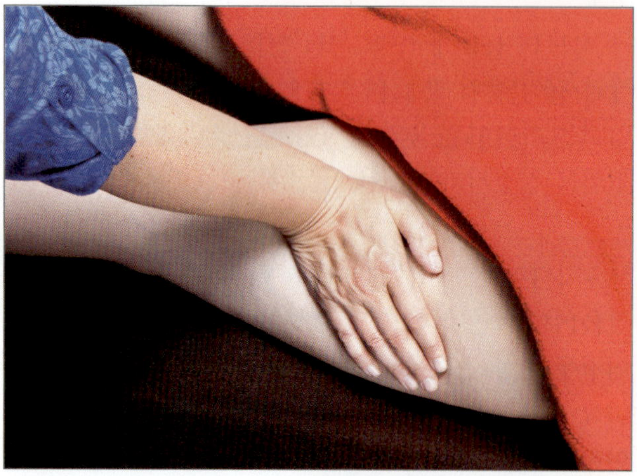

다리 위에서 작업할 때는 사타구니에 마사지를 하지 않고, 무릎과 사타구니 중간쯤에 있는 다리에서 떼어낸다. 손의 평평한 부분을 사용하여 길게 훑고, 항상 위로 움직이면서 손은 대칭적으로 작업한다.

양쪽 다리를 반복하고 고객에게 위쪽을 향하도록 위치를 조정하도록 요청한다. 그러면 신체 앞쪽에서 이 작업을 더 반복 할 수 있다. 더 깊은 작업을 수행하려면 나중 단계로 다시 다리로 돌아와야 한다.

고객의 머리가 여전히 위로 향하게 한 상태에서 머리와 목으로 이동한다. 4장에는 머리 마사지에 대한 자세한 프로토콜이 있으며 이를 준수한다. 헤드 마사지를 마친 후에는 5장의 등 마사지 프로토콜을 따라 계속 진행해야 한다. 사지를 움직여야 할 때는 고객을 직접 움직이지 말고 스스로 움직이도록 요청한다. 신체 뒤쪽의 작업을 완료하면 더 깊은 작업을 위해 다리로 돌아갈 수 있다. 전체 발 마사지를 이미 완료 한 후 발목으로 이동할 수 있다. 종아리를 따뜻하게 하여 바깥 종아리에 특히 주의를 기울인다. 발목 바로 위에서 시작하여 엄지나 손의 평평한 부분을 사용하여 바깥 종아리를 주무르고 부드럽게 펴준다. 당신은 관절을 스트레칭 하려는 것이 아니라, 실제 근육만을 목표로 한다.

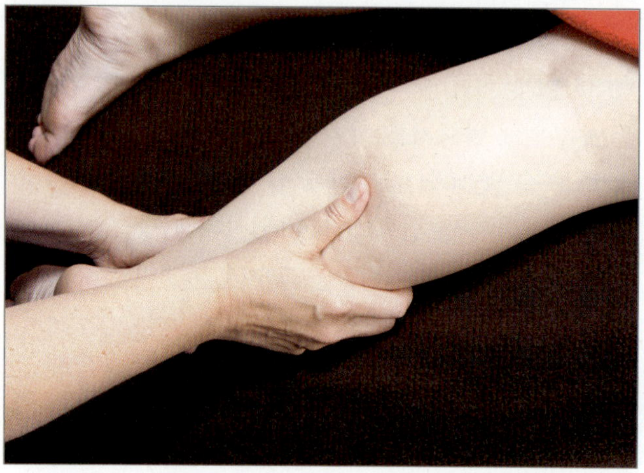

이때 당신은 외부 종아리에서 저항하는 영역을 느낄 수 있으며, 이것이 고객이 부드럽다고 얘기하는 부위이다. 이러한 지점에 도달하면 중간 정도의 압력을 가하고 30초에서 2분 동안 유지한다. 근육이 이완 될 때 근육의 변화를 느끼고 고객이 부드러워졌다고 말해야 한다. 이 경우 압력을 풀고 근육을 위로 마사지한다.

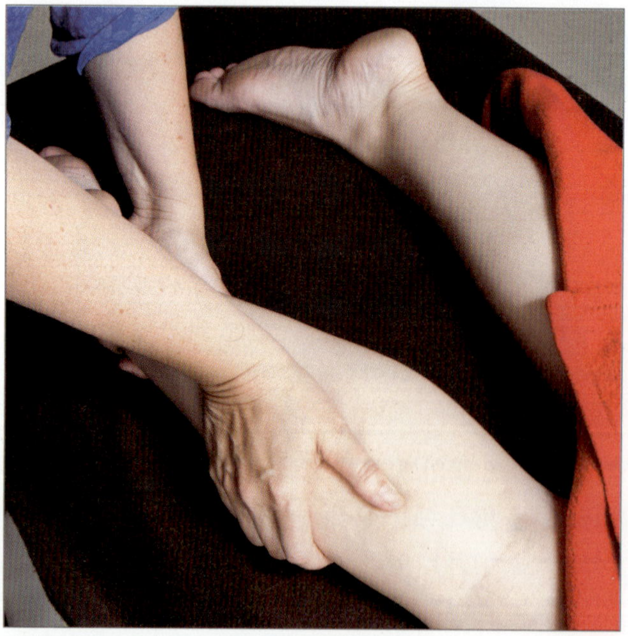

다리를 위로 옮기고 무릎을 피하면서, 같은 작업을 바깥쪽 허벅지 위로 반복하여 고객의 엉덩이 몇 센치미터 아래에서 멈춘다. 허벅지에 엄지손가락을 대는 대신 손의 평평한 부분을 사용한다. 두 다리의 뒷부분을 다 끝낸 이후에 고객에게 얼굴을 돌려서 다리 바깥쪽 앞쪽을 작업할 수 있도록 요청한다.

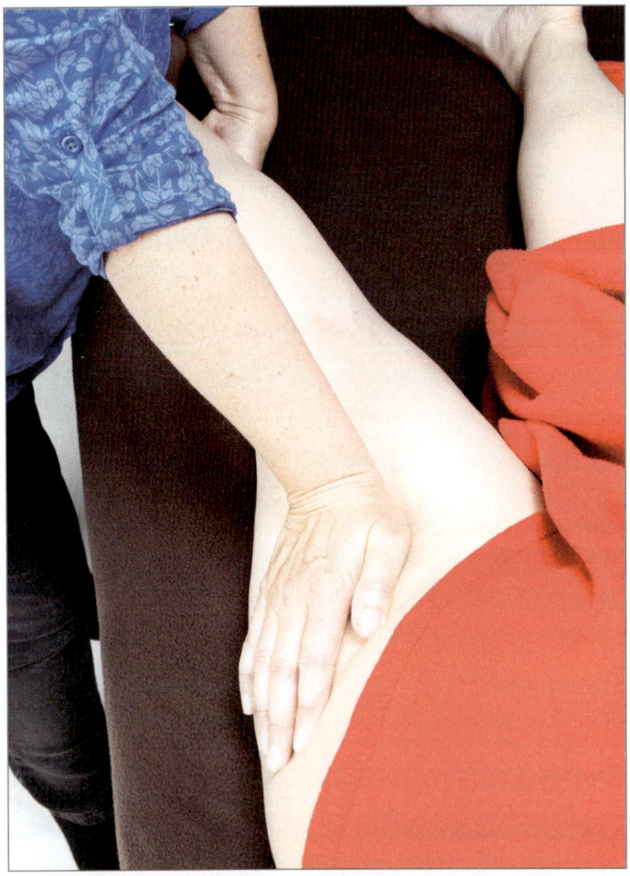

아래 다리에서는 정강이 뼈의 바깥쪽으로 마사지해야 한다. 이곳은 보통 엄지 손가락으로 작업하거나 엄지 손가락이 휴식이 필요한 경우 손날의 평평한 부분으로 자극한다. 바깥쪽 허벅지 위쪽으로 이동할 때 손가락이 바깥쪽을 가리키도록 하여 작업할 때 손이 허벅지 안쪽으로 미끄러지지 않도록 한다. 손의 평평한 부분으로 길고 온화하게 훑으면서 적당한 스트로크로 사용하여 허벅지 윗부분의 중앙과 바깥쪽 부분을 따라 마사지를 집중한다.

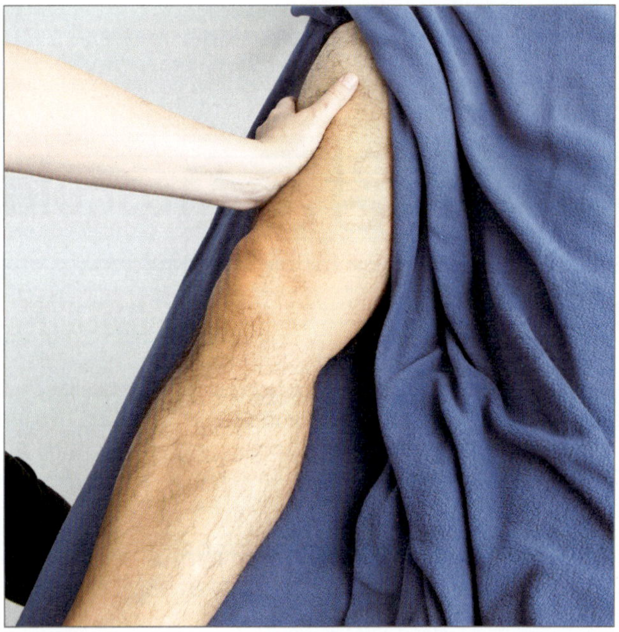

끝나기 전에 약간의 부드러운 머리 및 두피 마사지를 해주면 고객은 매우 편안하게 휴식을 취할 수 있다. 그 후, 고객에게 천천히 몸을 일으켜서 먼저 옆으로 이동한 다음, 앉은 자세로, 그리고 마지막으로, 천천히 서 있는 자세로 이동하라고 요청한다. 필요하다면 그들을 보조할 준비를 한다. 이러한 치료를 매주 실시하면 치료가 가장 효과적일 것이다. 이것은 전신 치료이기 때문에 1시간에서 2시간이 걸리지만 시간이 제한적이라면, 항상 상체와 하체로 나누어 시술할 수 있다.

근이영양증 Muscular Dystrophy

질환의 배경
Background to the Condition

근이영양증은 근육 약화와 소모를 초래하는 유전적 질환이다. 근이영양증(MD)이라는 용어는 아주 가벼운 증상부터 중증에 이르기까지 심각도가 다양한 많은 근육 소모 질환을 지칭하는 포괄적 용어이다.[116] 근이영양증 캠페인에서는 캠페인 범위에 포함되어, 지원을 제공하는 60가지 이상의 근육 소모 질환들을 나열한다.

각기 다른 유형의 MD는 여러 다른 근육에 영향을 미칠 것이다. 대부분의 MD는 진행성이며, 시간이 지나면서 질환이 더 악화된다는 의미이다. 유전자 복구 가능성을 둘러싼 몇몇 유망한 초기 연구들도 있지만, 현재는 MD에 대한 치료법은 없다. 그러나 증상 관리에 도움을 주도록 설계된 치료법은 광범위하다.

MD는 유전이 될 수도, 그렇지 않을 수도 있는 유전적 질환이다. 환자의 부모가 이 질환의 보균자일 수도 있지만, 증상이 전혀 생기지 않을 수도 있으며, 때로 초기 발달 단계에서 개개인의 유전자에 발생했던 유전적 돌연변이가 문제이며, 가족력은 전혀 없을 수도 있다. 한 사람의 유전자는 근육 세포를 비롯한 신체 내 각 세포의 "제어 센터"이며, 이러한 유전자들은 근육 세포가 만든 단백질 즉, 근섬유가 제대로 작동하는 데 필요한 단백질을 제어한다.

이들은 MD 환자들에서 영향을 받는 유전자이며, 단백질이 부족하거나, 제대로 작동하지 않는 "불량" 단백질이다. 이는 근섬유 손상과 근육 약화를 초래한다. 불량 유전자 및 불량 단백질의 정확한 유형에 따라, 각기 다른 유형의 근육 약화가 야기된다. MD의 유형이 각기 다른 것도 이러한 이유 때문이다.[117]

어떤 형태의 MD는 기대 수명을 제한하며 환자의 이동성에 심각한 영향을 미친다. 어떤 형태의 MD는 일상생활에는 거의 영향을 미치지 않을 수도 있다. 많은 MD 사례는 아동기나 청소년기에 명백하게 드러나는 반면, 어떤 사례들은 훨씬 더 늦게, 심지어는 노년기까지 드러나지 않을 수도 있다. 심장과 폐의 근육이 영향을 받으면 이 질환은 생명을 위협할 수 있기 때문에, MD 환자를 위해서, 증상과 부작용을 감시하고 관리하는 데 도움을 줄 수 있도록 복잡한 의료 지원 시스템이 마련되어야 한다.

---

116 http://www.muscular-dystrophy.org/

117 http://www.patient.co.uk/health/muscular-dystrophies-an-overview

UK의 NHS는 가장 일반적인 MD의 변종을 다음과 같이 나열한다.[118]

- *듀시엔(Duchenne) 근이영양증:* 가장 일반적이며 중증 형태의 하나로, 보통 유아기 동안 남아에 영향을 미치며, 이 질환을 앓는 남성은 보통 20대나 30대까지밖에 살지 못한다.

- *근긴장성 이영양증:* 어느 연령에서나 발생할 수 있는 유형의 MD; 기대 수명에 항상 영향을 주는 것은 아니지만, 중증 형태 환자들은 생명이 단축될 수도 있다.

- *얼굴어깨팔 근이영양증:* 아동기 또는 성인기에 발생할 수 있는 유형의 MD; 서서히 진행하며 보통 생명을 위협하지는 않는다.

- *베커(Becker) 근이영양증:* 듀시엔 MD와 밀접한 관련이 있지만, 아동기 후기에 발병하며 심각도가 덜하다. 기대 수명에 미치는 영향은 그 밖의 유형들보다는 적다.

- *지대형 근이영양증:* 보통 아동기 후기 또는 초기 성인기에 발생하는 질환 그룹; 일부 변종은 진행 속도가 빠를 수 있으며 생명을 위협하는 반면, 그 밖의 유형은 서서히 발병한다.

- *눈인두 근이영양증:* 보통 50~60세가 될 때까지 발병하지 않으며, 기대 수명에는 영향을 미치지 않는 경향이 있는 유형의 MD이다.

- *에머리-드레이푸스(Emery-Dreifuss) 근이영양증:* 아동기 또는 초기 성인기에 발생하는 유형의 MD; 이 질환을 앓는 대부분의 사람들은 적어도 중년까지는 생존한다.

MD 진단은 질환을 가진 사람과 그의 가족들에게 충격일 것이며, 모범적인 의학 접근법은 MD 환자의 개별 요구에 맞춘 지원과 치료를 함께 제공하는 간호 패키지일 것이다. 마사지는 이러한 간호 패키지에서 필수적인 부분이며, 어떤 이들은 전문 마사지 치료를 찾을 것이지만 집에서 친구와 가족 마사지를 통해서 얻을 수 있는 점도 많다.

MD의 영향을 받은 근육에 어떠한 일이 일어나는지에 대해 약간이라도 이해하는 것이 중요한 출발점이 된다. 알아두어야 할 중요한 특징에는 네 가지가 있다. 첫째 근육 소모이며, 여기에서 근육은 얇아지고 더 약해진다. 둘째, 근육 비대증이 일어날 수 있다. 이 때 근육이 평소보다 더 부피가 커지지만, 이러한 크기에도 불구하고 근육이 제대로 작동하지 않는다. MD 환자는 근육에서 통증을 경험할 수 있으며, 마지막으로 근 구축이 있을 수 있다. 이 때, 근육의 긴장 때문에, 관절 움직임이 감소하거나 제한된다. 근육 약화나 손상된 아동기 근육 발달 자체가 MD의 진단의 이류가 되는 것은 아니다. 이러한 진단에는 많은 다른 원인이 있을 수 있으며, 적절한 의료 전문가를 통해, 근육 약화를 적절하게 조사하는 것이 중요하다.

특정 금기 사항 Specific Contraindications

MD 환자를 마사지하는 데 있어서 특정한 금기 사항은 없지만, 심장에 문제가 있다면 주치의에게 검진을 받을 필요가 있으며, 마사지는 평상시보다 더 느리고 더 부드럽게 해야 할 것이다. 개별 고객에 따라 이동이 어려울 수 있기 때문에, 의자에서 마사지를 하거나 고객이 몸을 돌아서면서 마사지 베드에서 굴러 떨어지지 않도록 각별히 주의하여야 한다.

---

118 http://www.nhs.uk/conditions/Muscular-dystrophy/Pages/Introduction.aspx

고객에게 베드에 올라갔다가 내려올 수 있는 시간을 충분히 주고, 고객의 폐활량이 MD에 의해 영향을 받는 경우, 그 자체로 기진맥진할 수 있기 때문에, 자세를 변경하는 경우에는 서두르지 않도록 한다.

마지막으로, 폐활량이 문제가 되는 경우, 베개나 쿠션을 놓아 고객의 머리를 올릴 수 있게 하면, 호흡이 용이하게 도움을 줄 것이며, 또는 한 쪽 끝을 들어 올릴 수 있는 마사지 베드를 사용하여 고객이 얼굴을 위로 한 자세로 마사지를 받을 때, 베드를 들어 올려 호흡에 영향을 미치지 않도록 할 수 있다.

마사지 치료 Massage Treatments

마사지에서의 당신의 목적은 근육을 부드럽게 펴주는 것이며, 가능하다면 근육이 움직임을 접하게 하는 것이다. 이는 근육 통증을 완화시키는 데 도움을 줄 것이다. 이용 가능한 고품질의 연구는 거의 없지만, 마사지 요법이 대부분의 진통제와 동일한 생물학적 메커니즘에 의해 근육 통증을 완화시킨다는 증거가 나타나고 있다.[119]

MD 단계에 따라, 근육이 작고 매우 긴장된 상태일 수 있으며, 마사지 터치 시 거의 단단한 느낌을 받을 수도 있다. 그렇다고 해서 평소보다 더 깊게 마사지를 해야 한다는 의미는 아니다.

언제나, 고객이 마사지를 원하는 수준과 근육이 어떻게 반응하는지에 따라 마사지 깊이를 측정한다. 근육이 이완되고 부드러워지기 위해 부드러운 압력만 필요하다면, 부드러운 압력만을 사용하도록 한다. 마사지에서 당신이 목표로 하는 것은, 근육이 이완될 수 있도록 근육에 남아 있는 긴장을 풀어주는 것이다. 근육 소모 정도는 바꿀 수 없어도 움직임을 접하게 하고 근육으로 가는 혈류를 증가시켜 근육 약화에 대응하는 데 도움을 줄 수 있다.

비대증은 근섬유의 수가 증가하는 것이 아닌, 근섬유의 크기가 증가하는 것을 말하며, 따라서 일부 사례에서 고객은 비대해진 근육을 보일 수도 있지만, 이는 매우 강력한 근육은 아닐 것이며, 근육 소모로 인한 더 작은 근육과 마찬가지로, 이러한 근육에서도 동일하게 근육 약화가 존재할 것이다.

근육의 크기를 강도로 오해해서, 너무 깊게 마사지하려는 유혹에 빠져서는 안 된다. 이는 매우 고통스럽고 역효과를 줄 수 있다. 근육에 존재하는 긴장을 풀어주고, 근육이 완화될 수 있게 한다면, 근육 통증을 다루는 데 도움을 줄 것이다.

마사지는 이상적으로, 고객과 문제의 심각도 및 지속 기간에 따라, 관절 내 더 많은 움직임이 가능할 수 있는 단계까지, 구축이 일어났던 문제들을 다루는 데 도움을 줄 수도 있다. 구축은 근육이나 그 밖의 연조직의 단축 현상으로, 관절을 굴곡 자세로 고정되게 만든다.[120] 이는 영구적일 수도 있으며, 일시적일 수도 있다. MD 환자가 초기 단계부터 매우 규칙적으로 치료를 받는다면, 구축의 심각도와 진행을 늦출 수도 있다.

MD 환자의 신체 어떤 부위라도 마사지할 수 있지만, 항상 사지 끝부분부터 시작하여야 하며, 등, 엉덩이, 가슴보다 사지를 먼저 마사지하여야 한다.

이는 전신 마사지이기 때문에, 고객의 선택에 따라 손과 팔, 머리, 발 마사지에 대한 지시 사항에 따라 선택하여 시작할 수 있다. 이러한 마사지는 제 2, 3, 4장에 자세히 설명된다. 이상적으로, 당신은 이러한 모든 부위를 마사지해야 하며, 어느 부위에서 시작하든 상관이 없다.

이러한 부위를 모두 마사지한 후, 제 5장의 지시 사항에 따라 등 마사지를 할 수 있지만, 이 부위는

---

[119] http://www.sciencedaily.com/releases/2012/02/120201173226.htm

[120] Susan G. Salvo, Mosby's Mosby's Pathology for Massage Therapists. Mosby, 2008:, p. 137.

워밍업과, 몇 가지 기본적인 근막 이완 작업과 함께 시작한다. 근막은 전신에 걸쳐 모든 방향으로 놓여 있으며, 따라서 어디에서 마사지를 시작하든, 또는 어떤 방향으로 시작하든 관계없이 실수를 하지 않도록 한다. 우선 사항은 모든 주요 부위들을 마사지하는 것이다.

등을 마사지하는 경우, 척추에서 바깥쪽으로 마사지하는 것으로 시작한다면, 고객은 기분 좋은 느낌이 들 수 있지만, 이는 가이드일 뿐, 규칙은 아니다. 어깨와 목 주변 부위와, 척추 전체 길이를 따라 아래쪽 방향은, 갈비뼈 주위의 근막처럼 매우 긴장되어 있을 수 있다. 갈비뼈 부위는 매우 연할 수 있으며 따라서 특히, 고객이 저체중인 경우 부드럽게, 천천히 마사지한다. 고객이 이 부위를 매우 간지럼을 탄다면, 등의 주요 부분들을 마사지함으로써 잘 이완시킬 수 있으며, 갈비뼈 주변 부위는 생략할 수 있기 때문에, 너무 걱정하지 않는다.

근막이 이완될 수 있게 하기 위해서, 단순하고 효과적으로 사용할 수 있는 유용한 기법이 두 가지가 있다. 첫째는 피부를 롤링(rolling)하는 것이다. 먼저 스스로에게 이 방법을 연습하여 고객에게 적용하는 데 자신을 갖도록 한다. 손가락 사이로 피부를 잡고 단순하게 롤링하여, 마사지하는 부위에 걸쳐 움직이도록 한다.

어떤 특정 방향으로 진행할 필요는 없으며, 방향을 바꾼다면 더 좋다. 고객의 피부가 매우 건조하지 않는 한, 일단 오일을 바르면 피부를 잡기 어렵기 때문에, 오일 사용은 피한다.

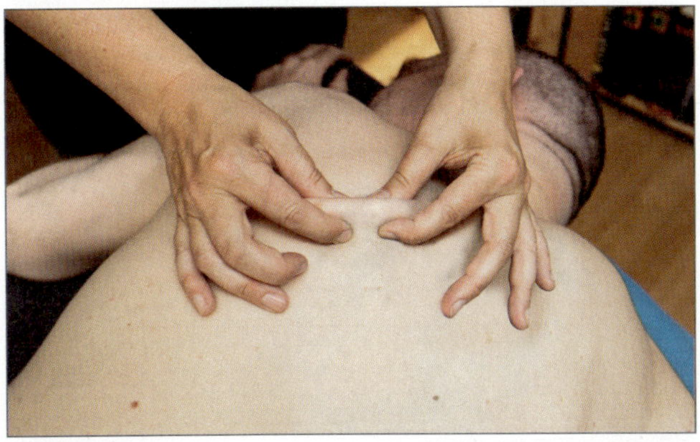

다음으로, 엄지를 사용하여 엄지 끝을 고객의 피부에 함께 올려두고, 움켜잡은 자세를 풀지 않고, 엄지를 미끄러뜨려, 손톱 끝과 검지 손가락 관절이 평행이 되도록 한다.

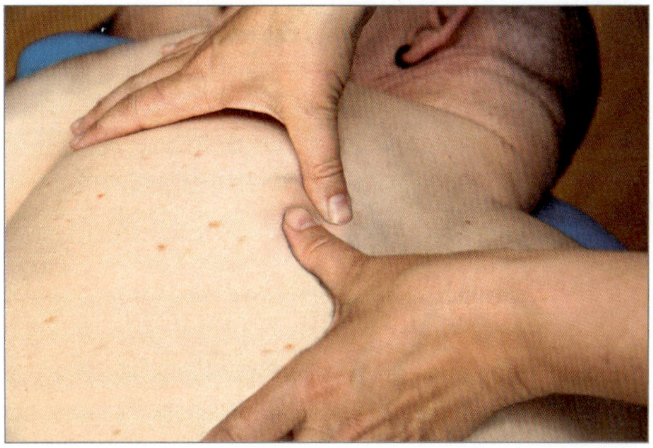

이러한 초기 작업에서 약간의 마사지 오일을 사용하고, 피부 위에서 부드럽게 미끄러지듯 마사지를 한 후, 항상 심장을 향해 위쪽으로 마사지하도록 한다. 따라서 다리 마사지의 경우, 발목부터 무릎 방향으로 한 후, 무릎에서 허벅지 윗부분으로 진행하며, 팔 마사지의 경우, 먼저 손목에서 팔꿈치로, 이후에는 팔꿈치에서 어깨로 진행하도록 한다.

근육을 미끄러지듯 3~4회 마사지한 후, 이 동작을 반복할 수 있으며, 서서히 손으로 압력을 증가시켜 더 깊이 들어갈 수 있다. 긴장하여 움직임이 적어진 느낌이 드는 부위를 알아챌 수 있으며, 이들은 다음으로 각별히 주의를 기울여야 할 부위들이다. 손으로 부드럽게 유날법(knead)을 사용하여 무릎을 마사지하며, 마치 손바닥 아래에서 근육을 롤링하듯이, 손바닥 끝으로 근육 위를 이동하며 마사지할 수 있다.

마지막으로, 각 부위에서, 긴 스트로크(long stroke)로 근육을 펴주는 마사지를 한다. 손목에서 팔꿈치 방향으로 마사지하고 있다면, 한쪽 엄지를 손목 밑 부분에 두고, 다른 쪽 엄지를 사용하여 팔 윗부분으로 부드럽게 미끄러지듯 마사지하며, 팔꿈치 바로 직전에서 멈추어, 해당 근육 전체를 스트레칭한다. 팔이나 다리에서 어떠한 근육에든 이를 반복할 수 있다.

MD 고객들에게 한 가지 추가적인 마사지 기법은 횡격막을 이완시키려 하는 기법이다. 횡격막은 폐 아래, 소화기관 위에 위치한 크고, 편평하며, 돔 형태로 된 근육이다. 횡격막은 숨을 들이마시면서 폐로 공기를 끌어들이며 아래쪽으로 수축한다. 폐에서 공기가 나가면서, 횡격막은 이완한다. 그 결과 거대 근육인 횡격막은 완전히 수축되거나 이완되는 일이 드물다. 적절한 심호흡이 아니라면, 흉곽은 더 뻣뻣해져, 횡격막을 수축시킬 수 있으며, 횡격막은 긴장을 하게 된다.[121] 이 마사지는 혼자서도 실시할 수 있으며, 다른 사람이 제공할 수도 있다.

고객을 등을 대고 눕게 하고(이러한 치료 부분을 혼자서 실시하는 경우에는 스스로 등을 대고 누운 자세로), 또한 필요시 베개 위에 머리와 어깨를 올리게 하고, 가능한 심호흡을 하는 데 집중하게 한다. 얕고 빠른 호흡이 아니라, 느린 호흡이 되어야 한다.

이러한 부분의 마사지의 목적은 더 깊은 호흡을 할 수 있도록 횡격막을 이완시키는 데 도움을 주는 것이다. 네 번째 또는 다섯 번째 호흡을 내쉬면서, 손바닥을 위로 향하게 하고, 한 쪽의 흉곽 아래에서 손가락 끝을 매우 부드럽게 구부린다(보통 왼쪽에서 시작하지만, 순서가 크게 중요하지는 않다). 손가락을 흉곽 바로 아래에 두어, 손가락이 중요 장기를 찌르지 않도록 한다.

이 부위의 긴장을 부드럽게 완화시키며, 손가락을 흉곽 아래에서(흉곽에서 약 1/8 센치미터 까지) 최소한으로만 움직인다. 이 때 어떠한 통증도

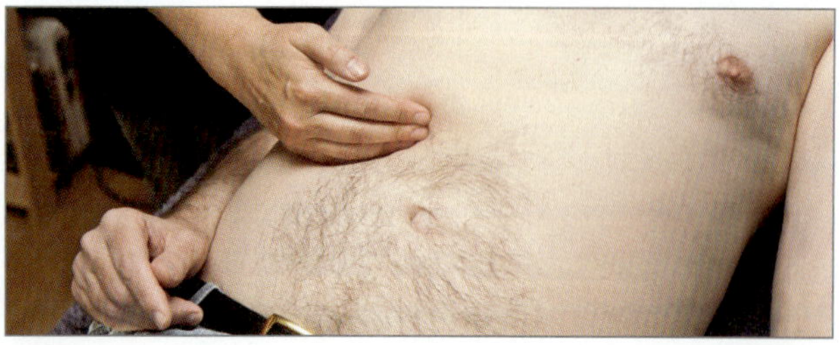

야기해서는 안 된다. 고객이 어떠한 통증을 경험한다면, 즉각 중단해야 한다. 또한 스스로 이를 연습해보며, 어떠한 느낌이 드는지, 손가락을 어떻게 위치시켜야 하는지를 알아볼 수 있다.

손바닥이 아래를 향하도록 손가락을 돌리고, 다음으로 숨을 내쉬면서 흉곽 아래에서 손가락을 움직이며 편평하게 만들고, 손끝이 하부 갈비뼈 바로 아래에 오도록 한다. 한 번에 한 쪽씩 수행하며, 천천히 부드럽게 한다. 호흡 시, 갈비뼈는 자연스럽게 위로 올라갈 것이며, 이제 부드럽게 아래로 갈비뼈를 잡아당겨야 하며, 이는 횡격막과 위 사이에 공간을 만들어주며, 횡격막이 이완될 수 있게 해줄 것이다.

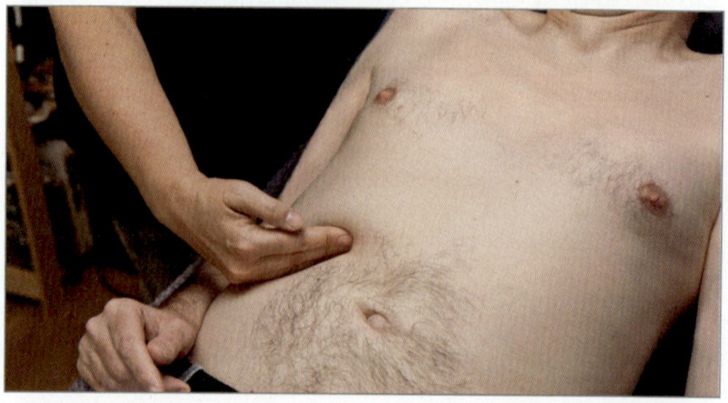

복부 상단의 늑골 양쪽을 따라 이를 천천히 반복한다. 고객이 자신에게 더 좋은 느낌이 들 수 있도록 치료의 속도와 깊이를 조절할 수 있기 때문에, 셀프 마사지에 좋은 기법이다.

이러한 마사지 기법은 MD 고객에게 안전하게 실시할 수 있으며, 또한 일주일 내내 치료를 단위로 분할하여 실시하여도 좋다.

당신과 당신의 고객은 함께 최대 효과를 얻을 수 있는 최선의 빈도수를 평가할 수 있어야 한다. MD 고객을 위한 마사지는 자격을 갖춘 전문가는 적절하다면 조금 더 깊게 마사지를 실시할 수 있고 또는 친구나 가족이 실시할 수 있으며, 마사지는 개인의 삶의 질을 향상시킬 수 있다.

---

121 http://lifespa.com/cool-your-digestion-self-massage-technique/

파킨슨병 Parkinson's Disease

질환의 배경
Background to the Condition

파킨슨병은 진행성 신경 질환이며, 500명 중 1명이 파킨슨병이 발병할 만큼 매우 흔하다.[122]

파킨슨병이 발병하는 대부분의 사람들은 50세 이상이며, 더 젊은 사람들에게도 영향을 미칠 수 있고, 20명 중 1명은 40세 이전에 진단을 받는다. 치료법은 없으며, 진행성 질환이다. 파킨슨병의 물리적인 근원은 뇌의 신경세포 퇴화로 인해 도파민이 충분하지 않다는 것이다. 도파민이 없으며 움직임이 느려져 일을 하는 데 시간이 더 오래 걸리고, 떨림과 경직의 일반적인 증상이 더 잘 나타나게 된다. 초기 단계에서, 파킨슨병은 종종 피로와 약화를 초래한다. 또한 손의 협응이 잘 이뤄지지 않을 수도 있으며, 필기에 문제가 있을 수도 있고, 팔에서 떨림(흔들림)이 나타날 수도 있다.

Hernandez-Reif et al.,[123]의 연구에서, 16명의 파킨슨병 환자로 구성된 소규모 그룹은 5주간 주 2회 30분의 마사지 치료 또는 점진적 근육 이완 세션을 받았으며, 참여자들을 평가하는 의사와 참여자들 모두 연구가 끝난 후, 수면이 더 효과적이고, 덜 방해를 받았다는 점을 포함하여, 연구가 끝난 후 일상생활 활동이 개선되었음을 보고하였다. 마사지는 파킨슨병의 치료법은 아니지만, 증상을 완화시킬 수는 있다. 이 질환에서 오는 떨림과 경직은 근육 긴장과 연결되며, 때로는 매우 심각한 근육 통증이 동반될 수 있다.

특정 금기 사항
Specific Contraindications

파킨슨병 환자를 마사지할 때에는 고려해야 하는 몇 가지 핵심 사항들이 있다. 파킨슨병 환자들은 신체 움직임을 완전히 조절하지 못할 수도 있기 때문에, 이들에게 마사지 베드에 오르고 내려가는 것은 문제가 될 수도 있다. 입문 마사지로서, 앉은 자세로 고객의 손, 팔, 어깨를 마사지하는 초기 치료를 고려해볼 수 있다. 이는 마사지를 처음 받는 고객들의 불안을 감소시키며, 이들이 보다 편안하게 다음 마사지에 접근할 수 있게 해준다. 항상 첫 번째 치료이든, 그 이후의 치료이든, 고객이 베드에 올라갈 자신이 있다면, 낙상 위험을 최소화하기 위해서, 고객이 베드에 오르고 내릴 때 보조하는 데 주의를 기울여야 한다. 옷을 갈아입고 걸치는 데 문제가 있을 수도 있기 때문에 고객이 옷을 입은 채로 진행하거나, 친구 또는 파트너를 동행하여 환복 및 베드에 오르고 내리는 데 도움을 줄 수 있다.

---

122 source http://www.parkinsons.org.uk

123 Parkinson's disease symptoms are differentially affected by massage therapy vs. progressive muscle relaxation: a pilot study, M Hernandez-Reif et al., Journal of Bodywork and Movement Therapies, 2002, 6: 177 182.

고객의 전체 약물 복용 목록을 확인하도록 한다. 항우울제 복용 비율은 일반 인구보다 더 높으며, 처방받은 약물 및 약물과 마사지와의 상호작용에 대해 전혀 알지 못한다면, 고객의 의사와 함께 작업을 하여야 한다.

저혈압은 파킨슨병의 특징이며, 고객이 쓰러질 위험이 있기 때문에, 자세를 변경하거나 마사지 후 베드에서 일어나는 경우 지탱해주어야 하며 천천히 이동하여야 한다. 시간을 충분히 주고, 고객을 재촉하거나 마사지 후 "벌떡 일어서게" 해서는 안 된다.

근육과 근막에 긴장이 있는 부위를 완화시키도록 안쪽으로 마사지하도록 한다. 따라서 팔보다 손을, 다리보다 발을, 목보다 머리를 먼저 마사지한다. 신체 안쪽 방향으로 점차적으로 마사지한다.

감각 상실은 파킨슨병 증상의 일부일 수 있으므로, 감각이 줄어든 부분은 매우 부드럽게 마사지하도록 하여, 실수로 너무 많은 압력을 가하지 않도록 주의한다. 더 길고, 더 느린 동작으로 마사지한다면 고객이 치료를 더 잘 견딜 수 있을 것이다. 적어도 처음 몇 번의 치료는 부드럽게 마사지하여, 마사지를 받아들이는 데 필요한 회복 시간, 마사지가 신체에 미치는 효과를 고객과 함께 측정하도록 하며, 항상 당신의 압력이 고객들에게 적합한지에 대한 피드백을 고객들로부터 받도록 한다.

마지막으로, 파킨슨병 환자를 치료하는 데 있어서 겁을 먹지 않도록 한다. 파킨슨병은 마사지에 잘 반응할 수 있는 질환이며, 마사지를 제공하는 실무자 또는 친구 및 가족으로서, 우리는 고객들에게 제공해줄 수 있는 것이 많다. 부드럽게 마사지하도록 한다. 항상 근육 전반의 긴장을 서서히 완화시키는 데 힘쓰고, 안쪽으로 또한 심장 쪽으로 마사지하며, 위에서 언급한 주의 사항에 신경 쓰도록 한다.

마사지 치료 Massage Treatments

손 마사지에 관한 제 2장의 세부 사항에 따라 치료를 시작하고, 각 손마다 15~20분씩 충분히 시간을 들여 마사지한다. 손은 종종 팔, 어깨, 등, 목의 긴장을 상당히 완화시킬 수 있는 핵심이다. 손의 떨림을 통제하려 할 때에는 팔과 어깨의 긴장을 상당히 유발할 수 있으며, 따라서 손 마사지는 이러한 긴장을 완화시키고 이후 통증을 완화하는 데 도움을 줄 것이며, 이는 특히 파킨슨병 환자들에게 유용한 치료이다.

당신이 계속해서 아래 팔을 올린다면, 마사지를 받는 사람은 마사지로부터 훨씬 더 많은 혜택을 얻을 것이다. 고객의 팔을 확실히 지탱하고, 팔목을 정상 가동 범위로 부드럽게 움직인다. 자유롭거나 자연스럽지 않은 움직임을 강요하지 않도록 하며, 천천히 진행하고, 손을 각 방향으로 3~4회 회전시킨다. 이러한 부드러운 스트레칭은 팔을 더 위로 뻗으면서 오는 긴장을 완화시키는 데 도움을 줄 수 있다.

고객의 팔을 편평하게 하고, 단단한 표면에 지탱시키며, 팔을 돌려 엄지를 바깥쪽으로 돌리게 하고, 손은 새끼손가락 위에 두도록 한다.

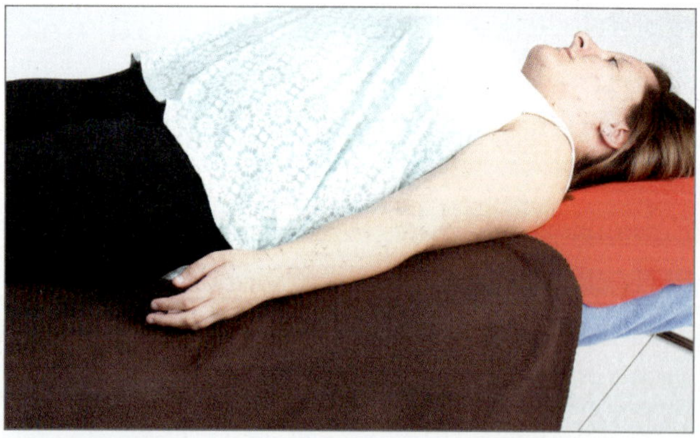

팔을 부드럽게 잡아, 당신의 손이 엄지손가락에서 위로 올라가는 팔뚝의 큰 근육에 유날법을 사용하여 마사지할 수 있게 하며, 손가락으로 팔의 반대쪽에도 유날법을 적용한다.

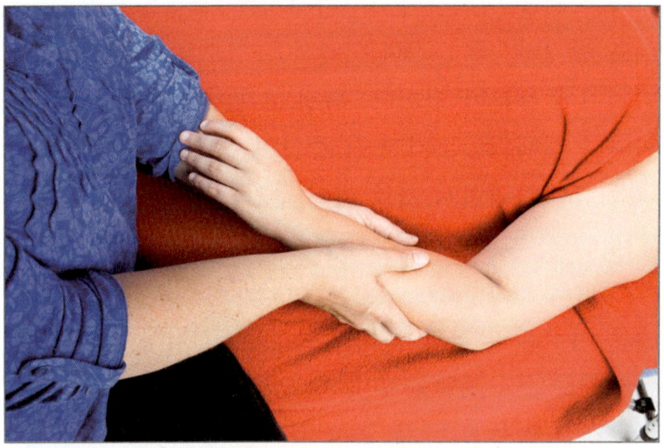

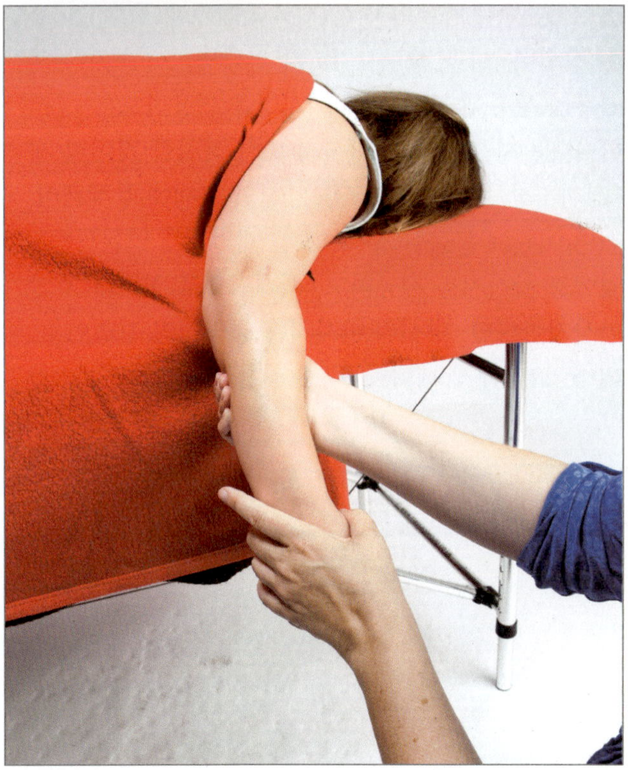

팔목 바로 윗부분에서, 팔꿈치 바로 아래까지 마사지하며, 이러한 전체 순서를 4~5회 반복한다. 손바닥을 아래로 향하게 팔을 두고, 그립(grip)을 조절하여 손바닥으로 이제 팔뚝의 바깥쪽을 마사지하며, 손가락으로는 새끼손가락과 약지손가락 쪽에서 올라오는 근육에 유날법을 적용할 수 있게 한다.

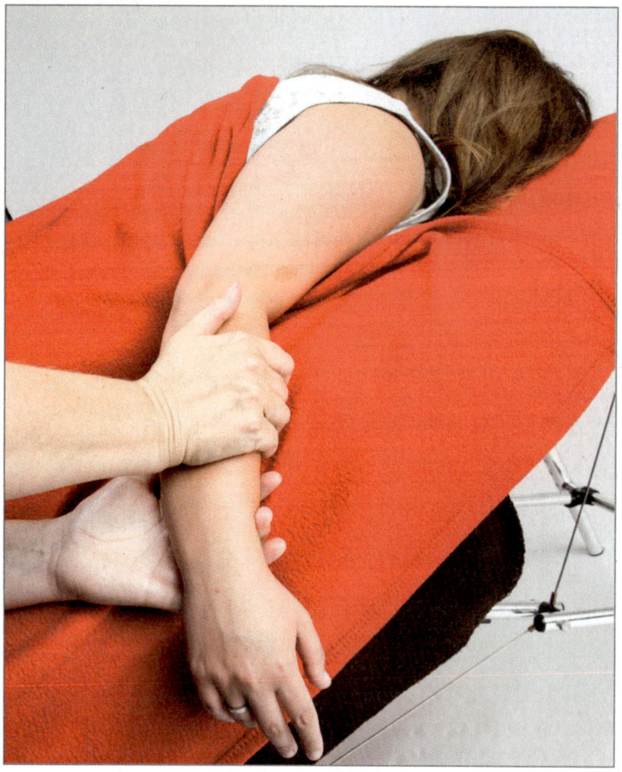

다음으로, 오일이나 크림을 사용하여, 엄지손가락으로부터, 손목 바로 위에서, 팔꿈치 바로 아래까지 심부 마찰법을 사용한다.

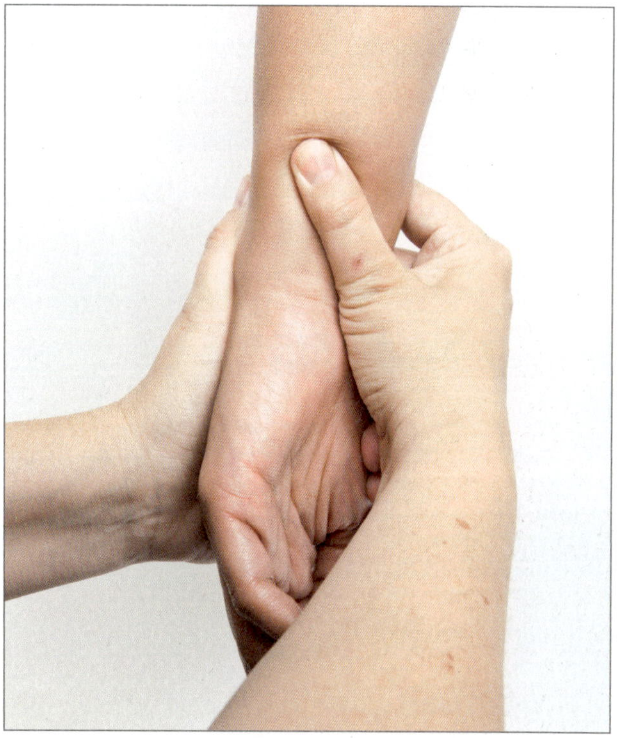

이는 강력한 근육이며, 긴장되고 욱신거릴 수 있으므로, 점차 더 깊게 마사지하도록 하며, 긴장을 완화시키면서 근육이 부드러워지는 느낌을 받게 될 것이다. 이 마사지에는 마사지하는 고객의 팔뚝 크기에 따라, 또한 고객이 얼마나 강한지 또는 허약한지에 따라, 엄지손가락 또는 손바닥을 사용할 수 있다.

아래팔의 바깥쪽은 약간 강도가 덜한 마사지가 필요하다. 요골과 척골의 중심을 지나가는 것은, 주로 팔의 신장을 담당하는 근육이며, 팔 중앙으로 조금씩 올라가며 이동하면서, 엄지손가락과 손끝으로 근육을 압박하거나 이완시킴으로써 마사지하거나, 오일이나 크림을 사용하여 미끄러지듯 근육을 따라 올라갈 수 있다. 민감한 부위일 수 있으므로 너무 많은 압박을 가하지 않도록 주의하여야 하며, 노인의 경우 쉽게 멍이 들 수 있다. 특히 신규 고객 치료를 시작할 때는 주의를 기울이는 데 있어 실수를 범할 수 있으며, 이러한 고객이 마사지 깊이에 어떻게 반응할지에 대해 확신할 수 없을 것이다.

손과 아래팔 마사지의 혜택은 파킨슨병 환자가 즉각 느낄 수 있어야 하지만, 이러한 혜택은 누적적일 것이며 따라서 떨림을 보조하는 마사지 측면에서 즉각적으로 큰 결과를 보지 못하더라도 실망하지 않도록 한다. 떨림 증상이 감소하는 일은 언제나 환영할 일이다. 당신은 떨림을 치료하는 것이 아니라 감소시키고 있는 것이며 따라서 치료가 반복되어야 한다는 점을 명심한다. 이 마사지는 매일 실시할 수도 있지만, 주 1~2회 실시하는 것으로도 영향을 미치기에 충분할 것이다. 특정 고객에게 파킨슨병이 얼마나 진행되었는지 또한 증상이 어떤지에 따라, 근육이 이완되면서 치료 사이의 기간을 더 늘릴 수도 있다.

손은 마사지의 핵심이지만, 고객은 또한 더 광범위한 마사지로부터 혜택을 받을 수 있다. 머리와 목을 치료하는 것은 이완 및 통증 완화를 동시에 가져올 수 있으며, 머리 치료의 경우 제 4장의 프로토콜에 따를 수 있으며, 이를 확장시키고자 한다면, 234페이지의 긴장성 두통에 관한 자세한 사항을 활용하도록 한다. 등 마사지와 발 마사지 또한 적합할 것이며(제 3장과 5장) 두 마사지 모두 당신의 고객에게 혜택이 되며 이완에 도움을 줄 것이다. 개인에게 맞는 깊이로 마사지를 제공하고, 체계적으로 천천히 마사지한다면, 당신의 마사지는 긍정적인 경험이 되며, 고객에게 혜택이 될 것이다.

말초 신경병증 Peripheral Neuropathy

질환의 배경
Background to the Condition

말초 신경병증은 말초신경계의 손상을 말한다. 말초 신경계는 뇌와 척수(중추신경계) 바깥쪽의 모든 신경계 부위이며, 근육 제어를 위해 뇌가 사용하는 운동신경이 포함된다.

근육뿐 아니라, 말초 신경계 또한 통증 신호를 비롯하여 뇌로 감각을 전달하는 감각 신경을 따라, 혈압, 땀, 방광 기능을 포함하여 전신의 자율 기능 조절을 담당하는 자율 신경을 제어한다. 말초 신경병증은 종종 손, 발, 하퇴에 영향을 미친다. 신경이 더 길수록, 부상에 더 취약하다.[124]

말초 신경병증을 위한 치료는 고객의 주치의 또는 전문의를 통한 그 밖의 적절한 의학 치료와 함께 실시하는 것이 중요하다.

발과 손의 무감각, 얼얼함, 지속적인 화끈거림, 찌르는 듯한 통증, 쑤시는 듯한 통증, 방광 제어 상실을 비롯한 환부의 협응력 상실, 또는 근육 약화와 소모가 있는 고객은 진단 및 치료를 위해 의사를 찾아가야 한다.

말초 신경병증은 보통 당뇨병의 결과로 발생하며, 고혈당의 결과로 신경을 공급하는 작은 혈관들에 손상을 주며, 필수 영양분이 신경에 도달하지 못하게 된다. 그렇게 되면 신경 섬유가 손상되거나 사라진다.[125] 말초 신경병증은 또한 화학요법 및 일부 항암제, 장기적인 알콜 중독, AIDS, 비타민 B12 결핍, 일부 중금속 노출, 대상포진의 결과일 수도 있다. 미국의 국립 신경장애 및 뇌졸중 연구소(National Institute of Neurological Disorders and Stroke)에 따르면, 100가지 이상의 말초신경병증이 확인되었으며, 각각 특유의 증상, 진행 패턴, 예후가 있다.[126]

특정 금기 사항
Specific Contraindications

증상이 새롭게 발생하는 경우, 고객은 의사와 상담하여 문제의 근본 원인을 찾아야 한다.

특히 당뇨병 환자의 경우, 치료하지 않은 채 둔다면, 괴저를 초래하여, 절단 수술이 필요할 수도 있는 당뇨성 궤양이 야기될 수 있기 때문에, 문제를 확인하기 위해서, 환부를 면밀히 감시하는 것이 중요하다. 이를 염두에 두고, 마사지 치료의 중요한 부분은 특히 발이 영향을 받는 경우, 일부 고객들은 스스로 확인하는 것이 더 어려울 수도 있기 때문에,

---

124 http://www.macmillan.org.uk/Cancerinformation/Livingwithandaftercancer/Symptomssideeffects/Othersymptomssideeffects/Peripheralneuropathy.aspx

125 http://www.diabetes.org.uk/Guide-to-diabetes/Complications/Nerves_Neuropathy/

126 http://www.ninds.nih.gov/disorders/peripheralneuropathy/peripheralneuropathy.htm

이러한 부위의 어떠한 변화도 관찰 및 감시하는 것이며, 또한 변화가 두드러지는 경우 의사에게 고객을 다시 의뢰하도록 하여야 한다. 갈라진 피부는 마사지하지 않도록 한다.

마사지 치료 Massage Treatments

마사지와 말초 신경병증을 논의하기 위한 출발점은, 이것이 치료에 대한 장기적인 약속이라는 것이다. 치료는 자주 이뤄져야 하며, 장기간 실시하는 것이 효과적이다. 그러나 마사지는 집에서 친구나 가족에 의해 진행될 수 있으며, 이는 매우 접근이 쉬운 치료 방식이다. 마사지는 말초 신경병증을 치료하는 것은 아니지만, 환부의 건강을 유지하는 데 도움을 줄 수 있다.

발을 관찰하는 것으로 치료를 시작한다. 질환으로부터 발의 감각이 감소하는 것은, 고객이 궤양으로 이어질 수 있는 자상이나 수포를 알아채지 못할 수도 있음을 의미할 수도 있다.

말초 신경병증 환자는 또한 무좀과 손톱의 곰팡이 감염에 더 취약하다. 이들은 매우 전염성 높은 질환이기 때문에, 치료 시 1회용 장갑을 착용할 것을 고려한다. 따뜻한 비눗물로 발을 씻는 것으로 치료를 시작하는 것은, 마사지사나 의사에게 보다 쾌적한 환경이 될 수 있다. 발을 담그게 하지는 않아야 하며, 나중에 철저하게 건조시키도록 한다.

고객들은 다음의 문제가 발생한다면 의사에게 연락하여야 한다. 피부색이나 체온 변화, 발과 발목 부종, 다리 통증, 치유가 더디거나 배농이 진행 중인 발의 아물지 않은 상처, 내성 발톱 또는 곰팡이균이 감염된 발톱, 피부 못(corn)과 굳은살, 피부, 특히 뒤꿈치 주변의 건조 균열; 특이한 또는 지속적인 발냄새.[127] 어떤 고객/친구 및 가족들은 일반적 건강에 따라 스스로 이러한 조건들을 일부 알아차리지 못할 수도 있으므로, 마사지사로서 당신이 이러한 문제들을 발견한다면, 고객에게 조심스럽게 알리도록 하고, 의사의 진찰을 받도록 장려하여야 한다.

다리를 향해 위쪽으로 부드럽게 마사지하면서, 발의 워밍업을 시작한다. 부드러운 마찰법으로도 통증이 있을 수 있지만, 당신의 목표는 발의 순환을 높여 단지 표면이 아니라 순환을 더 깊게 하는 것이며, 고객이 치료를 견딜 수 있도록 이를 천천히 구축해 나아가는 것이다.

깃털처럼 가벼운 마찰법으로 시작하려면, 이러한 치료 부분에서는 품질 좋은 순수한 마사지 오일로 다리를 보습할 수 있다. 포도씨유 또는 코코넛 오일과 같이 피부에 영양을 공급할 뿐 아니라, 치료를 위한 윤활 역할을 제공하는 천연 오일을 사용한다.

발끝에서 시작하여 발바닥, 발 옆부분, 발의 상단, 발목 주위부터, 다리로 올라가 사방의 무릎까지 마찰법을 실시한다. 발과 하퇴 전체를 마사지하였다면, 발가락으로 돌아가 이러한 모든 동일한 부위를 마사지하되, 단 좀 더 깊은 마찰법을 사용한다. 손바닥과 손바닥 끝부분으로 발에 적당한 압력을 가하고, 다른 손으로는 발의 반대쪽을 지탱한다. 이러한 압력을 가하기 위해서는 발에 약간의 유날법 동작을 사용하며, 발가락에서 시작하여, 발 주변을 전부 마사지하며, 한 번에 2cm 정도 이동하도록 한다. 발 상단에 유날법을 적용할 때에는, 연약한 뼈에 너무 심한 압력을 가하지 않도록 주의하여야 한다. 다리를 따라 올라가면서, 더 긴 스트로크를 사용하어야 하며, 한 번에 8~10cm 씩 위쪽으로 이동하며 유날법을 적용하도록 한다.

손가락을 발바닥에 대고 양손으로 발을 잡은 채, 발가락부터 발꿈치까지 마사지한다. 고객으로부터 쥐어짜는 느낌이 얼마나 심한지에 대한 피드백을 듣는다. 마사지를 받는 사람에게 이는 예상외로 좋은 느낌이 드는 동작일 수 있으며, 생각보다 더 깊게 마사지를 진행할 수도 있다.

---

[127] http://www.medicinenet.com/diabetes_foot_problems_pictures_slideshow/article.htm

각 발가락마다 개별적으로 하며, 엄지와 검지 또는 중지 사이로 발가락을 잡는다. 발끝에서 시작하여 손가락 사이에서 발가락을 롤링한다. 발가락 전체를 마사지하고, 각각의 발가락 바닥과 상단을 모두 마사지하고, 점차 발가락 밑부분부터 끝부분까지 이동할 수 있도록 손 자세를 바꿔야 할 수도 있다. 양 발로 번갈아가며 각 발가락을 마사지한다. 이제 같은 엄지와 다른 손가락을 사용하여, 각 발의 바깥쪽으로 올라가며 마사지해야 한다. 손가락은 발가락 아래의 가장자리에 대고, 엄지손가락은 반대쪽에 두어, 발의 뼈 가장자리를 느낄 수 있도록 한다. 뼈 위가 아니라, 뼈에서 멀리 떨어져 압박을 가해야 한다.

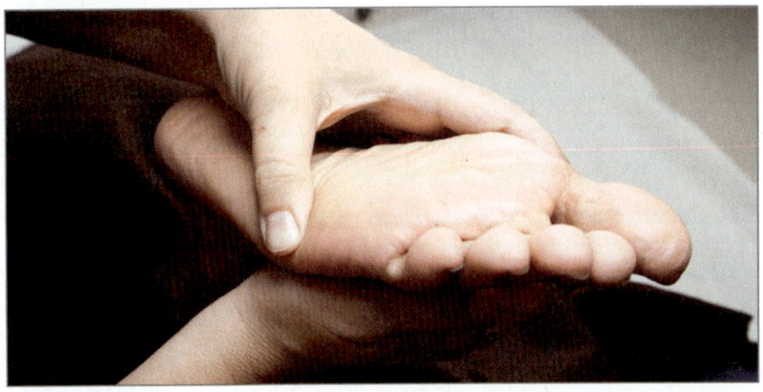

엄지와 다른 손가락 사이에서, 발 바깥쪽의 살 부분을 롤링하고, 점차 발가락에서 뒤꿈치까지 위로 이동하며 마사지 한다. 반대쪽 발에서 반복한다.

다음으로, 발 상단을 마사지하며, 한 손가락의 끝부분만을 사용하여, 새끼발가락과 다음 발가락 사이에 놓는다. 발가락 사이의 홈을 만져주고, 피부 윤활을 위해 오일을 약간 사용하여, 중족골 사이의 홈을 부드럽게 미끄러지듯 올라간다. 발 앞부분에서 적절하게 반 정도 올라갈 때까지 홈을 만져주어야 한다. 발가락을 따라 이동하며, 양 발 앞부분을 마사지할 때까지 계속 반복하도록 한다.

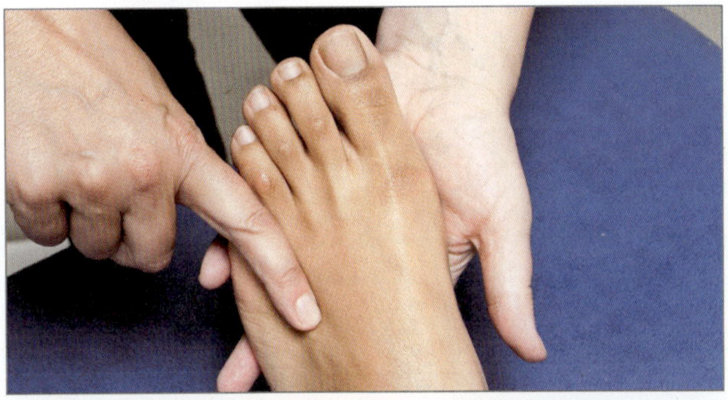

마지막으로, 깊은 마사지는 한 손으로 주먹을 쥐고, 엄지를 주먹에 밀어 넣은 채, 손가락 관절로 발바닥을 마사지하도록 한다.

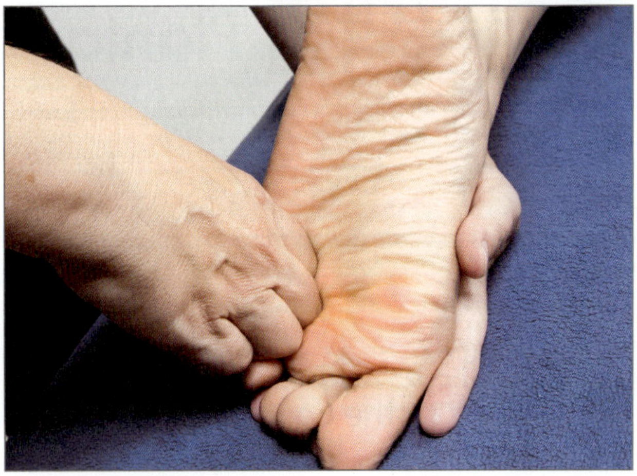

발가락과 발이 만나는 지점에서 시작하여, 손가락 관절로 반원을 그리고, 발 전체에서 라인을 따라 마사지하며, 뒤꿈치 방향으로 뒤쪽으로 진행하여, 발 양측을 모두 마사지할 수 있게 한다. 손가락 관절로 발의 상단 부분을 마사지해서는 안 된다. 이러한 동작은 통증이 있을 수 있으며, 처음에는 고객이 견딜 수 있는 정도까지만 시작하여야 하며, 이후 치료를 통해 더 깊게 마사지를 진행할 수 있지만, 목적은 발의 순환을 향상시키는 것임을 잊지 말아야 한다. 당신의 손으로 이 마사지를 진행하는 것이 너무 힘이 든다면, 고객에게 앉아서 테니스공을 발아래 두고 롤링하게 함으로써 이 동작을 진행하게 할 수도 있다. 고객들은 이를 위해서 양말을 신어야 하며 물집을 방지하기 위해서, 한 발에 3~4분씩만 진행하여야 한다.

치료의 마지막 부분은 처음에, 발가락에서 무릎 바로 아래까지 이어졌던, 긴 스트로크로 돌아가는 것이다. 가능하다면, 다음 20~30분간, 작은 발 받침대에 발을 올려두고 앉아 있게 하여야 한다.

말초 신경병증은 또한 손에서도 경험할 수 있다. 이를 치료하기 위해서는 제 2장의 손 마사지 프로토콜에 따를 수 있지만, 특히 손가락을 따라 손등을 매우 부드럽게 마사지하여야 한다. 손등에 약간의 마사지 오일이나 크림을 사용한다면 마사지를 하는 동안 고객의 피부가 끌리지 않게 해줄 수 있다.

족저근막염 Plantar Fasciitis

질환의 배경
Background to the Condition

족저근막염은 매우 쇠약하게 만드는, 종종 건강하고 활동적인 사람들이 걸릴 수 있는 통증이 있는 발 질환이다. 이는 순찰을 도는 경찰관에게 직업상의 위험 요인이었기 때문에, "경찰관의 발 뒤꿈치"라고 불린다. 족저근막염은 발 뒤꿈치에서 중간 발 뼈까지 뻗는 강한 조직대이며, 세로로 된 아치를 지탱하고, 발의 충격을 흡수하는 역할을 한다.

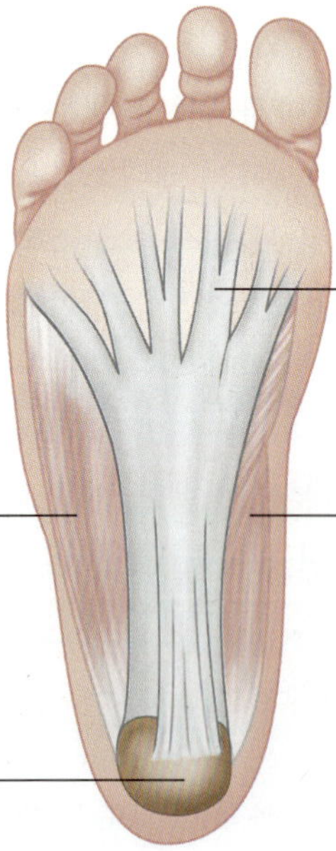

족저근막염(PF)이 있는 환자는 족저근막에 미세한 상처와 그로 인한 염증이 있게 되며, 심지어 바닥에서 발을 편평하게 놓는 것만으로 극심한 통증을 유발할 수 있다. 이는 서서히 진행하거나 즉각적으로 나타난 것처럼 보일 수 있다. 통증은 보통 아침이나 휴식 후에 심해진다. 이는 미세한 상처가 치유되기 시작하며, 이후 매일 발을 사용함으로써 상처가 찢어지게 되어, 매번 휴식을 취하고 움직이기 시작할 때, 상처가 다시 찢어지며 통증을 유발하기 때문이다.

원인은 매우 많다. 일반적인 활동 증가(예: 시합을 위해서 훈련 요법을 증가시키는 달리기 선수들), 새로운 활동 도입, 보통 훈련하는 표면의 변화, 비만, 달리기 기술 부족, 뒤꿈치를 적절하게 보호하지 못하는 신발 착용, 일부의 경우에는, 아킬레스건 긴장. 한 발 또는 양 발에 영향을 미칠 수 있다. 통증의 위치는 보통 뒤꿈치의 주요 바닥 부분이며, 종종 만지기만 해도 따가운 느낌이 들 것이다.

마사지사로서, 족부 전문의와 함께 작업하는 것이 이상적이다. 기성품 발 교정구도 있으며, 온라인으로 저렴하게 구입할 수도 있지만, 족부 전문의는 PF 정도를 평가하고, 해당 고객의 특정 요구에 적합한 교정구를 처방할 수 있다. 이러한 교정구는 신발 안에 맞는 지지대이며, 보통 최소 12개월 동안 착용한다. 맨발 걷기는 피해야 하며, 항상 지탱해주는 신발을 착용하여야 한다. PF는 보통 저절로 해결되지만, 치료에 6~18개월이 걸리며, 고통스럽고 좌절감을 주는 시기일 수 있다.

특정 금기 사항 Specific Contraindications

- 마사지는 PF 치료에 있어서 안전하지만, 항상 고객의 발 뒤꿈치에 직접 압력을 가하지 않도록 하여야 한다.

- 고객이 임신 중이라면, 아킬레스건 쪽을 마사지하는 것을 피해야 한다.

- 고객이 심부정맥 혈전증이 있다면 이 마사지를 해서는 안 된다.

- 다리에 하지정맥류가 있다면, 해당 다리에는 마사지를 피해야 한다.

마사지 치료 Massage Treatments

마사지는 PF의 증상을 완화시키는 데 도움을 줄 수 있으며 고객이 이 질환이 있다면, 도움이 되는 몇 가지가 있다. PF의 경우, 먼저 압력을 가하기 전에 이완이 시작될 수 있게 하기 위해서, 부드럽게 스트레칭하는 것으로 마사지를 시작하는 것이 중요하다. 부드러운 스트레칭은 족저근막염 치료에서 핵심일 수 있다. 한 연구에서, 스트레칭 프로그램에 포함된 83%의 고객들이 성공적으로 치료되었으며, 연구에 참여한 고객 중 29%는 치료로서 스트레칭이 다른 치료법과 비교할 때 가장 도움이 되었다고 언급하였다.[127]

스트레칭의 목적은 종아리 근육, 아킬레스건, 족저근막의 유연성을 높이는 것이다. 영국 관절염연구(Arthritis Research UK)에서는 아킬레스건을 위한 간단한 스트레칭을 권고한다. 아킬레스건은 허벅지 뒤쪽 근육과 종아리 근육에서 나온다. 마사지 치료 시작 시에는, 고객들이 집에서 하루 2회 이러한 운동을 반복하여야 한다. 아킬레스건의 양쪽 부분을 모두 스트레칭하기 위해서, 먼저 무릎을 곧게 펴고, 다음으로 무릎을 구부려, 연습을 하여야 한다. 하루 2회, 벽에 대고 하는 푸쉬업을 따라하거나, 스트레칭을 하도록 한다:

- 벽을 마주보고, 어깨 높이에서 벽에 양 손을 대고, 발을 비튼다(한 발을 다른 발 앞쪽에 둔다). 앞쪽 발은 벽에서 약 26cm 떨어져 있어야 한다. 앞쪽 무릎을 구부리고, 뒤쪽 무릎은 곧게 뻗은 채로, 뒤쪽 다리의 종아리에서 조이는 느낌이 들 때까지 스트레칭 자세로 몸을 기울이다가(즉, 벽을 향해), 제자리로 다시 돌아온다.

- 10회 반복한다.

- 이제 이 연습을 반복하되 뒤쪽 발을 약간 앞쪽으로 이동시켜, 뒤쪽 무릎이 약간 구부려지게 한다.

- 10회 반복한다.[128]

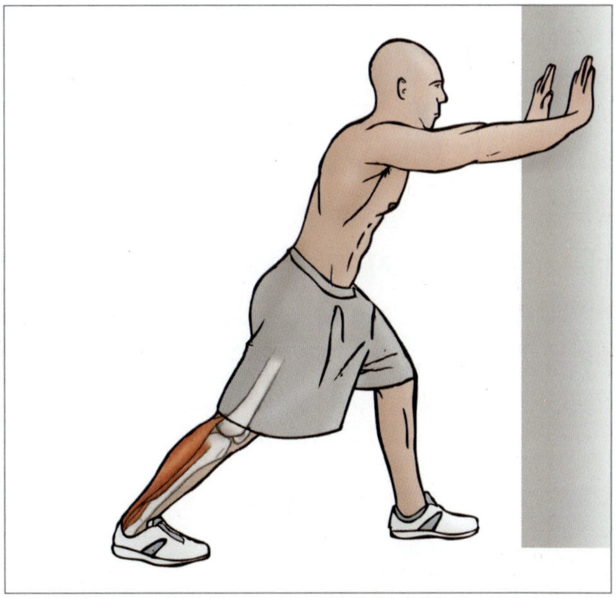

127 http://www.aafp.org/afp/2001/0201/p467.html

128 Plantar fasciitis exercises, Arthritis Research UK, 2004. Available to download as PDF at: http://www.arthritisresearchuk.org/%20 infoandexercisesheetsfile

두 번째 스트레칭은 특히 아킬레스건과 족저근막을 목적으로 한다. 크고 두꺼운 교과서 또는 계단의 바닥 부분에 서서, 난간을 잡은 채 진행한다. 고객은 계단이나 책 위에 발을 두고 서 있어야 하며, 발 뒤꿈치가 아래로 늘어지게 한다면, 체중과 중력이 이 부위를 스트레칭하면서 바로 스트레칭되는 느낌이 들 것이다. 이러한 스트레칭은 30~40초간 진행되어야 하며, 이후 고객은 계단이나 책에서 내려와 스트레칭 중립 자세를 취하도록 하며 이를 5~6회 반복하도록 한다. 계단에서 연습한다면, 양 발을 동시에 스트레칭할 수 있다. 책을 사용한다면, 한 번에 한 발씩 진행하도록 한다. 이러한 연습은 집에서 하루 2회 반복하여야 한다.

마지막 스트레칭은 동시에 냉각 치료를 사용할 때 가장 효과적이다. 냉장고의 작은 물병이 이상적이지만, 고객이 양말을 신도록 하거나, 물병과 발 사이에 수건을 사용하도록 하여, 얼린 물병이 직접 피부에 접촉하는 것을 피해야 한다.

고객은 앉아 있는 상태에서 2~3분 동안 사방으로 발 아래에서 물병을 앞뒤로 롤링하여, 아치를 포함한 발 전체에 닿도록 한다. 병의 차가움이 족저근막의 통증 완화에 도움을 주어 통증을 경감시키는 역할을 할 것이다.

이러한 역동적인 스트레칭은 해당 부위를 부드럽게 마사지하는 것으로 시작되며, 스트레칭과 마사지 사이를 연결해주는 역할로서 이상적이다. 집에서 하루 2회씩 반복해야 한다. 고객이 일을 하는 중이라면, 얼린 물병을 찾을 수 없을 것이며, 그렇다면 테니스공을 사용할 것이지만, 아이싱의 추가적인 혜택은 누리지 못할 것이다. 스트레칭을 완료하면, 이제 주요 마사지 치료를 시작할 수 있다.

마사지에서 당신의 목적은 해당 부위의 긴장을 완화시키는 것이다. 비록 전통 의학에서는 수년간 인대가 발 아치를 지탱하는 주요 지지대라고 지적하였지만, 발의 근육 또한 중요한 역할을 한다는 증거가 많아지고 있다.[129] 발의 모든 부분들이 상호 연결되는 것과 같이, 마사지는 발의 모든 구조에 작용할 것이며, 따라서 전체 발을 마사지하는 것이 중요하다.

발가락의 긴장을 완화시키는 것으로 마사지를 시작한다. 다음으로 발로 올라오며 마사지한다면 족저근막을 잡아당기는 긴장을 완화시킬 것이다.

발 마사지를 위해서는, 제 3장의 세부 지시 사항에 따라야 하지만, 발의 측면을 따라 내려가며 마사지하는 지침을 따를 때에는, 발꿈치 측면은 피해야 하며, 발의 아치를 따라 내려가며 마사지하는 경우, 고객이 족저근막 통증을 보고하는 발꿈치 바로 앞부분 또는 아치의 지점에서 마사지를 멈추어야 한다.

이제 아킬레스건을 다루어야 한다. 아킬레스건은 발꿈치 뼈와 종아리 근육을 연결시키는 강한 섬유 조직대이다. 비복근과 비장근(종아리 근육)은 하나의 조직대로 통합되며, 이것이 종아리의 아래 끝부분의 아킬레스건이 된다. 이 부위는 연한 부위이며, 고객에게 심호흡을 하게 하며, 천천히 마사지하고, 고객의 허용 범위 내에서 마사지하도록 장려하는 것이 중요하며, 다만, 처음에는 이러한 마사지가 통증이 있을 수도 있다고 경고하여야 한다.

[129] http://www.futurity.org/muscles-just-ligaments-support-foots-arch/

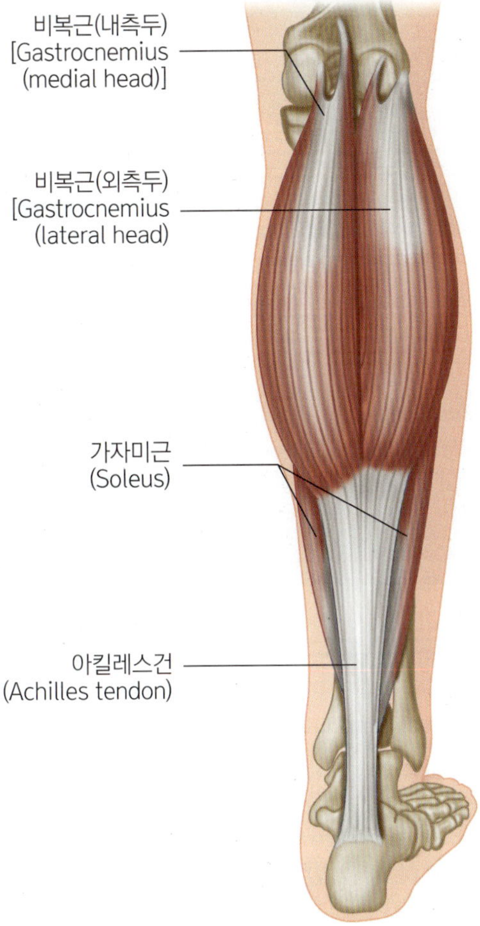

당신은 발뒤꿈치 뒷부분까지의 부위를 마사지하는 것이며, 뒤꿈치 바닥이 아닌, 발 뒷부분의 발목 바로 아래 부위이다. 발목 바로 아래에서 시작하여, 짧은 동작으로 뒤꿈치 뒤편을 쥐어 짜는 동작을 하며, 한 번에 2~3초간 잡고 있는다. 위쪽으로 이동하면서, 손가락이 더 가까워지는 것을 느낄 것이며, 이는 아킬레스건을 따라 위쪽으로 올라가기 때문이다. 실제 아킬레스건을 꼬집지 않도록 주의해야 한다. 당신은 근육과 이를 둘러싼 근막을 마사지하는 것이며, 따라서 꼬집기보다는 꽉 쥐는 동작을 취해야 한다. 고객이 임신 중이라면 이 부분의 치료는 생략해야 한다.

지금까지 고객이 앉아 있는 채로 마사지를 받았다면, 얼굴을 아래로 향한 자세로 이동시켜야 할 것이다.

집에서 친구 또는 가족과 마사지를 하고 있다면, 다음 작업 부분을 위해서 침대나, 목에 문제가 있는 경우에는 심지어 바닥을 이용할 수 있으며, 고객의 머리를 한 쪽으로 돌린 채, 목과 머리 지지를 위해서 베개를 사용할 수 있다.

아킬레스건은 종아리에 필수이기 때문에, 이제 다리 뒷부분을 풀어주는 데 집중해야 한다. 먼저 손을 사용하여 종아리 근육을 따뜻하게 한 뒤, 부드러운 동작으로 시작해야 하며, 근육이 따뜻해지고 완화되기 시작한 뒤에만 종아리로 더 깊게 마사지해야 한다는 점을 잊지 말아야 한다. 그렇지 않다면 통증이 있을 것이며, 근육이 경련을 일으킬 수도 있다.

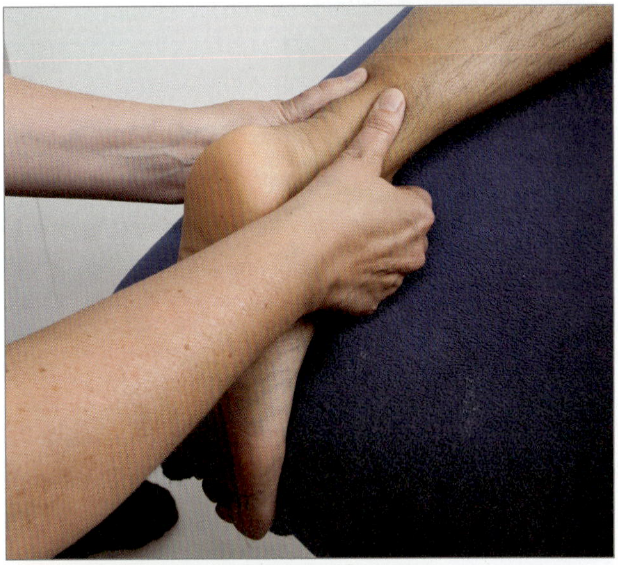

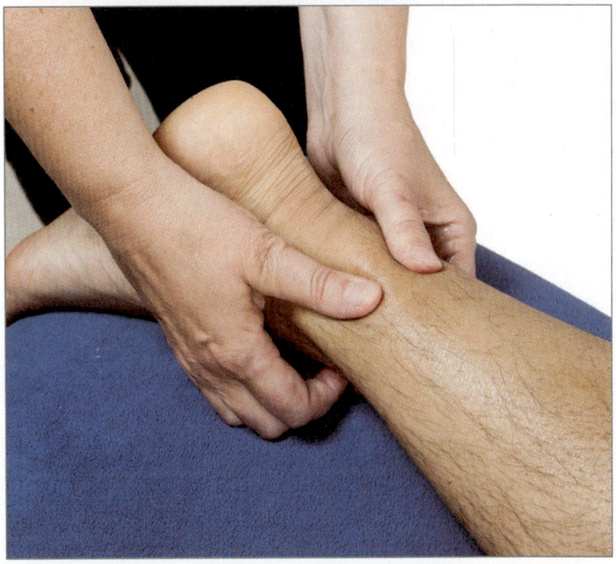

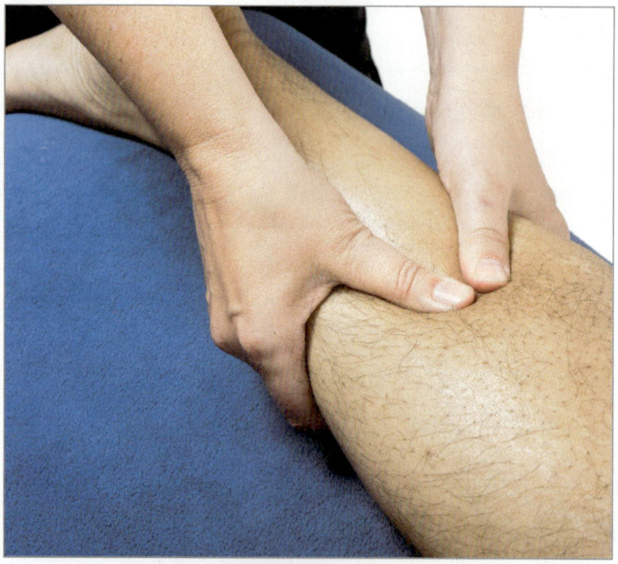

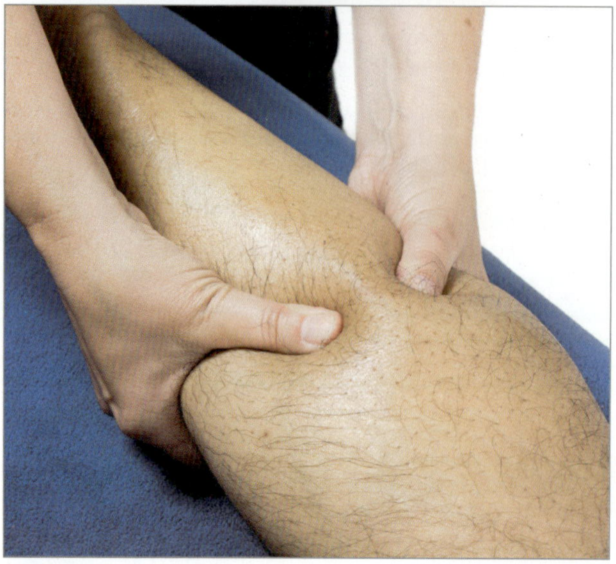

근육에 유날법을 적용하고, 다리로 올라가며 긴 스트로크를 사용하며, 특히 다리 바깥쪽에 초점을 맞추면서 이러한 마사지를 실시할 수 있다. 종아리 안쪽은 매우 쉽게 멍이 들기 때문에, 이 부위를 마사지하는 경우에는 더 주의하여야 한다. 치료의 일환으로 발을 스트레칭하는 것도 도움이 될 것이며, 발가락을 얼굴 쪽으로 밀어내는 것처럼 발을 부드럽게 위쪽 방향으로 가져오며, 발은 편평한 상태를 유지하도록, 손으로 지탱해준다. 5~10초간 잡고 천천히 풀어주면서, 이러한 스트레칭을 3~4회 반복한다.

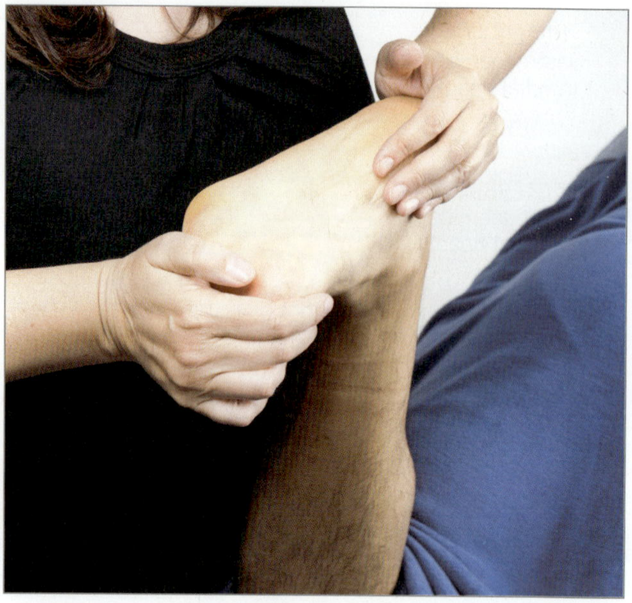

일단 해당 부위의 워밍업을 마쳤다면, 더 깊게 마사지할 수 있다. 뒤꿈치 바로 위 다리 중앙 부위를 엄지손가락으로 잡고, 위쪽과 바깥쪽 마찰법을 사용하며, 엄지를 사용하여 아킬레스건으로 더 깊게 마사지한다. 전체 부위를 마사지할 수 있도록 종아리 마사지 시 3~4회 이를 반복해야 한다. 너무 깊게 또는 너무 빨리 한다면 이 부위는 경련을 일으킬 가능성이 높기 때문에 천천히 실시한다. 마지막으로 손가락을 사용하여 종아리 근육을 흔들어준다. 이는 심부 마사지 후 근육을 다시 안정시키도록 도움을 줄 것이다.

다른 쪽 다리에서 전체 치료를 반복한다. 첫 달에는 이 치료를 주 2회 반복하고, 문제가 해결되기 시작한다면 통증이 완전히 가라앉고 족저근막이 치료될 때까지 매주 실시하는 것이 이상적이다. 이 치료는 예방적 마사지로서 실시될 수 있다. 고객이 새로운 피트니스 또는 훈련 요법을 시작하는 경우, 월 1회 이상 실시하는 것이 이상적이다.

PF 치료에는 잘 맞는 신발, 교정구 만큼이나 휴식도 중요하며, 따라서 고객에게 더 빨리 회복할 수 있는 최선의 기회를 제공하기 위해서는, 실무자 팀과 함께 전인적 작업이 필요하다.

임신 Pregnancy

질환의 배경 Background to the Condition

마사지와 터치는 전 연령대에 걸쳐, 세계적으로 여성의 임신과 분만에 모두 중요한 부분이었지만, 최근에는 임신 중 마사지에 두려움이 첨부되었다. 본 장의 출발점은 임신이 질환이 아니라는 것이다. 임신이 어떠한 문제도 없이 진행 중이며, 산모가 건강하다면, 산모가 신체와 감정에 스트레스와 부담을 경험하여, 신경이 쓰이며 스트레스를 받고, 발이 아프게 되며 분만으로부터 등 통증을 느끼게 되고, 어깨에 통증이 오며, 커진 가슴 때문에 어깨가 앞으로 쏠리게 되는 이 때에, 안전하며 혜택이 될 것이다. 마사지를 받을 수 있는 더 나은 때는 언제란 말인가?

주류의 의학적 견해 또한 이러한 결론에 도달한다. 영국의 왕립산파학회(Royal College of Midwives)는 산파들이 마사지가 기분이 좋아지는 요인보다 훨씬 더 많은 것을 제공해주며, 임신과 분만을 겪는 과정에서 여성들에게 큰 변화를 만들어낼 수 있다는 사실을 알고 있다고 논평한다. 실제로 이들이 분만 후 아기와 강력한 관계를 형성할 수 있도록 도움을 준다.[130] 이 학회는 동료-평가 연구들을 검토하는 소책자를 생산하였으며, 임신 중 마사지의 혜택에 다음이 포함된다는 결론을 내렸다. 스트레스와 불안의 전반적 감소, 임신과 분만 중 통증 완화, 신생아들이 따뜻하게 체온을 유지하고, 모유를 공급받으며, (조기 분만 시) 체중 증가에 도움이 된다.[131]

임신 제 1 삼분기 동안 마사지를 해야 하는지에 대해서는 여전히 논란이 있다. 영국의 NHS는 임신 첫 3개월[132] 동안 복부 마사지를 피할 것을 권장하는 반면, 많은 스파에서는, 임신 중 어떠한 마사지도 허용하지 않는다. 그러나 이는 유해할 위험이 있다는 증거라기보다는, 소송에 휘말릴 수도 있다는 두려움과 더 관련이 있다. 정기적으로 마사지를 받는 많은 여성들은 자신이 임신을 했다는 사실을 알지 못한 채 임신 매우 초기 단계에 마사지를 받았으며, 어떠한 해도 없었을 것이다. 당신이나 당신의 고객이 임신 제 2 삼분기에 도달할 때까지 기다리기를 원한다면 그렇게 해도 좋다. 임신에 대한 프로토콜을 사용하여 마사지를 제공한다면, 통증이 있는 문제 부위나 근육 긴장 부위에 대한 마사지를 허용하거나, 산모가 진통제를 복용하는 것보다는 더 나은 선택이 된다.

임신은 격동의 시기가 될 수 있다. 여성의 신체가 변화하며, 호르몬이 추가로 순환하게 되고, 대처 능력에 대한 약간의 불안은 정상이다. 이러한 과정은 흥미로우면서도 도전적인 여정이 될 것이다.

130 http://www.rcm.org.uk/college/about/alliance/johnsons-baby/magicoftouch/

131 RCM Alliance Programme, Revealing the Evidence Behind the Magic of Touch, http://www.rcm.org.uk/college/about/alliance/johnsons-baby/

132 http://www.nhs.uk/chq/Pages/957.aspx?CategoryID=54&SubCategoryID=129

특정 금기 사항
Specific Contraindications

본 항목 내 제안 사항에 대한 한 가지 경고는, 이것이 정상의, 건강한 임신에 해당된다는 것이다. 산모가 유산 경험이 있다면, 마사지는 산파나 의료진의 서면 동의에 의해서만 이뤄져야 한다. 산모가 출혈이나 복부 통증을 경험한다면, 즉시 의사의 조언을 받아야 한다.

임신은 항상 간단하지만은 않으며 산모는 이미 치료를 받고 있는 많은 그 밖의 기존 질환이 있을 수도 있다. 이러한 치료들을 임신에 맞추어 적용하는 것도 중요하다. 임신 마사지는 더 부드러워야 한다. 다른 마사지보다 덜 깊고 덜 격렬하다. 보통 산모 치료를 위해서는 1시간이면 충분하다. 더 긴 시간이 필요하거나, 고객이 30분 마사지 후에 피로해 한다면, 치료를 2~3회의 짧은 세션으로 분할한다. 또한 고려해야 할 몇 가지 구체적인 요인들도 있다.

임신 중 마사지해서는 안 되는 부위들도 있다. 특별히 임신 마사지에 대해 훈련을 받은 경우가 아니라면, 어떠한 임신 단계에서도 복부를 마사지해서는 안 된다. 그렇다고 해서, 여성이 스트레치 자국을 막기 위해서 복부에 부드럽게 마사지 오일을 사용하는 것을 막을 이유는 없다.

전통적인 한의학에는, 다음과 같이 임신 중 피해야 하는 많은 "배출 점"들이 있다.

- 첫 번째 핵심점은 대장경 합곡혈(L1 4), 수양명대장경 위 "큰 배출" 점이다. 이는 엄지손가락과 검지 손가락 사이의 부위이며, 이 부위는 완전히 피해야 한다.

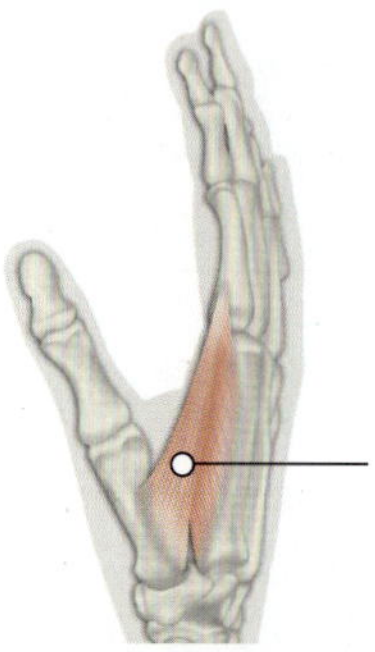

- SP 6은 족태음비경이다. 이는 종아리 안쪽의 발목뼈에서, (고객의) 손가락 3개 너비의 위의 부위이다. 모든 종아리 안쪽과 허벅지 안쪽 부위의 마사지는 임신 중에는 피해야 한다.

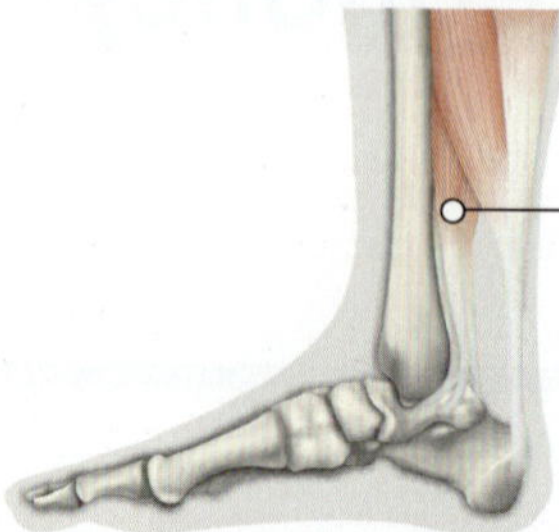

- 족태양방광경(BL 60)은 발 뒤꿈치에서 종아리로 올라가는 강한 아킬레스건과 발목뼈 사이의, 발목의 바깥쪽 뒷부분이다. 안전을 위해서, 발꿈치 주변의 모든 마사지는 피해야 한다.

- 족소음신경(K 6)은 돌출된 발목뼈 위에서, 한 손 정도의 폭 윗부분의 발목 안쪽을 말한다. 많은 부인과 문제들을 치료하는 데 사용되는 점이며, 따라서 항상 임신 중에는 피해야 한다.

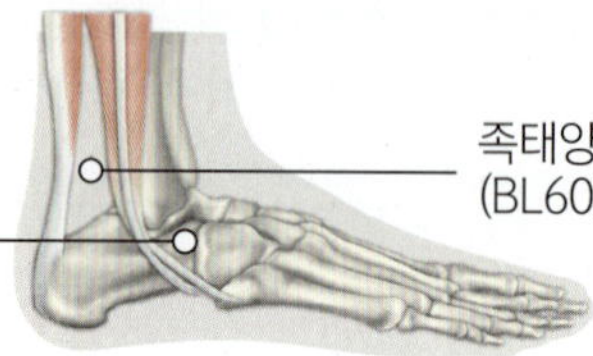

- 무릎 바로 아래 정강이의 바깥쪽 윗부분의 족양명위경 36(ST 36)은 분만을 유도하는 것으로 여겨지기 때문에 피해야 한다.

큰 문제가 되는 것은 아니지만, 여전히 임신 지압에 대한 특별 훈련을 받은 것이 아니라면 피해야 하는 다른 부위들도 있다.

- 족소음신경(K 1)은 피해야 한다. 이는 제 2와 제 3 중족골 사이의 발 바닥 부분이며, 검지발가락 아래 부분과 발꿈치 사이에서 약 1/3 지점에서 관찰된다. 이 부위의 직접적인 압력은 피해야 한다.

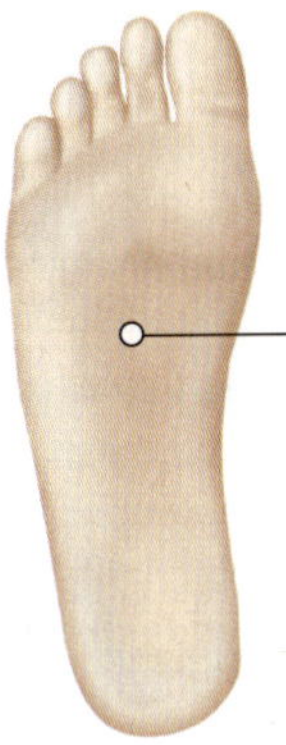

- 족태음비경 10(SP 10)은 무릎 바로 위의 허벅지 안쪽이다. 임신 마사지에서는 모든 허벅지 안쪽 부위의 마사지가 금기 사항이기 때문에, 이 부위는 절대 마사지해서는 안 된다.

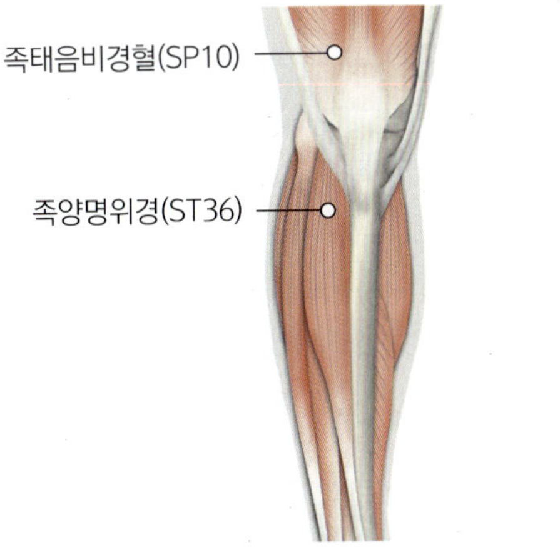

정강이 정면(Shin, anterior view)

- 족궐음간경 3(Liv 3)은 발 윗부분의 제 1과 제 2 족근골 사이이며, 발가락 사이의 간극에서 약 2.2cm 윗부분이다. 이 부위에는 직접적인 압력을 가해서는 안 된다.

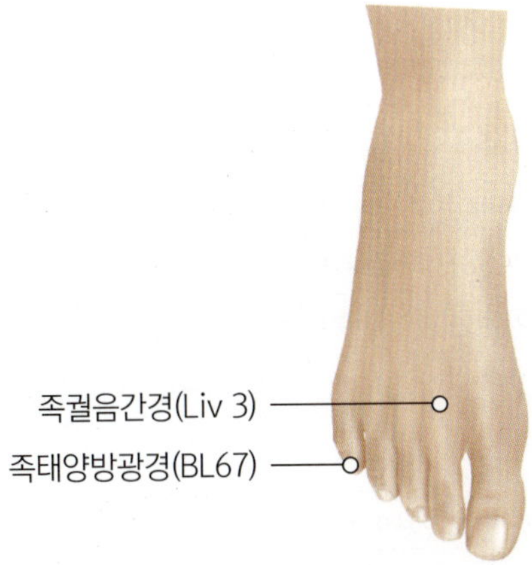

- 족태양방광경 67(BL 67)은 발톱 옆의 새끼발가락 위쪽 가장자리이다.

이러한 부위들을 가볍게 문지르거나 만지는 것은 어떠한 해도 입히지 않으며, 피해야 할 것은 이 부위에 대한 깊은 장시간의 마사지라는 것을 잊지 말아야 한다. 정상적인 임신 기간 동안 이러한 모든 부위들은 금기 사항이지만, 임신 40주가 지나고, 이러한 지압점들이 태아가 분만이 되도록 유도하는 데 사용될 수 있다는 어떠한 징후도 없는 시점이 올 수도 있다. 이러한 지압점들은 또한 분만 중, 안정 상태를 유지하기 시작하거나, 수축 간격이 짧아지기보다는 길어지기 시작하는 경우 사용될 수도 있다.

임신은 질병이 아니기 때문에, 이러한 금기 사항들을 염두에 둔다면, 임산부로서 필요한 마사지를 실시할 수 있다. 또한 임신의 일부 영향들에 도움을 줄 수 있는 몇 가지 특정한 치료들도 있다.

임신 마사지는 옆으로 누운 자세에서만 실시하여야 한다. 산모는 아기에게 부정적인 영향을 줄 수 있는 등을 대고 누운 자세나 얼굴을 대고 누운 자세를 취해서는 안 된다. 2~3개의 베개를 이용할 수도 있다. 한 개는 목을 지탱하기 위해 머리 아래에 두고, 한 개는 고관절을 지탱하기 위해서 무릎 사이에 놓으며, 한 개는 위장과 태아가 한 쪽으로 쏠리지 않도록 볼록 나온 배 아래에 끼워 넣을 수 있다. 크고, 푹신한 담요, 시트, 천 등을 늘어뜨려, 고객이 치료 동안 작은 수건을 계속해서 조정할 필요가 없도록 해야 한다. 이는 안전감과 편안함을 제공하는 데 도움을 준다. 대부분의 마사지 동안, 산모가 왼쪽으로 누운 자세에서 마사지가 이뤄지도록 해야 한다. 당신은 결국에는 산모에게 오른쪽으로 누워달라고 요청해야 할 것이며, 이는 대부분의 정상 임신 여성이라면 단시간 동안에는 문제가 되지 않을 것이다. 당신의 고객이 의사나 산파로부터 특정한 개인적인 건강 이유로 오른쪽으로 눕지 말라는 말을 들었다면, 치료를 위해서 고객이 앉아 있는 상태로 마사지를 조정하도록 한다.

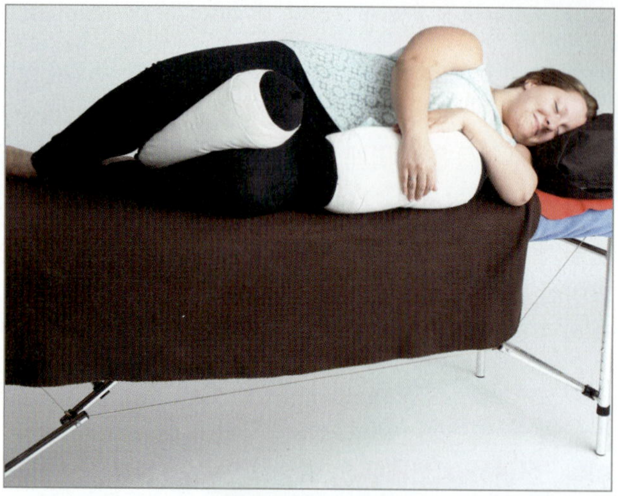

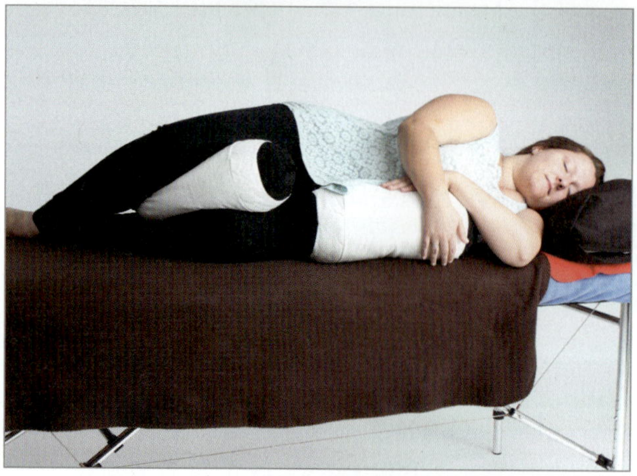

어떤 오일을 사용할 지에 주의하여야 한다. 많은 아로마 요법 오일들은 임신 중에는 금기된다. 에센셜 오일의 분자는 태반을 통과할 수 있을 정도로 작기 때문에, 특별히 산모를 위해서 블렌딩해놓은 것이 아니라면, 미리 블렌딩된 오일은 피해야 한다. 순수 포도씨 오일은 적당히 가벼운 오일이며 만약 당신이 오일 블렌딩 자격이 있다면, 그 밖의 적합한 오일들을 첨가할 수 있다. 캐모마일은 산모와 아기에게 안전할 뿐 아니라, 입덧이 있는 부글거리는 속을 편안하게 하는 데 도움을 줄 수 있기 때문에, 항상 좋은 옵션이 된다. 또한 캐모마일은 적절히 블렌딩하여 신생아에게도 사용할 수 있는, 얼마 되지 않는 좋은 오일 중 하나이다.

마사지 치료 Massage Treatments

어떠한 질환을 치료하는지에 관계없이, 이 책에서 설명된 대부분의 마사지 치료는, 복부 마사지를 제외한다면, 임신 중 어떠한 마사지라도 적합할 것이다. 산모가 두통에 시달린다면, 해당 챕터의 지시 사항에 따라 긴장성 두통을 위한 치료를 할 수 있다. 산모가 섬유근육통, 다운증후군, 또는 손목 하수가 있다면, 특별 금기 사항이 있는 부위를 피하도록, 위의 주의 사항을 사용하여, 해당 질환에 적합한 치료를 하도록 한다. 측면으로 누운 자세의 고객에 맞추어 치료를 조정해야 할 수도 있지만, 항상 방법은 있게 마련이며, 옆으로 누운 고객에 맞추어, 당신이 어디에 서거나, 앉거나, 무릎을 꿇어야 하는지 창의적으로 생각해볼 필요가 있다.

산모의 다리가 매우 부어 있다면, 오일을 사용하여 피부 보습을 해주고(부종 때문에 피부가 건조할 것이다), 발가락과 뒤꿈치부터 발로 올라가면서, 다음으로 뒤꿈치부터 무릎까지 긴 스트로크를 사용하고, 마지막으로 무릎에서 엉덩이 쪽으로 다리 바깥쪽으로 올라가며 마사지해준다. 다리 안쪽을 마사지해서는 안 되며, 어떠한 관절이라도 관절의 뒷부분에 가하는 압박은 피해야 하는 것을 잊지 않는다. 피부를 타고 미끄러지듯 부드러운 마찰법으로, 림프의 흐름을 원활히 장려하여, 신체가 과도한 체액을 씻어낼 수 있게 해준다.

임신이 많이 진행되면서, 대부분의 경우는 아니지만, 산모가 허리 통증이 있을 수도 있다. 태아로 인한 과도한 체중 때문에, 자궁천골 인대가 스트레스를 받게 된다. 자궁천골 인대는 자궁 경관을, 척추 하단의 편평한 골구조인, 천골에 부착시킨다. 임신 말기의 요통은 척추에 부착된 자공천골 인대에 미치는 자궁의 무게로 인한 스트레스 때문일 수 있다.[133] 손바닥 끝이나 손으로 또는 손가락 세 개를 함께 사용하여 천천히 원을 그리며 이 부위를 마사지하면

[133] http://www.childbirthconnection.org/article.asp?ck=10244

크게 완화시키는 느낌을 줄 수 있으며, 옷을 입고도 실시할 수 있으며, 또한 산파나 지원해주는 파트너에 의해서, 분만 중, 산모의 간호의 일환으로서도 실시할 수 있다. 보다 완전한 등 치료를 제공하기 위해서, 또한 고객을 옆으로 누운 자세를 취하게 하고, 제 5장 등 마사지의 지시사항에 따를 수 있다.

임신 중 고관절 마사지는 매우 효과적이며 산모들도 매우 환영할 것이다. 분만 준비를 위해 고관절을 유연하게 유지하는 것이 중요하다. 임신 중 고관절 마사지는 다른 때의 마사지 오일은 약간 다르며, 이 책에서 제공되는 기법들을 조정해야 할 것이다. 고객은 구부린 다리를 지탱하고, 볼록 튀어나온 배에 가해지는 압박을 막기 위해서, 무릎 아래에 베개를 위치시키고, 측면으로 누운 자세로 있어야 한다. 고관절 마사지로 넘어가기 전에, 이렇게 베개를 대는 것이 충분한지를 확인하고, 필요하다면 베개를 더 추가한다. 구부린 다리는 고관절 높이로 유지되어야 한다.

구부려 올려진 자세의 다리 대퇴골 머리 부분에, 벌린 손을 올려둔다. 다리 젤 윗부분에서 대퇴골이 느껴질 것이다. 손바닥을 대퇴골 윗부분 상단에 올리고,

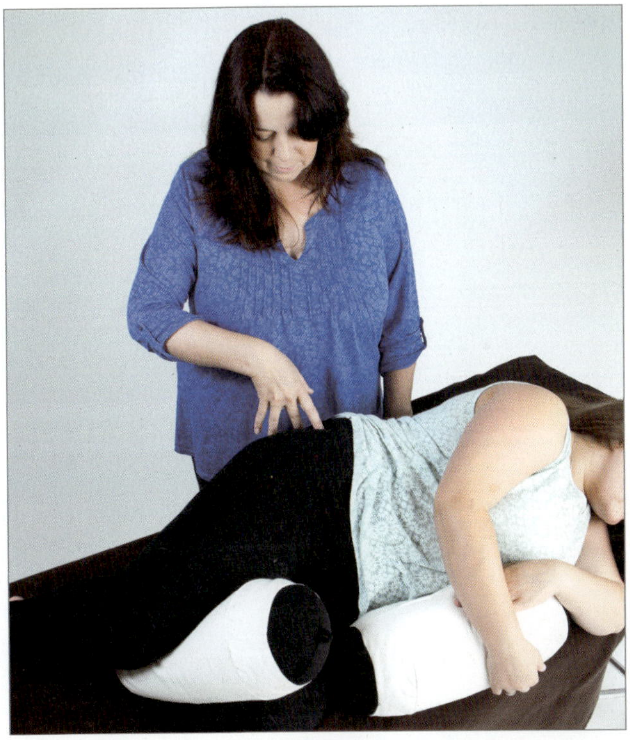

손가락을 바깥쪽으로 벌린다. 손가락 아래 부위가 당신이 마사지해야 할 부위이다.

만지기에 부드러운 느낌이 들어야 하지만, 안쪽이 팽팽하고 긴장되어 있을 수도 있다. 친구나 가족이 치료를 제공하고 있다면, 다음 동작에는 손가락 마디의 편평한 부분을 사용한다. 당신이 훈련을 받은 전문가라면, 팔꿈치를 사용할 수 있다. 부드럽게 압력을 가하여, 가장 저항이 강한 부위를 느끼도록 한다. 이는 또한 더 아픈 지점일 것이다. 보통 양쪽 모두 이완이 필요한 지점이 세 군데가 있다. 고객에게 천천히 깊은 복식 호흡을 하게 하고, 숨을 내쉴 때 천천히 깊게 근육을 압박한다. 누르는 것과 동시에 무릎을 지탱해야 다리가 복부 쪽으로 압박을 가하지 않을 수 있다.

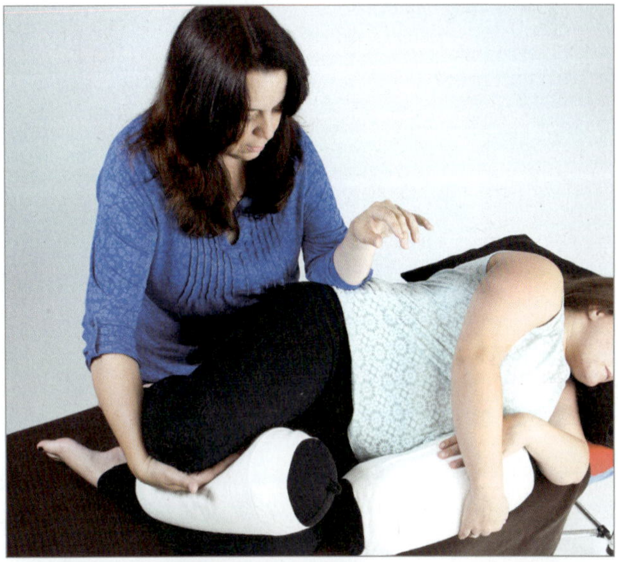

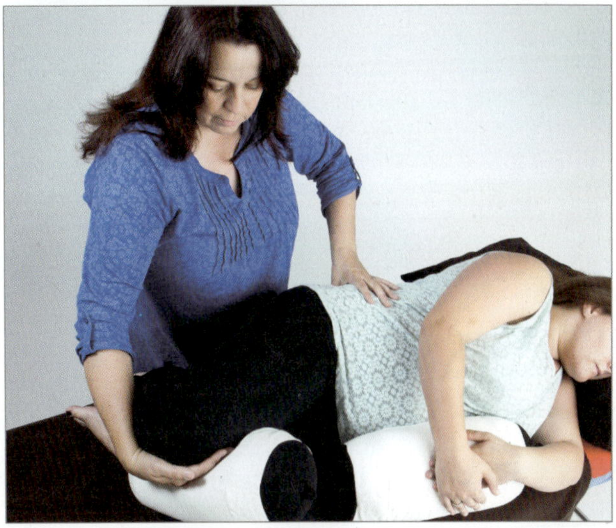

고객에게 통증이 있기 시작할 때 알려달라고 하여, 그 지점에서 멈춘다(또는 고객이 마사지를 원하는 지점까지 최대한의 깊이로 전문적으로 마사지한다). 이동 없이 압박을 멈추거나, 길이 또는 자세를 바꾼다. 등에는 어떠한 통증도 없어야 하며, 따라서 등 통증이 보고된다면 즉시 멈추어야 한다. 30~60초 후 당신은 손 또는 팔꿈치 아래에서 근육이 이완됨을 느낄 것이며, 고객은 더 이상 아프지 않다고 보고할 것이다. 천천히 압박을 풀고 더 깊이 느끼면서 이를 반복하여 세 부위를 모두 치료하도록 한다. 고객이 몸을 뒤집도록 주의 깊게 보조하고, 다른 쪽도 반복하며, 고객이 몸을 돌릴 때 몸을 감싸는 천이나 담요 등에 특별히 주의하도록 한다.

제 2장에서 자세히 설명한 바와 같이 손을 마사지하며, 엄지손가락 밑의 살 부분은 피하도록 하며, 어깨까지 따라 올라가면서, 커진 가슴이 압박을 가하는 어깨와 목의 과도한 스트레스를 완화시키는 데 도움을 줄 수 있다.

머리 마사지는 수면을 잘 취하지 못할 때 매우 완화시키는 역할을 할 수 있다. 삶이 변화하는 동안, 한 파트너가 다른 파트너에게 마사지해주는 것은, 매우 유대감을 주는 경험일 수 있으며, 파트너가 임신 과정에 더 적극적으로 참여할 수 있게 해준다.

레이노 증후군 Raynaud's Syndrome

질환의 배경
Background to the Condition

레이노 현상, 레이노병, 또는 단순히 레이노라고 불리는 레이노 증후군은 신체 사지의 혈액 공급에 영향을 미치는 질환이다. 가장 많이 영향을 받는 부위는 손가락과 발가락이지만, 때로 귓불, 코, 유두, 혀도 영향을 받을 수 있다. 추위는 질병 공격의 주요한 요인 중 하나이기 때문에, 추운 기후에서 더 흔한 질환이다.

손가락이 가장 흔히 영향을 받는 부위이며, 환자의 40%는 또한 발가락 증상도 함께 경험한다.[134] 편의를 위해, 우리는 본 장에서 손가락이라고 지칭할 것이지만, 발가락에도 동일한 정보와 치료가 적용된다. 레이노병은 일반적인 질환이며, 추운 기후의 국가의 경우, 인구의 20%까지 영향을 받는다. 남성보다는 여성이 더 많이 걸리며, 유전 요인이 높고, 증상 시작은 보통 30세 이전이다.

레이노병은 추운 기온에 의해 가장 일반적으로 유발되지만, 또한 불안이나 스트레스로 유발될 수도 있다. 이 질환이 발병하는 동안, 손가락 혈관에 공급하는 지동맥이 수축하며 혈류는 심각하게 제한된다. 처음에는 손가락이 하얘지고 접촉 시 매우 차가운 느낌이 들 것이다. 이후에는 좁아진 혈관의 혈액으로부터 산소의 소비가 빨라지면서 손가락은 파래질 것이다. 마지막으로, 혈관이 다시 열리고, 혈류가 돌아오면서 손가락이 밝은 빨간색으로 바뀐다. 이 단계에서 손가락은 또한 욱신거리고, 얼얼하며, 화끈거리거나 감각이 없는 느낌이 들 수 있다. 증상의 발발은 몇 분에서 몇 시간까지 지속될 수 있다. 많은 사람들에게 이는 생명에 심각한 영향을 미치지 않는 경미하고 사소한 자극이지만, 어떤 사람들에게는 증상이 더 심각하고, 질병 관리를 위해 생활 방식의 변화를 필요로 할 수 있다. 예를 들어, 실외에서 일하지 않는 것. 도움이 되는 약들도 있으며,[135] 이들은 환자와 이들의 건강 관리 전문가와 함께 논의하여야 한다.

레이노병에는 두 가지 형태가 있으며, 주어지는 치료는 형태에 따라 다르다. 90% 이상의 환자들이 1차 레이노를 앓는다.[136] 1차 레이노의 원인은 알려진 바가 없다. 이는 또 다른 질환의 일환이거나 증상도 아니며, 한 차례 앓고 난 뒤 증상은 완전히 사라진다. 마사지는 1차 레이노 환자들에게 매우 안전하며, 자가 마사지는 한 차례 증상을 앓고 난 후 적용할 수 있다.

2차 레이노는 또 다른 질환의 결과로서, 또는 약물 치료나 부상의 결과로서 발생한다. 대부분의 2차 레이노 사례는 피부경화증(피부가 두꺼워지고 딱딱해지게 만드는 질환), 류마티스 관절염, 쇼그렌

---

134 http://www.nhlbi.nih.gov/health/health-topics/topics/raynaud/
135 http://www.raynauds.org.uk/raynauds/treatments
136 http://www.patient.co.uk/health/raynauds-phenomenon

증후군(면역계가 신체의 땀샘과 눈물샘을 공격하는 질환), 루푸스, 다발성 경화증과 같은 자가 면역 질환과 연관이 있다. 몇 가지 암 또한 레이노의 원인이 될 수 있지만, 2차 레이노는 또한 편두통 약물, 베타 차단제, 일부 충혈 완화제, 피임약, 호르몬 대체요법의 부작용으로서 야기될 수도 있기 때문에, 항상 심각한 기초 질환을 의미하는 것은 아니다.

레이노병이 2차일 때에는 그 밖의 증상도 있을 것이며, 증상의 시작은 종종 인생에서 훨씬 더 후반에 나타난다. 1차 레이노는 거의 항상 모든 손가락에 지장을 주며, 2차 레이노병의 증상은 1~2개의 손가락부터 시작될 수도 있다. 2차 레이노는 기초 원인을 진단하고 그에 대한 치료를 진행할 수 있도록 항상 의학적인 조사가 필요하다.

특정 금기 사항 Specific Contraindications

이 질환의 기초 원인이 이미 진단이 되었다면, 기초 질환에 대한 예방 조치를 사용하여 마사지 치료를 할 수 있다.

드문 경우지만 2차 레이노에는 궤양, 감염 또는 극단적인 경우 괴저의 합병증이 생길 수 있다. 손상, 감염 또는 죽은 조직(수축되는 갈색/검은색 조직)의 징후가 보인다면 즉각적인 의학적 도움을 구해야 하며, 어떠한 마사지라도 매우 강력하게 금기시된다. 차가운 손을 대면 고객의 질환을 악화시킬 것이기 때문에, 항상 레이노병 환자를 치료하기 전에는 먼저 손을 따뜻하게 하여야 한다.

마사지 치료 Massage Treatments

레이노병 환자를 마사지하기 위한 출발점은 손을 따뜻하게 하고, 일부의 경우 차가운 손을 대는 것만으로 증상 발작을 유발할 수도 있다. 사용할 마사지 오일을 미리 따뜻하게 데우는 것이다. 증상 발작 동안에는 마사지를 부드럽게 하고, 발작이 나타나지 않는 간격 사이에는 더 깊게 마사지할 수 있다.

손가락부터 손을 마사지한다. 당신의 손을 구부려 주먹을 느슨하게 쥐고, 손바닥으로 손가락을 지탱하며 손가락을 사용하여 마사지한다. 이러한 방법으로 전체 손가락을 한 번에 마사지할 수 있을 것이다.

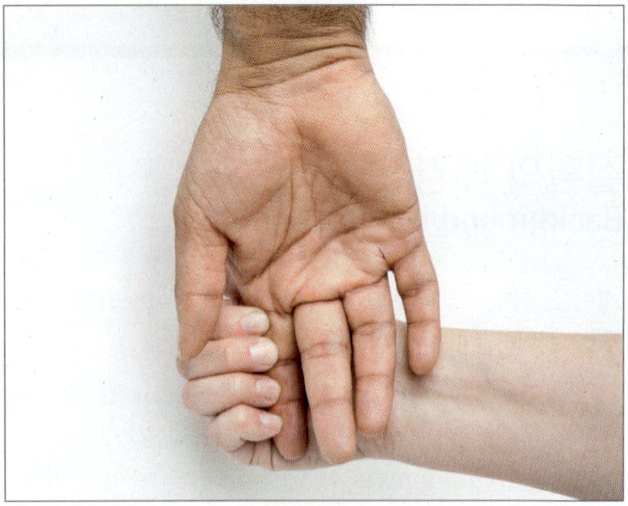

손가락 끝부터 시작하며, 당신의 손가락으로 고객의 손가락을 물결치듯 아래로 압박한다. 이를 통해 손가락 끝의 압력을 완화시킬 수 있으며, 이후 좀 더 아래로, 좀 더 아래로 압박하여, 손바닥까지 이르게 되면 마무리한다. 모든 손가락을 이런 방식으로 하며, 항상 손끝부터 손가락이 만나는 손바닥으로 가는 방향으로 한다.

당신의 손의 위치를 계속해서 이동하여, 마사지가 고객의 손가락에서 맞는 위치에서 이뤄질 수 있도록 한다. 한 손가락을 아래 방향으로 모두 끝냈다면, 다음 손가락으로 이동한다. 같은 기법으로 엄지손가락도 진행할 수 있다. 고객의 발가락 길이에 따라, 발가락이 발과 만나는 발가락 끝에서 직선 방향으로 마사지하며, 다시 한 번 아래 방향으로 실시하여, 따라서 고객의 발가락 또는 손가락의 어떠한 부위든 놓치지 않고 마사지할 수 있도록 한다. 네일베드(nail bed, 조상) 부분은 통증이 있을 것이기 때문에, 발가락과 손가락의 네일베드의 바로 위쪽이나, 측면 위를 압박하지 않도록 주의한다.

다음으로는 손가락이 손에서 만나는 지점부터 손목 방향으로 위로 올라가며 마사지 한다. 손바닥 전체에 걸쳐 부드럽게 쥐어짜는 것처럼 보일 것이다. 당신의 손으로 다른 사람의 손을 지탱하면서, 당신의 엄지손가락 길이를 이용하여 손바닥 전체 너비에 걸쳐 압박 한다. 1초간 압박했다가, 압박을 풀고, 당신의 엄지손가락을 손바닥 위쪽으로 올려 다시 한 번 압박한다. 다른 사람의 손이 당신 손보다 훨씬 더 크다면, 한 번에 손바닥 반 정도만 마사지 한다. 손가락 끝부터 손목 방향으로 절반 부위를 마사지했다면, 다시 돌아가 다른 쪽 반의 손가락 끝부터 시작한다. 이를 4~5번 실시하고, 다른 쪽 손도 반복한다.

발에도 같은 기법을 사용할 수 있으며, 발가락 끝부터 뒤꿈치까지 마사지한다. 오로지 당신의 엄지손가락만으로 쥐어짜듯 양 손과 양 발을 마사지하며, 손 뒷부분이나 발 상단의 뼈를 압박하지 않도록 주의한다.

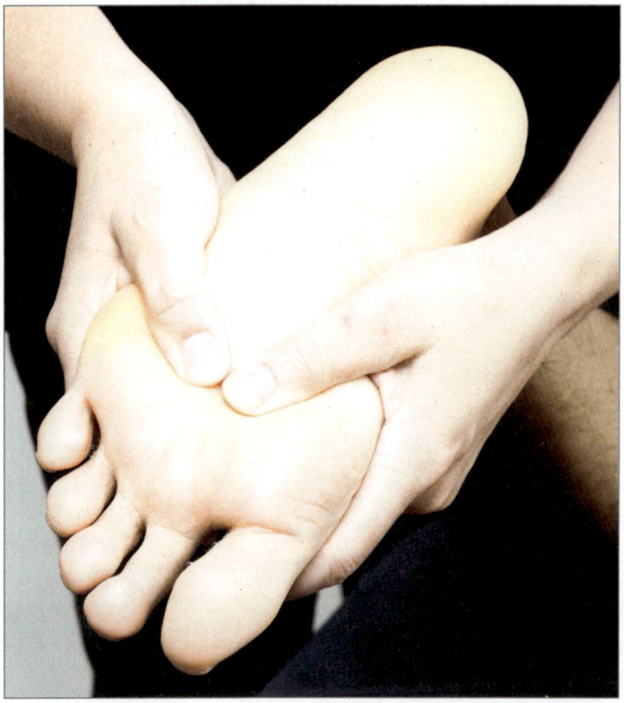

마지막으로, 손바닥과 발의 측면을 잊지 않는다. 새끼손가락/새끼발가락에 가장 가까운 가장자리. 당신의 엄지손가락, 나머지 손가락들, 또는 손바닥의 편평한 부분을 사용하여 이러한 마사지를 한다. 손가락/발가락 끝에서 시작하며, 손목/손 뒤꿈치 끝부분으로 내려가며 마사지하고, 손이나 발 측면의 부드러운 살 부분에 유날법을 적용하며 롤링 한다. 이를 통해 이 부위의 긴장을 완화시킬 수 있으며, 고객도 좋은 기분을 느낄 것이다.

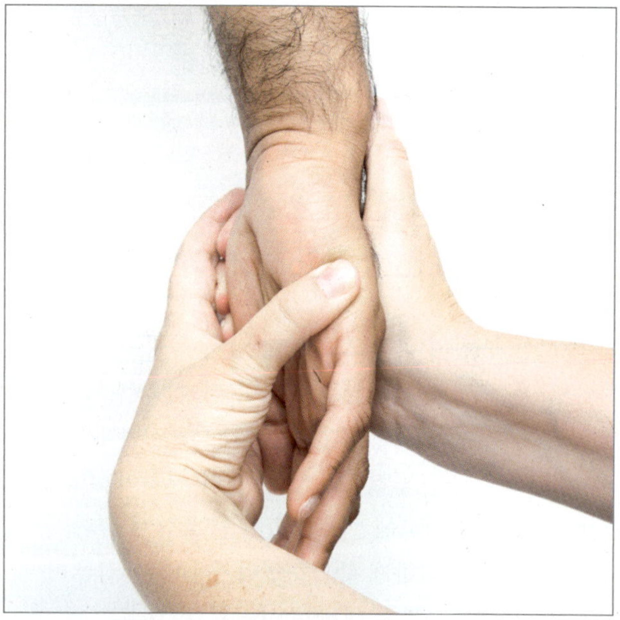

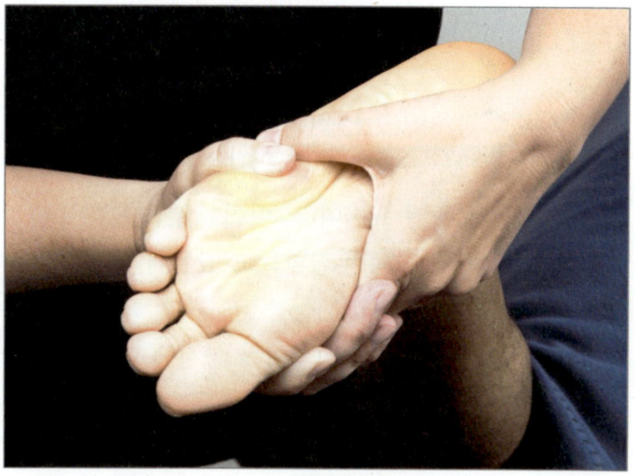

이러한 모든 마사지는 또한 반대쪽 손을 사용하여 스스로 할 수 있으며, 당신의 레이노병 상태가 좋지 못하면 마사지는 고통스러울 것이며, 손을 번갈아 사용하여 각 손이 동일한 수준으로 마사지를 주고받을 수 있도록 한다. 레이노병 때문에 당신의 손이 특히 건조하다면, 마사지 오일 보다는 진한 핸드크림을 사용하여 마사지 한다.

반복성 긴장장애 Repetitive Strain Injuries

질환의 배경
Background to the Condition

반복적인 특성의 작업으로 인한 상지 통증과 기능장애는 새로운 현상은 아니며 지난 300년간 잘 기록되어 왔다. 이에 대한 논의는 1970년대 후반부터 속도를 높였으며, 호주에서 러시아, 일본, 핀란드, 미국, 영국에 이르기까지 근골격계 질환에 대한 보고가 급격하게 증가하였다. 이 때는 컴퓨터 타자기로의 광범위한 대체가 이뤄지고, 이후 사무의 자동화가 증가된 시기였다.[137]

반복성 긴장 장애(RSI)는 반복적인 움직임과 과사용 이후 근육, 신경, 힘줄에서 느껴지는 통증을 묘사하는 데 사용되는 포괄적 표현이다. 이러한 총칭에 포함되는 몇 가지 구체적 질환들도 있는데, 테니스 엘보, 손목 터널 증후군, 진동증후군이다. RSI는 또한 일 관련 상지 장애, 비특이적 상지 통증, 직업성 과사용 증후군 등으로 칭해지기도 한다. 이들은 개별 질환에 관한 각 챕터에서 적절하게 논의되었다. RSI는 또한 특정 질환에 기인하지 않는 일반적 통증을 묘사하는 데에도 사용되며, 본 항목에서 다루고자 하는 영역이기도 하다.

"직업성 과사용 증후군" 및 "일 관련 상지 장애"는 이 질환의 특성을 잘 나타낸다. 컴퓨터에서 장시간을 보내고, 반복적인 수작업을 하며, 장기간 동안 고강도의 반복적 활동, 잘못된 자세 또는 자연스럽지 못한 자세에서 하는 일, 추운 온도에서의 작업 등은 모두 RSI의 위험을 가중시킨다. 이 용어는 오해하기 쉽다. 컴퓨터 또는 태블릿에서 장시간 동안 문자 주고받기, 게임하기, 오락하기 등은 신체에 큰 피해를 줄 수 있다. 호주의 연구에서는 학교에서 아이들의 장시간의 컴퓨터 사용이 근골격계 건강에 미치는 영향을 살펴보았다.[138]

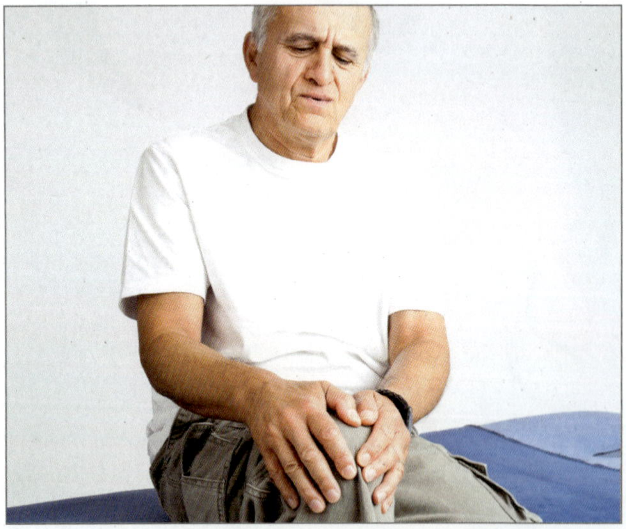

[137] http://www.rsi.org.uk/whatis/prevalence.html

[138] http://www.ncbi.nlm.nih.gov/pmc/articles/ PMC1936962/

RSI의 주 원인은 신체 특정 부위 또는 여러 부위들의 잦은 반복적 움직임이지만, 기여 요인이 한 가지 이상일 수도 있다. 컴퓨터에서 마우스를 사용하는 것이 문제일 수도 있지만, 그 사람에게 너무 낮은 작업장에서 컴퓨터에 좋지 못한 자세로 앉아 있거나, 추운 사무실, 스트레스, 충분한 휴식을 취하지 않는 것 등이 모두 기여 요인이 될 수 있다. 이러한 일부 요인들은 고용주의 통제 하에 있으며, 그 밖의 요인들은 직원의 통제 하에 있지만, 어떠한 직장에서든 문제를 일으키는 사람이 있을 수 있으며, 매일 동일한 일을 수행하지만, 문제를 일으키지 않는 사람도 있을 것이다. 많은 국가에서는 이제 고용주들이 직장에서 피해를 야기하는 문제들을 다루어야 한다는 요구 사항이 있지만, 직장의 인체공학에서의 성장과, RSI 문제에 대한 인식에도 불구하고, 이러한 부상은 여전히 매우 흔하게 일어난다. 영국 내에서 RSI와 관련된 부상은 생산 손실을 통해 연간 최대 200억 파운드의 손실을 입힌다.[139]

RSI는 두 개 그룹으로 나뉜다. 제 1형 RSI는 건염, 손목 터널 증후군, 테니스 엘보, 회전근개 증후군, 듀피트렌 구축, 사경과 같은 질환으로 인정되는 장애이다. 제 2형 RSI는 어떤 증상도 인정된 질환에 해당되지 않으며, 염증이나 부종이 보이지 않으며, 한 부위에서 통증이 계속해서 머무르지도 않는다. 본 장에서는 제 2형 RSI 치료법을 살펴볼 것이다.[140]

RSI를 조기에 해결하고 치료할수록, 고객이 완전히 회복할 가능성이 더 커진다. 해결하지 않고 둔다면 종종 만성 질환으로 발전하게 된다. 문제를 해결하는 첫 번째 부분은 문제를 야기하는 활동을 멈추는 것이다. 이는 활동을 어떻게 다르게 할 것인가를 알아보기 위해, 자신의 직업을 평가해 본다는 의미이다. 작업장이나 업무 관행을 바꾸는 것, 원인일 수 있는 여가 활동을 포함한 특정 활동을 하지 않고 쉬는 것, 신체가 회복할 수 있는 기회를 주는 것이다.

이 질환은 팔뚝, 팔꿈치, 손목, 손, 목, 어깨 등 주로 상체에 영향을 미친다. 증상은 매우 다양할 수 있지만, 종종 통증이나 따가운 느낌이 포함된다. 이는 날카로운 통증일 수도 있으며, 둔한 통증일 수도 있다. 결림, 얼얼함이나 저림, 허약 경련이 있을 수 있다.[141] 치료하지 않고 놔둔다면 처음에 통증을 야기하였던 활동을 하지 않을 때에도 통증이 일관되는 수준까지 악화될 수 있다. 일부 사람들은 일상생활이나 가사 일을 할 수 없다고 느낄 수도 있으며, 많은 경우, 지속적인 통증은 통증 문제에 탈진을 가중시켜, 수면을 방해할 수도 있다.

추가 부상을 방지하기 위해 일과 생활방식 변경에 더하여 마사지를 한다면 매우 도움이 될 수 있다. 대형 민영 의료제공업체인 BUPA는 근육이 약화되지 않게 도움을 주기 위해서, 순환을 자극하기 위해 환부 사지를 부드럽게 마사지 하거나 움직일 것을 권장한다.[142] 스트레스는 RSI의 기여 요인일 수 있기 때문에, 이완에 도움을 주는 마사지 또한 도움이 될 수 있다.

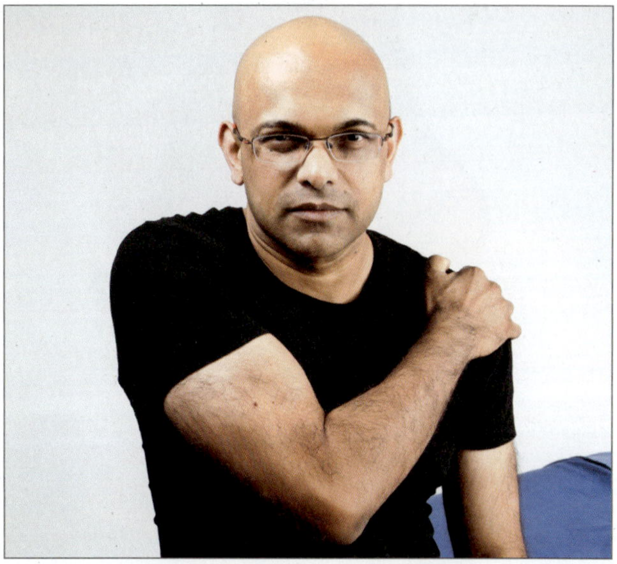

139 http://www.repetitivestraininjury.org.uk/types-of-rsi.html

140 http://www.bupa.co.uk/individuals/health-information/directory/r/repetitive-strain-syndrome-rsi

141 http://www.nhs.uk/conditions/Repetitive-strain-injury/Pages/Introduction.aspx

142 http://www.bupa.co.uk/individuals/health-information/directory/r/repetitive-strain-syndrome-rsi

특정 금기 사항 Specific Contraindications

- 해당 부위의 부상이나 외상 후 통증이 있다면, 의사에게 부상을 검진 받을 때까지는 마사지해서는 안 된다. 마사지 한 부위에 골절이 생길 수도 있기 때문이다.

- 개방창(열린 상처)은 마사지하지 않는다.

- 붓거나, 붉게 변하거나, 염증이 생긴 부위는 마사지하지 않는다. 이는 의학 치료가 필요할 수도 있는 기초 질환을 나타내는 것일 수도 있다. 이미 염증이 생긴 조직을 마사지한다면, 문제를 해결하기보다는 더 악화시킬 가능성이 매우 높다.

- 고객이 또 다른 기초 질환이 있다면, 해당 질환에 대한 금기 사항에 주의를 기울여야 한다.

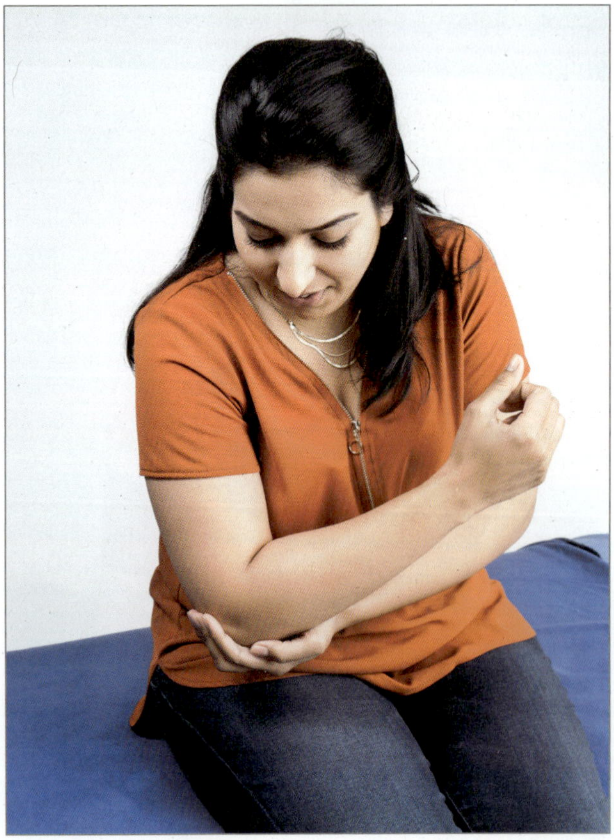

마사지 치료 Massage Treatments

사용으로 인해, 또한 중요한 것은 과사용으로 인해 근육이 긴장이 되며 긴장된 근육은 부상의 위험이 더 높기 때문에 RSI를 치료하는 데에는 마사지가 매우 효과적일 수 있다. 근육이 너무 긴장된 상태라면 이러한 근육의 움직임은 제한될 것이며, 다른 근육 및 주변 골격 구조에도 영향을 미칠 것이다. 마사지는 근육이 "이완"하는 데 도움을 주며, 말 그대로 "이완의 상태로 돌아가게" 하여, 신체가 유연하게 이동할 수 있는 최적의 상태로 돌아갈 수 있게 해준다.

마사지는 특정 부위를 치료하는 데에만 이용할 수 있으며, 따라서 고객이 오른손에 통증이 있다면, 오른손에만 마사지하는 것이 효과적일 수 있다. 그러나 신체는 서로 매우 밀접하게 연결되어 있기 때문에, 오른손의 문제가 오른 팔의 문제를 야기할 것이다. 손의 긴장된 근육이 당겨져 팔의 근육에 긴장을 야기할 것이며 이는 어깨 근육부터 목, 등으로 이어지는 영향을 미칠 수 있다. 따라서 응급 처치로서 오른손만을 치료할 수 있지만, 상체 전체로 후속 마사지를 진행하여 문제가 완전히 해결될 수 있게 한다.

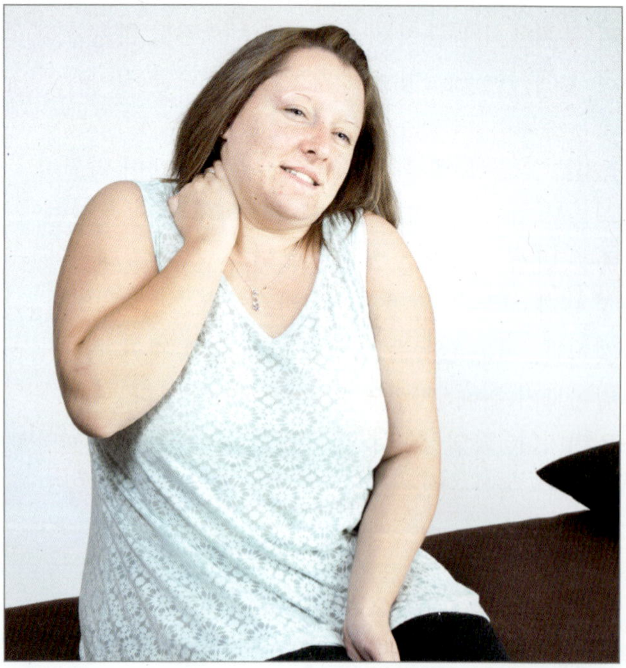

고객이 어깨에만 문제를 경험하고 있더라도, 이 문제는 사지의 먼 쪽에서 시작되었을 수도 있다는 것을 기억해야 한다. 어깨의 RSI는 전체 팔의 과도한 사용에서 야기될 것이며 따라서 단지 어깨만이 아니라 전체 손과 팔을 치료해야 한다. 몸의 한 쪽에 통증이 오게 되면, 우리는 다른 쪽을 더 많이 사용함으로써 과잉보상을 하려는 경향이 있다. 우리는 보통 오른쪽을 사용하지만 왼손과 팔을 사용하여 문을 열기 시작할 수 있으며(또는 그 반대) 따라서 이러한 이례적 활동은 왼쪽에도 영향을 미치기 시작한다. 목에서 통증이 경험된다면, 양손에서 안쪽으로 마사지하는 것이 중요하며, 뿐만 아니라 목으로 내려가 치료하기 전에 머리, 얼굴, 턱을 먼저 마사지하도록 한다. 머리와 두피 마사지 또한 고객이 긴장을 풀고 스트레스를 푸는 데 매우 도움이 될 것이다.

손 마사지는 제 2장, 발 마사지는 제 3장, 머리 마사지는 제 4장, 등 마사지는 제 5장에서 치료 프로토콜에 따를 수 있으며, 항상 문제의 원인을 추적하려 해야 한다.

- 팔 통증의 경우, 손 마사지로 시작한다.
- 어깨, 목, 등 통증의 경우 손과 머리, 목 마사지로 시작한다.
- 고관절 통증의 경우 발 마사지로 시작한다.
- 등 위쪽 통증의 경우 손과 머리 마사지로 시작한다.
- 등 아래쪽 통증의 경우, 등 마사지로 시작한다.
- 직장 스트레스가 중요한 문제라면, 머리 마사지로 시작한다.

이를 통해 손상된 부위를 치료할 뿐 아니라, 신체 내 근육이 긴장하는 원인을 치료할 수 있다.

이러한 마사지는 집에서 친구 또는 가족과 함께 실시하기에도 안전하며 전문 마사지사의 도움을 받는 것을 선호할 수도 있다. 어떤 식이든 치료의 초점은 근육의 긴장을 완화시켜 자연스러운 유연함을 회복하게 하고 혈액의 흐름을 촉진시키는 것이다. 부드러운 운동도 도움이 될 수 있지만, 몸에서 이미 쑤시거나 부상을 입은 부위를 압박하는 운동을 선택하지 않도록 주의한다.

마사지 치료는 회복의 단지 한 측면임을 기억해야 한다. 휴식 및 부상의 근본 원인 파악은 장기적인 손상 예방에 중요하다. 예방, 휴식, 치료는 RSI 치료에 있어서 함께 진행되어야 한다.

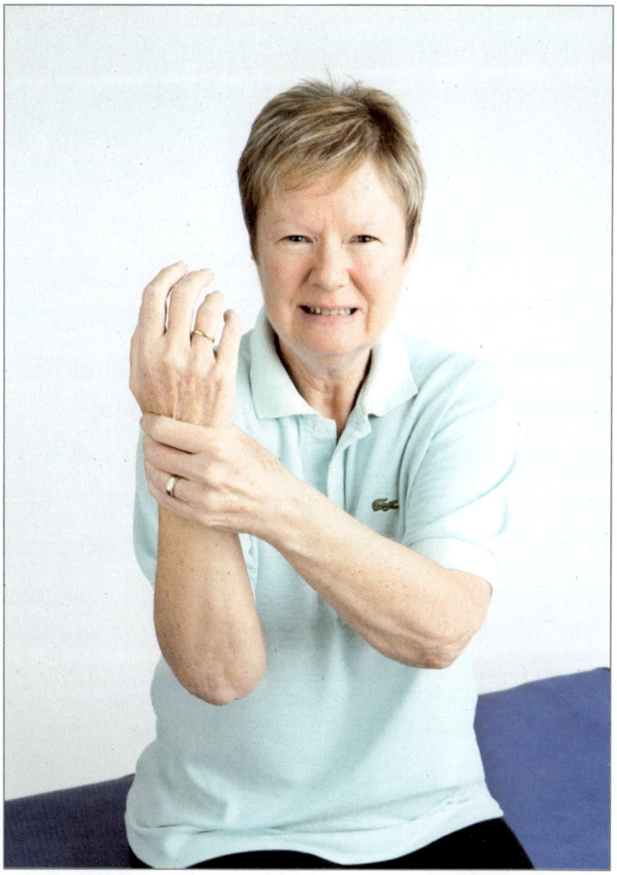

하지불안 증후군 Restless Legs Syndrome

질환의 배경
Background to the Condition

의료직에서는 윌리스-에크봄병이라고 알려진 하지불안 증후군(RLS)은 신경계에 영향을 미치는 일반적인 질환이다. RLS는 예를 들어, 팔과 같이 다른 신체 부위도 영향을 받을 수 있지만, 보통 다리를 움직이려는 억누를 수 없는, 비자발적인 충동과 같은 질환을 갖고 살아가는 사람들로 묘사된다.[143] 하지불안 증후군 유럽동맹(EARLS)에 따르면, RLS는 종종 인식되지 않으며, 잘못 진단되고, 잘 치료되지 않은 상태로 남게 된다.[144]

RLS 환자의 경우, 다리를 움직이고 싶은 충동이 저항하기 힘들 정도로 강력하다. 증상은 보통 하루를 끝내고 이완하기 시작하는 저녁 늦게 악화되며, 보통 밤에 훨씬 더 심각해져 항상 RLS는 수면에 영향을 미친다. 미국의 국립 수면장애연구 건강센터 연구소에 따르면, RLS는 미국인 중 무려 10%에 영향을 미친다.[145] EARLS에 따르면, RLS가 전 세계 성인 인구의 7~10%에서 발생한다.[146] RLS는 밤중에 불면의 시간을 길게 하며, 낮 중에 피로를 야기하여, 취업을 비롯하여 환자들의 삶의 질과, 이들 옆에서 잠을 청하려 하는 파트너와 같이 이들과 가까운 사람들에게도 불가피하게 영향을 미친다.[147]

RLS는 무언가가 기어가는 듯한 느낌이 들거나, 다리가 타는 듯하거나, 얼얼한 통증을 유발하여, 이러한 환자는 불쾌한 감각을 완화시키기 위해 다리를 움직이고 싶은 충동을 느낀다. 이러한 움직임은 종종 움직임을 멈추자마자 되돌아오게 될 증상들을 완화시키는 데 도움을 준다. 따라서 이는 밤 중의 수면 방해와 낮 동안의 피로를 초래한다.

RLS에는 인정되는 두 가지 유형이 있다. RLS 인구의 30%에 해당되는 1차 또는 특발성 하지불안과 2차 또는 증상적 하지불안이 있다. 1차 RLS 환자의 경우, 유전적 요인이 강력하지만, 근본 원인은 여전히 탐구 중에 있다. 한 가지 주요 이론은 뇌 속, 특히 도파민 포함 뉴런 내 철분 결핍이 RLS를 발병시킨다는 것이다. 유전학과 신체가 어떻게 철분을 저장하는지의 연결성을 통해, 철의 대사가 하나의 요인일 수 있음을 알 수 있다. 이후 이는 비정상적 기능이 RLS의 증상을 야기하는 도파민 경로의 기능장애를 초래할 수 있다. 도파민은 목적이 있는 원활한 근육 활동과 움직임을 생산하는 데 필요하며, 그 기능을 방해하는 것은 RLS를 초래할 수 있다. 최근의 의학 연구에서 연구한

143 http://www.rls-uk.org/

144 http://www.earls.eu/about-rls/4575340792

145 http://www.integrativehealthcare.org/mt/archives/2007/12/5_bodywork_tips.html

146 http://www.earls.eu/about-rls/4575340792

147 http://www.rls-uk.org/

바에 따르면, RLS는 구조적 장애도, 신경퇴화 장애도 아니며, 대부분의 RLS 환자들은 RLS를 제외하고는 신경학적으로 정상이다.[148]

RLS 사례 중 나머지 70% 중 소수는 다른 질환과 연관성이 있을 수도 있으며, 여기에는 신부전, 당뇨병, 말초신경병증과 같은 만성 질환이 포함된다. 특정 약물이 증상을 악화시킬 수도 있다. 여기에는 일부 항구토제, 일부 항정신병 약물, 세로토닌을 증가시키는 항우울제, 진정시키는 항히스타민제를[149] 함유하는 일부 감기 및 알레르기 약물이 포함된다. 근본 원인을 치료한다면 RLS 증상을 완화시킬 것이다. 임신은 임시적인 RLS를 야기할 수 있으며, 술과 담배는 일부 사람들에게 증상을 유발할 수 있다. 그러나 대다수의 사람들에게 이는 근본적인 원인으로 보이지는 않는다.

RLS는 보통 도파민을 증가시키는 약물을 사용하여 의학적으로 치료 된다. 이는 모든 사람들에게 맞는 것은 아니며, 일부의 경우 도박을 포함한 강박장애 행동 발달을 초래하였다. 신체가 적응하게 되면서 시간이 지나며 더 많은 약물이 필요하기 때문에, 치료는 보통 연속적으로 이뤄지며, 따라서 이 치료에서는 종종 휴식이 필요하다. 그 밖의 약물에는 클로나제팜, 디아제팜과 같은 벤조디아제핀이 포함된다. 일반적으로 이러한 약물은 불안, 근육 경련, 불면증을 치료하기 위해 처방되며, RLS로부터 단기적인 완화 효과를 제공해줄 수 있지만, RLS 증상과 균형을 맞출 필요가 있는 부작용이 있게 된다.

일부 의사들은 오피오이드와 항경련제를 처방하기도 하지만, 이것들은 부작용이 없는 것은 아니다. 계속해서 연구가 진행 중이며, 이 질환에 대해, 또한 치료법에 대해 알아야 할 것이 아직 더 많다.

마사지는 일부 사람들에게 증상을 관리하는 데 유용한 것으로 증명되었으며, 어떠한 부작용도 야기하지 않을 것이다. 이와 같이, 마사지는 RLS에 대한 효과적이며 개인적인 치료법을 찾기 위한 탐구의 일환으로서 시도해볼 가치가 있다. 미국에서 선도적인 수면 전문가는, RLS를 위한 1차 치료로서 마사지를 권장하는 반면,[150] RLS 치료의 비-약물 관련 측면들을[151] 관찰하는 논문에서는 이러한 치료에 마사지가 도움이 된다는 점을 증명할 증거들을 지적하지만, 이것이 치료를 통해 혈류가 증가하고 근육이 이완되어 증상 개선을 초래하였기 때문인지, 아니면 마사지가 천연 도파민 분비를 야기하여, 증상 감소를 초래하였기 때문인지는 알려지지 않았다. 어떤 식이든, 마사지는 도움이 되었고, 약물 치료보다 훨씬 부작용이 적으며, 따라서 다른 방법이 없다면, 시도해볼 가치가 있다!

특정 금기 사항 Specific Contraindications

RLS 환자 치료를 위한 특정한 금기사항은 없지만, 증상이 새로 나타나거나, 설명이 되지 않는다면, 고객은 먼저 약물 전문가를 찾아가 기초 질환을 찾고 치료하여야 한다.

알려진 기초 질환이 있다면, 해당 질환에 대한 금기사항을 적용해야 한다.

마사지 치료 Massage Treatments

마사지 치료는 증상이 더 문제가 되는 저녁에 가장 효과가 좋다. 치료는 전문적으로 또는 친구나 가족을 통해 받을 수 있으며, 일부 마사지 치료는 혼자서도 할 수 있다.

---

148 http://www.rls.org/document.doc?&id=1296

149 http://www.ninds.nih.gov/disorders/restless_legs/detail_restless_legs.htm

150 http://www.healthline.com/health/restless-leg-syndrome/expert-qa

151 http://www.ncbi.nlm.nih.gov/pmc/articles/PMC3101885/?tool=pmcentrez

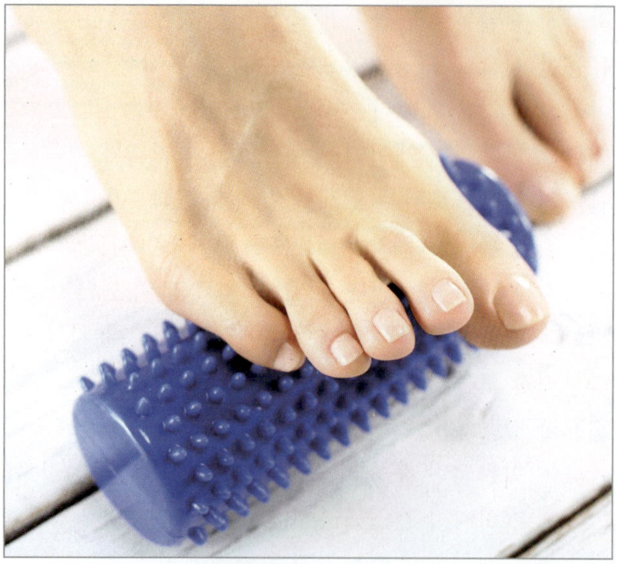

RLS를 위한 어떠한 마사지 치료라도, 발 마사지부터 시작한다. 다른 누군가를 마사지 한다면, 이 치료를 위해서 제 3장의 발 마사지 프로토콜에 따른다. 혼자서 마사지를 한다면, 풋 롤러를 사용하여 이 마사지의 발 부분을 실시할 수 있다. 마사지 시, 발가락을 잊지 않도록 한다.

풋 롤러는 저렴하게 온라인으로 구매할 수 있으며, 단단한 세탁용 볼로도 충분할 것이다. 발의 복잡한 뼈들을 손상시킬 수 있으므로, 롤러나 볼을 밟고 올라서지 않도록 주의하며, 따라서 이러한 도구들은 앉은 자세에서 사용하여야 한다.

다른 사람을 마사지해주고 있다면, 손이 가장 최고의 도구가 될 것이다. 발 마사지는 고객이 눕고 당신은 앉은 자세에서 실시할 수 있으며, 또는 고객이 앉아 있고, 당신이 바닥에 앉은 자세로 실시할 수 있다. 가장 중요한 요인은, 둘 모두 편안한 자세여야 하며, 당신이 마사지하고 있는 자세로 인해, 누구든 허리가 긴장되지 않게 해야 한다는 것이다. RLS가 양쪽 중, 한쪽 발(다리)에 주로 발병한다 하더라도, 양 발 전체를 모두 마사지하도록 해야 한다.

고객이 앉은 자세로, 또는 얼굴을 아래로 하고 얼굴 구멍 또는 크래들이 장착된 마사지 베드에 누운 자세로, 발목 주변부터 종아리까지 올라가며 마사지해야 한다.

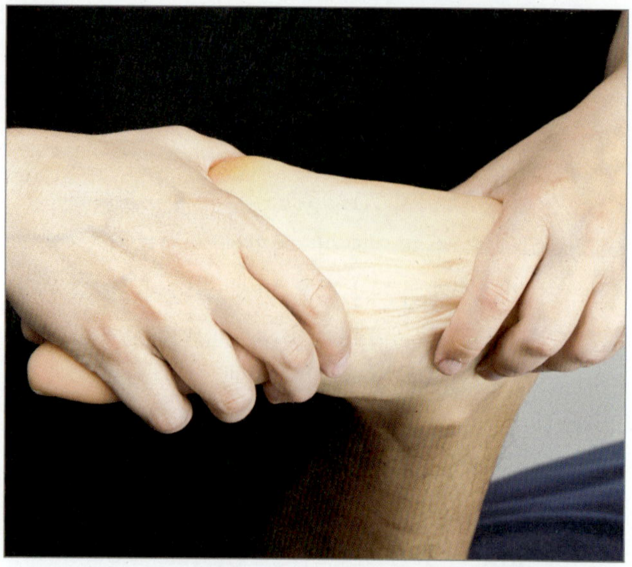

발목 마사지에서는, 발목을 부드럽게 회전시키는 것으로 시작한다. 동작에 제한이 있는지를 느껴보려 하고, 동작이 "투박한" 느낌으로 나타날 수 있다. 양 방향으로 회전시키면서, 발 뒤꿈치와 발가락 맨 아래 부분을 잡고 이러한 회전 동작을 하면서 발을 지탱해주도록 한다. 이제 발목을 부드럽게 움직이게 하면서, 엄지손가락을 사용하여 발목 앞과 뒤 부위를 압박하고, 회전하면서 발을 잡고 압박해준다. 고객이 임산부인 경우에는 이러한 치료 부분은 생략하도록 한다.

긴장한 부위가 있다면, 쓰린 느낌이 들 수 있지만, 상당한 통증을 야기할 만큼 심하게 압박을 해서는 안 된다. 발과 발목을 모두 마사지하였다면, 이제 종아리에 신경을 써야 한다.

종아리는 매우 아플 수 있기 때문에 천천히 하도록 하며, 일단 근육 워밍업을 마친 후, 마사지의 깊이를 조금씩 쌓아 올리도록 한다.

먼저 양 엄지손가락을 고객의 다리에 함께 올려두어, 피부, 근막, 근육의 표면 긴장을 확인하여, 한쪽 엄지손톱 끝이 다른 쪽 손가락 끝에 닿도록, 피부에 닿지 않게 하며, 엄지손가락을 미끄러지듯 움직여, 이제 엄지손가락 끝이 다른 손가락의 첫 번째 마디 옆에 놓이게 하고, 반대 방향으로도 반복해준다. 이는 표면층을 느슨하게 해준다. 발목부터 무릎 바로 아래까지 다리 뒷부분을 체계적으로 올려가며 마사지

해준다. 이런 식으로 하퇴부의 뒷부분 전체에 걸쳐 제대로 마사지해주고, 다른 쪽 다리도 반복한다.

약간의 마사지 오일을 사용하여 피부에 윤활유를 공급해주고, 발목 바로 위부터 무릎 바로 아래까지 위쪽 방향의 마찰법을 목표로 해야 하며, 무릎 뒤쪽에 어떤 압력도 가하지 않도록 주의해야 한다.

가벼운 마찰법으로 시작하되 마사지를 반복하면서 더 깊이 있게 한다. 천천히 마사지하면서 종아리에 꽤 깊은 압력을 가할 수 있어야 하며, 당신의 깊은 마사지와 고객의 날숨의 순간을 잘 맞출 수 있다면, 더 깊게 마사지할 수 있게 된다.

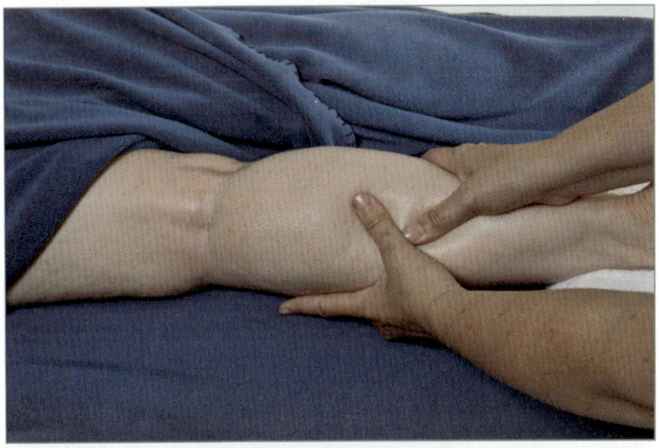

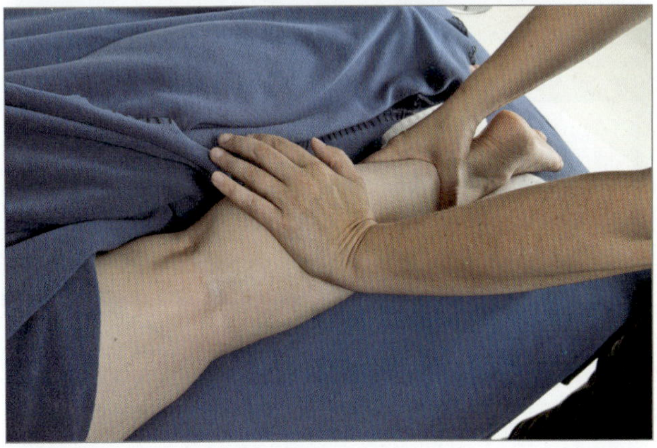

이 부위는 경련이 잘 생기는 부위이며, 따라서 고객이 경련이 생기거나 경련이 올 것 같은 느낌이 든다면, 발을 밖으로 뻗어 발가락이 얼굴 쪽을 향하게 위로 굴곡 시킬 수 있다. 일단 경련이 완전히 지나갔다면, 마사지를 다시 시작하되, 천천히 하며 깊게 하지 않도록 주의한다. 종아리에서 가장 볼록한 부위에서는 근육이 꽤 단단해지고 접촉에 저항하는 듯한 느낌이 들 수 있다. 근육을 단단하게 잡고 흔들어주면 이를 완화시키는 데 도움을 준다. 근육을 잡을 수 없다면, 세 손가락으로 중간 정도의 압박을 주고, 이후 손가락으로 근육을 흔들어준다.

근섬유 마사지의 경우 다리의 왼쪽부터 오른쪽으로, 오른쪽에서 왼쪽으로 마사지하여, 깊은 긴장을 풀어주는 데 도움을 줄 수 있지만, 이후 근육을 쓰다듬는 긴 스트로크가 반드시 뒤따라야 한다.

다리 윗부분의 해부학을 살펴보면, 햄스트링은 허벅지 뒤쪽의 대근육을 뼈에 부착시키는 힘줄이다.

햄스트링 근육 또한 후대퇴근, 반막양근, 반건양근, 대퇴이두근 이라고도 불린다. 이러한 힘줄에 작용하여 잡아당기는 대근육이다. 이러한 전체 부위의 마사지는 RLS 증상에 긍정적 영향을 미칠 수 있다.

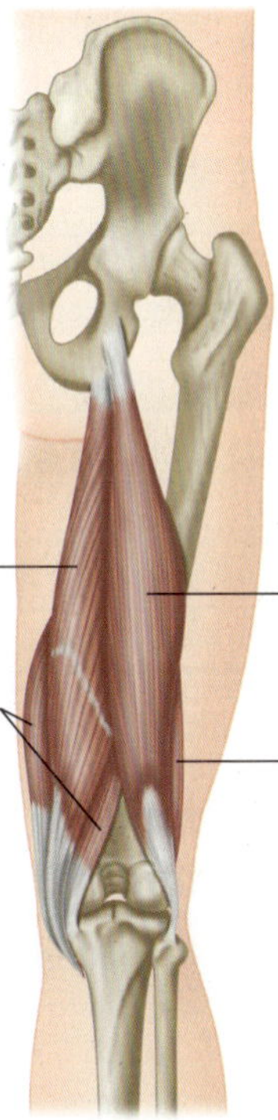

후면(Posterior view)

고객이 여전히 얼굴을 아래로 하고 누워 있는 자세에서, 말아 올린 수건이나 쿠션으로 발목을 지탱해주면, 허벅지 뒤쪽을 마사지하면서 무릎의 압박을 완화시키는 데 도움이 된다.

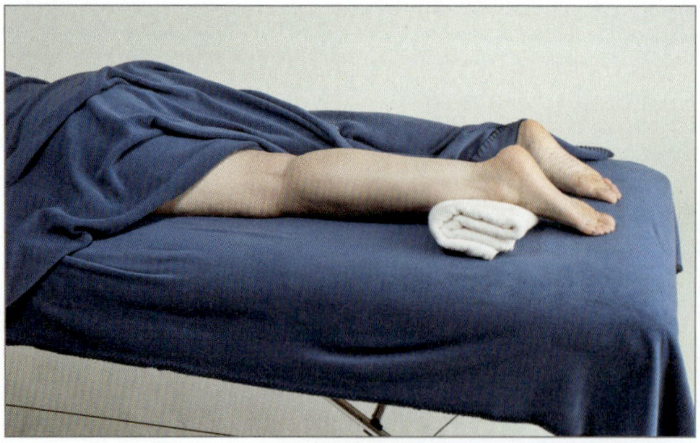

이상적으로 얼굴 구멍이나 크래들이 장착된 전문 마사지 베드를 사용하여 고객의 이 부위를 마사지하는 것이 좋지만, 그 밖에 단단한 표면을 사용할 수도 있으며, 고객이 쿠션에서 머리를 옆쪽으로 하고 누워 휴식을 취하게 할 수도 있다.

종아리에서 했던 것과 동일한 교차-마찰 표면 마사지로 시작하며, 엄지손가락을 사용하거나, 고객의 다리가 크고 당신의 손이 작은 편이라면, 손바닥을 아래로 향하게 하고 손가락도 같은 방향을 가리키면서 전체 손을 좌우로 움직여, 이 부위에 전체 손을 사용할 수도 있다. 전체 손 너비로 마사지하여도 피부 전체를 다 마사지하지 못할 수도 있으며, 각 동작에서 1~2개 손가락 너비로 마사지할 수도 있다. 피부와 얇은근막, 근육을 완전히 이완시키기 위해서 양방향으로 모두 마사지하도록 한다.

첫 번째 마사지를 진행한 후, 다시 한 번 오일을 사용하여 종아리에서와 마찬가지로 위쪽 방향의 마찰법과 흔들어주는 동작을 통해, 다리 뒤쪽 전체를 더 깊게 마사지한다.

이 부위 전체를 마사지하였다면, 다리 앞부분과 고관절로 넘어가기 전에, 마사지사의 도움을 받아 스트레칭을 하는 것이 도움이 된다. 고객에게 다리를 가능한 뒤로 구부리게 한다. 어떤 사람들은 자연스럽게 이러한 스트레칭에서 뒤꿈치가 엉덩이에 닿을 수 있지만, 그 밖의 사람들은 다리와 엉덩이 사이가 길게 벌어질 것이다. 출발 자세는 그리 중요하지 않지만, 고객과 스트레칭을 점점 높여갈 수 있는지를 알아보는 것도 좋은 방법이다. 발목 부분에서 발을 지탱함으로써 발에 어떠한 압박도 가하지 않게 하여 스트레칭에 도움을 줄 수 있으며, 고객의 뒤꿈치를 엉덩이에 닿게 노력하면서, 부드럽게 압력을 주어 스트레칭에 도움을 줄 수 있다.

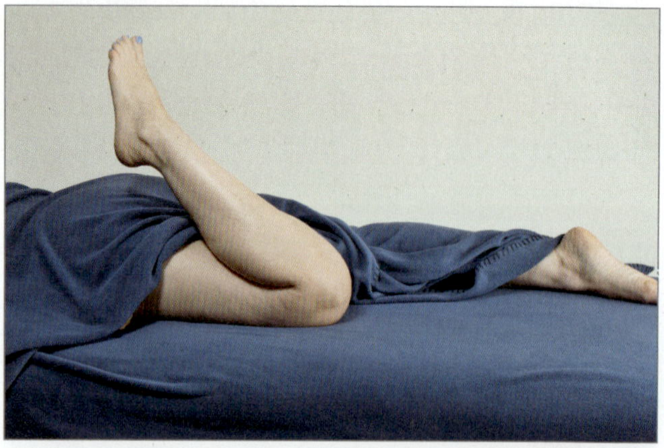

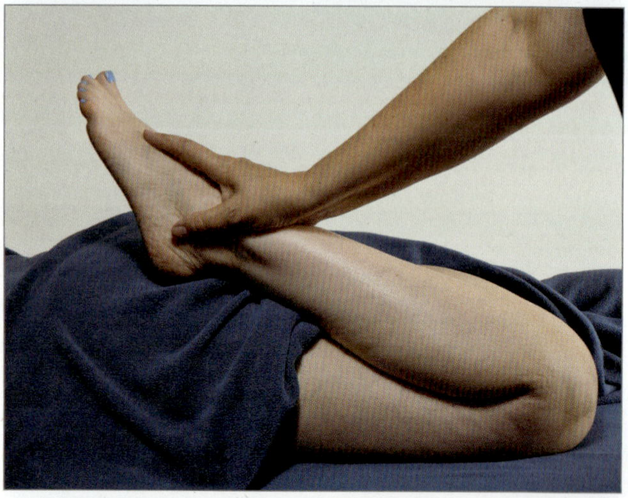

이 단계에서는 무릎에 어떠한 통증도 느껴지지 않아야 한다. 통증이 있다면, 또는 고객이 무릎 질환 병력이 있거나, MS가 있는 경우에는 이 스트레칭을 피해야 한다.

다음으로 고객에게 마치 다리를 뻗어 당신을 밀어내려 하는 것처럼, 발을 밀어 올리게 한다. 고객을 막으려 하면서 반대 압박을 가해야 하며, 5~10초간 동작을 멈추고 다시 이완하며, 이 동작을 최대 5회 반복한다.

이 동작은 마사지사의 도움을 받는 부드러운 스트레칭이므로, 너무 많은 압박을 가해서는 안 된다.

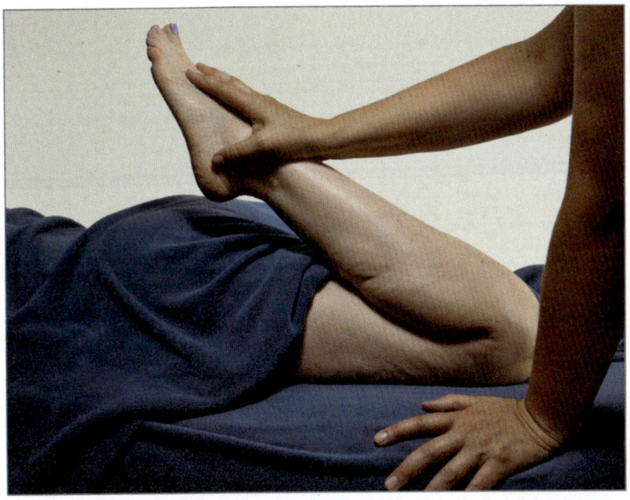

다음으로 고객이 얼굴을 위로 하고 돌아눕게 하여, 양 다리 앞쪽 전체에 동일한 엄지 표면 이완 기법으로 부드럽게 마사지한다. 옷을 입은 채로 또는 피부에 약간의 오일을 사용하여 발목의 바깥쪽 가장자리부터 정강이로 올라오는 근육의 무릎 바로 아래까지 마사지한다. 심장을 향해 위쪽으로 마사지할 수 있으며, 또한 교차-마찰을 이용하여 근육을 가로지르며 마사지할 수 있다. 다시 한 번, 항상 근육의 길이에 따라 근육을 지탱해주는 마사지로 마무리하여야 한다.

무릎은 건너뛰고, 말아 올린 수건이나 작은 쿠션으로 무릎을 받쳐주어, 허벅지 윗부분을 마사지할 수 있다. 친구 또는 가족을 마사지해준다면, 허벅지 바깥쪽을 고수하며, 당신이 전문 훈련을 받았다면, 여기에서 부드러운 허벅지 안쪽 마사지 또한 도움이 되지만, 신체 전면 마사지는 뒤쪽 마사지만큼 깊게 할 필요는 없다. 종아리, 햄스트링, 이상근 부위가 신체 전면 마사지보다 RLS에 훨씬 더 큰 영향을 미치는 것으로 보인다.[152]

마지막 마사지 부위는 고관절이다. 둔근 마사지를 통해 이 부위 전체를 워밍업시킬 수 있다. 둔근은 엉덩이의 세 개 근육의 집합이다. 고객은 옷을 입거나 이 부위에 천을 걸친다면 더 편안함을 느낄 수 있으며, 옷이나 천을 걸치고도 치료가 완전히 성공적이지 못할 이유는 전혀 없다. 주먹의 편평한 부분으로 원 모양의 동작을 하여, 이 부위 전체를 워밍업하는 것으로 시작한다. 엉덩이의 양쪽 모두에 이 동작을 한다.

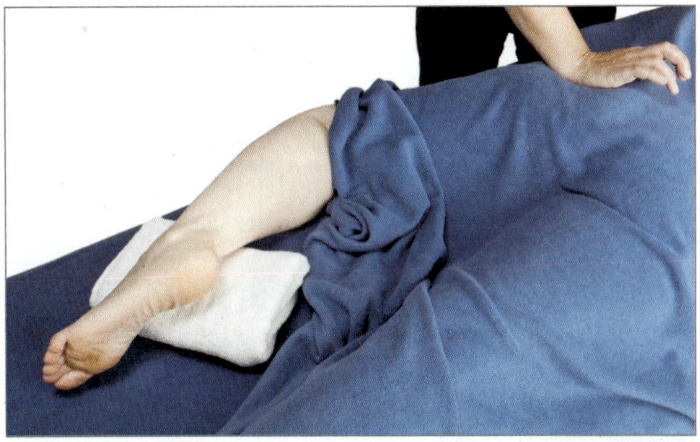

또한 척추 가장 아래 부위인 천골도 마사지하여야 한다. 천골은 척추 밑부분의 편평해진 뼈 부위를 말하며, 손가락으로 이 부위를 가로지르는 느낌이 든다면, 천골의 가장자리를 찾을 수 있어야 한다. 이 부위에는 부드러운 압박에서 중간 수준의 압박까지 마사지하여도 안전하다. 마사지가 처음이라면, 부드러운 압박만을 하도록 한다. 엄지손가락의 압력을 이용하여, 천골을 따라 가로지르며 마사지하여, 누르고 이완시키는 행동을 통해 전체 부위를 다루도록 하며, 각 압박은 5~10초간 멈추도록 한다.

또한 천골 밑부분의 가장자리를 느낄 수 있어야 한다. 이러한 가장자리는 천골 바닥 부분(볼기사이 틈새)부터 올라오며 각이 져 있을 것이며, 각각의 고관절 방향으로 위쪽 그리고 바깥쪽으로 마사지한다. 엄지손가락 편평한 부분으로 천골 가장자리를 부드럽게 롤링하며 밀어준다.

[152] http://www.bodyworkmovementtherapies.com/article/S1360-8592(06)00148-3/abstract

첫 번째 마사지를 마쳤다면, 고객이 측면으로 눕게 하고, 머리를 지탱할 베개를 사용하며, 다리를 베드 가장 가까이까지 곧게 뻗게 하고, 위쪽 다리는 신체 전면의 위쪽과 앞쪽으로 구부리게 한다. 이는 응급처치에서 회복 자세와 유사하다.

손의 편평한 부위를 고객의 다리 상단에 올려두어, 중지로 대퇴골(다리 뼈)의 선을 따라가, 손가락 밑부분이 대퇴골 머리쪽에 위치하게 한다. 손가락을 구부리고 펼쳐, 다리의 살 부위에 압력을 가한다. 이 때 천골과 다리 사이의 부위를 마사지하게 된다. 가운데 세 개 손가락이 어디에 놓이는지를 살펴본다.

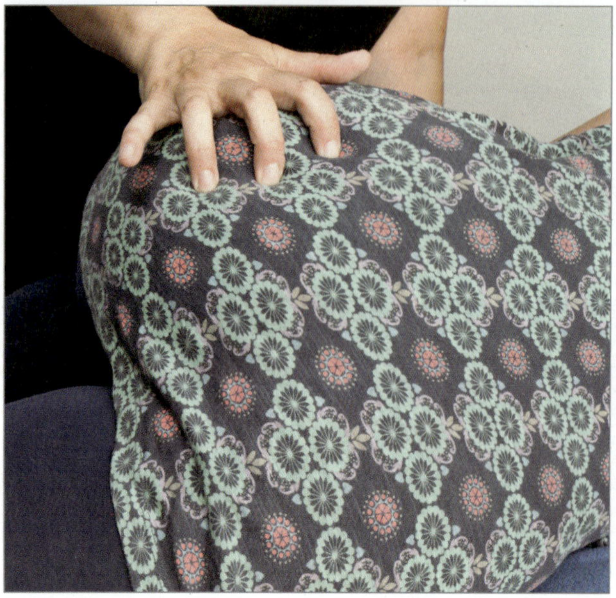

이러한 손가락이 놓이는 지점은, 압력을 가하게 될 세 개 지점이다. 당신이 전문 마사지 또는 그 밖의 지압 훈련을 받았다면, 여기에 팔꿈치를 사용하여 압력을 가할 수 있다. 그렇지 않다면 손가락 마디를 사용하여 2~3개 손가락 마디를 함께 올려두어 추가로 압력을 높인다. 고객의 호흡에 따라 마사지하며, 심호흡을 쉬게 하여, 날숨 시 압력을 가하도록 한다. 연조직에만 마사지하도록 한다. 당신 또는 당신의 고객이 뼈를 느낀다면, 즉시 압력을 풀고 더 부드러운 부위를 느끼도록 한다. 일단 압력을 가하였다면, 그 곳에서 멈춘다. 고객은 불편하게 느낄 것이지만, "좋은 느낌의 통증"처럼 느낄 것이다. 즉, 긍정적인 느낌이 들게 된다. 당신이 압박을 풀지 않았음에도 불구하고 고객이 마치 압력을 풀어준 것처럼 느낄 때까지 유지하도록 한다. 이는 근육을 이완시키는 것이며, 당신이 달성하고자 하는 목표이기도 하다. 양쪽에 세 개 모든 지점에서 반복한다.

단단한 폼롤러나 테니스볼을 사용할 수 있더라도 종아리, 햄스트링, 고관절 마사지는 자가 마사지 하기가 더 어려우며 이 기법을 시험해보아야 한다. 또한 이러한 자가 마사지 기법들을 사용하여 특히 침대 옆에 폼롤러를 유용하게 놓을 수 있는 밤 중에, 증상 완화에 도움을 줄 수 있다.

일부 사람들은 다리에 마그네슘 오일 스프레이를 사용하는 것이 도움이 된다고 느꼈을 것이다.[153] 이는 처방전 없이 쉽게 구매할 수 있으며, 마그네슘 수치 검사를 받고, 낮게 나왔다면 도움이 될 것이다. 명칭에도 불구하고, 이는 오일이 아니며, 따라서 치료 중에 사용한다면 마사지 오일과 함께 사용하여야 한다.

153 http://www.rls-uk.org/treatment/4567435170

회전근개 부상 Rotator Cuff Injury

질환의 배경
Background to the Condition

본 장에서는 회전근개 부상을 전체적으로 다루지만, 회전근개에 영향을 미칠 수 있는 질환에는 세 가지가 있다. 회전근개 건염, 회전근개 충돌 증후군, 회전근개 파열. 이들은 일반적인 부상이며, 경미한 경우 보통 휴식, 약물치료, 재활 운동 및 마사지의 조합으로 치료할 수 있다. 회전근개 건염의 경우, 질환이 더 세부적으로 다뤄지는 건염에 관한 챕터에서 제공되는 조언에 따르도록 한다.

회전근개는 상완골의 "볼" 부분에 부착된 힘줄과 어깨 관절 주위의 네 개 근육 집단이다. 이러한 근육 및 힘줄들은 어깨 동작을 조절하며, 어깨의 소켓에서 상완골의 볼을 단단하게 지탱하며 팔을 들어 올려 회전할 수 있게 하는 역할을 한다.

회전근개 파열의 초기 단계에서, 마사지는 금기시되며, 부상 심각도에 따라, 수술적 중재가 필요할 수도 있다. 회전근개 파열은 매우 경미할 수 있으며, 또는 힘줄이 뼈에서 멀리 떨어져 파열되는 완전 파열일 수도 있다. 회전근개 파열은 제한된 동작을 초래할 것이며, 머리 빗질과 같은 단순한 일도 통증이 있거나, 어렵거나, 불가능할 수 있다. 통증이 있을 것이며, 경도에서 중등도, 중도까지 범위가 다양하지만, 부상이 있는 환자가 환부 어깨를 대고 누우려 한다면, 밤 중에는 통증이 더 심해질 수 있다.

부종이 있을 것이며, 부상에 대한 신체 반응이다. 이러한 부종은 눈에 보일 수도, 그렇지 않은 경우도 있다. 부종이 안쪽에서 일어난다면, 어깨가 움직일 때 찰칵 소리, 펑 소리, 또는 딱하고 갈라지는 소리가 날 수 있다. 고객에게 이러한 증상이 보인다면, 부상 정도를 결정하기 위해 의사의 진찰을 받아보아야

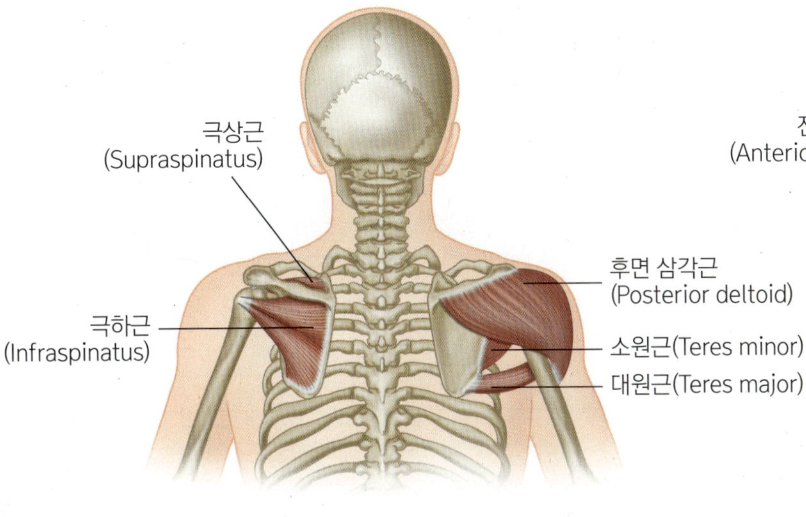

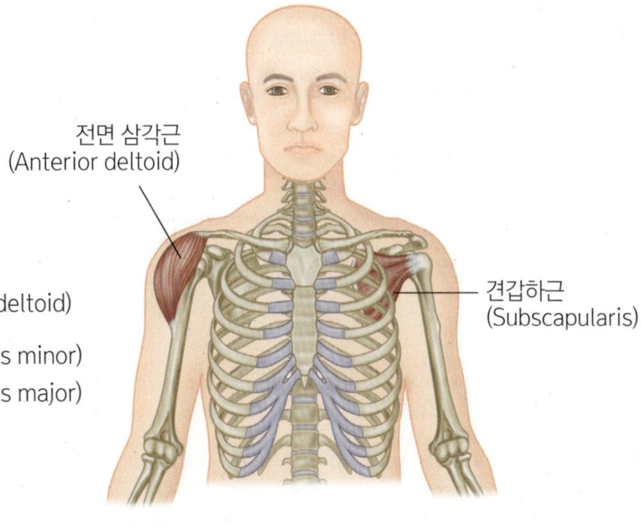

하며, 전문 외과의사에게 의뢰할 수도 있다. 파열이 경미하다면, 회복이 진행되면서 부상 윗부분과 아랫부분의 근육 긴장을 완화시키기 위해 마사지를 할 수도 있지만, 파열이 완전히 치료될 때까지는 회전근개 자체에 마사지해서는 안 된다.

회전근개(또는 어깨) 충돌 증후군은 어깨 통증의 매우 흔한 원인이며, 회전근개에서 더 심각한 파열 또는 건염의 전조 증상일 수 있다. 팔을 올린 채 반복적인 동작을 취하는 사람들이 이러한 증상이 가장 많다. 수영이나 테니스 같은 스포츠나, 페인팅, 장식, 창고 작업, 간호 등의 직업이 이 증후군이 발병할 가능성이 높다. 팔을 위로 곧게 올린 자세로 수면을 취하거나 흡연을 하는 것 또한 상당한 위험 요인이다.[154]

충돌 증후군이 있다면, 통증은 하루 종일 지속되며, 매일의 활동에 영향을 미칠 것이다. 등 뒤로 또는 머리 위로 팔을 펼치는 것과 같은 단순한 동작으로도 통증을 야기할 수 있다. 치료하지 않고 방치한다면, 충돌 증후군은 회전근개 건염 및 점액낭 염증을 초래할 수 있다. 장기간 동안 치료하지 않고 방치한다면, 회전근개 힘줄은 지속적인 문지르는 동작으로 닳아버려, 얇아지거나 완전히 파열되어 다른 합병증을 야기할 수 있다.

초기 단계에서 이 질환을 치료하는 것은 매우 간단하며 빠른 해결책이다. 이러한 통증을 단순히 "끝까지 견디려고 하지 않는 것이 중요하다. 그 밖의 신체 부위들이 긴장하게 될 것이며, 근육은 보상하기 위해서 정상 능력 범위 이상으로 사용될 것이다. 이두박근 파열은 어깨 충돌의 부작용으로 알려져 있다.

회전근개는 네 개의 근육으로 구성되며(견갑하근, 극상근, 극하근, 소원근) 회전근개의 힘줄이 어깨 관절 내 견봉하 공간이라 불리는 좁은 뼈 공간을 통과하면서 충돌하면서 손상이 발생한다.

충돌 또는 제약은 힘줄을 자극하여 염증과 통증을 유발한다. 염증이 힘줄의 부종을 야기하면서, 제약이 악화되고, 힘줄의 마찰과 통증도 증가한다. 휴식을 취하거나 치료를 받지 않는다면, 힘줄이 마찰되어 결국 파열될 때까지, 이러한 순환이 지속될 것이다.

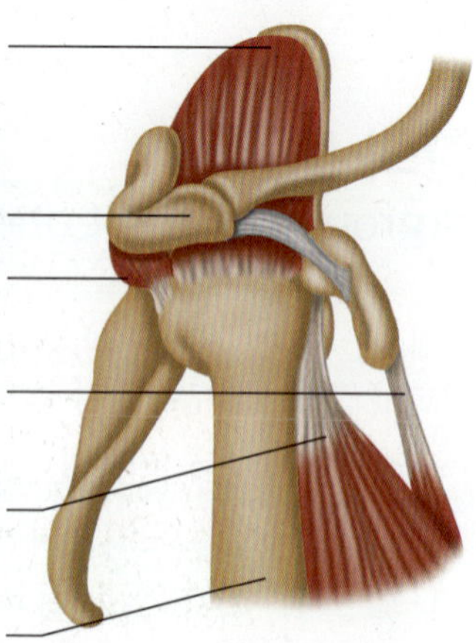

부상의 진행에는 여러 단계가 있으며, 일부 단계가 일어날 가능성은 연령대마다 다르다.

1단계 부상은 25세 이하에서 훨씬 더 흔하게 나타나며, 증상이 급성인 경우가 많고, 합병증을 배제하기 위해서는 의학적 진료를 받는 것이 좋다. 2단계는 25~40세 환자들에게 더 자주 영향을 미치며, 회전근개의 진행성 퇴행과 연관된다. 3단계는 40세 이상의 환자들에게 더 흔하며, 뼈가 자극되면서 힘줄에 파열이 일어나며, 외과적 치료가 필요할 수도 있다. 발적, 부종과 함께 통증이 수반된다면, 환자는 곧바로 의학 진료를 의뢰하여야 한다. 그렇지 않은 경우, 6~8주가 지나도 여기에서 제공되는 보수적 치료가 도움이 되지 않는다면, 환자는 다시 한 번 합병증 여부를 알아보기 위해서 검진을 의뢰하여야 한다.

[154] http://www.wjgnet.com/2218-5836/pdf/v3/i1/5.pdf

어깨, 또는 회전근개 충돌은 보통 이러한 문제에 대한 의학적 병력을 확인하거나, X-레이 또는 기타 영상을 통해 진단된다.

특정 금기 사항 Specific Contraindications

- 부상 후 처음으로 증상이 나타나면, 부상에 대해 의학적 평가를 받을 때까지 마사지는 금기된다.
- 회전근개 파열의 초기 단계에서, 마사지는 금기된다.
- 어깨를 움직일 때 부종, 열, 찰칵 하는 소리, 펑 소리, 또는 쩍 갈라지는 소리가 난다면, 마사지는 금기된다.
- 열과 함께 통증이 수반되면, 환자는 즉각적으로 의학 진료를 의뢰하여야 한다.

마사지 치료 Massage Treatments

치료의 1단계는 어깨 휴식이다. 이는 문제를 일으키는 활동으로부터 완전히 휴식을 취한다는 의미이다. 6~8주간 일에 변화를 주거나, 같은 기간 동안 특정 스포츠에 참여하지 않는 것을 의미할 수도 있다. 일부 의료진들은 비스테로이드성 항염제를 권장할 것이다. 이들은 처방전 없이 구매할 수 있지만, 심각한 부작용이 있을 수 있기 때문에, 의학적 감독 하에서 사용하는 것이 바람직하다.

냉찜질과 온찜질 모두 도움이 될 수 있다. 어떤 사람들은 해당 부위의 아이싱이 특히 치료 초기 단계에서 염증과 통증 완화에 도움이 된다고 생각한다. 또한 손을 위로 올리거나 등 뒤로 뻗는 등 해당 부위를 부드럽게 스트레칭하기 시작하는 것이 중요하지만, 신중하고, 부드럽게, 근육을 워밍업한 후 해야 하며, 아이싱 직후에 해서는 안 된다. 따뜻한 물로 샤워하거나, 따뜻한 방에서 스트레칭하는 것도 치유 과정에 도움을 줄 것이며, 이는 근육 스트레칭을 시작하기에 가장 좋은 환경이다. 문제를 일으킨 반복적인 동작들을 피해야 하지만, 어깨를 완전히 움직이지 않게 되면 관절과 주변 근육 및 근막의 경직을 야기할 수 있다는 점도 명심해야 한다.

마사지는 이러한 치유 과정에서 중요할 수 있지만, 염증 질환이 동반된다면, 급성 부위 자체를 마사지하는 것은 피해야 한다. 마사지는 염증 부위에 직접 하는 것이 아니라, 해당 부위의 아래와 윗부분에 실시할 수 있다.

손과 팔에 마사지 치료를 시작하고, 새끼손가락과 엄지손가락에 특히 주의를 기울이되, 나머지 손가락들도 무시해서는 안 된다. 제 2장에서 제시된 자세한 손 마사지 방법에 따르도록 한다. 또한 이러한 지시사항을 사용하여 팔뚝으로 올라가며 근육 마사지를 실시한다. 손에서 팔꿈치로 이동하면서, 팔뚝의 앞뒤로 올라오며 긴 스트로크를 사용하며, 관절 윗부분을 직접 마사지해서는 안 된다. 이러한 마찰법을 적용하기 위해 피부 윤활 역할을 하는 오일을 약간 사용한다.

팔을 위로 들어올리기 위해서는 특히 이두박근 부위 주변에 더 신경을 써야 한다. 이두박근을 만질 때 매우 통증이 있다면, 이 부위 마사지는 피해야 하며, 어깨와 흉부 앞부분의 마사지로 넘어가야 한다(뒷면 참조). 이 부위는 특히 많은 여성의 경우, 삼각근에 매우 통증이 있을 수 있다. 이두박근에 지나치게 통증이 있는 것이 아니라면 또한 상완을 마사지할 수 있다. 팔꿈치부터 어깨 바로 아래까지 긴 스트로크로 하며, 이 부위를 워밍업하는 것으로 시작한다. 이미 염증이 있는 부위를 자극할 수 있으므로 어깨로 바로 올라가 마사지하지 않는 것이 중요하다. 대신, 이두박근과 삼두박근, 팔뚝 바깥쪽의 상완요골근은 어깨로 올라가는 가장 상단 부위의 삼각근에 집중한다.

후면(Posterior view)

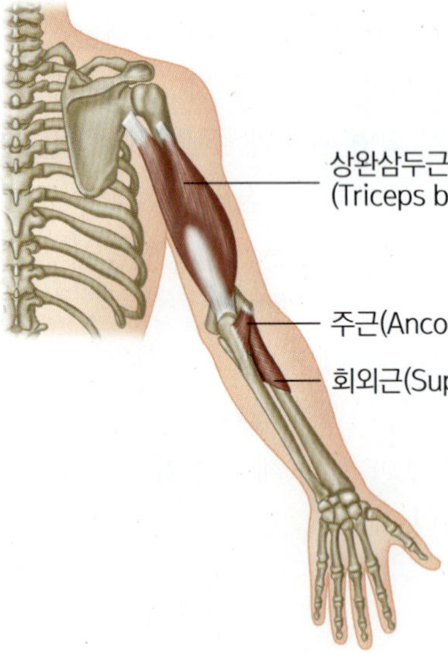

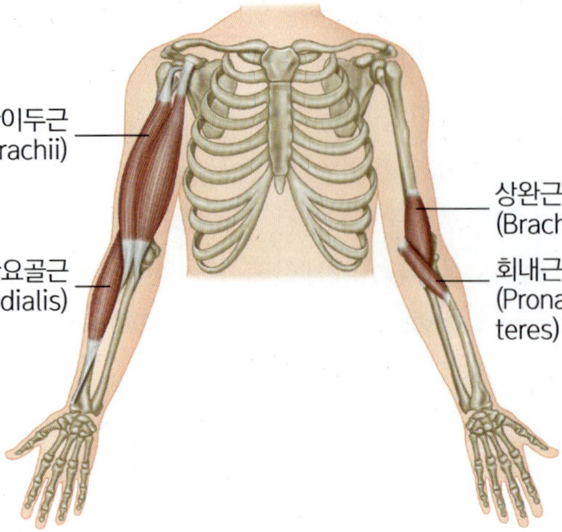

전면(Anterior view)

워밍업 시 부드럽게 하며, 오일을 사용하여, 근육 전체에 걸쳐 혈류를 촉진시키기 위해서, 길고, 느린 동작을 사용하도록 한다. 통증이 너무 심하지 않다면, 팔뚝과 마찬가지로, 상완 근육을 가로질러 마사지한다. 엄지손가락은 고객에게 매우 불편할 수도 있기 때문에, 이러한 마사지에서는 손바닥을 사용할 수 있다.

이러한 마사지의 목적은 근육이 특별하게 사용되고 있지 않을 때조차, 어깨 충돌에 영향을 미치는 힘줄을 끌어당기는 잔여 긴장을 완화시키기 위해서, 팔 근육을 풀어주는 것이다. 잔여 긴장은 근육이 사용되고 있지 않을 때 남아 있는 긴장이며, 마사지를 통해 이를 해소해주어야 한다.

어깨 아래의 이러한 근육들을 마사지하는 것은, 충돌한 어깨에 상당히 긍정적 영향을 미칠 수 있으며, 염증 부위 위의 근육을 마사지해주는 것도 도움이 된다. 어깨 관절의 경우 이는, 처음에는 머리와 목의 마사지를 의미한다. 이러한 마사지는 제 4장에서 자세하게 다뤄진다. 등 마사지 또한 도움이 될 수 있지만, 고객이 얼굴을 아래로 하고 눕게 하는 것이 어깨 관절에 과도한 압력을 가하지 않도록 주의하여야 하며, 따라서 필요하다면 작은 쿠션이나 느슨하게 말아 올린 수건으로 지탱해주는 것이 좋다. 고객이 얼굴을 위로하고 누운 자세로, 흉근을 따라 흉부 앞쪽과, 삼각근 앞쪽을 마사지하는 것도 가치가 있다. 이 부위를 마사지하는 방식에 주의하여야 한다. 느리고 섬세하게 마사지하여야 한다. 고객이 팔을 움직여야 한다면, 스스로 움직이게 하여 자신의 속도에 맞추어 하도록 하고, 필요하다면 다른 손으로 지탱하도록 한다. 마사지사가 고객의 팔을 움직이려 해서는 안 되며, 관절에 무리가 갈 수 있는 스트레칭에 도움을 주어서는 안 된다. 이러한 근육을 가로질러 마사지하는 것은, 단순한 압박, 유지, 해제 동작일 수 있다. 항상 고객이 허용하는 범위 내에서, 느린 동작을 사용하여야 하며, 고객이 치료를 통제한다고 느낄 수 있어야 근육을 완화시킬 수 있다.

이러한 치료를 느리게, 주의 깊게 마사지한다 하더라도, 그 영향은 고객에게 매우 긍정적일 수 있다. 상당한 통증을 야기하는 다른 부위와 마찬가지로, 고객은 이를 보호하기 위해 해당 부위를 지키려 할 것이며, 따라서 무리하지 않고 부드럽고 느리게 마사지하여야 한다.

반흔 조직 Scar Tissue

질환의 배경
Background to the Condition

반흔 조직은 일종의 외상이나 신체 부상이 있는 경우 형성된다. 이는 수술, 사고의 결과일 수도 있으며, 근육이 과도하게 스트레칭 되거나, 파열되거나, 삐었을 때 발생할 수도 있다. 흉터의 표면은 눈에 보일 수도 있으며, 피부의 상단 층 아래에는 훨씬 더 많은 흉터가 일어난다.

손상된 피부나 근육을 새로운 피부나 근육을 대체하기보다는, 신체는 빠르게 스스로 복구할 수 있지만, 반흔 조직이 남게 된다. 반흔 조직은 콜라겐을 기반으로 하며, 이러한 콜라겐 섬유는 손상된 조직의 가장자리에 스스로 붙게 되어 함께 결합하여 손상된 조직이 치유될 수 있게 한다. 새로운 조직은 정상 조직보다 유연성이 떨어지며, 더 불안정하기 때문에, 다시 부상을 입을 가능성이 훨씬 높고, 섬유가 짧기 때문에 움직임을 제약할 수 있다.

피부에 흉터가 형성되면, 솟아오른 단단한 선처럼 느껴질 것이다. 예를 들어, 손이나 발과 같이 보통 구부려야 하는 곳에 흉터가 있다면, 동작은 상당히 제한될 수 있다. 더 큰 관절 주변의 흉터는 이러한 관절 내에서의 동작을 제한할 수 있다. 이와 같이, 근육 내 흉터는 움직임 감소를 야기하며, 해당 관절 내 통증을 증가시킨다. 수술 흉터나 사고로 인한 개방창은 피부 깊은 곳과 근육에 흉터를 야기하며, 이는 제약을 악화시킬 수 있다. 뿐만 아니라, 흉터는 주변에서 근육과 상호작용하는 근막, 결합조직, 장기, 피부 등에 영향을 미칠 수 있다. 곧 복잡한 그림이 만들어질 수도 있다.

흉터가 만들어지는 데에는 두 단계가 있으며, 두 단계에서 마사지 치료는 달라진다. 따라서 부상의 본래 원인뿐 아니라, 흉터가 언제 생겼는지를 아는 것이 중요하다. 수술 흉터는 예를 들어, 자동차 사고로 인한 흉터보다는 "더 깔끔할" 것이며, 따라서 자동차 사고의 예에서 느껴지는 흉터는 피부에서 보이는 흉터의 경계를 훨씬 더 넘어설 수도 있다.

흉터가 언제 생겼는지는 또한 치료가 얼마나 진행될 것인지와도 관련된다. 새로운 흉터는 미성숙 단계에 있으며, 초기 치유 과정이 여전히 일어나고 있다. 미성숙 흉터는 붉어지고 솟아오를 것이다. 매우 통증이 있을 수 있으며(심지어 만지지 않아도) 신경 말단이 치유 과정을 시작하면서 가렵거나 과도하게 민감해질 수 있다. 이러한 단계에서, 신체가 손상된 표면을 다시 붙이려 끌어당기면서, 콜라겐 생성을 통해 흉터가 만들어지게 된다. 이는 꽤 빠르게 일어나며, 수술의 경우, 실밥에 신체가 반응을 하여 염증 반응을 초래하여 흉터를 더 악화시키지 못하게 하기 위해서 보통 14일 내에 외부 실밥을 제거하게 된다. 그러나 이 단계에서, 흉터는 최종 강도의 15% 이하가 되며,[155] 이러한 이유로 첫 3~4개월 동안, 표면 아래 더 깊은 곳에서 상처를 봉합할 수 있도록, 표면 훨씬 아래에 녹는 실을 사용할 수 있다.

---

155 http://practicalplasticsurgery.org/docs/Practical_15.pdf
http://www.integrativehealthcare.org/mt/archives/2007/07/six_massage_tec.html
http://www.massagetoday.com/mpacms/mt/article.php?id=14020

반흔 조직은 본래 조직만큼 강할 수는 없으며 따라서 항상 다시 부상을 입을 위험이 있다. 반흔 조직은 또한 덜 유연하며 정상 조직보다 더 통증에 민감하다.

6개월까지, 흉터는 최종 강도의 50%를 얻게 되지만, 완전한 강도에 도달할 때까지 12개월이 걸린다. 3~18개월에서, 흉터는 콜라겐 생성을 멈출 것이며(상처 크기에 따라), 이후 성숙 단계로 여겨진다. 12개월째, 흉터는 보통 최종 외관을 갖게 되지만, 여전히 흉터의 개선이 일어나게 되고, 아동의 경우 피부 개선은 수 년 동안 지속되기도 한다. 이때쯤이면 흉터는 더 개선되고 자연 피부 톤에 가까워야 한다. 표면에 흉터가 없는 더 깊은 상처도 위와 같은 긴 시간의 치유 시간이 필요하며, 눈에 보이는 흉터가 없더라도 초기 단계에서의 마사지에는 주의를 기울일 필요가 있다.

흉터 조직은 피부를 조이고, 근육에서 미끄러지는 표면을 함께 결합하며, 결합되도록 설계되지 않은 관절, 근막, 결합조직을 함께 엮어, 움직임을 제한할 수 있다.

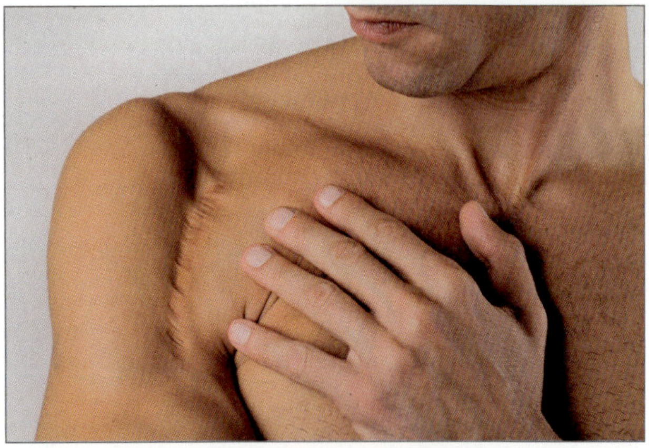

흉터 및 흉터 조직을 마사지로 치료하는 것은 매우 도움이 될 수 있다. 이는 콜라겐 섬유를 길게 늘어뜨려 더 큰 동작을 가능하게 하고, 섬유가 근육의 방향과 정렬이 되게 하며, 흉터를 연하게 하는 데 도움을 준다. 부상을 당한 부위를 보호하기 위한 신체 반응은 해당 부위의 근육을 짧아지게 하는 것이며, 따라서 마사지는 또한 정상적인 이동성을 회복하기 위해서, 근육을 스트레칭하는 것으로 도움을 줄 수 있다.

특정 금기 사항 Specific Contraindications

고려하여야 하는 많은 금기 사항들이 있다.

- 개방창이나 삼출성 상처가 있는 부위의 흉터는 절대 마사지하지 않는다. 이렇게 한다면 상처를 쉽게 감염시킬 수 있으며 상처가 다시 열리게 할 수 있으며, 치유를 느리게 하고, 흉터 부위가 두꺼워지게 만들 수 있다.
- 외부 봉합선을 제거할 때까지 기다린다. 다시 한 번, 이들은 감염이 이뤄질 수 있는 지점이다. 봉합선이 있다면, 흉터가 새로 생겨 취약하다는 것이며, 마사지를 통해 손상을 입을 수 있다.
- 흉터 주위의 피부가 붉고 뜨겁다면, 상처 부위에 감염이 있다는 의미이며, 고객은 항생제가 필요한지 알아보기 위해 의료진에게 상처 부위의 검진을 받아야 한다. 고객의 체온이 높거나 몸이 좋지 않은 느낌이 드는 경우에도 마찬가지이다.

마사지 치료 Massage Treatments

모든 상태가 양호하다고 가정한다면, 초기 부상 이후 2주 후에 매우 부드러운 마사지를 시작하되, 단 개방창이나 삼출성 상처가 없어야 한다. 그러나 이 때 마사지는 매우 부드러워야 한다. 마사지를 하는 사람의 위생은 매우 중요하며, 철저하게 손을 닦고, 항균성 손 세정제를 사용하여야 한다. 이 단계에서 마사지를 매우 부드럽게 하여야 하는 이유는 상처 부위가 최종 강도의 15%밖에 되지 않으며, 이러한 강도는 부상을 입지 않은 나머지 신체 부위보다 낮을 것이기 때문이다. 이는 손가락으로 하는 가벼운 동작이며(이 단계에서는 흉터에 어떠한 압박도 가하지 않는다) 심부 동작이라기보다는 마찰법이다. 이 단계에서 압박을 가하는 것은 치유 과정을 지연시키며, 추가적인 반흔 조직이 형성되게 하여, 장기적으로 더 큰 흉터를 남길 수 있다.
흉터 주변 부위는 림프 배출 및 순환이 부상 이후 제한되었을 수도 있기 때문에, 약간(또는 매우) 부풀어 오를 수 있다. 부드러운 림프 배출이 도움이 될 수 있으며, 좋은 첫걸음이 된다. 심장 방향으로 위쪽으로 마사지하는, 흉터 주변과 위의 매우 부드러운 순환 동작은 이러한 배출이 이뤄질 수 있도록 도움을 줄 수 있다. 이후 두 개 손가락을 흉터 아래 약 2.2cm 지점에 두고, 흉터로부터 한 손가락을 가장 멀리 떨어지도록 두고, 다른 손가락으로 위쪽 방향으로 마찰법을 사용하고, 흉터에서 약 1cm 앞에서 멈춘다. 이후 흉터 위에서 가장 상단 부분에 걸쳐 부드러운 순환 동작을 반복한다. 두 손가락을 흉터 위 1cm에 올려놓고 흉터로부터 가장 멀리 떨어진 손가락을 이용하여 흉터에서 멀리 떨어져 위쪽 방향으로의 마찰법을 이용한다. 흉터 위와 아래 가하는 압력은 흉터 바로 위에 가해지는 압박보다 약간 더 단단할 수 있지만, 여전히 전체 부위가 외상을 충격을 받을 수 있기 때문에 매우 부드럽게 마사지하여야 한다. 이러한 전체 순서를 하루 2번 3회 반복한다. 이러한 어떠한 동작도 흉터에 상처를 주거나, 처음보다 흉터를 더 붉게 만들어서는 안 된다.

이러한 초기 마사지 치료는 효과의 극대화를 위해서 최소한 6~8주 동안 매일 계속되어야 한다.

일단 흉터가 성숙 단계에 이르면(12개월 후) 또는 실제로, 오래된 흉터나 부상을 마사지하고 있는 경우, 동작을 훨씬 더 격렬하게 할 수 있으며, 다음의 두 가지 치료를 추가할 수 있다. 더 깊은 흉터의 경우, 유착이 일어날 수 있다. 유착은 상처를 안정되게 유지하기 위해 형성되는 흉터 조직의 띠이며, 이들은 접촉하게 되는 어떠한 조직에라도 부착하게 될 것이다. 부인과 수술 또는 외상이나, 위 및 관련 장기 수술 후 골반 유착은 꽤 흔하게 일어난다. 복부 마사지는 본 저서의 다른 부분에서 다뤄지며, 복부 마사지는 훈련을 받고 자격을 갖춘 마사지사에 의해서만 실시되어야 한다. 유착은 외상이나 부상이 있을 때 신체 대부분의 부위에서 일어날 수 있으며, 관절은 이러한 유착 때문에 움직임이 방해가 될 수 있다. 마사지는 유착을 풀어주고, 다시 움직임의 자유로운 흐름을 가능하게 하는 데 도움을 줄 수 있다.

흉터와 주변 부위를 가로지르는 심부 교차 마찰 마사지는 "달라붙은" 조직 및 오래된 흉터 조직을 분리시키는 데 도움을 줄 수 있다. 고객은 이를 불편해할 수도 있으며, 고객이 견딜 수 있는 수준을 넘어서서는 안 된다. 근섬유가 놓인 반대 방향으로 격렬하게 마사지하며(먼저 근육의 워밍업을 마친 후), 위아래 방향보다는, 근육을 가로지르며 마사지한다. 이는 해당 부위의 혈류를 높여주고, 섬유들이 정렬될 수 있게 도움을 줄 것이다. 근육 또는 흉터 방향으로의 심부 마찰법으로 마무리한다.

스트레칭은 최종 치료법이며, 당신의 고객이 집에서도 계속 하도록 장려할 수 있는 방법이다. 해당 부위를 뻗는 스트레칭은 흉터 조직을 늘이는 데 도움을 주며, 이는 자체로 이동성을 높여줄 것이다. 15~20초간 스트레칭을 유지하며, 각각의 스트레칭 후 근육 방향을 따라 부드럽게 마사지한다. 관절이나 사지의 자연적인 작동 범위 내에서만 스트레칭하며, 관절 뒤에 압박을 가해서는 안 된다.

마사지 오일을 사용한다면 피부 윤활 역할을 하는 데 도움을 주어, 림프 배출 마사지와 심부 횡 마사지에 모두 도움이 될 수 있다. 알로에 베라는 흉터가 치유하는 데 도움을 주기 위해 일부 전통 문화에서 사용되어 왔으며, 흉터의 외관에 긍정적 영향을 미쳐, 연하게 만들어주며, 덜 붉어지게 한다. 미성숙 단계의 흉터에 어떠한 제품을 사용할 때에는 위생에 관해서 매우 주의하여야 한다. 알로에 베라는 식물의 잎에서 바로 수확될 수 있지만, 또한 식물에 적합한 기후에 살고 있지 않다면, 구매를 할 수도 있다. 이는 99.9% 순도로 캡슐로 생산되며(순수 알로에 베라), 캡슐의 상단을 잘라내어 겔을 배출할 수 있지만, 감염 위험을 피하기 위해서는 1회 사용 후 캡슐을 폐기하여야 한다. 오일을 사용하고 있다면, 포도씨유와 같은, 항상 밀폐된 용기에 담긴 매우 중성적 오일을 사용하여, 손으로 직접 제품을 접촉하지 않도록 주의한다. 손으로부터 박테리아가 유입되어, 제품 내에서 증식할 수 있는, 병에 든 크림 사용은 피해야 한다. 미성숙 단계의 흉터 마사지의 경우에는 항상 위생이 최우선 순위가 되어야 한다.

이러한 치료는 전문가나, 집에서 친척, 친구, 보호자가 실시할 수 있으며, 흉터가 어디에 있는지에 따라 "환자"가 스스로 실시할 수도 있다. 최대 효과를 위해서는 반복하는 것이 좋으며, 장기간 동안 실시하는 것이 중요하다.

좌골신경통 Sciatica

질환의 배경
Background to the Condition

좌골신경통이란 좌골신경의 자극 또는 압박에 의해 야기되는 어떠한 유형의 통증에도 해당되는 총칭이다. 여기에는 다리 통증이 포함될 수 있으며, 때로 얼얼함, 저림, 쇠약 등이 동반된다. 본래는 등허리 부분에서 시작되어 엉덩이를 지나 허벅지 뒤쪽의 큰 좌골신경으로 내려와, 무릎 아래에서 퍼지게 된다. 좌골신경통은 그 자체가 진단이 아니라, 기초적인 문제의 증상이다.

좌골신경은 신체에서 가장 큰 단일 신경이며, L3에서 시작되는 척추로부터 갈라지는 개별 신경근들로 이뤄진다. 이들은 결합되어 좌골신경을 형성한다. 이후 신경은 각 다리에서 갈라져 다리의 다양한 부위로 공급된다(허벅지, 종아리, 발, 발가락 등).

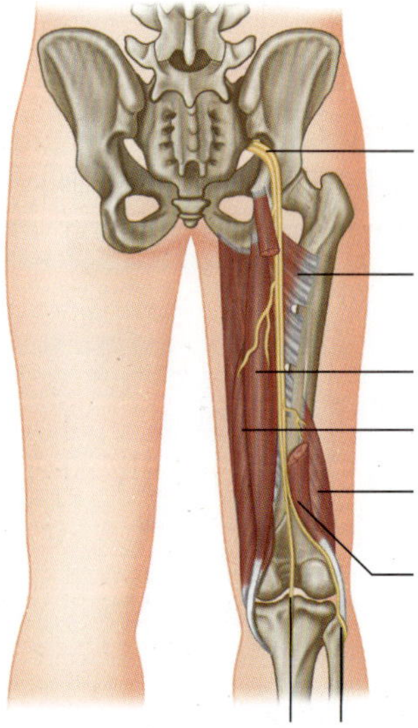

고객이 앓고 있는 것이 어떠한 "유형"의 좌골신경통인지를 구별하는 것이 중요하다. 축 좌골신경통(신경근이 요추에서 영향을 미침)과 충수좌골신경통(신경 포착이 신경근이 아니라, 다른 곳에서 일어남)은 약간 다른 마사지 치료가 필요하다.

좌골신경통의 일반적인 원인 중 하나는 추간판 탈출증이다. 이는 신경을 압박하여 좌골신경통 증상을 초래한다(축 좌골신경통). 그러나 이것이 유일한 원인은 아니다. 좌골신경통의 발생은, 연령과 관련된 두 가지 질환 즉, 신경근을 자극하여 좌골신경통을 초래하는 퇴행성 디스크 질환과, 척추관이 좁아져 좌골신경통을 야기하는 요추관협착증 때문에, 연령에 따라 증가한다.

이상근 증후군 또한 좌골신경통의 일반적인 원인 중 하나이며, 이 경우 좌골신경은 이상근 때문에 압박된다.

이러한 증상이 일어나는 원인은 많다. 이 증상이 새로운 외상이나 부상 때문이라면, 고객은 즉각적인 주의가 필요한지를 확인하기 위해 의료 전문가를 찾아가야 한다. 대다수의 경우 이상근은 단순히 너무 조이게 되어, 좌골신경을 압박하게 되어 좌골신경통을 야기한다. 좌골신경통이 이상근 증후군으로 인한 것이라면, 증상은 보통 오랫동안 앉아있기, 걷기, 달리기 이후에 악화될 것이지만, 등을 대고 누운 후에는 더 나아진 느낌이 들 수 있다.

그 밖의, 좀 더 드문 원인에는 인접한 뼈, 종양, 근육의 조임, 내출혈, 감염, 부상, 일부 여성의 경우 임신으로부터의 신경의 자극이 포함될 수 있다.

이상근으로 인한 신경 포착은 아마도 이러한 사례의 최대 70%에 해당되는 충수 좌골신경통의 가장 흔한 원인이 되며,[156] 여기에 해당되는지를 확인하기 위한 간단한 확인 방법이 있다. 어느 때와 마찬가지로, 고객이 의학적 의견을 구해야 한다는 의심이 든다면, 이 방법은 좌골신경통에 실시할 수 있는 많은 방법 중 하나일 뿐이다. 충수 좌골신경통은 앉아 있기, 계단 걸어 올라가기 또는 내려가기, 여성의 경우 성관계로 인한 직접적인 압박, 대퇴부의 능동적 외회전 저항으로부터의 통증 증가가 특징이다.[157] 고객에게 의자 가장자리 쪽으로 앉게 하고, 무릎을 구부린 채, 환부의 다리를 흉부 쪽으로 편안한 느낌이 드는 때까지만 들어 올리게 함으로써 확인할 수 있다. 이러한 동작이 통증을 높인다면, 문제가 이상근 또는 햄스트링에 있을 가능성이 더 높다는 것을 의미한다.

이 경우라면, 신경에 압박을 가하는 근육 긴장을 완화시키기 위해서, 더 심부의 마사지가 필요하다.

특정 금기 사항 Specific Contraindications

좌골신경통에 다음의 증상들이 수반된다면, 마사지는 금기된다. 체중 감소, 방광이나 배변 조절 상실, 통증이나 증상이 감소하기보다는 증가하는 경우, 자기 관리 동안 통증이 너무 심한 경우. 이러한 증상들이 일어나면 고객은 의료진의 진찰을 받아야 한다.

마사지 치료 Massage Treatments

증상을 완화시키는 데 도움을 줄 수 있는 많은 마사지 치료가 있다. 정확한 치료를 위해서 당신이 치료하고 있는 좌골신경통의 유형이 무엇인지를 구분하는 것이 중요하다. 의심이 든다면, 지나칠 정도로 주의하도록 해야 하며, 축 좌골신경통에 더 간단하며 더 점진적인 마사지 치료를 하여야 한다.

하체의 긴장은 발의 긴장이 원인일 수 있기 때문에, 다리 심부를 마사지하기 전에, 발을 마사지하는 것이 중요하다. 제 3장에서 자세히 설명된 지시사항에 따를 수 있다.

발 마사지를 마쳤다면, 긴 스트로크로 다리 근육 뒤쪽을 워밍업하는 것으로 시작하여, 점차 심부로 진행한다. 피부 윤활을 위해 마사지 오일을 사용한다. 고객이 털이 많다면 털이 오일을 흡수하기 때문에, 더 많은 오일이 필요할 것이다. 근육 워밍업 후, 엄지손가락을 사용하여 근육을 십자 모양으로 마사지하여, 근막과 표면 긴장을 완화시키며, 항상 심장 쪽으로 위쪽 방향으로 마사지하도록 한다. 일단 종아리 마사지를 끝냈다면, 허벅지로 이동하고, 무릎 뒤쪽 부위와의 접촉은 피한다. 허벅지 근육 바깥쪽을 워밍업하고, 위쪽 다리의 바깥쪽으로 올라가면서 십자 모양으로 마사지하도록 한다. 일단 한쪽 다리의 워밍업을 끝냈다면, 다른쪽 다리에도 이를 반복한다.

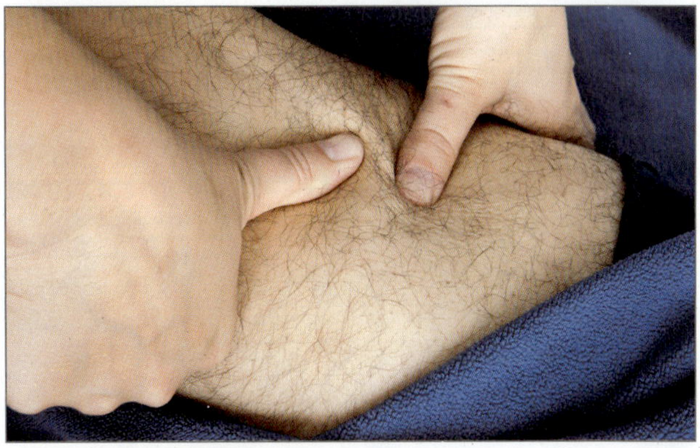

156 http://www.massagetherapy.com/articles/index.php/article_id/2064/Assessing-Sciatic-Pain.

157 http://www.abmp.com/textonlymags/article.php?article=668

당신은 이제 심부로, 특히 발목 위에서 시작되는 다리 바깥쪽으로 마사지를 할 준비가 된 것이다. 고객의 옆에 서서, 고객의 발목의 수평을 맞추고, 엄지손가락의 편평한 부분을 사용하거나, 중지 또는 약지의 편평한 부분을 함께 사용하거나, 손바닥의 편평한 부분을 사용할 수 있지만, 사진과 같이 항상 마사지에 사용하는 손을 다른 손으로 지탱해주어야 한다.

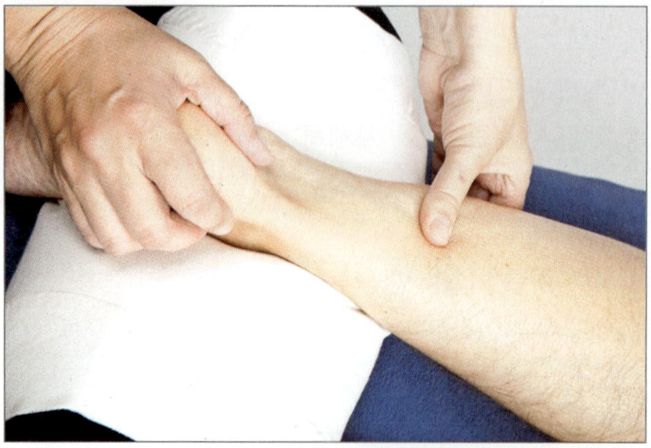

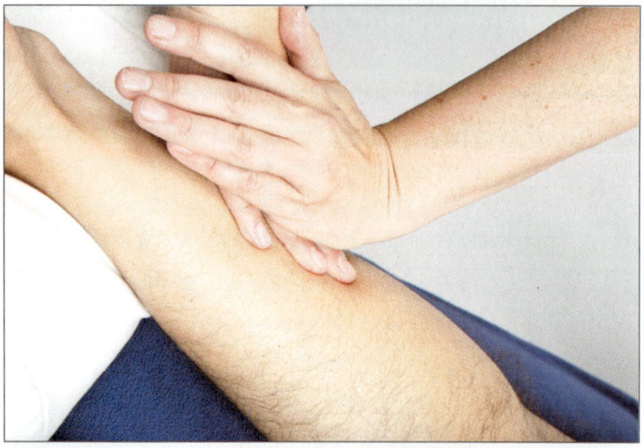

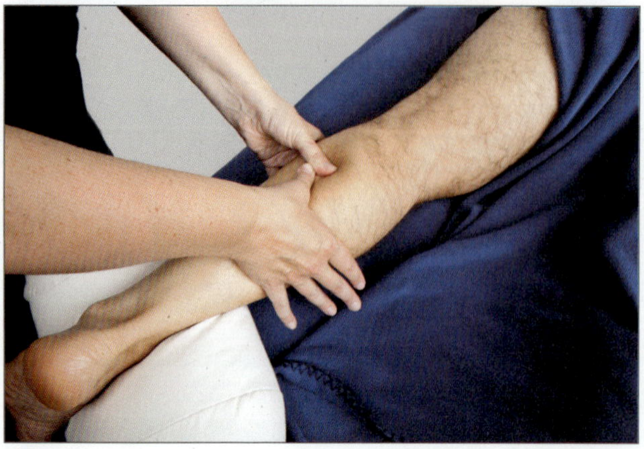

점차 다리로 올라가면서 마사지하며, 천천히 위로 미끄러져 올라가면서 근육을 압박한다. 항상 고객이 견디는 범위 내에서 하여야 하며, 무릎 뒤쪽 부위에 닿기 전에 멈추어야 한다.

이를 4~5회 반복하며, 매번 더 깊게 마사지한다. 다른 부위보다 더 조이는(또는 더 저항적인) 또는 더 아픈 느낌이 드는 근육 부위를 찾는다면, 이 지점에서 압박을 고정시켜야 하며, 근육이 이완되고 긴장이 풀리는 느낌이 들기 시작할 것이다. 당신의 고객은 또한 경험한 통증 정도가 감소하는 것을 보고할 것이다. 무릎 뒤쪽 부위의 마사지는 피하되, 이 과정을 다리 위쪽, 다리의 중심과 바깥쪽으로만 반복하여 마사지하며, 허벅지 안쪽은 피한다.

충수 좌골신경통이 있는 고객을 마사지한다면, 아래 설명한 바와 같이, 천골과 둔근에서 계속하여 실시할 수 있다. 고객이 축 좌골신경통이 있다면, 이러한 심부 마사지는 피해야 한다. 이러한 치료법을 수정하여 적용하는 방식은 지시사항 이후에 상세하게 설명된다.

이제 당신은 천골 마사지를 하게 된다. 고객이 아래를 향해 눕게 하고, 천골을 느껴본다. 천골은 허리에 위치하며, 뼈의 편평한 부분과 가장자리 부분을 모두 느낄 수 있어야 한다.

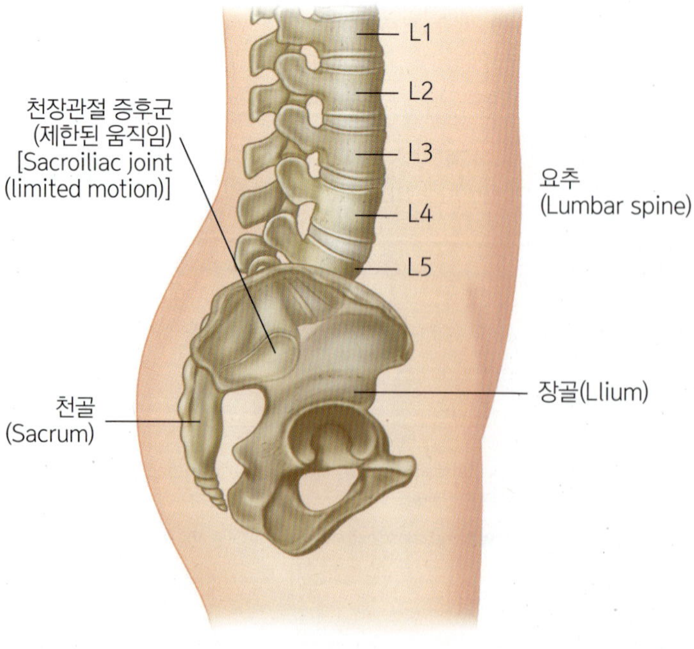

손가락을 사용하여 천골 주위를 느껴보고 이 부위에 걸쳐 피부가 자유롭게 움직이는지를 확인해본다. 그렇지 않다면 세 손가락을 함께 올려두고 천골을 압박하여 천골에 걸쳐 작은 원을 그리는 것으로 시작하여, 피부를 손가락에 고정시킨다.

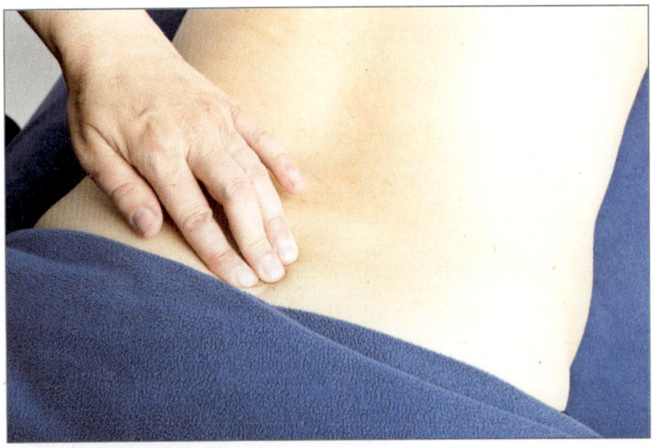

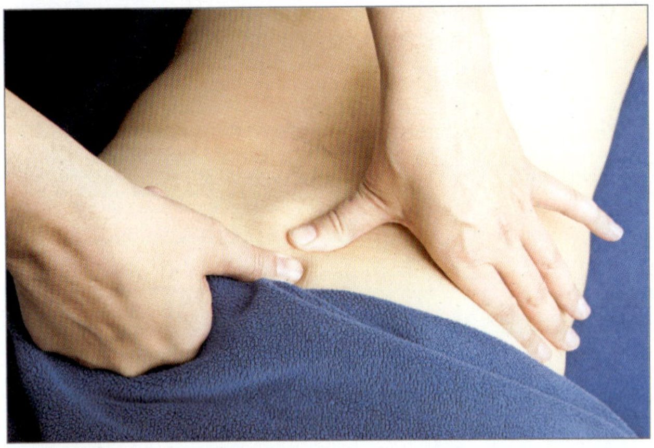

손가락을 들어 올리거나 압박하고 있는 피부의 지점을 바꾸지 않고, 손가락을 움직여 작은 원을 만들고, 각 방향에 따라 3~4회 마사지한다. 이러한 동작으로 전체 천골에 걸쳐 움직이며, 가장자리까지 바로 마사지하도록 한다. 뼈의 단단함 주변으로 더 연한 둔근과 엉덩이 살이 자리하고 있기 때문에, 손가락 아래에서 가장자리를 느낄 수 있을 것이다. 일단 전체 천골 주변을 따라 마사지를 마쳤다면, 가장자리로 이동하고, 손 뒤꿈치로 천골을 천천히 롤링하여 주변을 모두 마사지하도록 한다(볼기 사이 틈새에서 끝나는 천골의 바닥 지점은 제외해야 하는데, 이 부위는 사생활 침해 정도가 심하기 때문이다). 옷을 입고 또는 수건을 걸치고 이러한 모든 천골 마사지를 실시할 수 있다.

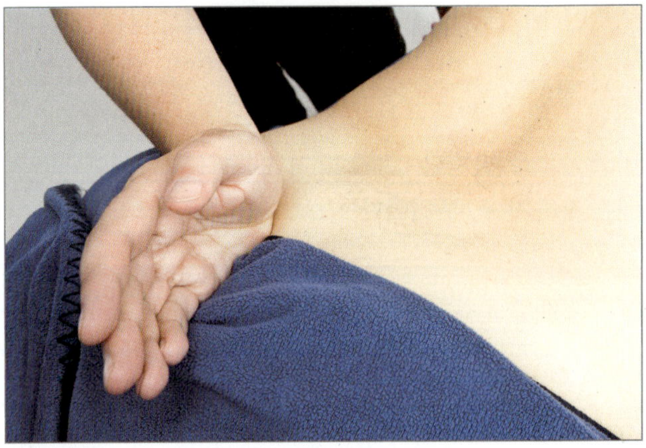

충수 좌골신경통에만 해당되는 사항 For Appendicular Sciatica Only

천골 마사지를 실시하였다면, 고객이 측면으로 눕게 하고, 머리를 지탱할 수 있는 베개를 제공한다. 고객이 테이블에 가장 가깝도록 다리를 곧게 뻗어 유지하게 하고, 다른쪽 다리는 흉부 쪽인 위쪽으로 구부리게 하며, 베개를 사용하여 무릎을 지탱하여, 앞쪽으로 구르거나, 척추가 비틀어져 압박이 가해지지 않도록 한다.

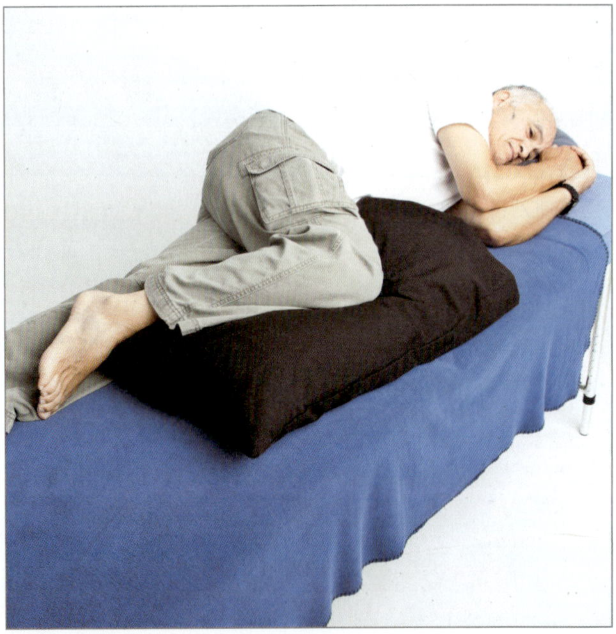

대퇴골 머리 부분에 손을 펼쳐 올려두고, 다리의 맨 위쪽 상단에서 이를 느낄 수 있을 것이다. 손바닥을 대퇴골 머리 상단 부분에 올려두고, 손가락을 바깥쪽으로 펼친다. 손가락 아래 부위가 당신이 마사지하게 될 부위이다.

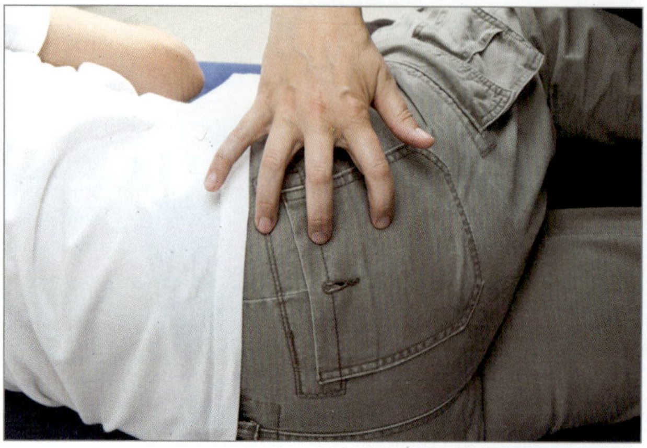

이 부위는 만질 때 부드러운 느낌이 들지만 통증이 있거나 안쪽으로 조이는 부위가 있을 수 있다. 가족이나 친구가 치료를 해준다면, 다음 마사지 동작 시에는 손가락 마디의 편평한 부위를 사용하도록 한다. 전문 훈련을 받았다면, 팔꿈치를 사용할 수 있다. 부드러운 압박을 가하여 가장 저항적인 부위를 느끼도록 하고, 이 부위는 또한 가장 아픈 지점일 수 있다. 고객에게 천천히 깊은 복식 호흡을 하게 하고, 날숨에 천천히, 깊게 근육을 압박한다.

고객에게 고통스러워지기 시작할 때 알려달라고 하며, 그 지점에서 멈추고(또는 전문적으로, 고객이 마사지에 만족해하는 최대 깊이까지 마사지한다), 움직이거나 깊이 또는 자세를 바꾸지 않고 압박을 유지한다. 등에 어떠한 통증도 있어서는 안 되며, 따라서 통증이 보고된다면 즉시 멈춘다. 30~60초 후, 당신은 손 또는 팔꿈치 아래 근육이 이완되는 것을 느낄 것이며, 고객은 더 이상 아프지 않다고 보고할 것이다. 천천히 압박을 풀고 더 아래쪽을 느끼며 압박을 반복하여, 모든 세 지점을 치료할 수 있도록 한다. 고객이 돌아눕도록 조심스럽게 보조하고, 다른 쪽도 반복하여 마사지한다.

축 좌골신경통에 해당되는 사항 For Axial Sciatica

위에서 자세히 설명한 바에 따라 동일한 발, 다리 치료로 시작하되, 천골 마사지는 더 점진적이어야 한다. 얼굴 구멍이 있는 베드가 있다면, 고객은 여전히 얼굴을 아래로 한 채 누워있을 것이며, 하퇴부 아래에 베개나 쿠션을 두어 다리를 지탱하도록 한다. 이는 척추에 가해지는 압박을 없애는 데 도움을 준다.

고객의 이동성에 따라, 위에서 설명한 대로 고관절 마사지를 마무리할 수 있을 것이며, 축 좌골신경통의 경우, 팔꿈치가 아니라, 엄지손가락 또는 손가락마디로 더 부드러운 압박을 가하여, 더 가벼운 마사지를 하여야 한다. 축 좌골신경통의 경우, 약 30분까지로 치료를 제한하여, 고객이 얼굴을 아래로 한 채 너무 오래 누워있지 않도록 해야 한다.

축 좌골신경통을 위한 마사지는 약간의 완화를 제공하지만, 문제의 근본 원인을 해결하는 것은 아니기 때문에 통증 완화는 매우 일시적일 수도 있다. 그러나 이러한 일시적인 완화라 하더라도 보통 고객은 매우 기뻐하게 된다.

척추측만증 Scoliosis

질환의 배경
Background to the Condition

척추측만증은 척추가 좌측 또는 우측으로 굽어지는 허리 질환이다. 최대 10°까지 굽는 것은 정상 척추 범위에 속하는 것으로 여겨지며, 따라서 척추측만증은 굴곡이 11°에 도달할 때에만 진단된다.

비록 포괄적인 용어 "척추측만증"이 사용되지만, 이는 적어도 6가지 다른 질환을 나타낸다. 특발성 척추측만증은 굴곡의 원인이 알려져 있지 않으며, 모든 사례의 약 80%에 해당된다(특발성은 그리스에서 온 단어이며, "알려지지 않은 원인"이라는 의미이다).

선천성 척추측만증은 태어나기 전에 발병하며, 척추 형성의 결함이 원인이다. 척추뼈가 분리되지 못하거나, 척추뼈의 일부가 빠져, 척추의 한 쪽이 다른 쪽보다 더 성장하게 되어 척추의 굴곡을 야기한다.[158]

신경근육성 척추측만증이라는 용어는 신경계통의 장애가 있는 환자들의 척추의 굴곡을 묘사하는 데 사용된다. 일반적인 범주에는 뇌성마비, 이분척추, 근이영양증, 척수손상이 포함된다.[159] 이러한 유형의 척추측만증이 있는 사람들은 또한 후만증도 발병할 수 있으며, 이 경우 위쪽 등도 둥글게 변한다. 이러한 유형의 척추측만증은 보통 퇴행성이며 시간이 지나면서 더 악화된다. 근육이 약화되면서, 척추는 더 많은 압박을 받게 되며 무너져버리게 된다. 휠체어 사용자의 경우, 이는 편안함을 얻기 어렵게 만들 수 있으며, 폐가 압박되면서 반복적인 흉부 문제를 일으킬 수 있다.

쇼이에르만의 척추후만증은 보통 사춘기 이전에 발병하여 청소년기 동안 악화되는 흉추 또는 흉요추의 구조적 굴곡이다.[160] 이 질환은 남성과 여성에 동일하게 영향을 미친다. 청소년기에 처음 밝혀질 때, 종종 나쁜 자세와 연관된 자세성 척추후만증으로 오해를 받기 때문에, 종종 쇼이에르만의 척추후만증 진단이 지연될 수도 있다. 쇼이에르만의 척추후만증은 자세와는 관련이 없다.

증후군성 척추측만증은 또 다른 인지된 증후군의 일부로서 발생하는 척추측만증이다. 예를 들어, 마르판 증후군, 레트 증후군, 빌즈 증후군 등의 진단을 받은 사람들은 척추측만증에 걸릴 가능성이 높다.[161]

---

158 http://www.sauk.org.uk/about-scoliosis/types-of-scoliosis/congenital-scoliosis.html

159 http://www.sauk.org.uk/about-scoliosis/types-of-scoliosis/neuromuscular-scoliosis.html

160 http://www.sauk.org.uk/about-scoliosis/types-of-scoliosis/scheuermanns-kyphosis.html

161 http://www.sauk.org.uk/about-scoliosis/types-of-scoliosis/syndromic-scoliosis.html

마지막으로, 퇴행성 척추측만증은 이전의 경미한 척추측만증 발병으로서 또는 척추의 퇴행이나 관절염의 결과로서 성인에게 발생한다. 퇴행증은 경미할 수도 더 심할 수도 있다. 수술은 통증 완화의 옵션이지만, 결정은 사례별로 다르게 이뤄져야 하며, 특히 40세 이상의 환자의 경우 척추 수술의 위험과 혜택의 균형을 따져보아야 한다.

척추측만증의 의학적 치료는 전통적으로 수술 또는 보조기 착용이었다. 일부 환자들이 척추지압 치료로부터 증상 개선(통증과 굴곡 각도 감소)을 보았다는 실험 증거가 나타났으며,[162] 그 밖의 보완적 치료를 통해 증상이 개선되었다고 말할 수 있는, 환자 주도적 증거도 증가하고 있다. 일부는 주변 부위를 움직이게 하고 유연하게 하는 데 요가가 매우 도움이 된다고 생각하는 반면, 일부는 침술 요법과 마사지가, 척추측만증으로 인해 긴장된 주변 연조직 치료에 효과적일 수 있다고 생각한다.

치료와 운동을 병행하는 슈로스 운동법을 비롯한 그 밖의 통합 물리치료 또한 통증만이 아니라 척추측만증 자체를 개선하는 데 있어서 유망한 결과를 보여주고 있다.[163]

마사지는 오래 전부터 척추측만증에 동반되는 근육통을 치료하는 데 도움이 되는 것으로 여겨졌으며, 이는 본 장에서 집중적으로 알아볼 부위이다. 영국의 척추측만증 협회는 마사지에 대해 다음과 같이 말한다. "척추의 굴곡은 어깨와 척추 주변 근육이 잘못 정렬되거나, 늘어나거나, 압박이 되게 만든다. 이러한 잘못된 정렬은 또한 긴장이나 근육 경련을 야기한다. 마사지 요법은 이러한 긴장을 일부 풀어주는 데 도움을 줄 수 있다."[164]

특정 금기 사항 Specific Contraindications

사람마다 질환의 심각도가 다르고, 개인적으로든 의학적으로든 어떻게 관리되고 있는 지가 다 다르기 때문에, 척추측만증의 구체적인 금기사항은 없다. 다른 의학 질환이 있는지와, 이러한 질환의 금기사항들을 고려하는 것이 중요하다. 그러나 고객이 지난 12개월 안에 척추 수술을 했다면, 또는 보조기를 사용하는 치료를 받고 있는 경우, 등, 측면, 신체 앞면의 마사지는 주치의와의 상의 하에 실시하여야 한다. 손과 팔/발, 다리 마사지는 다른 치료를 어떤 식으로든 방해해서는 안 된다. 고객이 골다공증이 있다면, 늑골 사이의 늑간 근육을 마사지하는 치료 부분은 생략하여야 한다.

마사지 치료 Massage Treatments

마사지에 접근하는 방식은 척추측만증의 심각도에 따라 매우 달라질 것이다. 일부 척추측만증은 골반이 틀어지게 만들며, 이 때문에 발부터 시작하여 다리로 올라가는 마사지를 한 뒤, 손, 팔, 머리, 어깨, 목, 등, 천골, 고관절로 이동하는 것이 중요하다. 마사지는 이러한 순서로 진행하여야 하며, 따라서 척추 주변 근육의 통증을 유발할 수 있는 모든 부위들이 먼저 이완되어, 다른 어떤 것도 이러한 근육을 끌어당기지 않게 하여야 하며, 염좌나 긴장을 더하게 해서는 안 된다. 자체로 문제를 보이는 곳이기 때문에 등 근육을 바로 마사지하고 싶은 유혹이 있을 수 있지만, 예를 들어, 고객이 직장에서 또는 가정에서 컴퓨터를 사용하여 오래 앉아 있는 이러한 이유로 경우, 손, 팔, 어깨가 긴장될 것이며, 이러한 근육의 긴장은 등 근육에 영향을 미치게 된다. 따라서 먼저 이러한 근육들을 풀어주는 것으로도 훨씬 더 나은 결과를 얻을 수 있을 것이다.

---

162 http://www.ncbi.nlm.nih.gov/pmc/articles/PMC3259989/

163 http://www.scoliosissos.com/clinic/overview.shtml

164 http://www.sauk.org.uk/about-scoliosis/complementary-therapies/massage.html

이와 같이, 골반이 틀어졌다면, 이는 다리의 비대칭을 야기하며, 모든 다리 근육부터 위로 올라가 둔근, 골반, 허리에도 영향을 미칠 것이다. 고객을 전체적으로 치료하는 것이 훨씬 더 나은 결과를 가져올 것이다.

척추측만증의 마사지에는 두 가지 핵심적인 목표가 있다. 첫 번째는 계속적으로 과도하게 스트레칭된 근육을 이완시키고, 척추에 가해지는 근육의 긴장을 줄이는 것이며, 둘째는 유연성을 높이고 전신의 통증을 줄이는 것이다.

척추측만증은 단일 C자형 곡선 또는 이중 S자형 곡선일 수 있다. 오른쪽으로 가는 곡선은 우측 척추측만증(dexto = 우측)으로 설명되며, 좌측으로 가는 곡선은 좌측 척추측만증(levo = 좌측)으로 묘사된다. 좌측 곡선은 거의 항상 요추에서 일어난다. 흉추에 굴곡이 일어난다면 추가 검사를 받아보아야 하며 이러한 검사가 끝날 때까지 마사지를 해서는 안 된다.

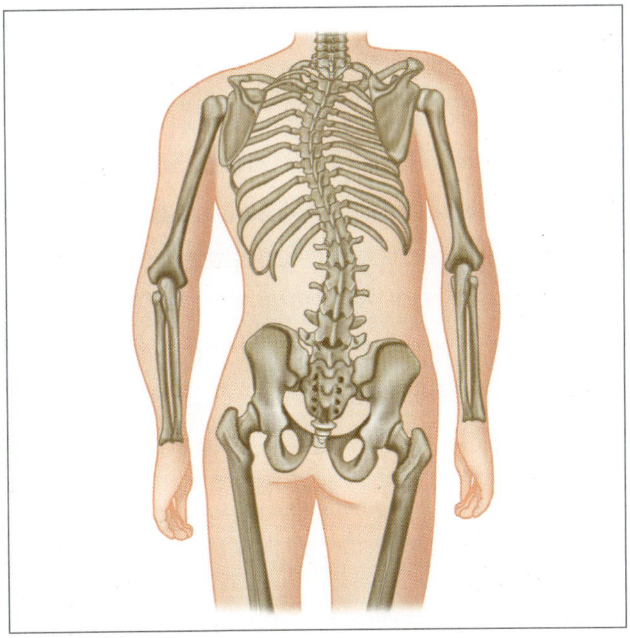

굴곡의 위치를 묘사하는 데 사용되는 구체적인 용어가 있다. 흉추 척추측만증은 척추 중앙(흉추)의 굴곡이며, 이는 척추 굴곡에서 가장 흔한 부위이다. 요추 척추측만증은 척추 아래(요추) 부분의 굴곡이며, 흉요추 척추측만증은 흉부 아래 부위와 요추 윗부분의 척추가 모두 포함되는 굴곡이다.[165]

이 모든 것이 중요하지만, 또한 단순하게 고객의 등을 관찰하고 굴곡이 어디에 있는지를 알아보며, 이러한 굴곡이 어깨, 팔, 늑골, 고관절을 비롯한 다른 구조들을 어떻게 끌어 당기고 있는지를 알아보는 것도 중요하다. 척추측만증이 신체 나머지 부위에 어떻게 영향을 미치는지를 이해하는 것은, 치료에 초점을 맞추고, 치료를 더 효과적이게 하는 데 도움을 줄 것이다.

전체적인 근막을 이완시키는 치료에 시간을 투자하는 것도 가치가 있다. 근막을 이완시키기 위해서는, 단순히 효과적으로 사용할 수 있는 유용한 방법이 두 가지가 있다. 첫 번째는 피부 롤링이다. 먼저 스스로 이 동작을 연습하여 고객에게 할 수 있을 정도로 자신감을 높인다. 손가락 사이로 피부를 잡고 단순하게 롤링하여 마사지하고 있는 부위를 가로질러 이동하도록 한다. 특정 방향으로 마사지할 필요는 없으며, 자주 방향을 바꾸는 것이 더 좋다. 고객의 피부가 매우 건조하지 않다면, 오일을 바른 피부는 잡기 어렵기 때문에, 오일 사용은 피하도록 한다.

다음으로 엄지손가락을 사용하여 엄지손가락 끝을 고객에 피부에 대고, 손가락을 풀지 않은 채, 엄지손가락을 미끄러뜨려 손톱 끝과 첫 번째 손가락 마디가 평행이 되게 한다. 당신은 결국 이런 식으로 전신에 걸쳐 마사지하는 것을 목표로 하고 있지만, 의뢰인이 지나친 부담을 느낄 수도 있기 때문에 시간을 분할하여, 여러 번에 걸쳐 각기 다른 부위를

165 http://www.spine-health.com/conditions/scoliosis/scoliosis-types

더 짧게 마사지해야 할 수도 있다. 섬유근육통에 관한 챕터에서 이러한 기법들에 관한 더 자세한 사항들이 제시된다.

제 2장의 지시사항에 따라 손과 팔 마사지, 또는 제 3장의 발 마사지, 제 4장의 머리 마사지 등, 치료를 어디에서 시작할 지를 선택할 수 있다. 이러한 부위들을 모두 세심하게 마사지하도록 해야 하며, 따라서 당신과 당신의 고객이 어디에서 마사지를 시작할지는 단순히 개인적인 선택의 문제이다.

고관절 마사지는 다리를 치료한 뒤에만 실시하여야 하며, 임신에 관한 항목에서 제시된 천골과 고관절 지시사항에 따르도록 한다. 이렇게 더 보수적이며 지지대를 사용하는 고관절 마사지는 척추측만증 환자 치료에 적합하다. 손, 팔, 발, 다리, 고관절, 머리와 목의 마사지를 마쳤다면, 이제 주요 몸통 마사지를 할 준비가 된 것이다.

늑골 아래에 붙은 늑간 근육은 호흡 동안 흉벽을 움직이고 안정화시키는 데 관여된다. 특히 이들은 호흡 중 흉곽의 팽창과 수축을 책임진다. 내늑간근은 날숨 동안 늑골에 접촉하여 안쪽으로 잡아당기며, 외늑간근은 들숨 동안 몸통으로부터 늑골을 멀리 떨어뜨려 들어 올린다. 이러한 근육은 늑골 사이에 근막을 형성하며,[166] 또한 척주에 부착되는 후늑간막이 된다. 이러한 근육 치료는 척추에 직접적이며 긍정적인 영향을 미칠 수 있다.

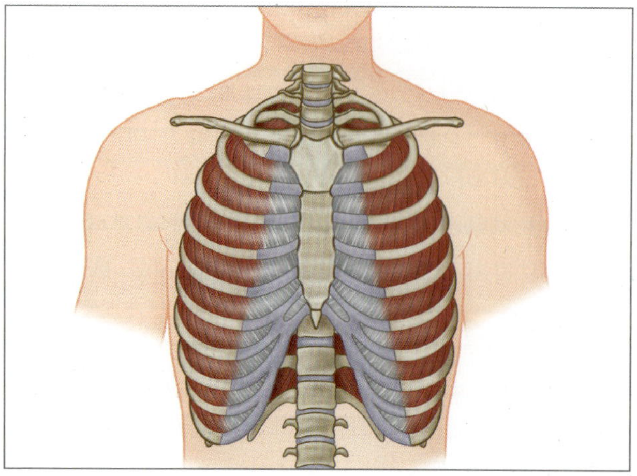

고객이 얼굴을 위로 하고 누운 자세에서(필요 시 베개로 지탱한다) 먼저 마사지 하고자 하는 측의 팔을 들어 올려 머리 위쪽에 두도록 한다. 이러한 치료는 고객이 옷을 입은 채로 또는 얇은 이불이나 시트를 걸친 채로 진행할 수 있다. 점진적으로 늑골을 느끼고, 늑골 하단과 그 위의 늑골 사이의 간격을 지나, 그 위 다음 늑골에서 치료를 시작한다.

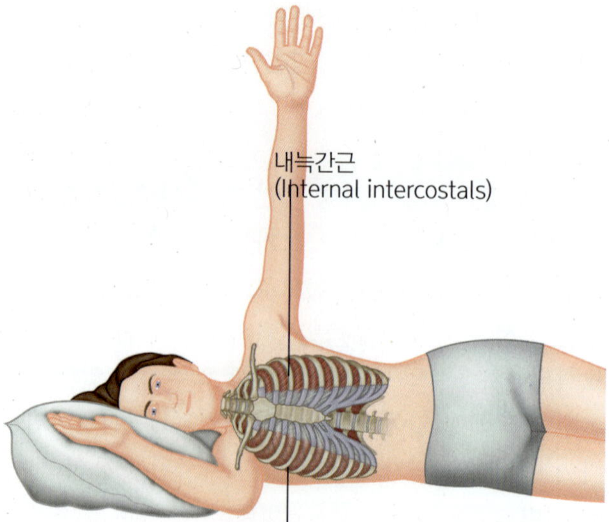

늑골 사이 간격을 느끼고 새끼손가락 편평한 부위를 올려두어, 늑골을 따라 간격 사이로 손가락을 구부려 넣는다. 고객이 심호흡을 하게 하며, 들숨 시 매우 부드럽게 압박하며 날숨 시 정지하고, 날숨이 완전히 끝날 때 압박을 푼다. 바로 위의 늑골로 올라가 이러한 치료를 계속하고, 신체 전면의 전에 부위로 계속해서 올라간다.

---

166 http://www.handsonhealthnc.com/why-your-side-may-hurt-2

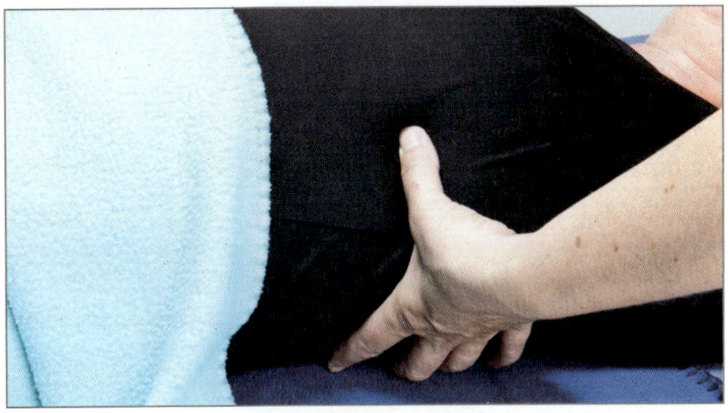

고객을 측면으로 구부리게 하여, 신체의 같은 측에서 마사지하도록 하며, 늑골 측면으로 위로 올라가면서 이러한 치료를 반복하고, 다시 한 번, 가장 하단의 늑골은 지나가고 항상 천천히, 고객의 호흡에 따라 점진적으로 마사지하도록 한다. 이 부위는 통증이 일고 멍이 들기 쉬우므로 점진적인 마사지가 요구된다. 일단 신체 한 쪽을 마쳤다면, 고객의 얼굴을 위로 하고 눕게 하여 다른 쪽에서 다시 시작하며, 이후 측면도 마사지하도록 한다.

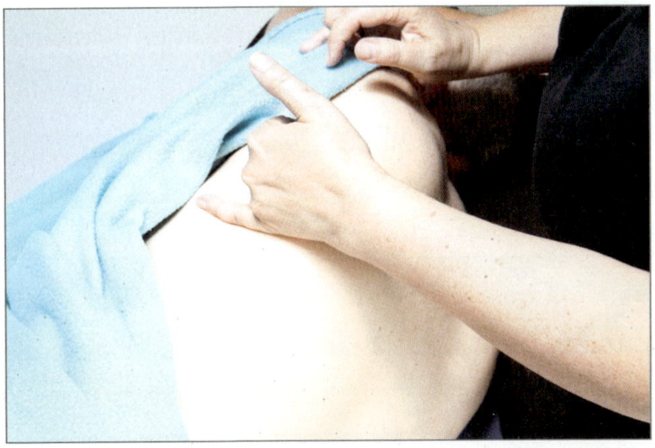

고객에게 얼굴을 아래로 하고 눕게 한다. 이러한 치료는 목을 압박하지 않도록 페이스 홀이나 페이스 크래들이 있는 마사지 베드를 사용하는 것이 가장 적합하며, 이러한 베드가 없이 또한 가족이나 친구의 마사지를 하고 있다면, 마사지에 변형을 주어 고객이 머리를 지탱한 채 측면으로 누운 자세를 취하게 하고, 척추의 각기 다른 쪽을 번갈아 마사지하도록 하며, 항상 척추의 측면 마사지는 위쪽 방향을 향하게 한다.

등을 마사지하게 되는 경우, 척추의 양쪽에서 내려가면서 근육을 마사지하는 것이 중요하다. 양쪽 모두 질병과 관련이 있지만, 서로 다른 이유로 연관되어 있다. 굴곡 바깥쪽의 근육은 스트레칭되어 항상 긴장으로부터 압박 하에 있을 것이다. 굴곡 안쪽의 근육은 스트레칭되지 못하며 따라서 긴장되고 통증이 있을 것이다.

등을 마사지할 때는 항상 척추로부터 멀리 떨어져 마사지하기 때문에, 척추 안쪽으로 압박을 해서는 안 된다. 척추 주변의 마사지는 척추 자체를 접촉해서는 안 되며, 척추나 척추 돌기(고객의 등에 손가락을 대고 내려갈 때 느껴지는 뼈를 말한다)에 직접적인 압박이 가해져서는 안 된다. 가벼운 동작과 심부 동작을 결합한다면 고객에게 더 좋을 수 있으며, 더 가벼운 동작부터 시작한다.

고객의 머리 옆에 서서 마사지 오일을 사용하여 당신의 손에 바르고, 엄지손가락을 척추의 한 쪽에 올리고 가벼운 압박을 통해 척추의 굴곡을 따라 내려간다. 척추 자체가 아니라 근육을 마사지한다는 점을 잊지 말아야 한다.

강력한 승모근과 척추기립근을 느낄 수 있지만, 이 단계에서는 특정 근육을 찾는 데 과도하세 신경을 쓰지 않아도 된다. 당신의 목적은 등 근육 전체를 워밍업하는 것이다. 늑골을 압박하여 척추 근처가 압박되지 않도록 주의한다. 3~4회의 워밍업 마찰법이 끝났다면, 압박을 조금 더 깊게 하기 시작하여, 추가로 7~8회 마찰법을 실시하며 이를 지속할 수 있다.

이는 고객에게 좋은 기분이 들게 하여야 한다. 전혀 통증이 없다면 더 깊게 마사지하여 등을 약간 끌어 올리도록 한다. 척추 굴곡에 닿을 때에는 굴곡을 따라야 하며, 고객의 근육의 흐름을 따라야 한다.

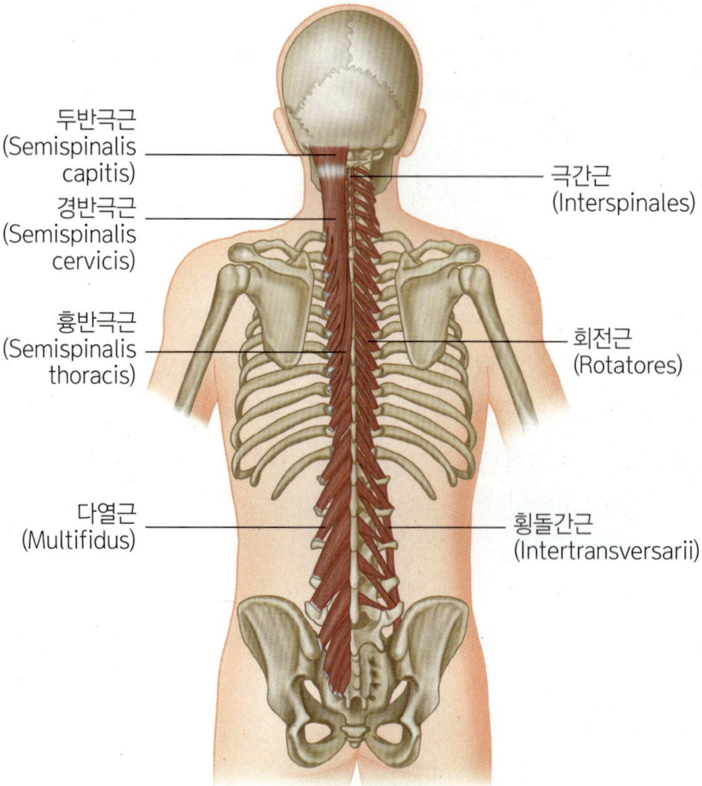

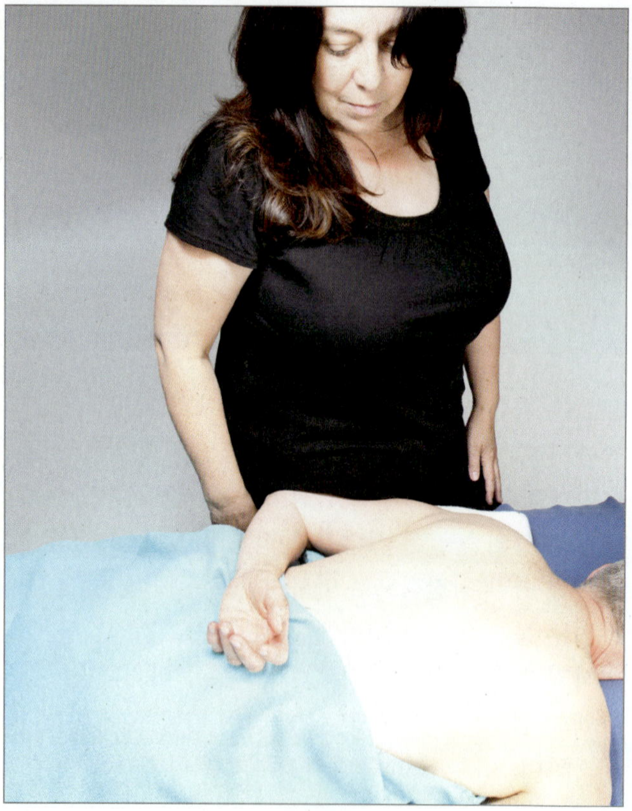

고객이 등 뒤에서 팔을 올리게 하고, 접어 올린 수건이나 작은 베개를 어깨 앞부분 아래에 두어 지탱해주어, 긴장하지 않게 한다. 어깨는 이러한 자세로 휴식을 취해야 한다. 필요하다면 당신의 고관절로 팔을 지탱하여, 고객이 이완될 수 있게 한다.

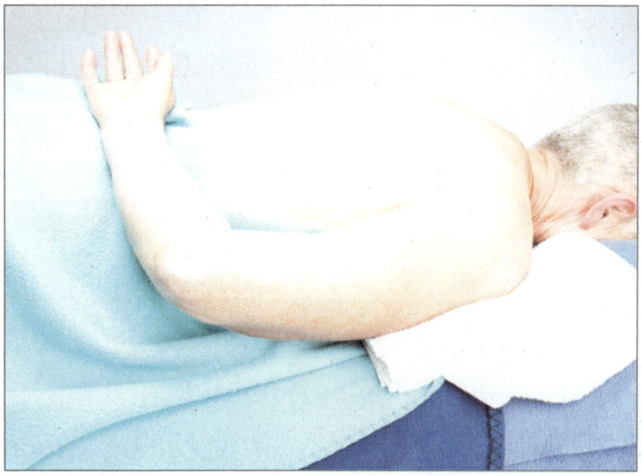

척추 가장자리부터 시작하여, 엄지손가락으로 위로 올라간 견갑골 아래에서 바깥쪽으로 쓸어준 다음, 견갑골 아래 주위를 마사지한다.

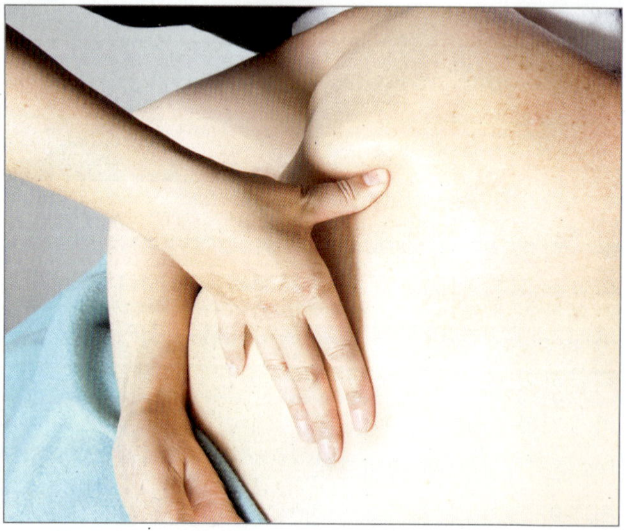

어떤 부위는 다른 부위보다 더 저항적이라고 느낄 수 있을 것이다. 이러한 부위에서 20~30초간 엄지손가락의 압박을 유지하고, 이 부위가 이완되기 시작하는 것을 느낄 수 있어야 한다. 양쪽 어깨에서 반복한다.

척추측만증 굴곡이 있는 부위가 어디인지를 관찰한 후, 이제 이러한 굴곡 양측의 근육을 마사지할 수 있다. 그림을 통해 등 근육이 복잡하다는 것을 알 수 있을 것이다. 어떤 근육을 마사지하고 있는지에 지나치게 신경 쓰지 말고, 단순하게 각 고객에게 척추 굴곡이 어디에 있는지에 관계없이 굴곡을 따르도록 한다. 안쪽 굴곡에서 시작하여, 약간의 마사지 오일을 사용해서, 척추로부터 늑골 쪽으로 작고 가벼운 원형 동작을 통해 마사지하도록 한다. 굴곡이 시작되는 부위부터 끝나는 부위까지 천천히, 꼼꼼하게 전체 부위를 마사지한다. 이런 식으로 전체 부위를 다룰 수 있다. 가벼운 마사지를 끝냈다면, 동일한 원형 동작을 반복할 수 있지만, 약간 더 깊게 들어가야 한다. 이후 굴곡의 외부 가장자리를 따라 동일한 동작을 두 번 반복한다.

일단 더 가벼운, 중간 깊이의 마사지를 완료하였다면, 약간 더 깊게 마사지하기 시작할 수 있다. 안쪽 굴곡으로 돌아가 엄지손가락을 사용하여 이러한 안쪽 굴곡으로 더 깊은 유날법을 사용할 수 있다. 안쪽으로 유날법을 사용하면서 압박을 20~30초간 유지한다. 고객이 압박을 인지하여야 하지만, 어떠한 심각한 통증도 유발해서는 안 된다. 통증이 있다면 즉시 압박을 풀고 근육을 다시 안정화시키기 위해서 가벼운 압박으로만(양쪽 모두) 반복하도록 한다. 고객이 심부 마사지를 견딘다면, 굴곡의 양쪽을 차례로 마사지 한다. 자연스럽게 굴곡 바깥쪽으로 더 큰 부위를 다룰 수 있을 것이다. 이 부위를 마쳤다면, 양 측에 가벼운 원형 동작을 반복한다. S자형 굴곡이 있다면, 굴곡 양측을 차례로 마사지한다. 이러한 부위의 치료는 척추의 한 쪽을 엄지손가락을 이용한 긴 스트로크로 등 아래로 내려가는 방법으로 마무리한다. 이는 더 이완되는 느낌을 주어야 하며, 고객에게 놀라운 느낌을 주어야 한다.

점진적인 머리 마사지로 치료를 마무리할 수 있지만, 여기에 너무 오랜 시간을 사용해서는 안 된다. 고객은 일어나는 데 시간이 필요하며, 천천히 일어나야 하며(치료 후 15~20분 내에 천천히 몸을 일으켜서 움직일 수 있게 한다), 신체가 새로 발견된 유연성에 맞춰 다시 적응할 수 있게 하고, 부드러운 동작 연습을 할 수 있게 해준다면(의사 또는 물리치료사는 이미 이러한 과제를 제시하였을 것이다) 치료의 효과를 연장하는 데 도움을 줄 것이다. 좋은 마사지 치료의 결과에는, 유연성 증가, 통증 감소, 수면 개선이 포함된다.

정강이 부목 증후군
Shin Splint Syndrome

질환의 배경
Background to the Condition

정강이 부목 증후군은 달리기 선수, 댄서 또는 이와 비슷한 충격을 받는 스포츠에서 하지의 통증을 설명하기 위해 자주 사용하는 용어지만, 몇몇 가지 다른 상태도 포괄하는 말이다. 이 상태들 중 일부는 마사지 치료에 잘 반응하고 다른 상태는 마사지가 금기이다. 가장 일반적으로(무조건적이진 않음) 다음 상태 중 하나를 가리킨다.

- 구획증후군
- 경골 또는 비골의 피로골절
- 전경골(Anterior Tibial) 건막염
- 후경골(Posterior Tibial) 건염

처음 두 상태에서는 마사지가 금기이다. 따라서 시술자는 대상자가 이러한 상태일 가능성을 인지하는 것이 중요하다.

구획증후군 Compartment Syndrome

구획증후군은 응급상황이고 마사지는 당연히 금기이다. 구획증후군은 만성과 급성의 두 종류가 있다. 팔과 다리에는 각각의 혈관이 신경과 함께 각 근육군의 근막에 싸여있다. 이런 근육, 혈관, 신경의 복합체는 분리된 공간이라 알려져 있다. 구획을 둘러싼 근막은 매우 탄탄하고 유연성이 제한되어 있기 때문에 (특히, 근막이 "유착"된 경우) 출혈이나 붓는 부상이 발생 시 구획의 내압이 증가할 수 있다.

급성 구획증후군은 보통 그 부분의 외상 후에 발생하는데, 전형적인 사고 같은 것이다. 치료하지 않고 방치하면 손상부위 근육과 신경의 영구적인 손상을 불러올 수 있으므로 의학적/수술적 중재가 필요하다.

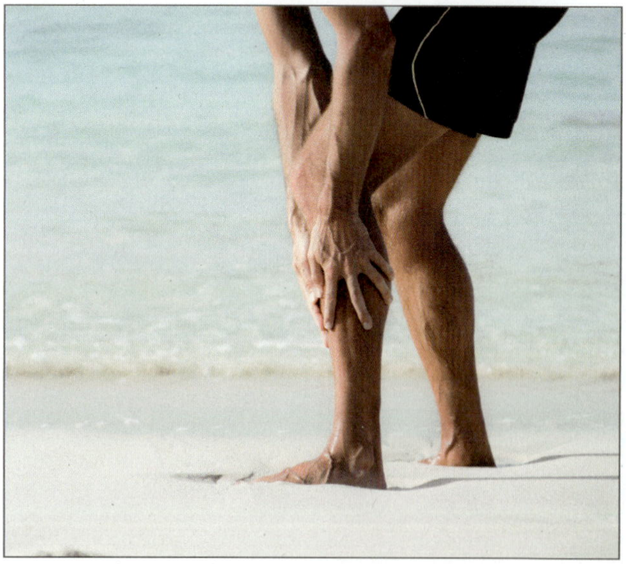

만성구획증후군은 훨씬 더 느리게 발생하며 의학적인 응급상황은 아니지만, 여전히 치료가 필요하며, 마사지는 대부분 금기이다. 만성구획증후군을 앓고 있는 사람은 운동 중에 환부에 경련이 일어나 근육이 눈에 띄게 튀어나올 수 있으며, 다리가 손상당하면 발을 자유롭게 움직이는 데도 문제가 있을 수 있다. 고객이나 친구가 이런 증상으로 마사지를 받으러 온다면, 그 사람을 병원에 의뢰해야 하고, 당신은 마사지를 해서는 안 된다. 외상 후 증상이 나타나면 고객을 가까운 응급실로 안내해야 한다.

경골과 비골의 피로 골절 Stress Fractures of the Tibia and/or Fibula

경골과 비골의 피로 골절은 힘든 훈련을 하는 운동선수뿐만 아니라 좋지 않은 운동화나 훈련방법을 갑자기 강하게 올리거나 더 딱딱한 바닥으로 훈련장을 바꾼 사람, 골밀도를 떨어트리는 질병을 앓고 있던 사람, 평발이나 유연성이 없는 발 때문에 고통을 받는다. 마사지는 발을 유연하게 하고 다리의 근육을 이완시켜서 피로골절을 예방하는 데 도움을 줄 수 있지만, 골절이 있을 때는 금기이다.

피로골절은 뼈의 파열이며 전형적으로 다리 아랫쪽 3분의 1에 통증이 있고, 이 부위에 국소적으로 압통과 부기가 있을 수 있다. 통증은 단지 달리기나 훈련할 때뿐만 아니라 일상적인 활동에서도 나타나며, 대개는 한 쪽 다리에만 생긴다. 그러나, 이 모든 것들은 "가능성"이며, 양쪽 다리의 피로골절이 있고 붓거나 압통이 없을 수 있다. 의학적 검진을 받는 것만이 확실한 방법이다. 만약 의심스럽다면 고객을 의사에게 의뢰한다.

전경골 건막염 Anterior Tibial Tenosynovitis

전경골 건막염은 보통 발을 반복하여 강력하게 위로 들어 올리는 운동과 관련된 신 스프린트 부상이며, 영향을 받는 운동종목은 단거리 달리기, 언덕 달리기, 스노보드, 스키, 그리고 울퉁불퉁한 바닥에서 운동하는 사람들이다. 어떤 사람들에게는 발목이 몸을 향해 위로 구부려질 때에만 통증이 나타나는 반면, 다른 사람들은 운동 후에 쉴 때 통증을 느낄 것이다. 통증은 긴 휴식 시간(밤새 또는 오래 앉아 있을때) 후에 더욱 심해질 수 있고, 환자는 종종 둔한 통증이 있다고 호소할 것이다. 통증은 보통 발목 앞쪽에서 시작하여 몇 주 동안 악화되고, 발목 앞쪽에서 하지로 향하는 방사통이 동반된다.

전경골근은 정강이 바깥쪽으로 내려오는 큰 근육이며, 첫 번째 발가락의 중족골 밑 부분에 힘줄이 있다. 이 발목 안쪽에서 하퇴부 움직임의 많은 부분을 담당한다. 전경골 건막염이 힘줄 겉면이 염증을 일으키거나 손상되었을 때 발생한다.

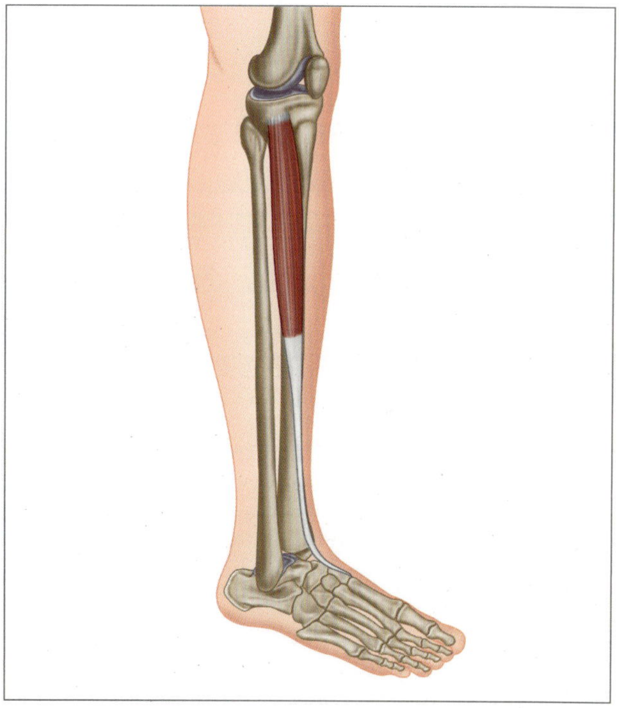

휴식은 전경골 건막염을 회복하는 데 있어 중요한 성공 전략 중 하나이다. 염증은 자연치유가 일어나기 위해 해결해야 한다. 이 부위에 규칙적으로 아이싱을 하는 것도 초기 단계에서 염증을 줄이는 데 도움이 될 것이다.

후경골 건염
Posterior Tibial Tendonitis of the Ankle

후경골근(아래)은 정강이뼈의 뒷부분에 붙고, 후경골건이 이 근육을 발뼈에 연결시킨다.

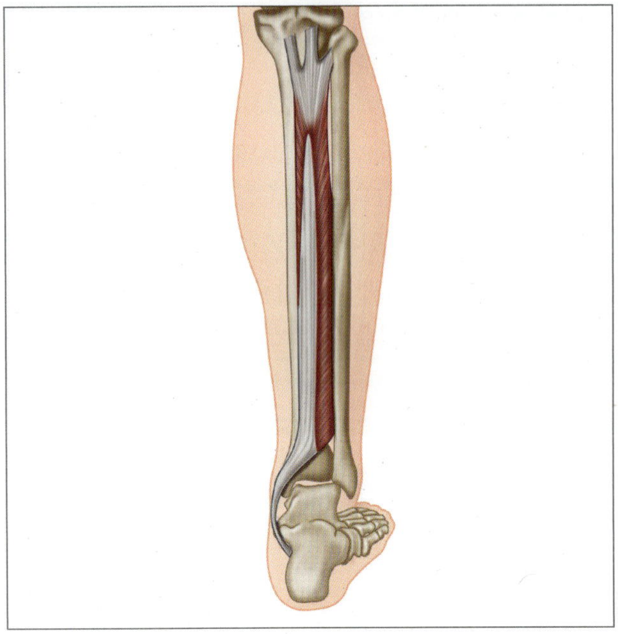

이 힘줄은 다리 뒷부분을 지나 아킬레스건 근처에서 발목 안쪽 밑으로 들어가서 발 안쪽 뼈에 붙는다. 혈액이 많이 공급되지 않는 부위에 있기 때문에 이 부위가 손상되면 회복에 오랜 시간이 걸릴 수 있다. 주요 증상 중 하나는 발의 아치가 평평해지고 발가락이 바깥쪽으로 휘는것이다. 또한 손상된 발에 종종 압통이 생기고 발끝으로 설 수 없게 된다. 중요한 테스트 중 하나는 발끝으로 각 발을 차례대로 서보라고 하는 것이다. 한쪽 다리로 서서 발꿈치를 들지 못할 때, 문제는 대개 후경골건이다.

주로 40세 이상의 여성에게 유발 한다. 당뇨병, 관절염, 고혈압과 같은 기본 건강상태도 후경골건염을 발생할 가능성을 높인다. 치료는 대개 보조기를 신발에 넣거나 아치 지지에 초점을 맞추고 있으며, 때로는 보조기 부츠나 깁스를 착용하기도 한다. 일부 사람들은 수술을 고려할 수 있다.

특정 금기 사항
Specific Contraindications

구획 증후군, 외상에 따른 문제는 신속히 의학적 평가를 의뢰해야 하며 마사지는 금기되어야 한다. 경골과 비골의 피로골절은 만약 통증이 운동할때만 있는 것이 아니라면, 의학적 검사를 의뢰해야 하며, 마사지는 피로 골절이 없다는 것이 확인될 때까지 금기되어야 한다. 고객이 임신한 경우, 뒷꿈치의 아킬레스건은 어느 쪽이든 생략한다.

마사지 치료 Massage Treatments

전경골 건막염 Anterior Tibial Tenosynovitis

이 질환에 대한 치료는 매우 복잡한 것처럼 들릴 수 있지만 기본적으로 발을 풀고 하지로 들어가야 한다. 이 치료는 고객의 물리치료사나 의사가 처방한 스트레칭과 강화 운동을 함께해야 가장 좋다. 발부터 시작 하는 것이 가장 좋으며 3장의 발 마사지 지침을 따라할 수 있다. 이렇게 하면 발의 긴장도가 다리의 문제에 더 이상 영향을 미치지 않는다. 당신의 의뢰인이 얼굴을 아래로 하고 엎드린다면 이 방법을 사용하는 것이 더 쉬워질 것이다. 만약 얼굴 구멍이 있는 마사지 베드가 없다면, 머리를 너무 오래 한쪽으로 돌려 있는 것을 피하기 위해 앉아서 발 마사지부터 할 수 있다.

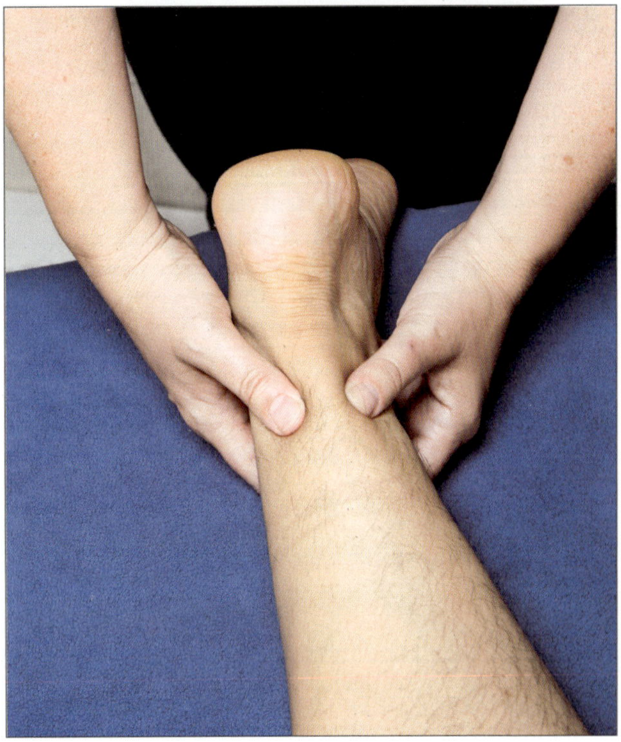

발 작업 후에는 다리 뒷쪽을 하는 것이 이익이다. 비록 다리 앞쪽에 문제가 있더라도, 뒷다리의 긴장을 푸는 것은 앞다리를 이완 하는데 도움이 되기에 시간을 투자할 만하다. 이러한 지침은 족저근막염을 치료하는 종아리 작업과 유사하다. 워밍업으로 오일을 조금 사용하며 발뒤꿈치 부분부터 종아리 근육을 마사지 한다(발뒤꿈치 패드가 아니라 발뒷꿈치 바닥에 부분). 여기서부터 발뒤꿈치를 작은 움직임을 주며 짜주고 매번 2~3초 동안 버틴다. 아킬레스건 부분을 꼬집지 않도록 주의한다. 아킬레스건보다 그 주변을 둘러싸고 있는 결합조직을 작업하는것 임으로 꼬집기 보다는 쥐어짠다. 고객이 임신을 했다면 이 부분은 생략해야 한다.

다음 두 단락은 또한 후경골건염에도 적용된다. 하체의 나머지 부분을 마사지하기 위해 전경골건막염 편을 참고한다면 이것이 따라야 할 순서이다.

아킬레스건은 종아리의 일부임으로 다리 뒷부분을 푸는 데 집중해야 한다. 양손을 사용하여 부드러운 동작으로 종아리 근육을 먼저 따뜻하게 하고 근육이 따뜻해지고 풀리기 시작하면 종아리 근육 속으로 더 깊게 들어갈 수 있다. 그렇지 않으면 통증이 생기고 경련이 일어나기 시작 할 것이다. 시술자는 특히 다리 바깥쪽에 초점을 맞추어 근육을 주무르고 길게 쓰다듬어 올릴 수 있다. 안쪽 종아리는 쉽게 멍들 수 있으므로 이 부위를 마사지할 때 더 점진적으로 조심스럽게 해야 한다. 처치의 일환으로 발을 스트레칭하는 것도 도움이 되며, 발을 평평하게 손으로 받치고 발가락을 얼굴 쪽으로 향하게 하고 점진적으로 발을 위로 당긴다. 5~10초간 버텼다가 천천히 놓아주는 스트레칭을 서너 번 반복한다.

일단 그 부분이 웜업 된 후에 더 깊게 작업을 시작할 수 있다. 뒷꿈치 바로 아래쪽 가운데를 엄지로 눌러 유지하며 위로 그리고 바깥쪽으로 쓰다듬는다. 아킬레스건에 더 깊이 들어가 작업하기 위해 엄지손가락을 사용한다. 종아리 작업할 때 이 동작을 서너 번 반복하여 전체 부위를 관리할 수 있다. 너무 깊이 또는 너무 빨리 시행하면 근육 경련을 일으키기 쉬우므로 천천히 작업한다. 마지막으로, 손가락을 이용하여 종아리 근육을 흔들어준다. 이것은 깊은 마사지를 한 후에 근육을 안정시키는 데 도움이 될 것이다.

이제 당신은 하체의 앞부분을 작업할 수 있도록 고객에게 얼굴을 위로 보고 돌아누우라고 요청할 준비가 되었다. 아래 그림에서 정경골건이 발목 안쪽에 붙고 근육이 바깥쪽 무릎 쪽으로 이어지는 것을 볼 수 있을 것이다.

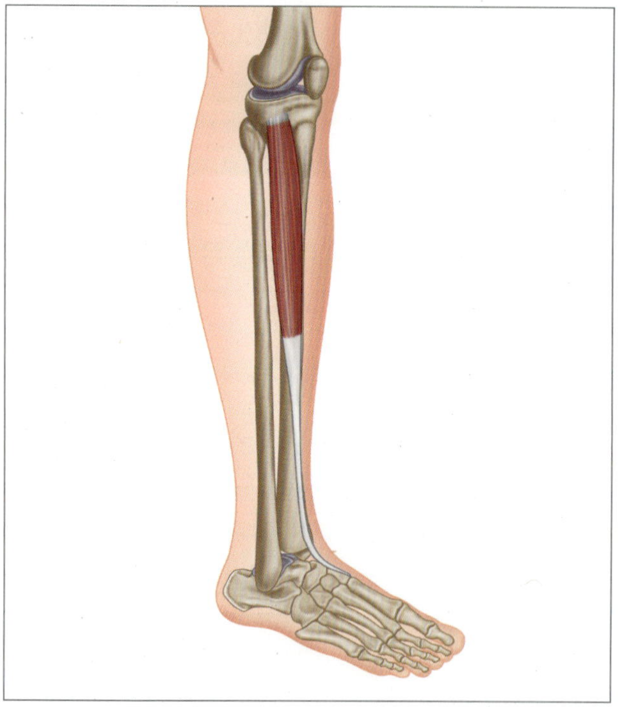

그 부위 전체를 마사지 해줘야 한다. 발목 안쪽 위에서 시작하고 발목 앞쪽 부분을 누르고 유지한다.

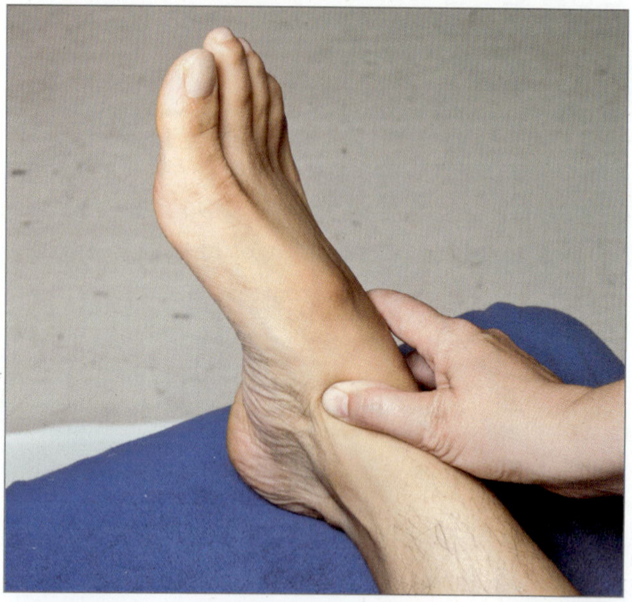

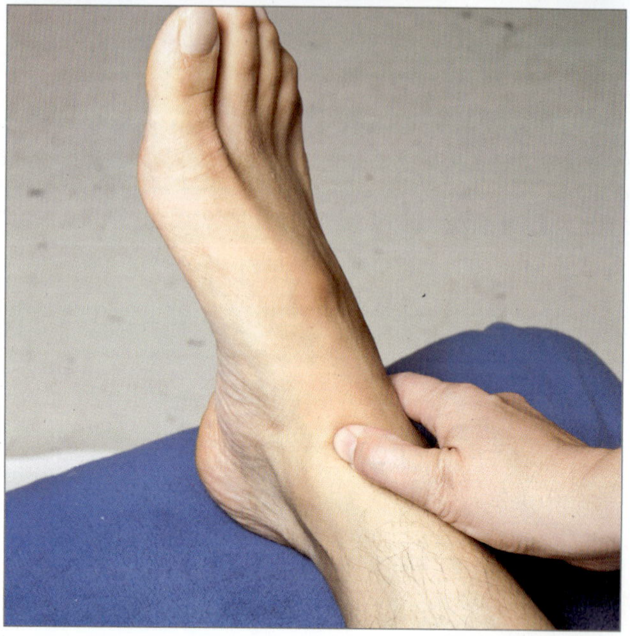

이 지역은 약할 것으로 예상됨으로 천천히 신중하게 작업해야한다. 엄지로 누를 때 힘줄을 따라서 1~2cm만 위쪽 그리고 중앙 쪽으로 천천히 움직인다. 이 동작을 계속하면서, 1~2cm 이동시킨 후에 힘을 뺀 다음, 다리를 누르던 지점에 엄지를 교대하여 다음 움직임을 적용한다. 고객의 다리 크기에 따라 3~4회 이 동작을 반복한 후 엄지손가락을 다리 앞쪽 가운데 가장 편안한 지점에 놓아둔다. 시기별 동작에서 발목에서 정강이 가운데까지 움직이는 동작을 각각 세 번 반복한다.

이제 다리 앞의 바깥쪽을 작업할 준비가 되었다. 발목에서 시작하고 마사지 오일을 사용하여(고객의 다리에 털이 많으면 오일이 더 필요함) 엄지손가락이 위를 가리키도록 손을 놓고 엄지손가락으로 다리 바깥쪽의 근육을 쓰다듬고 주무른다. 더 윗쪽으로 올라가면 전경골근을 하게된다.

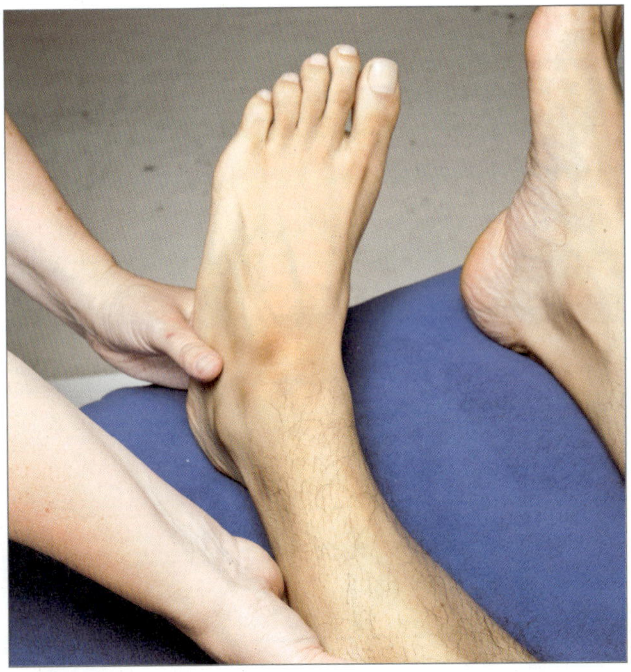

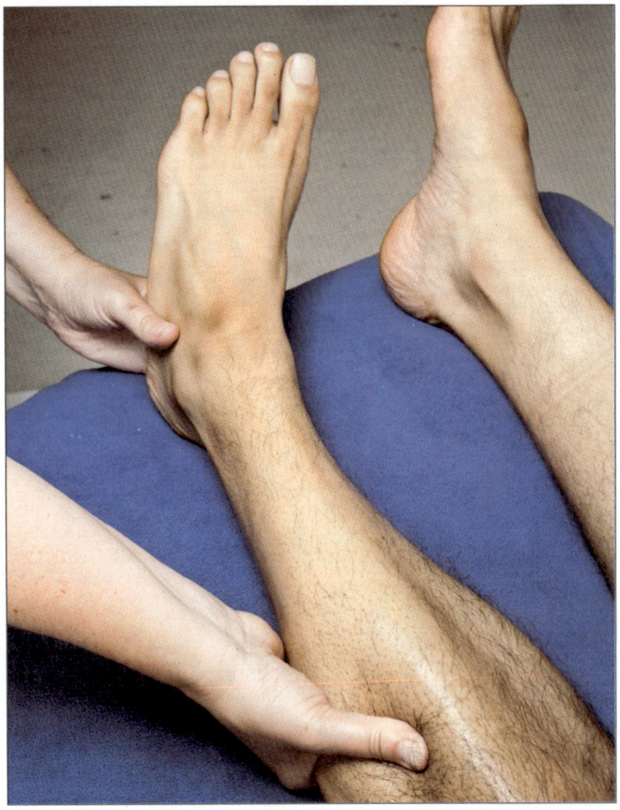

문제가 있는 쪽에 더 많은 시간을 할애하고 싶을지라도 처치의 균형을 맞추기 위해 양측을 함께 작업해야한다.

후경골 건염 Posterior Tibial Tendonitis

상태가 진행됨에 따라, 문제가 후경골건염에서 후경골건 기능장애로 발전할 수 있다. 이 경우 구조적 변경을 위해 발 수술이 필요할 수 있다. 마사지는 보강 운동과 족부의학 보조기의 사용과 함께 이러한 진행을 막는데 도움이 될 수 있으므로 물리치료사, 족부 전문의 또는 보행 전문의와 협업하는 것이 중요하다. 치료하지 않은 채 방치하면 구조가 바뀌고 뼈가 어긋나고 발이 평평해져서 수술이 필요한 경우도 있지만, 초기 단계에서 휴식과 치료가 이를 피하는 데 도움이 될 수 있다.

휴식과 아이스는 첫번째 핵심 처치이다. 고객이 통증을 느끼거나 추가 손상이 생기는것을 "해결"하는것은 매우 중요하다. 힘줄이 있는(아래) 발바닥부터 작업을 시작하는 것이 중요하다. 모든 염증과 마찬가지로, 급성기에서 환부에 염증이나 열감이 있을 때는 그 부위를 하지 않는다.

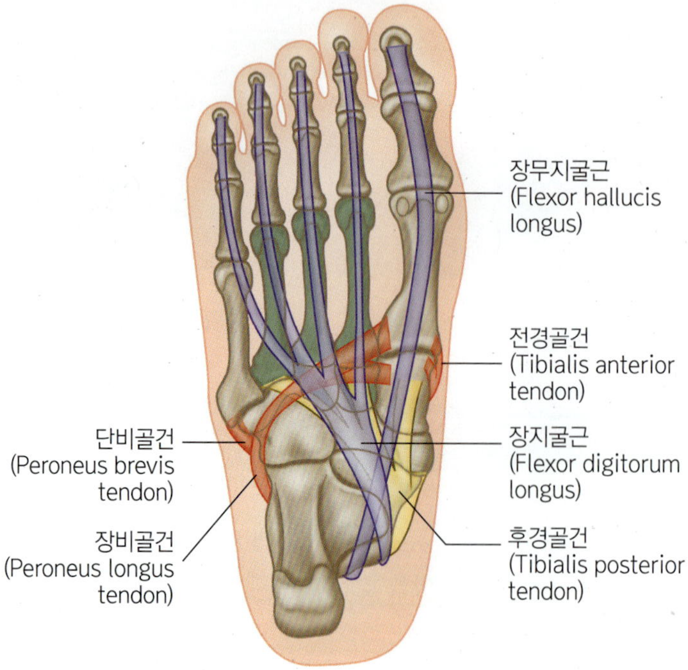

이 상태에 대한 마사지의 주요 목적 중 하나는 짧아지기 시작하는 근육을 늘리는 것이다. 이 부위는 약하지만 효과적으로 하기 위해서는 깊은 부위를 작업해야 한다. 그러나 언제나 그랬듯 고객이 용인하는 범위 안에서다.

제3장에서 설명한 대로 발전체를 작업하는 것으로 시작하여 발이 말랑해지고 따뜻해지는걸 느낄 수 있도록 엄지발가락과 두 번째 발가락에 특별한 주의를 기울인다. 발가락은 부드럽고 유연해야 한다. 그렇게 될 때까지 몇 번의 세션이 필요할 수 있다. 발이 완전하게 이완되기 전에는 종아리 깊게 작업하려 하지 않는다. 웜업과 중간 깊이의 작업은 할 수 있지만 비록 몇 세션이 걸리더라도 발이 유연해 질 때까지 까지 기다린다.

가능하다면, 매 2~3일마다 작업할 때 각 세션에서 수행하는 진행 단계를 발전시킨다. 발의 옆 부분을 간과하지 않는다. 근육을 붙여주는 힘줄이 발 안쪽 날에 있고 발 안쪽 엄지발가락과 발목의 중간쯤에서 시작한다.

발목 주변부는 부드러워질 것이다. 발목 바깥쪽의 장력이 발목의 안쪽을 꽉 잡아줄 수 있으므로 발목의 양쪽을 다 작업하는 것을 기억해야한다. 이 목표는 근육과 힘줄이 더 부드럽게 움직일 수 있도록 모든 부위를 유연하게 하는 것이다. 이 작업은 고객이 얼굴을 아래로 엎드린 상태에서 발목을 부드럽게 각 방향으로 3~4회 회전시키며 시작한다. 하는 동안 손으로 발을 잡아주고, 발목을 자연스럽고 쉽게 할 수 있는 범위 밖의 힘을 주지 않는다.

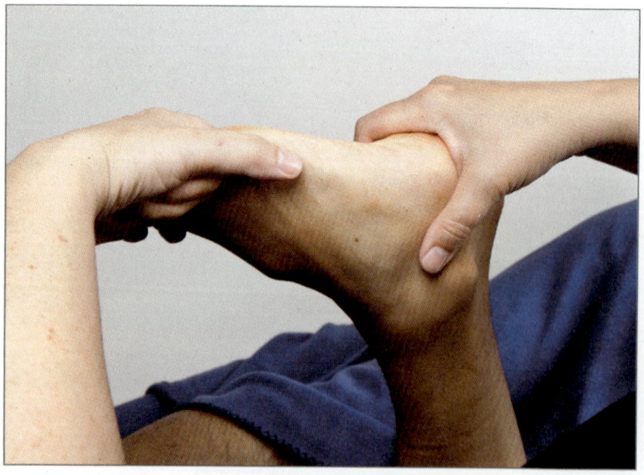

다음으로, 사진을 보듯이 발을 받치고 베개나 시술자의 다리위에 발을 얹고 고정하면 그림에 보이는 힘줄의 선을 따라 엄지발가락의 바깥쪽 마디 발목뼈부터 약 2~3cm 위쪽 까지 따라갈 필요가 있다.

이 부분은 매우 약함으로 천천히 부드럽게 해야 한다. 너무 깊게 마사지하면, 당신의 고객이 깜짝 놀라 발을 뺄 것이고 멍이 들 수도 있다. 치료를 반복하면서 서서히 깊이 들어갈 수 있을 것이다. 하지만 이 역시 매우 천천히 진행 될 것이다.

마지막으로 앞쪽 처치를 위해 위의 설명에 따라 나머지 하퇴부를 마사지하고, 이미 좀 더 구체적인 방법으로 중재했기 때문에 내측 종아리에 대한 작업은 생략할 수 있다. 이것은 빨리 고쳐지는 치료는 아니지만, 부상의 회복과 재활에 중요한 부분이 될 것이다.

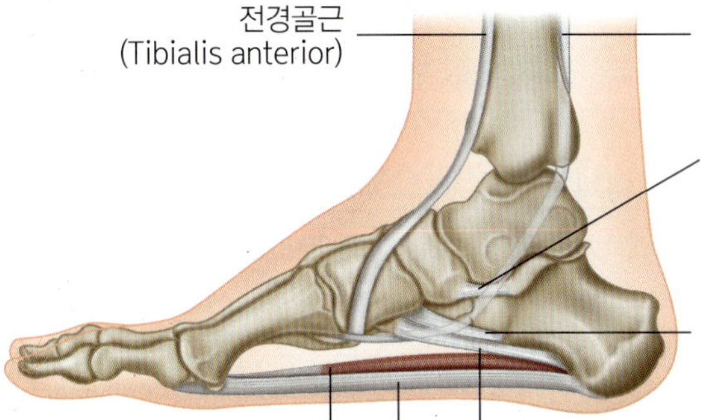

부비강염 Sinusitis

질환의 배경
Background to the Condition

부비강염은 부비강 안쪽에 염증을 일으키는 세균이나 바이러스성 감염일 수 있다.[167] 부비강들은 안면 뼈 안에 있으며, 광대뼈와 이마 뒤쪽에 비어있는 작은 공간들이다.

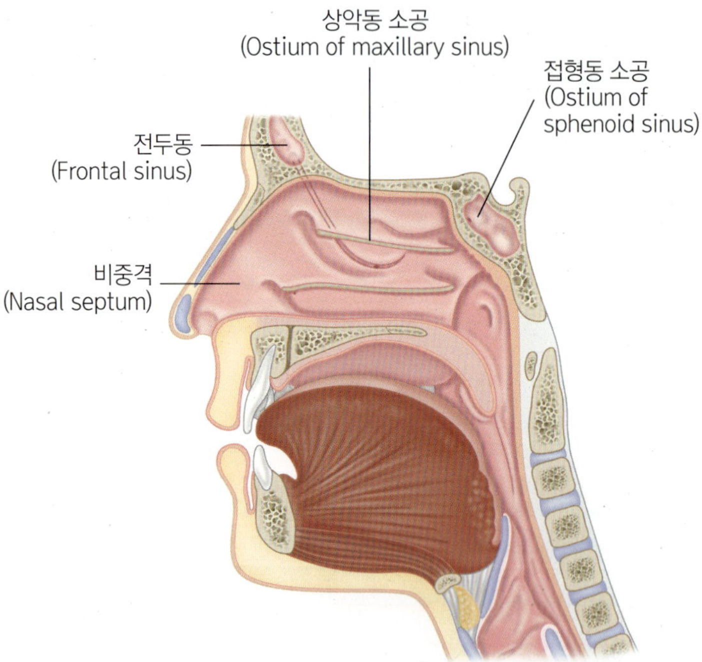

부비강염은 급성일 수도 있고 만성일 수도 있다. 급성은 보통 고열, 통증과 안면의 압통, 그리고 코가 막히거나 콧물이 난다. 보통 매우 빨리 시작되어 1주에서 4주 동안 지속된다. 종종 자연치유 되지만, 어떤 경우에는 항생제 투여가 필요할 수도 있다.

아급성 축농증은 4주에서 12주 사이에 지속되는 반면 만성 축농증은 문제가 12주 이상 지속된 곳으로 정의된다. 정맥염은 사람이 감기나 독감에 걸린 후에 종종 발병하지만, 치아에(흔히 진단되지 않은) 문제 때문에도 발생할 수 있다.
건초열(알러지성 비염)과 다른 알레르기 질환은 흡연자, 면역력이 저하된 사람, 코가 막힌 사람, 낭포성 섬유증을 가진 사람 등이 더 취약하며, 임신 중에 발병률이 더 높다. 의료진을 방문하면 별도의 치료가 필요한 잠재된 병력을 배제시키는 데 도움이 될 것이다.[168] 드물게 전문의의 치료를 긴급하게 필요로 하는 심각한 합병증이 있을 수 있다(아래, 구체적인 금기증 참조). 어떤 상태에서든 그렇듯이 고객이 증상을 걱정한다면 의사와 상담을 권유해야 한다.

---

[167] FAACI position paper on rhinosinusitis and nasalpolyps executive summary. W Fokkens et al., Allergy, 2005, 60: 583-601.

[168] KW Ah-See, and AS Evans. Sinusitis and its management. British Medical Journal, 2007, 334: 358-361.

부비강에서 쌓이는 압력은 엄청난 고통을 유발할 수 있고 이곳이 매우 쇠약해 질 수가 있다. 이 문제로 1, 2주 이상 고생한 사람이라면 누구나 통증을 완화하는 데 도움이 될 치료법을 찾고 싶을 것이다. 마사지는 증상 치료와 통증 완화에 매우 효과적이다.

특정 금기 사항 Specific Contraindications

고객의 눈꺼풀이 붓거나 처진 경우, 눈동자 움직임의 상실, 시력의 급격한 변화, 동공 고정이나 확장, 심한 두통 또는 시력변화를 보이는 경우, 마사지를 하지 말고 응급의학 의사에게 의뢰한다.

얼굴을 작업할 때 손톱이 긁히지 않도록 짧게 잘랐는지 확인할 필요가 있다.

마사지 치료 Massage Treatments

부비강 마사지는 항상 얼굴 중앙에서 바깥쪽으로 작업한다. 이마나 코에서 시작할 수 있지만, 만약 머리부터 시작하는것을 고객이 불안해하지 않는다면 자연스러운 진정 효과가 있을 것이다. 중간 정도의 손끝 압력과 소량의 오일을 사용해야 한다. 손가락이 얼굴의 연한 피부를 끌지 않고 고객이 오일이 많다고 느끼거나 보이지는 않을 만큼. 포도씨유 같은 좋은 품질의 베이스 오일을 사용하면 피부에 영양을 공급하고 지성으로 되는 문제는 없다.

코 위쪽에 있는 눈썹 가운데 점을 찾아 두 손가락을 겹쳐 눈썹을 따라 바깥쪽으로 쓰다듬는다.

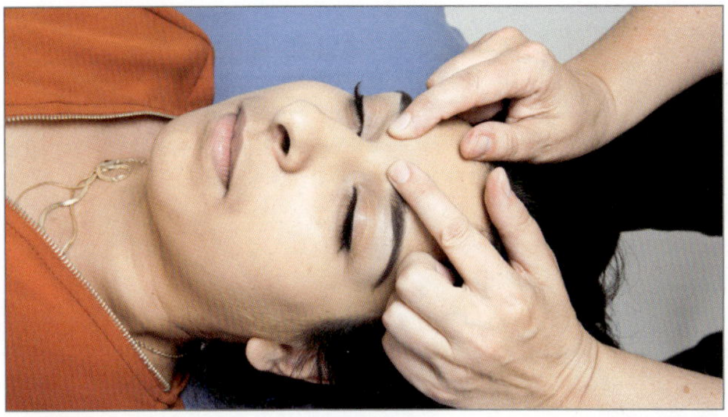

각 스트로크는 2~3cm 정도여야 하며, 다음 쓰다듬기를 위해 1~2cm 되돌아 간다. 이것은 전 부위 자극하는 것이 목적이기 때문에 빠른 움직임으로 한다. 부비강의 체액이 빠지도록 바깥쪽으로 쓰다듬어 주어야 한다. 이렇게 전두동 작업을 한다. 이렇게 하는 것은 부비강 문제와 관련된 "복잡한 머리"와 두통을 낫게 하는데 도움을 줄 수 있다. 다음으로 1~2cm 위로 올라가서 바깥쪽으로 반복하여 쓰다듬고 다시 올리고 쓰다듬기를 반복하여 이마 부위 전체에 적용할 수 있게 한다. 이것을 따라 다시 전체 부위를 작업하되 작은 원을 그리며, 다시 눈썹 사이의 중간 지점에서 시작하여 이마를 가로질러 귀 쪽으로 작은 바깥쪽 원을 그리며 한 다음, 1~2cm 위로 올라가서 이마 전체를 마사지할 때까지 이 동작을 반복해야 한다.

다음으로 접형골과 사골 부비강으로 이동할 수 있다. 이것들은 안와 내측에 있는 부비강으로 코 쪽에 위치한다. 양 눈썹 안쪽 포인트에 손가락 하나씩 놓고 1~2초간 그 부분을 눌렀다가 떼고, 손가락 하나 만큼 아래로 이동한 후 1~2초간 다시 누른다.

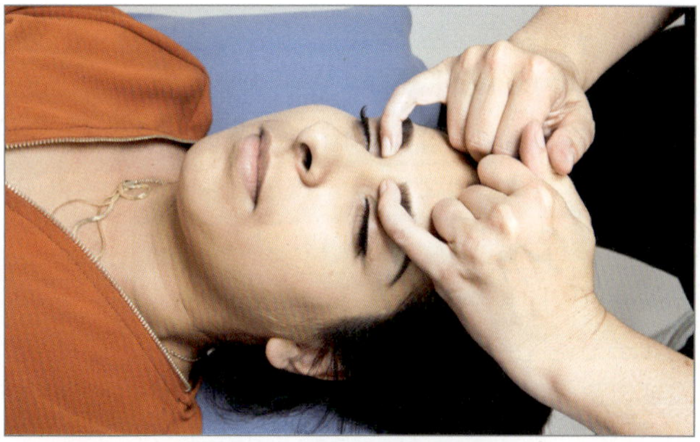

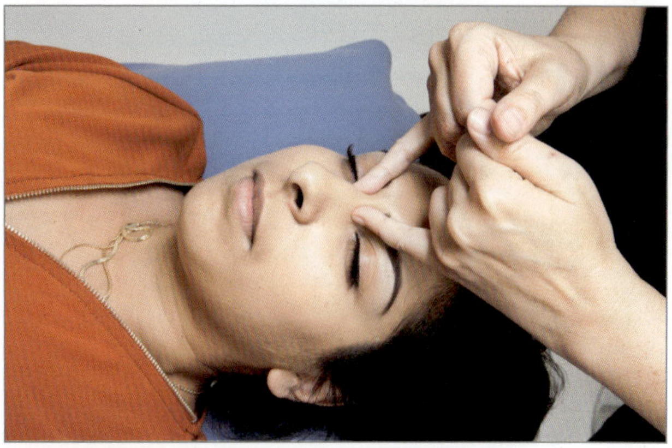

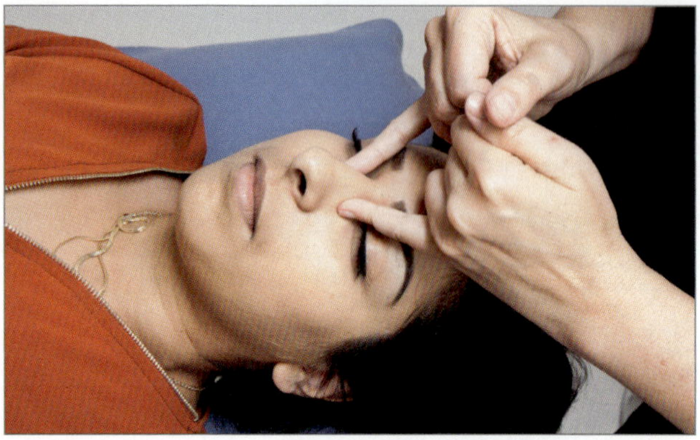

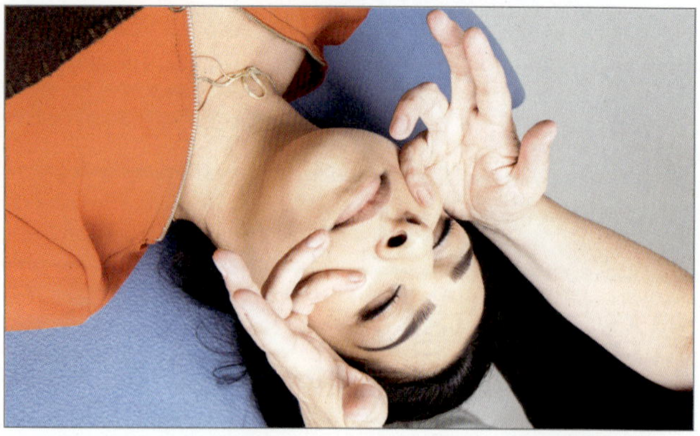

이런 식으로 눈 아래면과 평행해질 때까지 눈썹이 시작되는 곳에서부터 안와 안쪽 면 전체를 아랫쪽으로 눌러준다. 이 작은 부위는 연약하므로 매우 신중하고 조심히 작업하여야한다. 이 마사지를 3~4회 반복한다. 고객은 이 부분의 막힌 것이 즉시 완화되는것을 느낄 것이다. 부비강을 작업 할 때 목구멍으로 체액이 빠져나갈 수도 있고, 물을 삼키는 것이 이 과정에 도움을 줄 수 있기 때문에, 물을 한 잔 마시는 것이 좋다.

상악동은 부비강 중 가장 크고, 양 눈 밑에서부터 윗턱까지 내려오는 얼굴 앞쪽 뼈인 상악에 있다. 염증이 생기면 이 부위의 윗쪽이 접촉에 약해지기 쉽다. 윤활작용을 위해 손가락에 오일을 한 방울 떨어뜨린 상태에서 상악의 내측 상단 부분을 찾는다. 코의 바깥 가장자리에서 눈 아래 약 1~2cm 정도에서 느낄 수 있을 것이다. 눈에 어떤 압력도 주지 않도록 주의한다(이 라인 아래로 작업을 할것이만 미끄러지지 않도록 조심한다). 손가락 하나 또는 두개의 압력을 사용하고, 가벼운 중간 강도로 1~2초간 누르고, 이 선을 따라 귀까지 이동하면서 천천히 놓아준다. 광대뼈를 따라서 귀까지 간다.

중간 지점으로 돌아가서 약간 아래로 내려서 동작을 반복하고, 다시 손가락 압력으로 얼굴을 가로질러 바깥쪽으로 이동한다. 코 밑 쪽과 평행한 부위에 도달할 때까지 반복한다. 고정된 손가락 압력으로 이 부위를 작업한 후, 이마에 사용했던 작은 쓰다듬기 동작으로 코 바깥쪽 가장자리에서 귀까지 볼을 쓸어내리며, 전체 부위를 작업한다. 마지막으로, 이마에도 사용했던 것과 같은 작은 원형 동작을 사용하여 코에서 바깥쪽으로 작업하면서 다시 전체 부위를 다룬다.

부비강들을 다 작업했으면, 전두동부터 시작해서 접형골과 사골 부비강으로 내려가고, 다시 상악동을 거쳐서 모든 처치를 반복한다. 처치를 끝내는 편안한 방법은 전두동으로 돌아가 이 부위를 다시 작업함으로써 끝내는 것이다. 이 모든 치료법에서 당신은 양쪽 얼굴을 동시에 작업해야 하며, 양쪽에 동일한 압력을 줘야 한다. 대부분의 경우 이러한 방법은 자격을 갖춘 전문가, 친구/파트너 또는 고객 스스로 할 수 있다. 하루 동안 두 번 또는 세 번 해당 부위를 스스로 마사지하는 것이 큰 도움이 될 것이다.

스스로 관리 할 수 없는 추가 부위는 두피와 머리 마사지이다. 전문가의 두개 천골 요법은 도움이 될 수 있지만, 당신이 이 분야에서 자격이 없다면, 당신은 여전히 마사지 전문가로서, 또는 걱정하는 친구나 파트너로서 도울 수 있다. 이 마사지는 전체 부위의 순환을 증가시킴으로써 도움이 된다. 이 처치는 제 4장에 제시된 지침을 따를 수 있다.

고객이 틀니를 하고 있지 않은 한, 이 머리 마사지의 일부인 턱 작업을 무시하지 않는다. 흉쇄유돌근의 긴장으로 인해 축농증이 발생하지는 않지만, 상악동과 상호 작용하는 근육과 근막의 움직임을 제한함으로써 부비강 증상을[169] 유발할 수 있고, 흉쇄유돌근을 풀어줌으로써 증상발현을 줄여줄 수 있다.

흉쇄유돌근은 유양돌기(귀 뒤에 둥근 혹 같은것)에서 쇄골과 흉골사이 관절로 이어지는 광범위한 줄기의 근육이다. 이것은 턱에 영향을 미칠 수 있고, 턱에 영향을 받을 수 있으며, 이를 갈거나, 깨있는동안 이를 악물거나, 집중하거나 스트레스를 받을 때 이를 갈면 흉쇄유돌근 단축으로 이어질 수 있다.

---

169 http://www.dynamicchiropractic.com/mpacms/dc/article.php?id=44247

턱관절 장애
Temporomandibular Joint Disorders

질환의 배경
Background to the Condition

TJDs(턱관절 장애)는 두개골과 아래턱 사이의 관절 문제이다. 입이 열리고 닫힐 수 있는 두 개의 턱관절(TMJ)이 양측 턱에 있다. 이것들은 미끄러지는 관절이다. TJDs는 TMJ 장애와 TMJ 질환으로도 알려져 있다.

TJD에는 두 종류가 있다. 근육 관련 TJD, 보다 일반적인 형태와 관절 관련 TJD의 두 종류가 있으며 이러한 조건이 함께 있는 경우도 많다. 근육 관련 TJD는 종종 TJD의 근막통증과 기능장애의 산물이라고 부르기도 한다. 생명에 심각한 위협이 되지 않는다는 점에서 심각한 문제는 아니지만 건강에는 심각한 영향을 미칠 수 있다. 성인 인구의 20~30%가 살아가면서 언젠가는 TJD 문제를 겪을 것이라 추측한다.[170]

근육 관련 TJD는 이를 악문다던가 이를 갈면서 잘때 생기는 것이 더 일반적이며, 턱 근육을 과도하게 사용하고 관절에 부하를 가하며, 관절 관련 TJD는 퇴행성 관절염, 류마티스 관절염, 관절강직, 탈구, 감염 또는 종양에 의해 발생한다.[171]

관절 TJD는 턱관절에 우드득 소리나 딸깍거림, 턱 잠금, 턱관절 측면 통증(대개 한쪽 편) 및 두통을 유발한다. 근육 TJD는 턱관절 양쪽의 통증, 두통, 그리고 입을 열고 닫는 것의 어려움을 유발한다. 또한 어깨, 등, 목의 통증, 이명(귀에서 윙윙 소리), 현기증, 흐릿하거나 복시, 어지러움과 메스꺼움, 청각 장애, 귀 앞의 통증 등의 증상이 나타날 수 있다.[172]

TJD를 위한 치료법으로는 약물치료, 마우스가드, 부목, 수술, 관절교체 등이 있지만 마사지의 역할을 간과해서는 안 되며 의료 전문가에 의해 승인되어야한다.[173]

머리, 목, 어깨 주변에 많은 근육이 있고 근육 TJD를 완화하기 위해서는 모든 부위를 다루는 것이 가장 좋다. 스트레스와 긴장이 TJD의 원인이 될 수 있기 때문에 심리적, 신체적으로 긴장을 푸는 마사지 작업은 결코 헛되지 않을 것이다. 필요한 경우 마사지할 근육의 이름을 그림으로 재참고하여 모든 부위를 작업할 수 있도록 한다.

---

170 http://www.nhs.uk/conditions/temporomandibular-joint-disorder/Pages/Introduction.aspx

171 http://emedicine.medscape.com/article/1143410-overview#a0104

172 http://www.fibromyalgia-symptoms.org/fibromyalgia_tempero.html

173 http://www.fibromyalgia-symptoms.org/fibromyalgia_tempero.html

특정 금기 사항
Specific Contraindications

- 고객이 틀니를 하고 있는 경우 시술 전에 제거해야 한다.
- 고객이 최근에 치과 수술을 받은 경우 모두 완치될 때까지 기다려야한다.

마사지 치료 Massage Treatments

제4장의 머리 마사지 프로토콜에 따라 머리 처치를 시작한다.

다음으로 눈썹 주위의 안륜근(아래)을 작업 한다.

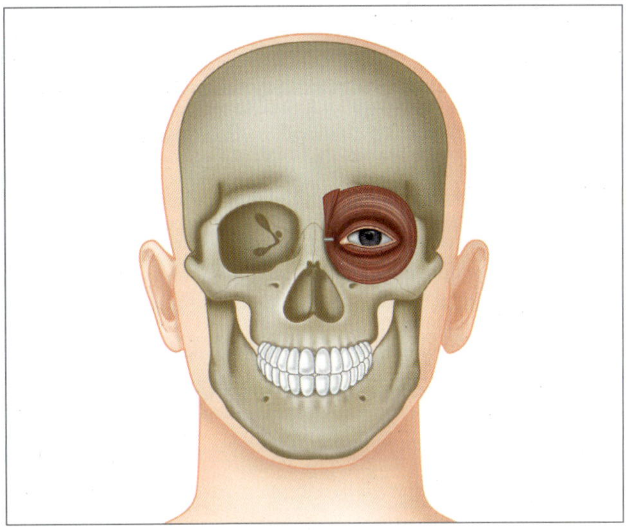

눈썹을 가이드로 하여 눈에 직접 압력을 가하지 않도록 매우 세심하고 정확하게 작업한다. 이작업을 위해 검지를 사용할 수 있지만, 가능하면 새끼손가락을 사용하여 너무 깊게 들어가는것을 방지한다. 고객에게 찰과상을 주지 않도록 손톱을 짧게 하는 것도 중요하다.

코에 가까운 눈썹 안쪽부터 시작한다. 양쪽을 같은 압력으로 누르고 4~5초간 유지한 후 눈썹을 따라 손가락 폭만큼 밖으로 이동해서 다시 누른다. 눈썹의 전체 길이에 걸쳐 작업하고 전체 과정을 세 번 반복한다. 의뢰인이 첫 번째 세트에서 아프다고 반응할 수도 있지만, 반복되는 과정으로 근육이 풀리면서 감소 할 것이다.

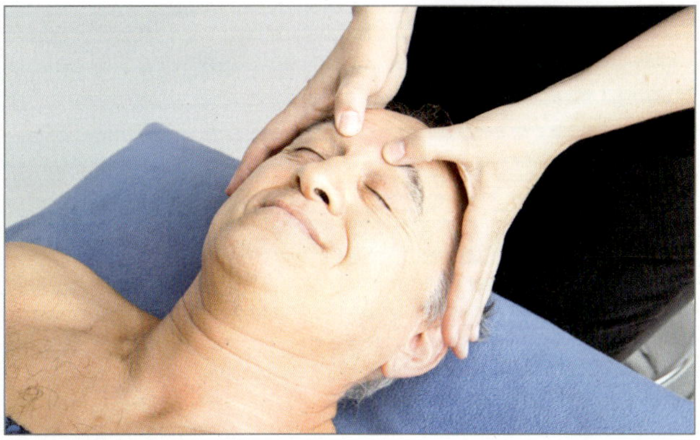

다음으로, 가운데 세손가락을 모아 상이개근(아래)를 작업한다. 상이개근은 귀 바로 앞쪽에 있는 얇은 부채꼴 근육이다. 가운데 세손가락을 고객의 귀 앞쪽에 일렬로 두고 가볍게 부터 중간강도로 눌러 적당한 압력을 가하며, 손가락들을 피부에서 떼지 않고 천천히 서너 번 원을 그리고 다른 방향으로 반복한다.

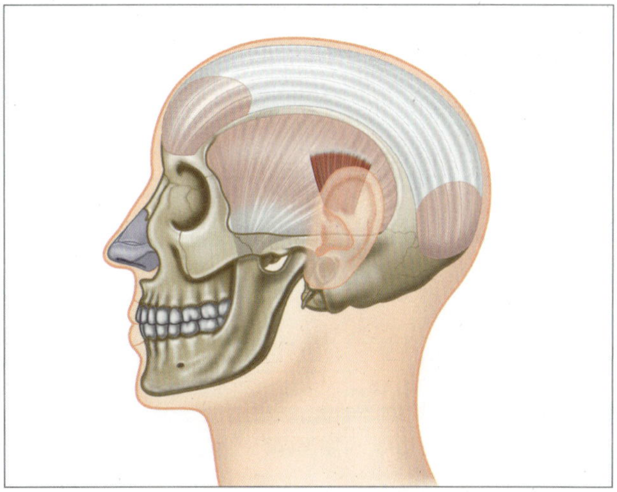

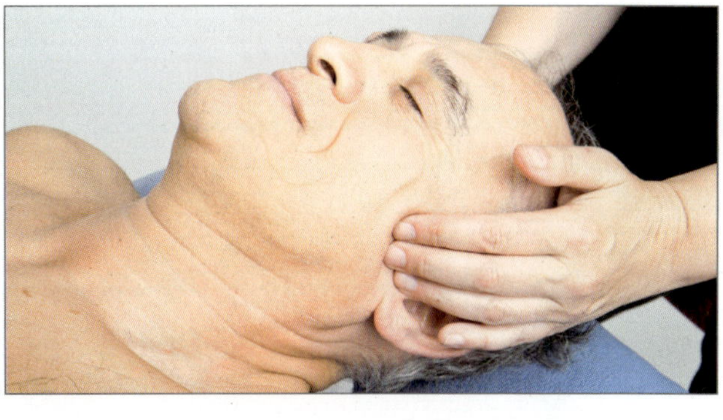

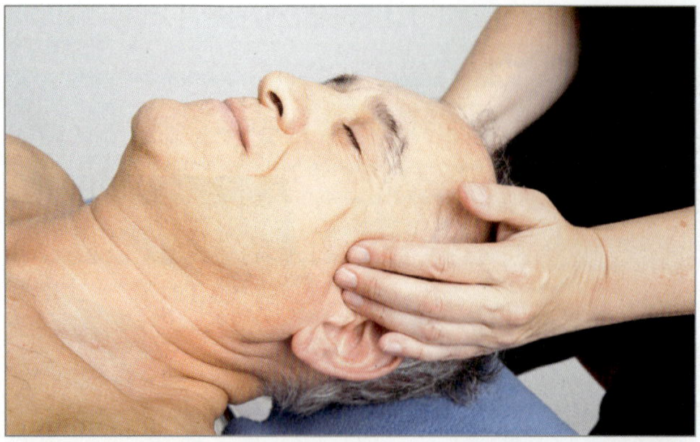

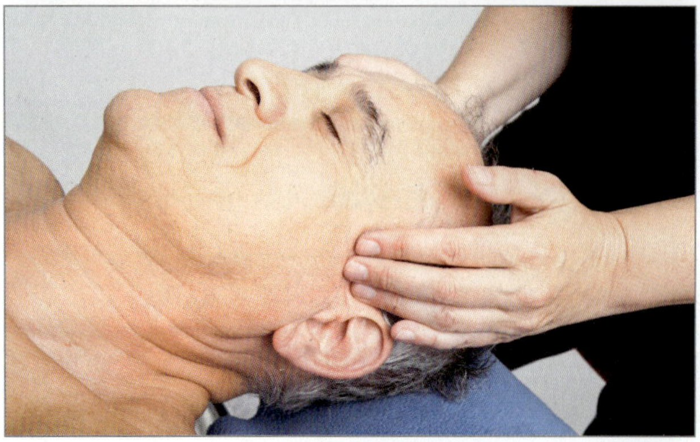

다음으로, 귀 앞으로 이동하여 교근(아래)을 똑같이 작업한다. 이 근육은 몸에서 가장 강력한 근육이다. 광대뼈 아래쪽에서 찾을 수 있으며 턱뼈 옆면에 붙는다.

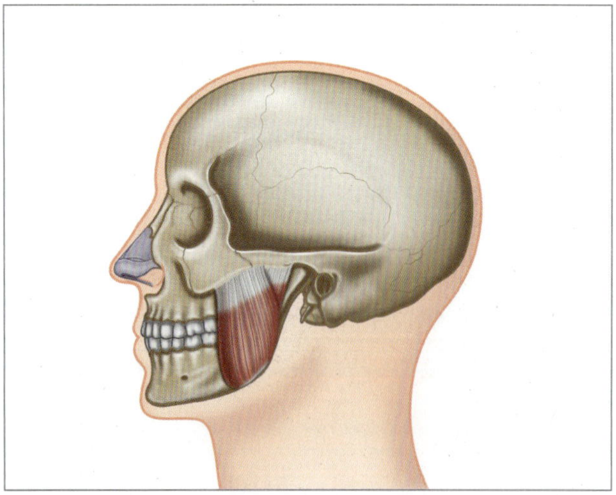

먼저 손가락을 사용하여 양방향으로 원을 그리면서 표면의 긴장을 풀어준다. 웜업이 된 후에는, 광대뼈 아래 귀 앞 2~3cm에서 절흔을 찾는다. 고객의 절흔을 찾는데 어려움이 있는 경우 자신의 얼굴에서 먼저 찾아본다. 일단 어디에 있는지 알게 되면 비교적 쉽게 찾을 수 있게 된다.

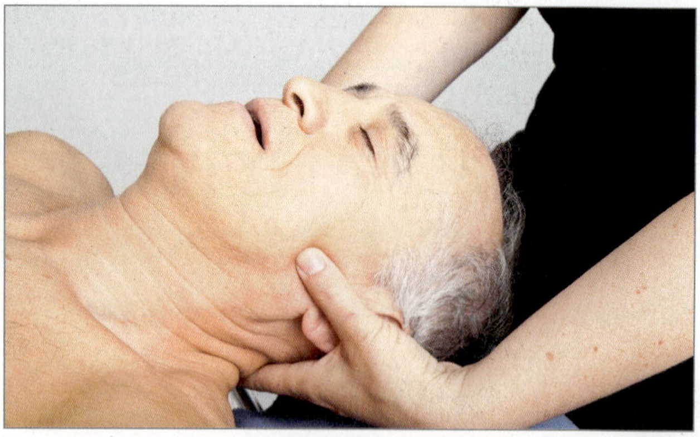

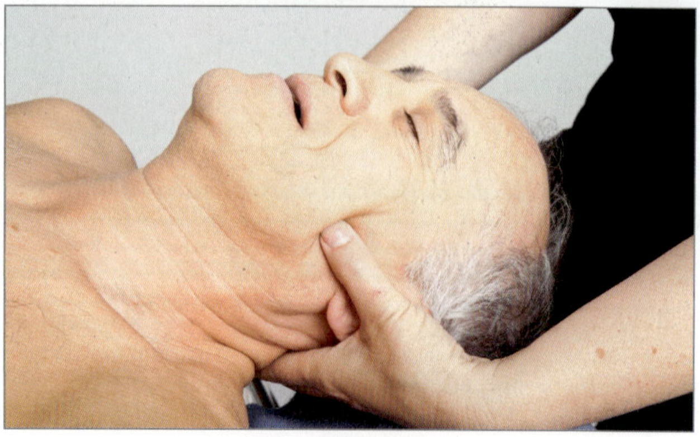

고객에게 입을 벌리고 치아가 약간 어긋나도록 하여 턱의 긴장을 풀어 달라고 한다. 크게 숨을 들이쉬라고 강조하고 숨을 내쉴 때 절흔 양쪽에 균등한 압력으로 누른다. 이 근육은 깊은 압력을 견딜 수 있고, 압통이 있을 수는 있지만 이것이 기분 좋은 통증 이라는 점에서 "좋은" 통증이다. 이 방법은 고객들이 치료 사이에 집에서 할 수 있다. 단지 고객에게 먼저 가벼운 원 그리기로 웜업을 하도록 권장하면 된다.

또한 다른 근육의 긴장이 얼굴과 머리의 근육에 연쇄반응을 유발할 수 있음을 과소평가 하지 않는 것이 중요하다. TJD에 대한 치료는 목을 작업하지 않고서는 완성될수없다. 만약 전문적으로 일하기 보다는 친구나 가족 구성원에게 작업을 주로 한다면, 목을 하는 것은 어려울 수 있고 피해를 줄 우려가 있다. 그러나 간단한 지침을 따르는 한 이 부분을 안전하게 작업할 수 있다. 목 앞쪽에는 매우 강력한 흉쇄유돌근(아래)이 있으며, 이것은 머리를 돌리는 역할을 하는 굵고 단단한 근육이다.

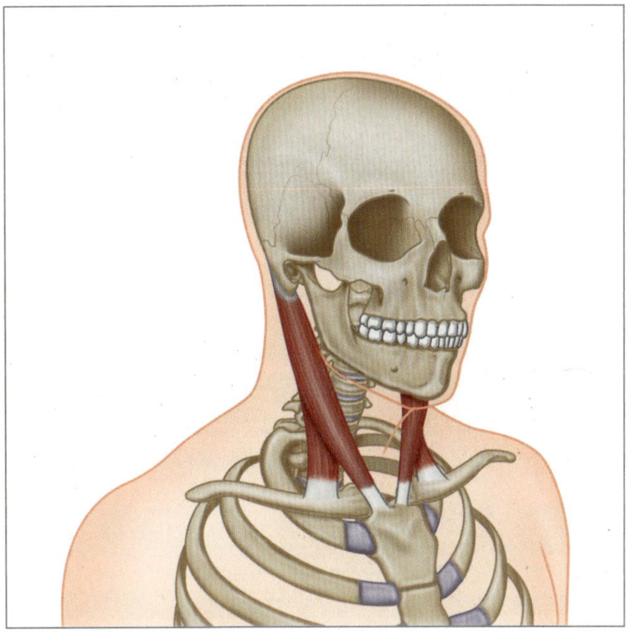

이름은 근육이 부착되는 뼈에서 유래한다. 흉은 가슴뼈에서 유래하고 쇄는 쇄골, 그리고 유돌은 귀 뒤에 있는 유양돌기에서 왔다. 고객이 얼굴을 위로 하고 누워있을 때 머리를 한쪽으로 돌려 달라고 요청함으로써 안전하게 작업할 수 있다. 흉쇄유돌근은 옆면이 위를 향하도록 올라올 것이다. 고품질의 마사지 오일을 조금 손가락에 사용하여 귀 밑부분 뒤쪽에서 시작하여 쇄골 밑으로 들어가는 근육을 따라 내려간다. 이것이 흉쇄유돌근이다.

근육 앞으로 미끄러지지 않고 목 앞쪽에는 압력을 주지 않는 것이 중요하므로 반드시 근육 뒤쪽에, 목에 가깝게 있어야 한다. 근육의 뒷부분을 마사지할 것이라는 것을 상상한다.

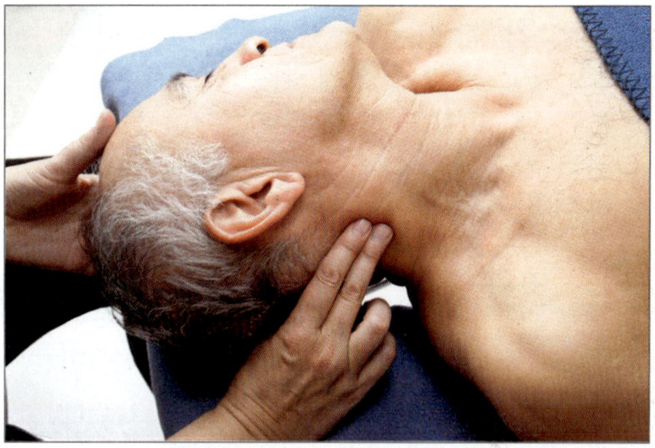

귀에서 쇄골까지 세 번 또는 네 번 부드럽고 아주 천천히, 점점 압력을 증가시켜 마사지한다. 만약 너무 깊거나 빨리 작업 한다면 손에 근육이 팽팽해진 것을 느낄 것이고, 만약 그렇게 되면 압을 가볍게하고 속도를 늦출 필요가 있다. 항상 귀에서 쇄골으로 아래로 작업한다.

다음으로, 같은 동작을 할 것이지만 한 손가락의 평평한 부분, 보통 집게손가락으로 한다. 모든 것을 멈추고 조금 더 힘을 주어(압이 과하지 않은지 고객에게 확인하라) 근육이 이완되기 시작할 때까지 압력을 안정되게 유지한다. 1~2분 정도 걸릴 수 있지만 근육에 고정된 상태를 유지한다. 절대로 너무 깊게 눌러서 고객에게 통증을 주지 않아야 한다. 2~3cm 아래로 움직여 다시 누르고, 근육 아래까지 같은 과정을 반복한다. 만약 근육이 빨리 이완되면, 다음 지점으로 이동한다. 고객에게 고개를 반대로 돌리라고 요청하고 그 쪽에서도 같은 처치를 반복한다.

마지막으로, 얼굴 구멍이 있는 마사지 베드가 있다면, 어깨 뒤와 목 근육을 작업할 수 있도록 고객에게 얼굴을 아래로 하고 엎드려 달라고 요청한다. 마사지 베드가 없는 경우, 이 부분의 마사지는 고객이 앉아 있는 상태에서 작업하도록 조절한다. TJD를 앓고 있는 사람은 보통 어깨가 팽팽하고 앞으로 말려있는데 이것들은 이완해야 할 근육이다. 2장에서 상세히 설명한 대로 손과 팔도 함께 작업하면 훨씬 더 좋은 결과를 얻을 수 있을 것이다.

예방이 항상 치료보다 낫다는 것을 기본으로 하여 일하면서, TJD를 개선시키거나 치료하는 데 몇 가지 스스로 할 수 있는 것들도 있으며, 이것을 스스로 쓰거나 고객에게 사용하라고 조언할 수 있다. TJD 문제가 있는 사람은 껌과 엿을 씹는 것을 피해야 하며, 문제가 불거질 때 부드러운 음식만 먹음으로써 턱을 쉬게 해야 한다. 따뜻하거나 차가운 수건을 턱에 적용하여 부드럽게 턱을 스트레칭 하는 것이 도움이 되지만(건열보다는 습열을 사용한다) 하품을 최대한 하지 않도록 충분한 수면을 취하는 등 턱을 너무 크게 벌리는 것을 피한다.
고객이 치과 치료를 받고 있다면, 치과 의사는 정기적으로 입을 닫아야 한다는 것을 알고 있어야 한다. 고객이 스트레스를 받는다면, 턱을 꽉 쥐지 않음으로서 의도적으로 편안하게 만드는것이 도움이 될 것이고, 턱에 손을 얹는 것은 TMJ에 부담을 주기 때문에 피해야 한다. 문제가 터지면 턱 전체 부위를 셀프마사지로 도움을 줄 수 있으며, 자가 치료 중이라면 어떤 근육을 하고 있는지 너무 걱정하지 않아도 된다. 제 위치를 맞추면 기분좋은 통증이 있고 턱 근육이 이완하는 법을 학습하면서 통증이 완화 될 것이다.

건염과 건막염
Tendonitis and Tenosynovitis

질환의 배경
Background to the Condition

힘줄은 근육과 뼈를 연결하는 섬유조직의 튼튼한 밴드이다. 움직임을 위해서는 힘줄이 필요하다. 뼈와 연결된 근육이 수축할 때, 힘줄을 통해 힘을 전달하여 뼈를 움직이게 한다. 힘줄은 인대와 다르다. 힘줄은 뼈에 근육을 연결하고, 인대는 뼈와 뼈를 연결한다. 힘줄은 보통 과사용 또는 직접적인 요인으로, 종종 스포츠와 관련된 부상에 의해서도 다양한 부상을 당할 수 있다. 완전한 힘줄 파열 또는 찢어짐은 보통 갑작스럽고 고통스럽게 나타날 것이고, 의학적 치료가 바로 필요한 움직임의 상실을 초래할 것이다. 이 경우 마사지는 금기이다. 힘줄의 다른 두 가지 일반적인 질환은 건염과 건막염이고, 이를 이 장에서 중점적으로 다룰 것이다.

힘줄에 염증이 있을때 이를 건염이라고 한다. 전부는 아니지만 힘줄은 막에 싸여 있다. 이 막 안에는 관절윤활액이 있고 힘줄이 쉽게 움직이고 마찰을 최소화시키는데 도움을 준다.[174] 이 막들이 염증을 일으키면 건막염 이라고 한다. 또한 염증 없이 힘줄이 만성적으로 퇴행되는 것을 가리키는 건증도 들을 수 있는데, 여기서 주된 문제는 염증보다는 반복되는 경미한 부상때문에 잘 안 낫는 것이다. 또 그 종류와 관계없이 힘줄의 병이나 부상을 부르는 일반적인 용어인 건병증이 있다.[175]

여기서는 염증으로 인한 질환인 건염과 건막염에 초점을 맞출 것이다. 둘 다 일반적으로 힘줄의 과사용 인해 발생하며, 일반적으로 오랜 시간 동안 지속적으로, 스포츠 관련 부상과 반복성 긴장장애* 형태로 나타난다. 건염과 건막염은 흔히 함께 발생하고 중년층에 더 많이 발생한다. 건막염은 관절염, 특히 류마티스 관절염의 증상이라 할 수 있지만, 그럴 경우는 보통 관절의 통증과 붓기를 동반한다.

특정 금기 사항
Specific Contraindications

두 가지 질환은 모두 염증 때문에 발생하므로 해당 부위에 직접 마사지를 하는 것은 금기임을 강조해야 한다. 하지만 손상부위 위쪽과 아래쪽을 작업함으로써 회복을 도울 수는 있다. 부상후 통증이 갑작스럽게 나타나면 치료 시작 전에 초기 치유가 되도록 72시간 동안 기다려야 한다.

---

174 http://www.nhs.uk/conditions/tendonitis/Pages/Introduction.aspx

175 http://www.patient.co.uk/health/tendonitis-and-tenosynovitis

마사지 치료 Massage Treatments

휴식은 회복에 있어서 매우 중요하다. 힘줄과 근막은 자가 회복할 시간이 필요하다. 아이싱은 염증과 통증을 완화시켜 줄 것이고, 약을 사용 하려면 비스테로이드성 소염제가 효과적일 수 있다.

주변 근육을 강화하면 근육에 가해지는 긴장을 풀어줄 수 있고, 힘줄과 막에 지속적인 자극을 줄 수 있기 때문에 도움이 될 수 있다. 환부 윗부분과 아래 부분만 작업하고 절대 직접적으로는 작업하지 않는다는 것을 명심해야한다.

힘줄 문제는 어디에서나 생길 수 있지만 일반적으로 어깨, 팔꿈치(테니스 엘보우 파트에서 자세히), 손목, 손가락, 무릎, 발뒤꿈치 문제들이다. 어디에 마사지를 해야 하고 하지 말아야 하는지는 힘줄 문제가 어디에 있느냐에 따라 달라지기 때문에, 모두 간단하게 살펴볼 것이다.

어깨 Shoulder

극상근 건염("수영선수의 어깨"라고도 함)은 어깨 윗쪽에 있는 힘줄의 염증을 말한다. 팔을 옆으로 들거나 옆으로 누워 잠을 잘 때 통증을 일으킨다. 특히 운동선수, 직업이나 여가 활동으로 오버헤드 동작을 하는 사람들에게 흔한 부상이며, 개를 산책 시킬때 줄을 당기다가도 이 부상을 당할 수 있다.

일반적인 염증에 대한 처치로 얼음 외에 2장의 설명에 따라 손과 팔의 근육에 긴장을 풀어주는 작업을 할 수도 있다. 좋은 예후를 위해서 일주일에 두 번 작업하고, 다친 쪽 어깨에 아이스를 적용한다. 어깨를 직접 작업하지 않는다.

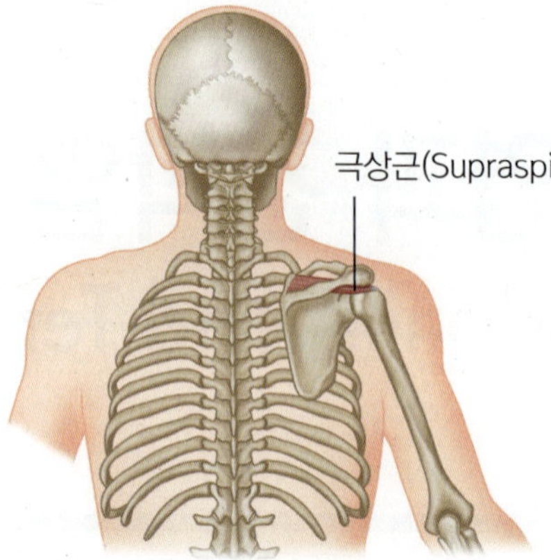

손목 Wrist

손목의 건염은 보통 한 개의 힘줄에 영향을 미치지만, 두 개 이상의 힘줄이 침범될 수 있다. 힘줄이 서로 교차하거나 뼈의 튀어나온곳을 지나갈 때 염증이 있는 힘줄에 통증과 붓기가 생긴다.[176] 손목 건염중 하나는 "드퀘르벵 건막염"이다. 30~50세의 여성에게 흔하게 나타나는데, 특히 초보 엄마들이 아기를 안을때 엄지손가락과 손목의 밑 부분 주변의 힘줄을 잘 다치면서 발생한다.

휴식과 아이스는 기본 치료로 적용하고, 2장에서 상세히 설명한 손 마사지의 지침에 따라 염증이 있는 부위 아래의 손가락과 엄지, 그리고 그 위팔과 어깨에 마사지를 할 수 있다. 팔과 어깨를 마사지하면 힘줄에 압력을 가할 수 있는 근육의 긴장을 완화하는 데도 도움이 될 것이다.

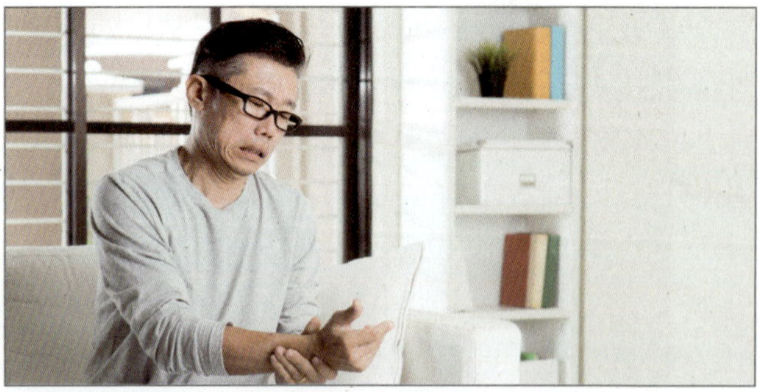

[176] http://orthopedics.about.com/cs/handwristsurgery/a/wristtendonitis.html

무릎 Knee

무릎의 건염은 뚜껑뼈(슬개골)와 정강이뼈를 연결하는 힘줄과 관련 있다. 이 문제는 주로 반복 점프를 하는 운동선수들에게서 발생하는데, 그래서 "점퍼스 니"라는 별명이 붙었다. 통증과 함께 부기가 있고, 무릎을 움직이면 으드득 소리가 날 수 있다. 휴식과 아이스가 바람직한 치료의 출발점이다.

무릎 마사지는 피해야 하지만 발 마사지에 관한 3장의 지침을 따라 발을 안전하게 작업할 수 있으며, 적당한 깊이로 길게 쓰다듬는 동작으로 다리 윗부분을 다룰 수 있다. 고객이 엎드린 자세로 마사지를 하는 경우, 발목 아래를 베개로 받친다. 고객이 바로 누은 자세라면, 무릎 아래에 베개를 놓아 다리를 받친다. 무릎 자체에는 어떤 압박도 가하지 않도록 해야 한다.

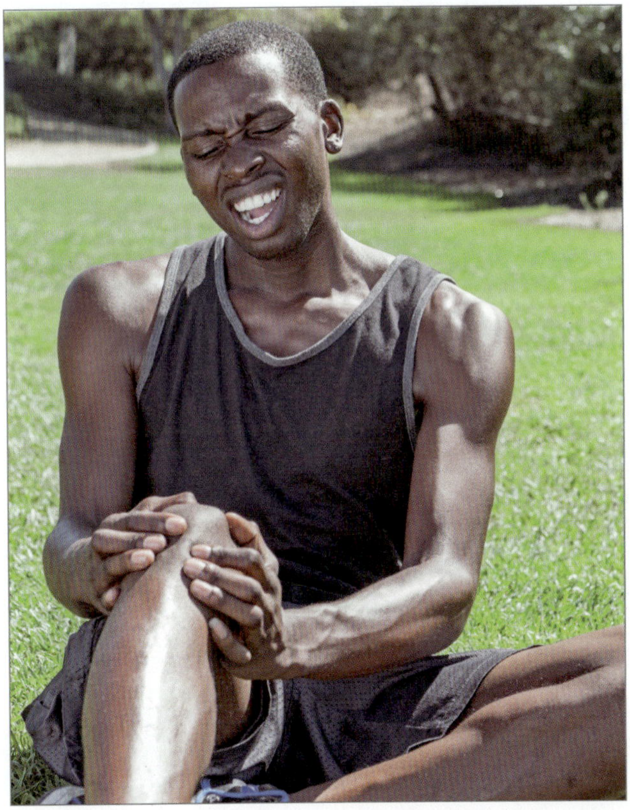

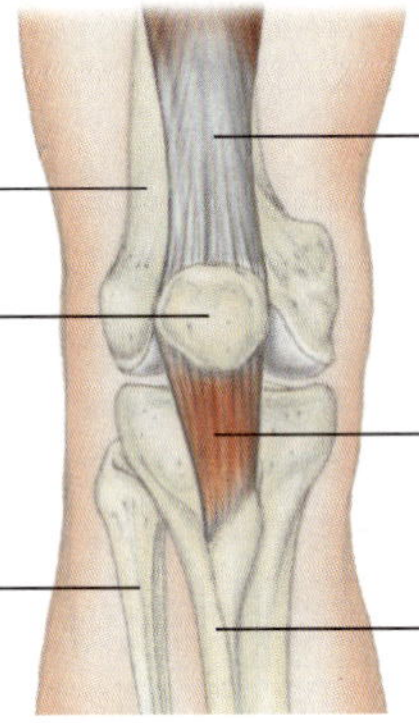

뒤꿈치 Heel

건염에 걸리기 쉬운 다른 주요 부위는 뒷꿈치쪽이다. 아킬레스건에는 문제가 일어나기 쉬운 두 가지 부위가 있다. 힘줄 가운데(중간부 아킬레스건염)와 발뒤꿈치 뼈에 붙는 부위(정지 아킬레스건염)다.[177] 정지 건염은 주로 달리다가 오는 부상이며 발뒤꿈치 바로 뒷부분에서 통증이 느껴질 것이다. 일반적으로 움직이면서 증상이 호전될 것이고 아침에 일어날 때, 휴식 시간을 보내거나 앉아 있다가 더 심해진다. 중간부 아킬레스건염은 가장 흔한 유형이며 운동선수들에도 호발 하지만, 비만과 운동부족인 사람들은 가벼운 움직임으로도 부상을 입을 수 있다.

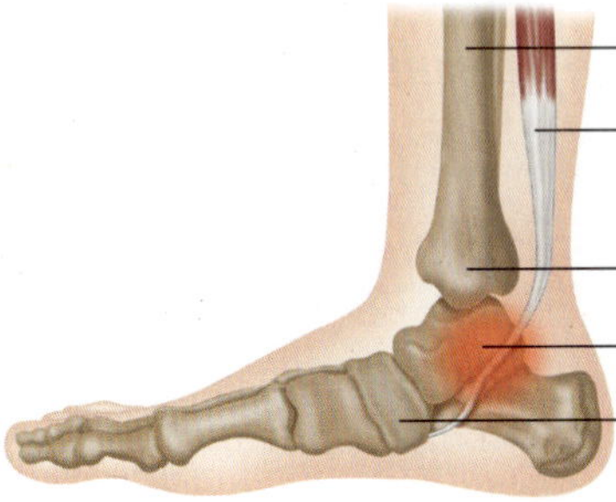

177 http://www.londonfootandanklecentre.co.uk/conditions/achilles_tendonitis.php?gclid=CODHtfyj2LwCFUT3wgod8E4AYg

이 질환에 대한 처치는 족저근막염에 관한 장의 개요와 매우 유사하며 발바닥을 조심히 다루지만 아치가운데는 깊게 작업하지 않고 발가락과 발에 집중해야 한다.

힘줄 부상은 불행히도 치유되는 데 몇 주 또는 몇 달이 걸릴 것이다. 증상이 악화되거나, 움직임이나 관절의 힘이 저하되거나, 염증이 심할 경우 병원을 방문하여 파열이나 기타 부상인지 확인한다.

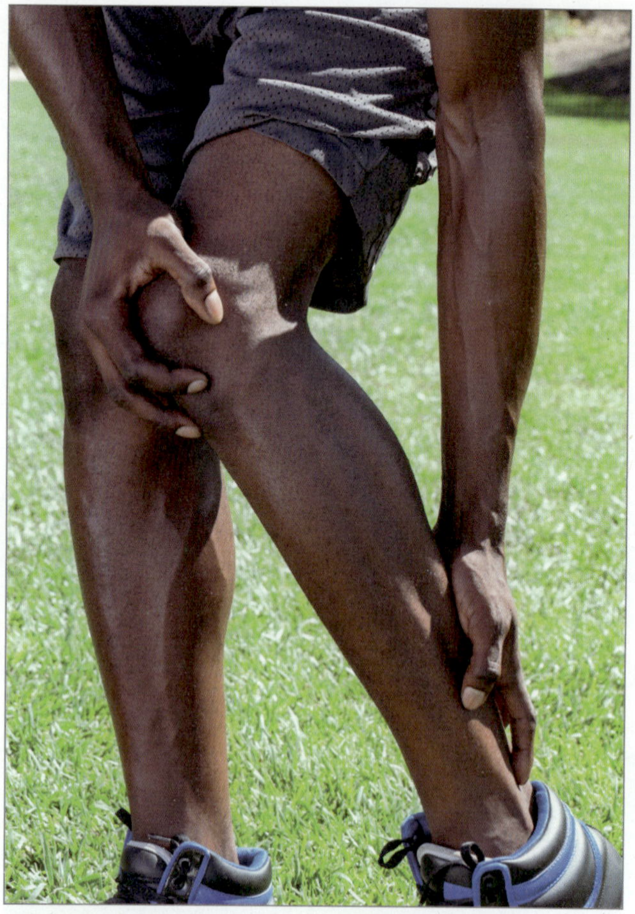

테니스 엘보우 Tennis Elbow

질환의 배경
Background to the Condition

의학적으로 '외측 상과염'으로 알려진 테니스 엘보우(위쪽 이미지, 아래)는 팔꿈치 바깥쪽 뼈에 손목과 손가락의 근육을 붙이는 힘줄의 문제이다. 골퍼 엘보우(아래쪽 이미지, 아래), 즉 "내측 상과염"은 비슷하지만 팔꿈치 안쪽의 힘줄에 영향을 주는 것이다. 힘줄의 염증(건염)에 의해 생길 수 있지만, 항상 그렇게 단순하지는 않고 힘줄 주위의 신경, 근육, 관절 등이 관련되는 경우가 많다.

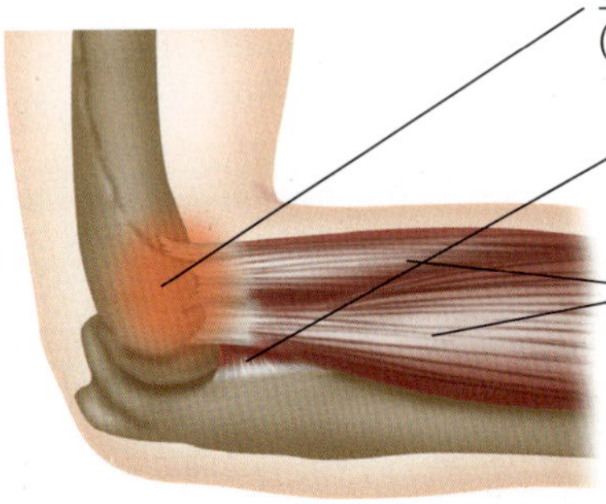

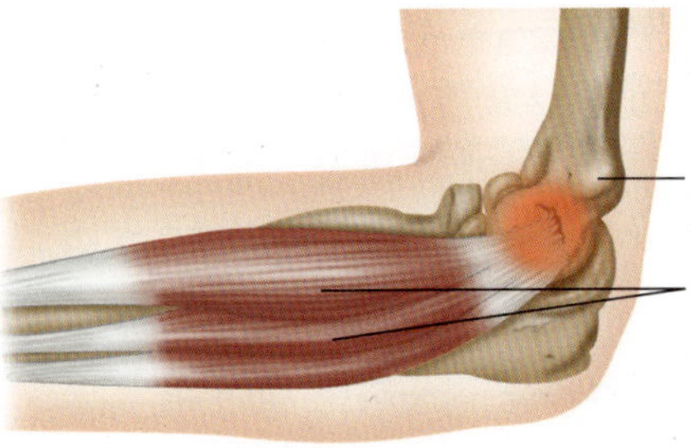

테니스 엘보는 다른 부위로 번지지 않고, 이것 때문에 죽는 사람도 없으며, 휴식과 약간의 치료로 대개 12개월 이내에 회복되는 자기 제어 방식의 질환이다. 그렇다고 해서 병이 아니거나 고통스럽지 않다는 것은 아니다. 매우 흔한 증상이다(영국의 NHS는 3명중 1명이 정해진 기간 중에 테니스 엘보우를 경험했다고 추정한다).[178] 남성과 여성 모두에게 똑같은 영향을 미치고, 최근 몇 년 동안 많은 양의 문자 메시지나 컴퓨터 게임 하는 시간이 늘어나면서 팔꿈치 문제에 시달리는 젊은 사람이 증가했지만, 이 문제로 고통 받는 주요 연령층은 40대에서 60대이다.

테니스엘보우가 항상 테니스를 치면서 생기는 것은 아니지만(골프 엘보우가 골프 때문에만 다치는 것이 아니듯이), 테니스 엘보는 사용기간이나 강도가 과할 때 문제가 된다. 이것이 얼마나 오래 그리고 강하게 근육이 사용되었는가 이다. 테니스나 골프 엘보우를 진단할 때 초음파나 MRI를 사용할 수 도 있지만 증상을 설명하는 것으로도 진단할 수 있기 때문에 보통 필요없다. 통증이 따끔거림을 동반할 경우, 추가 검사를 통하여 신경 손상의 가능성을 확인하고 진단한다.

---

178 http://www.nhs.uk/conditions/Tennis-elbow/Pages/Introduction.aspx

테니스엘보우의 통증은 항상 있는 것은 아니지만 팔을 들어 올리거나 비틀거나 구부릴 때 또는 펜이나 머리빗과 같은 작은 물체를 잡으려 할 때 더욱 뚜렷하게 나타날 것이다. 통증은 주로 팔꿈치 접히는선 바로 밑의 전완 바깥쪽에서 있을 것이다. 골퍼스 엘보우 통증은 같은 것으로 느끼겠지만, 대개 팔꿈치 안쪽 아래에서 나타난다. 두 가지 질환에 대한 통증은 부딪칠때나 격렬한 사용 후에 날카로운 통증과 함께 시작 되는데, 이후에 주로 둔한 통증을 더 자주 느낀다.

문제를 유발하는 활동에서 벗어나는 것은 회복의 첫걸음이다. 그러면 그 부위가 회복되고 염증이 가라앉을 수 있다. 어떤 사람들은 비스테로이드성 소염진통제를 먹을 것이고 젤 형태의 소염진통제도 이 부상에 도움을 줄 수 있다. 아이싱 또한 염증을 줄이는 데 도움이 될 것이다. 특히 급성 통증을 동반할 때 팔꿈치 보호대가 도움이 된다는 것을 알지만, 팔꿈치의 움직임을 제한하거나 팔을 완전히 사용하지 않는 것은 좋지 않다. 손상부위는 강화하고 힘줄은 스트레칭 해야 한다.

가벼운 스트레칭은 딱딱하거나 압통이 있는 근육을 더 무리하지 않게 힘줄을 강화하는 데 도움을 줄수있다. 다리나 베드에 팔을 받치고 손목을 몸 쪽으로 당기고 반대손으로 손등을 민다. 다른 손으로 밀어서 손목이 서로 반대로(한손은 위로 다른 손은 아래쪽으로)밀어 양손이 서로 밀수 있도록 한다. 몇 초간 버티고 손목을 아래로 접고 다른 한 손을 사용하여 손등에 저항을 주어 스트레칭 한다. 양쪽 다 하루에 10회 반복 두번 실시한다. 두 번째 스트레칭은 더욱 간단하다. 팔꿈치를 무릎이나 테이블에 올리고, 전완이 스트레칭 되는 것을 느낄 때까지 손목을 뒤로 젖힌다. 다른 한 손으로 부드럽게 고정시키고 5~10초간 유지한다. 하루에 두 번 10회 반복한다. 스트레칭을 할 때 손목에 과하게 힘을 주지 않도록 주의한다. 손목의 통증을 유발하지 않고 힘줄을 스트레칭 시키는 것을 목표로 한다. 팔꿈치 강화와 스트레칭을 위한 다른 운동들을 물리치료사와 의논하는 것도 좋다.

특정 금기 사항 Specific Contraindications

중요한 것은 팔꿈치 주변이나 팔꿈치 안쪽에 직접적으로 마사지를 하지 않는 것이다. 이는 추가적인 통증과 염증을 일으킬 수 있기 때문이다. 따끔한 통증이나 감각 상실을 동반할 경우 추가 합병증을 막기 위해 병원에서 상태를 점검해야 한다.

마사지 치료 Massage Treatments

좋은 소식은 테니스 엘보우를 치료하는데 도움을 줄 수 있는 몇 가지 좋은 마사지 방법이 있다는 것이다. 먼저 제2장에서 상세히 설명한 대로 손을 마사지한 다음, 전완과 목 특히, 사각근 마사지에 주의를 기울여야 한다.

팔이 정말 너무 쓰라려서 터치를 견딜 수 없다면, 일주일에 한두 번 정도 정기적으로 각 얼음 마사지를 한다. 이것은 깊지도 않고 기술적인 마사지도 아니기 때문에 고객이 스스로 할 수 있다. 우선 피부를 보호하기 위해 마사지 오일을 조금 바른 후 냉동실에서 꺼낸지 3~5분 정도 된 각 얼음을 적용한다(너무 차갑지 않도록 하기 위한 것임으로 중요하다). 얼음의 표면은 녹아서 물기가 있어야 한다. 만약 그렇지 않다면, 몇 분 더 기다린다. 냉동실에서 나온 얼음덩어리를 절대 피부에 바로 닿지 않도록 한다. 압통이 심한 부분은 물기가 있는 얼음으로 피부에 마사지 오일을 조금 사용하여 마사지한다. 위 아래로 그리고 근육 가로 방향으로 마사지하고 양쪽 팔의 손목에서 팔꿈치에 이르는 전완을 전체적으로 마사지해야 한다. 각 얼음으로 많은 압력을 줄 수는 없지만 여기서 중요한 것은 염증이 있는 지역에 얼음을 적용하는 것이다. 얼음 덩어리가 녹을 때까지 또는 그 부위가 너무 차가워졌다고 느낄 때까지 마사지한다.

이 초기 압통 단계가 지나면 당신은 더 깊은 근육을 작업 수 있다. 팔뚝 아래 부분을 먼저 마사지하면 팔뚝 윗부분이 쉽게 풀릴 수 있고, 이런 방식으로 마사지하면 고객이 덜 아플 수 있다. 일단 양쪽 전완을 길게 쓰다듬기로 웜업을 한 뒤에, 점차 깊게 들어간다.

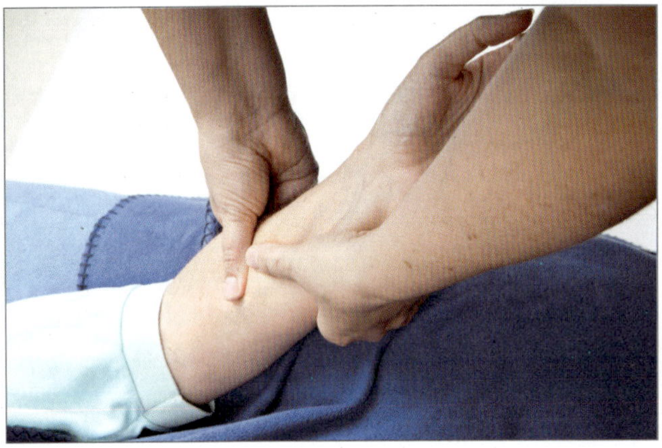

양손으로 팔을 감싸고 엄지손가락을 가운데 모은다. 전완 아래부분을 마사지할 때 팔목에서 팔꿈치 전까지 엄지손가락을 움직이면서 팔 윗부분을 향해 근복을 타고 바깥쪽으로 밀어낸다. 전완의 윗부분은 엄지손가락을 맞대고 팔뚝을 따라 올라오다가 팔꿈치 접히는 부분에서 손가락 세개 아래에서 멈춘다(본인의 손가락이 아니라 고객의 손가락 너비로 측정한다). 여기서 특히 한 점에 압통이 있는 것을 발견할 것이다. 이곳이 정적인 압력을 가해야 하는 지역이다. 엄지손가락으로 누른 상태로 기다린다.

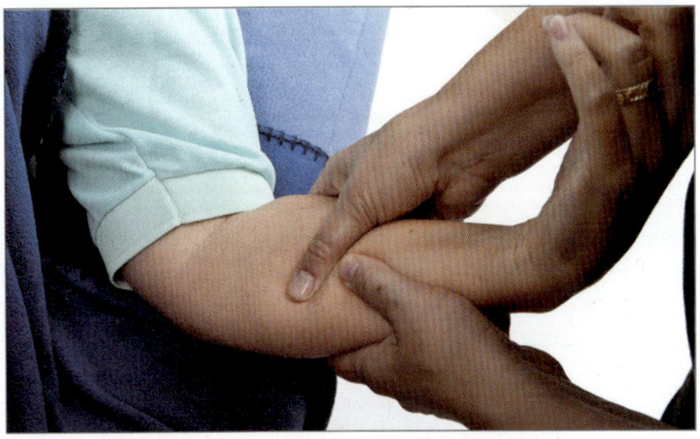

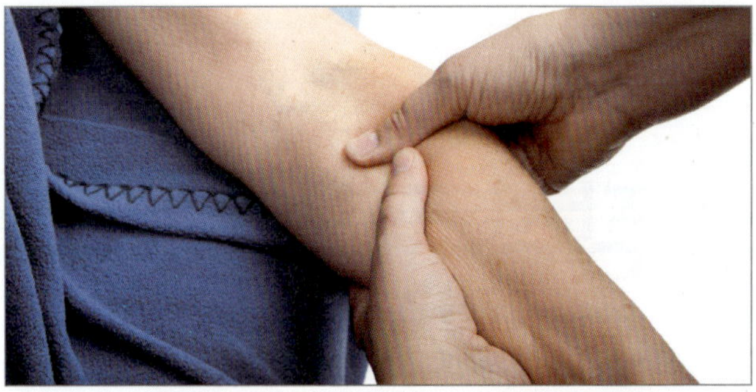

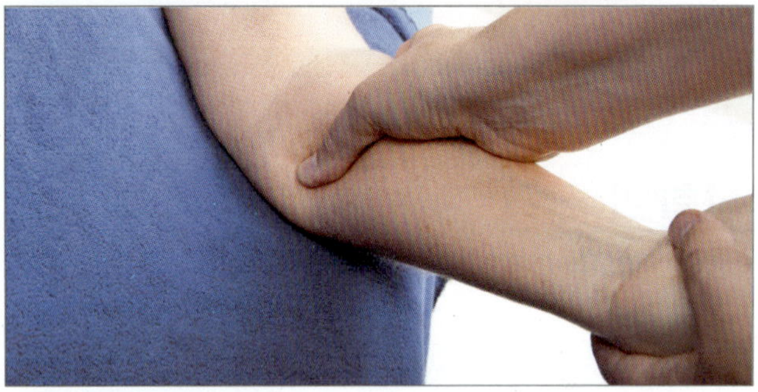

마사지가 과하거나 근육에 손상을 주지 않도록 고객의 허용범위 안에서 작업한다. 고객이 마사지를 하는 동안 호흡에 집중 할 수 있도록 깊고 느린 호흡을 하도록 요청한다. 압통이 있는곳에 일정한 압력을 유지하여 누르고, 그 지점의 압통은 떨어지고 누르는 느낌만 남아 있을 때 알려달라고 고객에게 요청한다. 이것은 2분까지 걸릴 수도 있지만, 이완을 느낄 수 있다면 기다릴 만한 가치가 있다. 고객이 집에서 친구나 가족과 함께 할 수 있는 방법이다. 깊게 작업하더라도 고객이 편안하게 숨을 쉴 수 있는 한 조직을 손상시키지는 않을 것이고 증상을 완화시키는 것을 도울 수 있다.

만약 당신이 당신의 전완에 이 압력을 가한다면, 목의 옆면(사각근)이 갑자기 이완되는것을 느낄 것이다. 특히 눌리고 있던 팔 쪽. 두 부위는 복잡한 일련의 근육, 힘줄, 인대, 그리고 근막으로 연결되어 있다. 따라서 4장에 상세히 기술된 머리와 목 작업을 수행함으로써 고객에게 더 도움이 될 것이다. 대부분의 테니스 엘보우는 2~3주 후에 급성기가 지날 것이며, 전체적으로 몇 달 안에 나을 것이다. 수술이나 의학적 중재가 필요한 경우는 드물다.

긴장성 두통 Tension Headaches

질환의 배경
Background to the Condition

긴장성 두통은 가장 흔한 유형의 두통이며, 대부분의 사람들이 일생 동안 한번은 경험하는 "일상적인" 두통이다. 영국의 NHS는 성인의 절반 정도가 한 달에 한두 번 긴장성 두통을 경험하고, 세 명 중 한 명은 한 달에 최대 15번 두통을 겪는 것으로 추산했다.[179]

긴장성 두통은 1차성 두통이라고 알려져 있는데, 이는 근본적인 원인이 알려져 있지 않다는 것을 의미한다. 긴장성 두통은 머리에 팽팽한 띠가 있는것처럼 느껴지거나 머리에 무거운게 올려진 것처럼 느껴질 수 있다. 두통은 한쪽으로 올 수 있지만 양쪽으로 오는 것이 더 일반적이다. 장력이 목과 어깨로 내려가거나 목과 어깨에서 올라오는 듯한 느낌이 들기도 하고, 종종 눈 뒤로 통증이나 압박감이 느껴지기도 한다. 긴장성 두통은 30분에서 일주일까지 지속될 수 있지만 대부분은 몇 시간 동안만 지속된다.

긴장성 두통은 처방전 없이 살 수 있는 진통제가 잘 듣지만, 너무 자주 복용하면 약물 과다복용 두통을 유발할 수 있다. 만약 진통제를 매일 또는 거의 매일 복용하여 긴장성 두통을 치료한다면, 진통제 투여를 중단할 때 금단 증상이 일어날 것이며, 주된 증상은 두통이 될 것이다. 이러한 금단 증상은 평균 2주 동안 지속되지만 진통제를 장기적으로 사용하지 않을 때의 이점은 금단현상이 짧게 나타난다는 것이다. 만약 강한 진통제를 오랫동안 사용했다면, 투여를 중단 할 때 의료진의 감독과 함께 이루어져야 한다.

긴장성 두통의 정확한 원인은 밝혀지지 않았지만, 스트레스와 불안, 서류나 컴퓨터 볼 때 눈을 가늘게 뜨는 것, 나쁜 자세, 수면 부족과 피로, 충분한 물이나 수분을 섭취하지 않는 것, 탈수현상을 초래하는 것, 끼니를 걸러서 오는 저혈당, 눈부신 햇빛, 운동부족으로 인한 근육단축, 변덕스러운 날씨, 너무 꽉 묶은 머리끈, 소음공해나 특정한 주파수의 소음 또는 특정 냄새 등 특정한 것들이 통증을 유발하는 것으로 알려져 있다. 이러한 모든 요소를 피하는 것은 함께 일하고 생활하는 대부분의 사람들에게 매우 어렵지만, 자신의 통증 요인을 아는 것은 두통을 관리하고, 두통 발생 시 빨리 대처 하는 데 도움을 줄 수 있다.

---

179 http://www.nhs.uk/Conditions/headaches-tension-type/Pages/Introduction.aspx

운동, 이완, 수분공급 등은 업무 중 잠깐 휴식을 취하기, 혈당이 너무 낮아지지 않도록 하기, 머리끈 느슨하게 묶기, 알맞은 안경을 착용하기와 함께 긴장성 두통을 치유하는데 도움이 되지만, 일단 긴장성 두통이 시작되면 이를 완화시키는 데 도움이 되는 유용한 마사지 기법들도 있다.

특정 금기 사항 Specific Contraindications

3개월 연속으로 한 달에 15회 이상 긴장성 두통을 겪고 있는 사람이 있다면 이는 만성 긴장성 두통이다. 대부분의 사람들은 가끔 겪는 두통을 관리할 수 있는 반면, 만성 긴장성 두통을 겪는 사람은 심신이 쇠약해져서 삶에 부정적인 영향을 미칠 수 있다. 두통이 심하거나 두통의 수가 현저하게 증가한다면, 건강 관리사나 의사 방문을 고려한다.

두통이 심한 목결림, 발열, 메스꺼움, 구토, 정신 혼동을 동반하거나, 특히 머리에 직접적인 충격을 받은 사고를 당했거나, 허약함, 저림, 어눌한 말 또는 정신 혼동을 동반하는 경우, 응급을 요하는 기저 질환이 있을 수 있으므로 응급실로 가야한다.

마사지 치료 Massage Treatments

눈을 이완시킴으로써 치료를 시작하는 것은 매우 효과적일 수 있고 또한 스스로 할 수 있는 방법이다. 손을 컵처럼 오므려 눈 위에 올려놓고(눈을 누르지 않고) 2분 동안 유지 한다. 손을 떼면 시력이 조금 흐려지는 것을 느낄 수 있다. 고객에게 이것은 눈 근육이 이완되면서 생기는 정상적인 증상이고, 금방 정상으로 돌아올 것이라고 알려준다. 고객이 누울 수 있는 조명이 어둡고 따뜻한 방에서 두통을 치료할 수 있다면, 고객에게 남은 치료 시간 동안 눈을 감도록 권유한다. 만약 사무실에서 이 방법을 스스로 한다면 비교적 힘들 것이다.

다음으로, 눈썹 중앙에 손가락 하나를 놓고 피부에서 떨어지지 않게 손가락으로 작은 원을 6, 7회 반복해 그린 다음 눈썹을 손가락 반 정도 넓이로 움직여서 움직일 때마다 반은 새로운 부위를 덮고 반은 이전에 있던 곳을 할 수 있도록 한다.

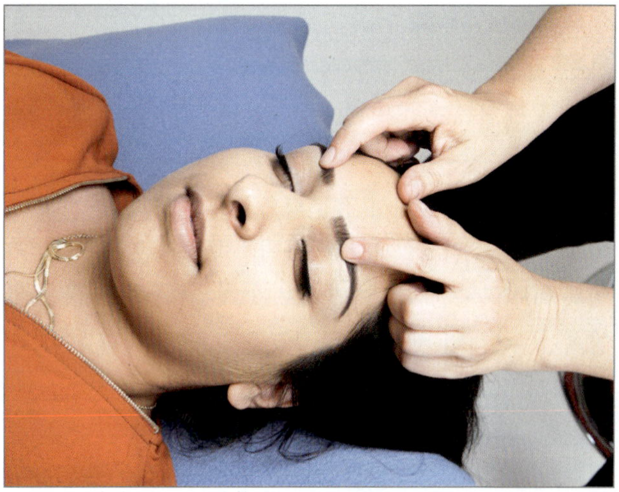

양쪽 눈썹을 동시에 작업한다. 즉, 이것은 심지어는 앉아서도 스스로 할 수 있는 기술이다. 손가락을 일자로 모아 선을 이루도록 잡고, 새끼손가락은 눈썹 가까이, 검지는 머리선에 가깝게 하여 이마 중앙에 놓는다. 조금 눌러서 손가락을 바깥쪽으로 당기고 관자놀이 쪽으로 이동하며 압력을 풀어준다. 피부가 건조하거나 나이든 고객을 마사지할 때는, 피부를 밀지 않도록 약간의 마사지 오일이나 보습제를 사용한다. 이 동작을 대여섯 번 반복한다.

손가락을 약 1~1.5cm 간격으로 놓고 관자놀이 바로 위쪽에 대고 두피에 고정해서 누르고 손가락이 떨어지지 않도록 작은 원을 그린다. 머리 주위의 작은 근육을 풀어주도록 양방향으로 원을 그리고, 두피 전체를 작업 할 수 있도록 뒷부분도 작업한다. 다음으로 머리 가운데에 엄지손가락을 놓고 머리 라인부터 눌러서 3초를 세고, 풀어주며 엄지손가락이 닿을 수 있는 만큼 머리 뒤로 움직인다.
긴장성 두통과 목 긴장, 어깨/등 긴장은 밀접한 관계가 있기 때문에 5장에서 상세하게 다룬 등 마사지 프로토콜을 따르는 것도 유익할 수 있다. 적어도 치료에 매우 유용한 부드러운 스트레칭은 포함시켜야 한다.

고객을 마사지 베드에 천장을 보고 눕게 한다. 후두하근은 4개의 근육으로 이루어진 집단으로 목 뒤쪽의 양쪽, 두개골 바로 아래에 위치한다(5장 참조). 이 근육들은 두개골과 경추 가장 위의 척추 두개를 연결하고 머리를 돌리고 젖히는 역할을 한다.

만약 마사지 분야에서 전문적으로 일하고 있지 않고 이 근육들의 위치를 모르겠다면, 자신의 손가락으로 뒤통수 쪽 목 윗부분을 만져보면 척추를 중심으로 양쪽에 두 개의 밧줄 같은 부분을 느낄 것이다. 이 두 개의 밧줄 같은 부분과 척추뼈 사이에 손가락을 놓는다. 이 부분은 작고 척추의 양쪽으로 손가락을 부드럽게 안쪽으로 원을 그리며 작업할 필요가 있는 표면의 근육들이 있다. 손가락을 떨어지지 않게 하고 부드럽게 누르면서 천천히 눈동자를 움직인다. 가능한 한 최대로 왼쪽으로, 그리고 오른쪽으로, 그리고 나서 머리를 고정 한채로 위아래로 움직인다. 눈동자만 움직여야 하고 눈이 움직일 때 이러한 후두골 아래 근육의 움직임을 느낄 것이다. 여기가 고객에게 마사지할 부분이다.

고객이 바로 누워있는 상태에서, 손바닥으로 고객의 머리를 받쳐주고 손가락들을 굽혀 모아서 두개골 바로 밑 부분 근육에 놓아둔다. 부드러운 목 스트레칭으로 근육을 웜업 시키고 시술자를 향해 머리를 당긴다. 이것은 통증이 없고 기분 좋은 스트레칭이어야 한다. 고객이 목에 척추융합수술을 했거나 다운증후군 환자라면 이 스트레칭을 사용하지 않는다. 스트레칭을 조금 풀되 여전히 머리를 받치고 천천히 턱이 가슴 쪽으로 1~1.5cm 이하로 기울어지도록 한다. 손가락을 고정하고, 후두골 아래 근육을 부드럽게 눌러준다. 고객에게 정면의 천장을 보며 편하게 심호흡 하라고 요청한다. 이제 머리를 움직이지 말고 발끝을 봤다가 다시 천장을 보고 편하게 심호흡 하고, 다시 머리를 움직이지 않고, 시술자쪽으로 위로 보고 다시 천장으로 돌아간다. 고객에게 왼쪽을 봤다가 돌아오고, 오른쪽을 보고 다시 천장으로 돌아오라고 요청한다. 모두 눈동자만 움직이고 머리는 고정하여야 한다.

머리를 나머지 1~1.5cm 정도 안전하게 들어 올리며 후두골 아래근육의 접촉을 견고하게 유지하고 아래, 위, 좌우로의 눈동자 움직임을 반복하고 각 방향 사이에 가운데로 돌아와서 천장을 바라본다. 이렇게 하면 목 뒤쪽 윗부분의 근육을 이완시키는 데 도움이 될 것이다. 베드에 고객의 머리를 부드럽게 내려놓는다. 고객이 단기적인 안압 상승을 경험할 수 있고, 손가락을 오므려 컵 모양을 만들고 20~30초 동안 고객의 눈 위에 부드럽게 올려놓음으로써 증상을 완화시킬 수 있다. 눈에 직접 접촉하지 않는다. 눈은 몇 분 안에 정상으로 돌아올 것이고 고객에게 정상적인 증상이라고 안심시킨다.

이제 두개골에서 손가락으로 원 그리기를 반복하고 눌렀다가 떼는 움직임은 가운데 선을 따라간다.

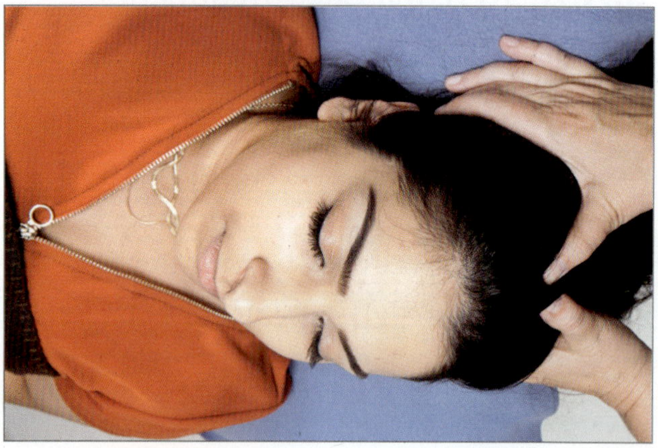

고객의 머리가 길다면 머리카락을 지긋하게 당겨서 두피 이완에 도움을 줄 수 있다. 잘하면 두피가 숨을 쉬는 것처럼 느껴지지만, 잘못하면 고객의 두피에 손상을 줄 수도 있다. 2~3cm 정도의 손가락 사이에 충분한 양의 머리카락을 잡고, 똑바로 당기는 것이 중요하다. 한 부위를 다른 부위보다 더 세게 당기지 않도록 주의해야한다. 그렇지 않으면 아프다. 양쪽에서 같은 압력으로 당기는지 확인해야한다. 고객으로부터 피드백을 받는다. 만약 "최고에요"는 말을 듣지 못한다면, 하지 말고 자신에게 먼저 연습한다. 만약 고객이 좋아한다면, 이 기술을 머리 전체에 적용한다.

마지막으로, 이 부분의 머리와 얼굴 마사지를 위해 고객에게 턱의 긴장을 풀고 입을 조금 벌어지게 해 달라고 요청한다. 가운데 세 손가락을 턱관절에 놓고(고객에게 입을 열고 닫으라고 요청해놓고 턱관절을 찾을 수 있다) 그리고 닿은 피부 포인트에서 손가락을 움직이지 않고(그 위에서만 움직이는 것이 아니라 피부를 움직이고) 손가락으로 작은 원을 만들어 턱의 긴장을 풀어주도록 도와준다.

이 모든 것은 앉아서 스스로 작업 할 수 있는 두통 "응급처치"기법들이다. 다음의 마사지 과정은 두통 사이에 예방이나 두통이 있을 때 빈틈없는 치료를 위한 것이다. 두통이 다른 증상을 동반하지 않는 한, 고객이 두통을 앓는 동안 더 깊은 수준의 안도감을 주기 위해 실시할 수 있다.

긴장성 두통은 목과 등에 장력이 가해져 악화될 수 있으므로 보다 완벽한 치료를 위해서는 5장에 제시된 등과 목 마사지 프로토콜도 따라야 하고 치료가 오래 지속되는 결과를 가져올 것이다. 만약 시간이 한정적이면 2번이나 3번째 치료마다 등, 어깨 마사지를 추가할 수 있고, 장기적인 문제를 해결하는 데 도움이 될 수 있기 때문에 소홀히 하지 않도록 노력한다.

눈썹과 이마로 돌아가 진정시키는 마무리로 치료를 끝낸다. 고객이 몇 분간 긴장을 풀 수 있도록 하고 당분간 충분한 수분섭취를 꼭 하라고 요청한다.

삼차신경통 Trigeminal Neuralgia

질환의 배경
Background to the Condition

삼차신경통(TN)은 갑작스럽고 심각한 안면신경의 통증을 만든다. 통증은 몇 초에서 2분까지 지속되고 빠르고 연쇄적으로 올 수 있다.[180] 여러 차례의 통증이 몇 시간 동안 지속될 수도 있다. 증상은 시간이 흐를수록 빈번해지고 악화된다. 대부분의 경우 얼굴의 한 쪽(편측)에만, 더 일반적으로는 오른쪽 면에만 영향을 준다. 삼차신경통환자중 드물게 얼굴 양면(양측)에 통증이 있는 사람도 있다.[181] 이 통증은 흔히 전기 충격, 또는 송곳으로 찌르거나 날카로운 통증으로 환자들이 느낀다. 역사적으로 TN은 "자살병"으로 알려져 있었는데, 그 이유는 효과적인 치료를 하기 전의 통증 때문에 스스로 목숨을 끊는 수가 있었기 때문이다. 삼차신경통은 "의료 업계에 알려진 가장 고통스러운 질환"[182]에 속하는 것으로 여겨진다. 통증이 오면 환자들은 그 자리에 얼어버리거나 무릎을 꿇을 정도로 심하다고 묘사한다.[183]

삼차신경은 뇌신경의 12쌍의 신경 중 하나이다. 삼차신경은 다섯 번째 신경이고 가장 크다. 이 신경에 대한 손상이나 압박은 얼굴의 외형을 변화시키지

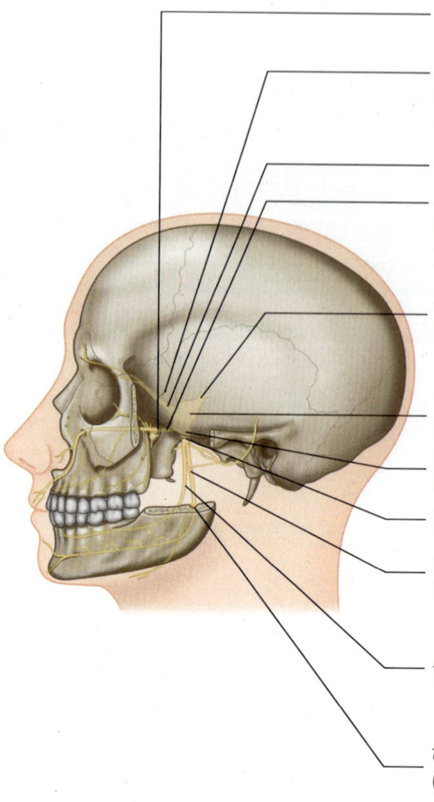

---

[180] http://www.nhs.uk/conditions/trigeminal-neuralgia/pages/symptoms.aspx

[181] http://www.nhsdirect.wales.nhs.uk/encyclopaedia/t/article/trigeminalneuralgia/

[182] http://uspainfoundation.org/eNewsletters/Understanding-TN.pdf

[183] http://www.tna.org.uk/pages/trigeminal_neuralgia.html

않지만, 얼굴의 촉각, 온도, 고통을 느낄 수 있게 해주는 역할을 하는 신경이다. 이 신경은 세 분절로 뻗어져 있다. 안신경, 이 신경은 이마, 두피, 머리 앞에 감각을 전달한다. 상악신경 눈, 귀, 눈, 뺨, 코에 전달하고, 하악신경은 턱선과 턱, 입술에 감각을 전달하는 하악신경이다.

TN은 삼차신경이 "전달 실패"될 때 발생한다. 이 전달실패는 신경수초손상 때문에 일어난다고 생각된다. 수초는 혈관(정맥 또는 동맥), 다발성 경화증(MS), 신경 손상 또는 노화 과정으로 손상될 수 있다. 적은 사례에서의 원인은 종양이나 신경을 압박하는 양성종양 일수도 있다.[184] 의료계는 TN을 3가지로 나눈다. 위에서 설명한 보통의 증상이 있는 원인미상 유형1, 통증이 일정하지만 통증이 더 심하고 욱신거리거나 타는 듯한 통증의 유형2(이례적인 삼차 신경통), 그 문제가 다발성 경화증 같은 근본적인 원인의 때문에 발생하는 증상적 삼차신경통 이 있다.

삼차신경통의 발병은 면도, 씻기, 양치질 등의 가벼운 피부 접촉을 포함한 아주 작은 일이 계기가 될 수 있다. 바람이 부는 날에 밖에 있는 것도 어떤 사람들에게는 원인이 되고, 먹고 마시거나 심지어 말하다가도 충분히 발병한다.

삼차신경통을 진단하는 검사는 없다. 대신 증상에 기반을 두고 주로 가정의학 의사나 치과의사에게 진단받는다. 정해진 치료법은 없으며, 통증의 강도 때문에 보통의 진통제, 심지어 모르핀조차 효과가 없을 수 있다. 일부 환자들의 경우 항경련제나(간질 치료에 사용되는) 항우울제가 면밀한 의학적 관찰 하에 효과적일 수 있다. 어떤 사람들에게는 수술을 고려해 볼 수 있다.

특정 금기 사항
Specific Contraindications

몇몇 고객은 마사지를 통해 일시적인 완화를 느낄 수 있다. 최소한 마사지로 인한 해를 끼쳐서는 안 되기 때문에 얼굴에 손을 대지 않음으로써 통증 유발을 피하며 마사지를 해 줄 수 있을 것이다. 얼굴 마사지는 피해야 한다. 고객이 너무 고통스러울 수 있기 때문에 금기이다.
마사지 하는 내내 고객의 통증이 유발하는지 즉시 피드백을 받도록 하고, 얼굴을 압박하거나 만지지 않도록 고객의 시술 자세를 정해줄 때 주의할 필요가 있다. 고객이 엎드려 눕는 것이 고통스러울 수 있기 때문에 얼굴을 위로하고 바로 눕던가 앉아야 한다.
불행히도 삼차신경통을 치료 할 수는 없겠지만, 일부 고객들은 증상이 일시적으로 완화됨을 경험 할 것이다.

마사지 치료 Massage Treatments

머리, 어깨, 목을 워밍업 하며 마사지를 시작한다. 고객이 바로 누운 상태에서, 마사지를 받는 동안 긴장을 풀 수 있도록 목과 어깨 윗부분을 쓰다듬기 기법으로 시작한다. 어깨 위에 손을 얹은 채 리듬 있고 부드러운 동작으로 윗쪽 목뒤로 쓰다듬어 나간다. 이때 고객의 피드백을 계속 받는다.

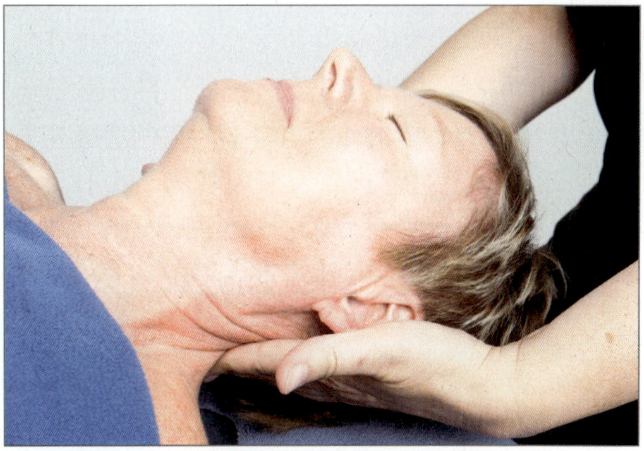

---

[184] http://www.tna.org.uk/data/files/Pamphlets/trigeminal_neuralgia__an_overview__february_20111.pdf

고객에게 머리를 한쪽으로 돌려달라고 하고, 손가락 두 세개로 목 옆을 천천히 부드럽게 원을 그리며 내려오고 다시 올라가고, 어깨 윗부분을 가로질러서 마사지한다. 어깨 윗부분의 승모근을 점진적으로 잡아 누른다. 반대편도 반복하고, 항상 고객으로부터 피드백을 받는다. 웜업의 마지막 단계는 목 신전하고 뒤통수 아래 근육에 대한 마사지를 시작하는 것이다. 손가락을 뒷통수 아래쪽에 구부려 접촉하고 부드럽게 위로 당긴다. 이것은 두판극근과 승모근이 붙는 자리이기 때문에 효과가 있을 것이고, 목을 펴고 근육의 긴장을 푸는데도 도움을 줄 것이다.

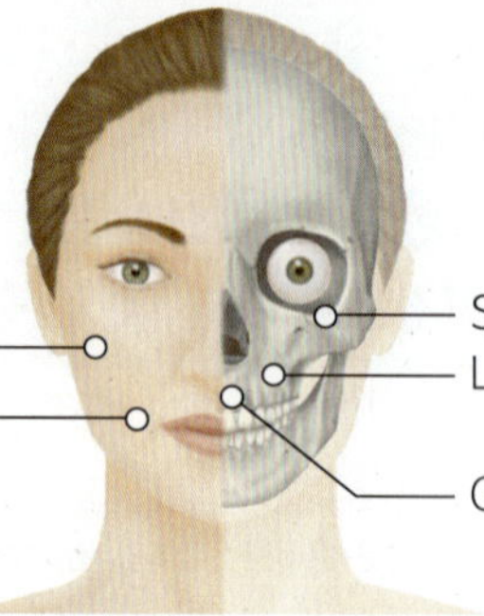

삼차신경통을 앓고 있는 많은 환자들은 침술로[185, 186] 완화를 경험했고, 마사지 시술자가 고객과 긴밀히 상의하여 증상이 유발되지 않는지 지속적인 피드백으로 확인한 다음, 환자를 도와주기 위해 경혈지압을 시도하는 것은 해가 되지 않으며 어떤 고객에게는 유익할 수 있다.

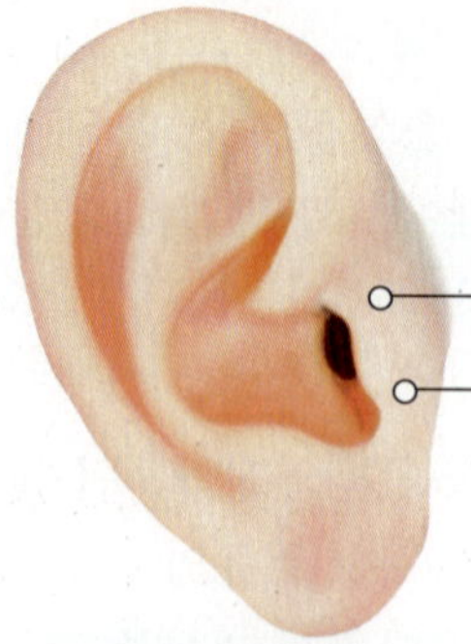

이것들은 그림에 있는 3점 TH(쓸개)17과 TH21, GB2(이 곳을 치료할 때 얼굴을 스치지 않도록 주의한다), SI(소장)18, St(위장)2, 3, 7(증상을 유발할 경우 2와 3은 피한다), Gov(독맥*경혈명) 26(증상이 유발될 경우 피한다), LI(대장)20(증상이 유발되면 피한다)으로 표시된다.

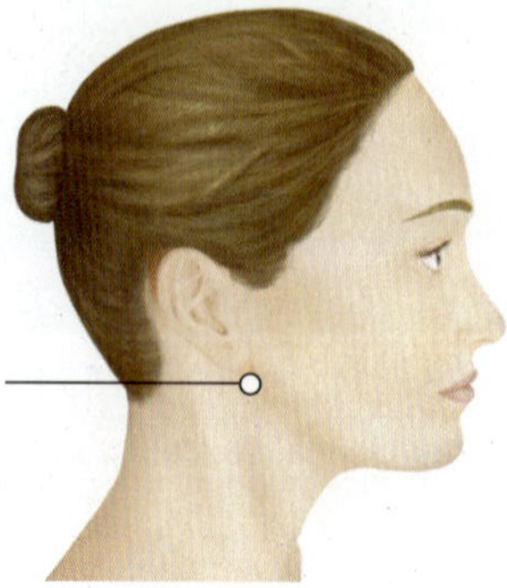

이 세 마지막 그룹의 포인트는 얼굴에 있다. 만약 그 중 어디라도 증상이 유발될 수 있는 부분이라면 그곳은 놓아둔다. 어떤 고객들은 자신의 터치를 참고 견딜 수 있기 때문에 다른 사람의 터치도 가능하지만, 이는 조금 가벼운 경우나 초기 단계의 경우에나 가능할 것이다. 고대 침술에는, 보하고 사한다[187] 라고 하는 두 가지 상호보완(반대가 아닌) 기법이 있다.

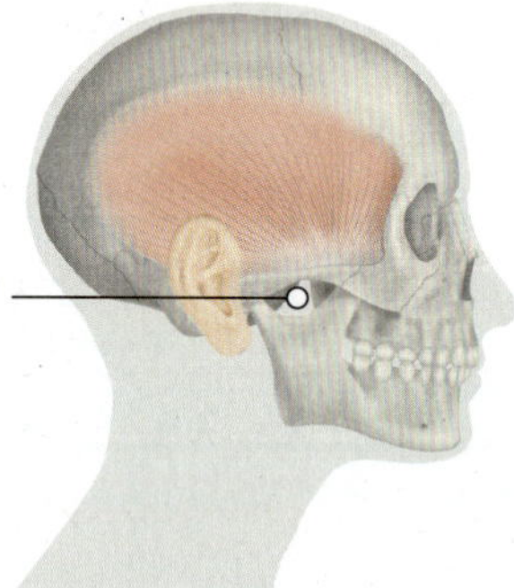

185 http://www.ncbi.nlm.nih.gov/pmc/articles/PMC2797593/#!po=16.6667

186 http://www.naturalnews.com/026126_acupuncture_Chi_treatment.html

187 http://www.geocities.ws/altmedd/acupuncture/acupuncture_technique/ReinforcingandReducingMethods.html

세부적인 훈련과 숙달 과정을 거치고 완전한 자격을 갖춘 침구사/한의사 에게 고객을 의뢰하는 것을 고려해봐야 하지만, 이 기법의 좋은 점은 집에서 지인들에게 지압으로 연습해 볼 수 있다는 것이다. 지압에서도 같은 포인트로 적용하지만 지압은 바늘이 아닌 손가락이나 뭉툭한 도구로 한다. 이 치료법에서 사용하는 포인트는 머리에 있고, 참을 수 있다면 얼굴 쪽 손가락 지압이 더 적합할 것이다.

두 가지 기법을 고려 해 볼 수 있으며, 각각의 고객에게 어떤 것이 효과가 있는지 두 기법을 모두 사용해 볼 필요가 있다. 첫번째는 지압점에 직접 손끝 압력을 세게 유지(쉽게 적응된다)하는 것이다. 압력은 1분에서 2분 동안 유지되어야 하며, 고객이나 시술자가 압박하고 있는 부위의 변화를 느껴야 한다. 부드러워지거나 따뜻해지거나 따끔 따끔 할 수도 있다. 만약 이 결과들 중 어떤 것도 얻지 못한다면 두 가지 중 하나 일 것이다. 그 느낌을 감지할 수 있는 손가락의 감각이 아직 발달하지 못했거나 부위가 잘못되었거나. 압박 지점은 폭이 약 200분의 5cm 정도이므로, 그림을 참고하여 가까이 손끝을 옮겨놓고 다시 시도한다. 이것으로 어떠한 손상도 주지 않을 것이고 또한 이 작업으로 근육의 긴장을 풀어줄 수도 있다.

두 번째 기법은 다시 지압점을 찾아 지속적인 압박 대신 손가락으로 원을 그려서(피부 위에서 움직이는것이 아니라) 압력이 끊임없이 이동하도록 하는 것이다. 시계방향으로 1분에서 2분 동안 원을 그리면 그 부분에 변화가 느껴질 것이다.

삼차신경통으로 누군가를 치료할 때 기억해야 할 마지막 요소는 얼굴이나 머리의 통증때문에 시술자가 어깨 위로 치료하려고 하지만 이는 목과 어깨의 긴장도가 연관통을 만들어 생긴 문제이다. 특히 마사지 베드 구멍에 얼굴을 넣고 엎드리는 압력을 견디지 못하는 사람들에게 문제가 될 수 있다. 이런 사람들은 앉거나 옆으로 누운 자세로 작업함으로써 문제를 해결할 수 있다.

앉을 때 의자 뒷면이 가슴에 오도록 다리를 벌려서 앉아 달라고 한다(이것은 고객의 어깨 깊이 작업 할 수 있게 해주고 당신의 압력에 대항할 기댈것이 되어 준다. 드레이핑(*가리는기술)할때 조심한다). 시트나 담요를 사용할 때 이것들이 몸의 앞부분을 덮어주고 등과 옆면에 덮어 둘 수 있기 때문에 여전히 안전하게 감싸져있다고 느낄 수 있게 해 줄 것이다.

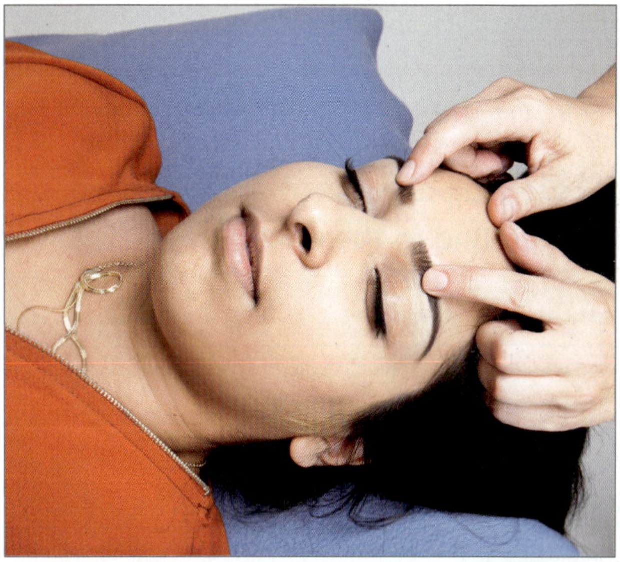

또 다른 증상을 가진 TN환자를 치료할 때는 하체나 등 마사지가 필요 할 수도 있다. 이 마사지를 하기 위해 고객의 옆으로 이동해서 할 수 있다. 옆으로 누운 사람을 작업하는 경우, 머리 아래에 베개를 놓아 지지 하고, 얼굴이 바닥으로 가게 눕지 않도록 한다. 몸에도 베개 두 개를 사용 한다. 한 개는 무릎 사이에 들어가야 한다. 이로 인해 고객의 얼굴이 회전해서 베드에 닿지 않게 힘을 주고, 다른 한 개는 가슴/배 앞에 집어넣어 보강해주고, 어깨를 마사지하는 동안 앞으로 굴러가는 일이 절대로 없게 해야 한다.

이러한 방법은 지속적이고 열린 피드백으로 삼차신경의 완전한 마사지 치료를 할 수 있지만 고객의 세밀한 요구를 충족할 수 있어야 한다.

자세한 내용은: George Weigal, *Striking Back: The Trigeminal Neuralgia and Face Pain Handbook*, 2004, published by the Trigeminal Neuralgia Association.

채찍질 손상 Whiplash

질환의 배경
Background to the Condition

편타성 손상 장애(WAD)로 더 정확하게 알려진 경추손상은 상당히 막연하게 사용되는 용어로서, 머리가 갑자기 뒤로 갔다가 앞으로 덜컥하고 충격을 받거나 앞으로 움직였다가 뒤쪽으로 충격을 받는 것을 말한다. 채찍질 같이 움직이는 갑작스럽고 강력한 회전이 사고 발생 시 목의 각도에 따라 발생할 수 있다. 이런 갑작스런 힘은 목의 근육과 힘줄을 늘리거나 손상시킬 수 있다. 가장 흔하게 교통사고에서 일어나지만, 스포츠 부상, 넘어짐 또는 무거운 물체에 머리를 부딪혔을 때도 손상된다.

채찍질 손상이란 용어는 두 가지 증상과 심각성을 모두 포괄하고 있으며, 자동차 사고에 따른 소송이 증가함에 따라, 보험업계에서는 부상의 유형과 심각성을 정의하기 위해 어느 정도의 표준화가 필요하다고 생각했다. 캐나다 자동차 산업이 주도했고, 전문가들로 구성된 대책위원회를 설립하여 채찍질 손상을 조사하였다. 원래 보험업계를 도와주기 위해 고안된 것이지만, 퀘벡 태스크포스(QTF) 기준은 채찍질 손상을 정의하고 설명하기 위한 표준으로 자주 사용된다. 최신의 정보를 덧붙였고, 다른 여러 집단이 자체적인 표준화를 개발하기 위해 변경해서 썼지만, 표준기준은 다음과 같다.

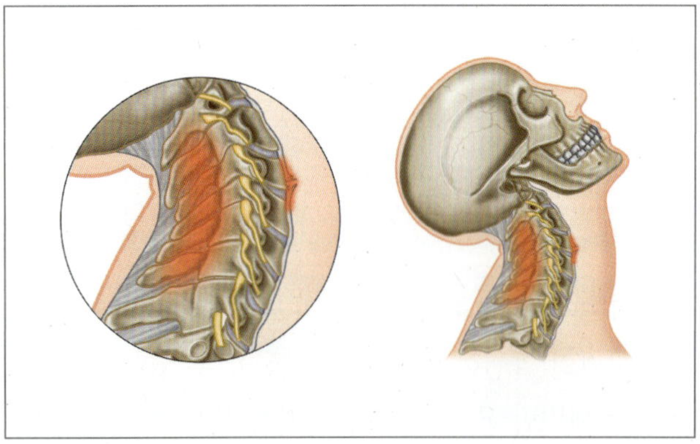

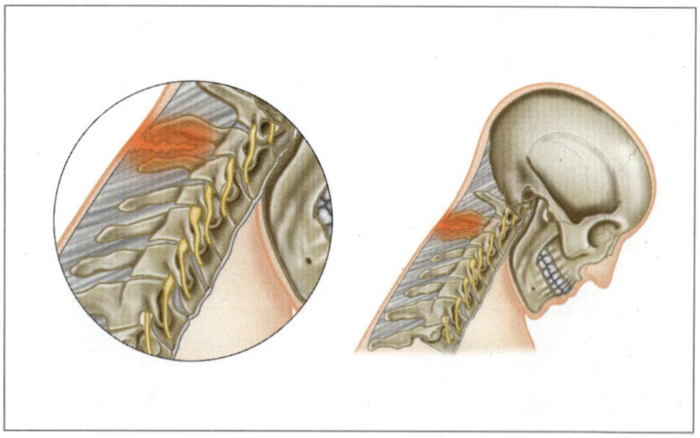

- *등급 0* – 목의 통증이 없고, 신체 증상도 없음

- *등급 1* – 목 통증, 뻣뻣함 또는 압통있음, 신체증상 없음

- *등급 2* – 목 통증 및 근골격계 증상; 관절 운동 범위 감소와 압통을 동반한 근골격 증상

- *등급 3* – 목 통증 및 신경학적 증상; 힘줄 반사의 감소 또는 소실, 약함, 감각 장애를 포함.

- *등급 4* – 목 통증, 골절,[188] 탈구 또는 척수 손상.

QTF 이전에는 마사지 업계에서 논란이 있었는데, 일부는 채찍질 손상에 대한 치료를 옹호했고, 다른 일부는 채찍질 손상을 금기로 판단했다. QTF는 다양한 레벨의 채찍질 손상에 대한 구별과 새로운 치료 기준을 허용했다.

등급 4 채찍질 손상 고객에게 마사지하는 것은 엄격히 금기 된다. 탈구되거나 골절된 목을 마사지하는 것은 전 단계가 위험할 수 있으며, 채찍질 손상을 가진 사람은 응급의학적 치료를 의뢰할 필요가 있다. 등급 3 채찍질 손상은 증상이 등급 4와 비슷할 수 있으므로 부상을 감별하기기 위해 의사에게 의뢰해야 한다.

남호주 외상, 부상 회복 센터는 WAD[189] 관리 위한 지침을 만들었고, 이 지침은 등급 4를 제외한 모든 단계에 대한 손상 수준이 확립되면 마사지를 권고했다.

의학 용어로, 채찍질 손상은 4단계로[190] 나뉘는데, 급성 단계는 사고 후 1~2주, 다음은 초기 아급성(3~4주), 후기 아급성(5~6주)이 뒤따른다. 6주 이상이면, 만성 채찍질 손상으로 간주한다. 대부분의 사람들은 채찍질 손상 후 완전히 회복할 것이지만 회복 속도는 사람마다 다를 수 있다. 한 연구는 환자의 50%가 12개월 후에도[191] 여전히 증상을 보였다고 보고하고 있고, 다른 연구는 증상 있는 환자를 65%로 보고 있고,[192] 영국 NHS는 12%뿐이라고 했다.[193]

특정 금기 사항 Specific Contraindications

등급 4 채찍질 손상의 경우 마사지는 엄격히 금기된다. 고객이 다음과 같은 증상을 보이는 경우, 완벽한 검진을 위해 응급실에 의뢰해야 한다. 시야가 흐릿하고 어깨와 팔의 감각이 없고, 핀과 바늘이 찌르듯 아프거나, 팔 다리가 약해졌거나, 목구멍 뒤에 붓기가 있거나, 삼키는 데 어려움이 있거나, 장이나 방광에 기능 장애가 있는 경우.

등급 3 채찍질 손상을 보이는 고객은 의료진에게 응급 의뢰하여 등급4 부상인지 감별해야 한다. 일부 증상이 유사하며 마사지는 심각한 손상이 없는 상태가 되어야 하기 때문이다.

---

188 http://www.nhmrc.gov.au/_files_nhmrc/publications/attachments/cp112.pdf

189 Ibid.

190 http://www.massagetherapyreference.com/whiplash-massage/

191 Prognosis of patients with whiplash-associated disorders consulting physiotherapy: development of a predictive model for recovery, T Bohman et al., http://www.biomedcentral.com/1471-2474/13/264

192 http://www.nhmrc.gov.au/_files_nhmrc/publications/attachments/cp112.pdf

193 http://www.nhs.uk/Conditions/Whiplash/Pages/Complications.aspx

마사지 치료 Massage Treatments

목은 복잡하고 다방향적인 신체 일부이다. 근육과 인대로 연결된 7개의 경추(C1–C7)와 완충제 역할을 하는 추간판, 그리고 그 안에 복잡한 신경계로 구성되어 있다. 목의 해부학적 구조는 복잡하기 때문에 놀라울 정도로 다양하게 움직이지만, 척추 손상을 당하기 쉽다.

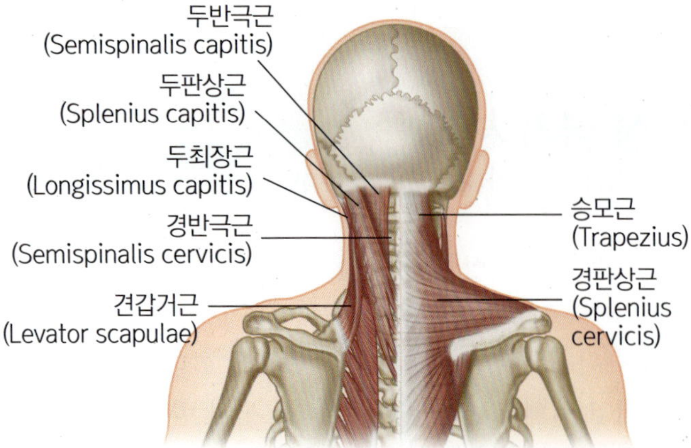

마사지가 채찍질 손상에서의 회복에 도움이 될 수 있는 방법은 여러 가지가 있지만, 고객이 선뜻 허용할 수 있는 깊이에서만 부드럽고 점진적으로 마사지하는 것이 중요하다. 의학적으로 심각한 부상이 배제된 경우, 고객을 터치 할 수 있다면 바로 치료를 시작할 수 있다. 적용을 하기 위해 위의 그림을 참고할 수 있다. 고객의 통증부위와 가장 큰 영향을 받는 근육은 부상의 성격과 방향에 따라 달라질 것이다. 그러므로 당신의 고객이 가장 아프다고 말하는 곳에 귀 기울이고 근육의 결을 따라 움직이고 있는지 확인하기 위해 이 그림을 참고한다. 수직으로 하기 보다는 근육 결을 따라 쓰다듬기 방법으로 올리고 내린다.

초기 단계에서 목, 어깨, 심지어 팔의 부위에 압통이 있고 부을 수 있다. 아이싱과 함께 가벼운 림프 배출 마사지가 도움이 될 수 있다. 림프 배출 마사지에 대한 자세한 내용은 68페이지를 참조한다. 근육을 자극하기 위해 길고 부드러운 쓰다듬기 동작을 사용하며, 초기 단계에서는 근육이 힘줄에 연결되어 뼈와 만나는 부착점만 피하면서 근복 작업에 초점을 맞춘다. 이러한 부위들은 치료를 받기 전에 회복할 시간이 필요한 작은 손상을 가지고 있을 수 있기 때문이다. 마사지 오일을 사용하여 피부를 매끄럽게 해두고 항상 목이 안전하게 고정되게 한다. 고객이 위치를 이동해야 할 때 스스로 이동 할 수 있게 시간을 주어서 시술자가 이동하기 보다는 고객 스스로 머리를 움직이게 한다. 초기에 매우 가볍게 마사지하는 것이 중요하며, 손가락으로 가볍게 만져서 염증 있는 근육을 자극하지 않도록 해야 하고, 고객이 바로 누운 자세에서 더 편안하고 자신있게 할 수 있다.

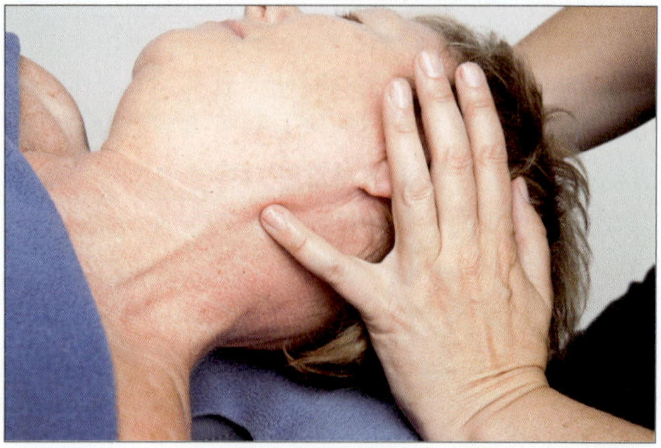

부상 치유가 시작되고 초기 아급성 단계로 넘어감에 따라 좀 더 깊게 마사지할 수 있다. 어깨 부위에서 특히 심부로 들어갈 수 있지만 고객의 받을 수 있는 범위 내에서 마사지한다. 머리에 작게 원을 그리며 부드럽게 마사지하는 것(자세한 내용은 4장 참조)부터 시작하여 목 뒤쪽에서 어깨 윗부분을 가로질러 목 윗부분에서 목 중간까지 이어서 근육을 웜업 한다.

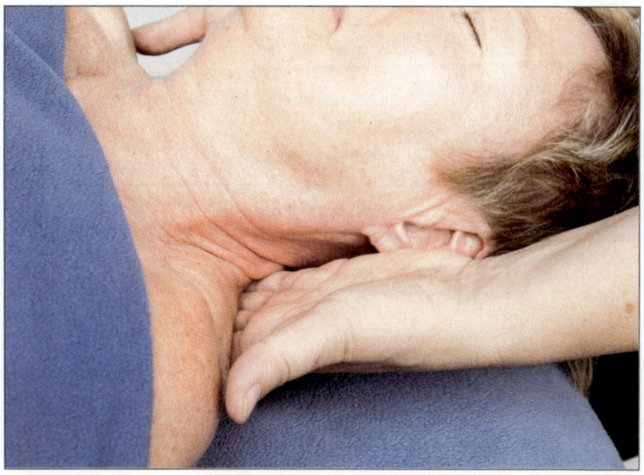

천천히 아래쪽으로 닦아내기 동작을 사용하며, 간단하게 근육과 "유착된" 피부 장력을 이완시키기 시작한다. 고객이 평소보다 목을 더 딱딱하게 긴장시켜 머리의 움직임을 제한하고 있었을 가능성이 높기 때문에 목 주위의 결합조직들이 경직되었을 것이다.

다음의 지침은 보통의 목과 등 마사지를 위한 것이지만 척추 치료를 위해 보다 부드럽게 변환시켰다. 고객의 뒷통수 바로 밑 근육에 손가락을 구부려서 대고 머리를 손바닥으로 받쳐준다. 목을 늘리지 말고 턱을 가슴 쪽으로 1.5cm 이하로 움직여 고개를 천천히 숙여 달라고 요청한다. 손가락을 고정하고 아주 부드럽게 후두하근을 누른다.

이 근육들은 눈의 움직임 중 몇몇 중요한 것들을 조절할 뿐만 아니라 머리의 안정과 미세한 움직임 조절에도 중요한 역할을 한다. 근육에 직접적인 압박할 필요 없이 눈동자의 움직임으로 이 근육들을 작업 할 수 있다.

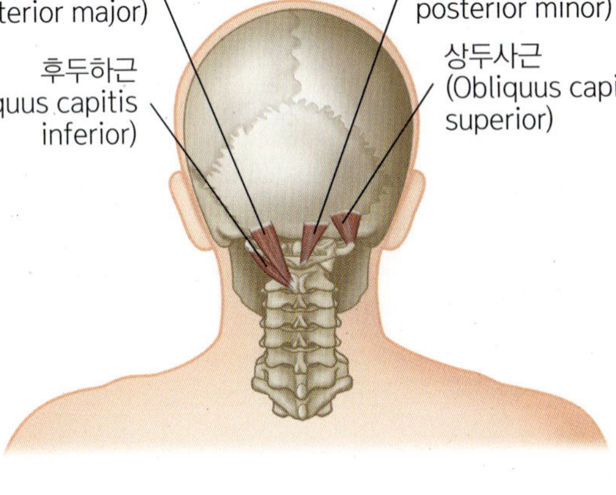

고객에게 천장을 보고 긴장을 풀라고 한 다음, 머리는 움직이지 말고 발가락을 보고 다시 천장을 보라고 요청한다. 그리고 나서, 다시 고개를 움직이지 않고, 시술자를 올려다보고, 다시 천장으로 돌아간다. 고객에게 왼쪽을 보고 돌아와서 정면을 보고 오른쪽을 보고 다시 정면의 천장을 보라고 요청한다. 모두 머리는 고정하고 눈동자의 움직임만으로 실시한다.

머리를 1.5cm정도 아주 부드럽고 안전하게 들어올린다. 움직이기 전에 고객에게 말해줌으로서 예상치 못한 움직임의 보호기전으로 그들이 경직되지 않도록 한다. 후두하근에 견고하고 부드러운 접촉을 유지하고 아래, 위, 왼쪽, 오른쪽을 바라보는 동작을 반복한다. 항상 눈동자 움직임 사이에 가운데천장으로 돌아온다. 이것은 후두하근을 이완시키는데 도움이 될 것이다.

마사지 베드 위로 고객의 머리를 부드럽고 안전하게 내려놓는다. 눈의 움직임은 단기적인 눈의 피로를 만들 수 있으며, 눈에 닿지 않게 20~30초 동안 고객의 눈 위로 손을 컵 모양으로 오므려 올려줌으로써 피로를 완화시킬 수 있다. 눈은 몇 분 안에 정상으로 돌아올것이다. 걱정하지 않아도 된다고 고객을 안심시킨다.

목 워밍업 목 웜업 마사지를 반복한다. 어깨 윗부분에서 두개골 밑부분이나 머리카락선까지 피부에서 손을 떼지 않고 위쪽으로 쓰다듬기를 한 다음, 두개골 밑부분에서 어깨 윗부분으로 다시 내려가서 약간 압통이 있는 부위를 더 깊게 들어간다.

다음으로, 고객에게 천천히 고개를 돌려달라고 요청 한다. 양쪽을 다 할 것이기 때문에 어느 방향 먼저 시작하냐는 중요하지 않다. 만약 고객이 목의 움직임을 불안해한다면, 작은 수건을 접어 고객이 회전하는 쪽 옆에 놓으면 얼굴을 대고 쉴 수 있고 고객이 이미 딱딱해진 목 근육으로 머리를 지지할 필요가 없다. 귀 뒤에서 내려와 어깨뼈와 쇄골 쪽으로 내려가는 강하고 밧줄 같은 근육 그룹을 느낄 수 있는데 여기가 마사지할 부위이다. 앞으로 미끄러져서 식도를 건들지 않도록 조심한다.

피부를 밀지 않도록 약간의 마사지 오일을 사용하여 검지 손가락의 평평한 부분으로 흉쇄유돌근 상단을 부드럽게 눌러주고, 쇄골 가운데 정지점까지 천천히 근육을 따라 내려간다.

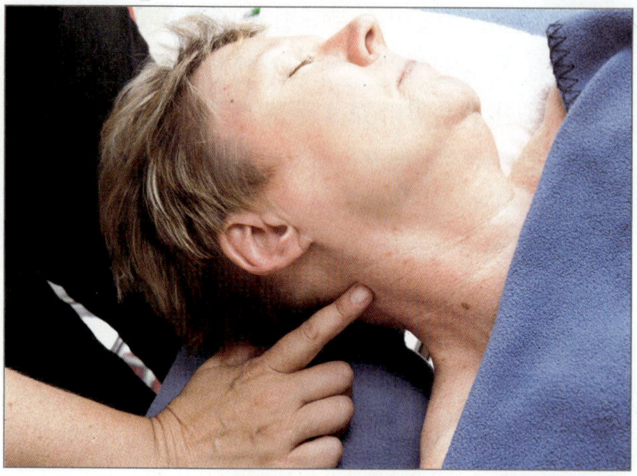

이 동작을 세 번, 네 번 천천히 반복한다. 항상 머리에서 쇄골으로 작업하고, 절대로 위로 올라가지 않는다. 만약 저항을 느끼고 고객이 압통을 호소하는 부위가 있다면, 간단하게 손가락을 각 부위에 고정하고 압력을 유지(더 깊게 들어가지 않는다)하면, 손가락 아래 근육이 이완되는 것을 느낄 것이다.

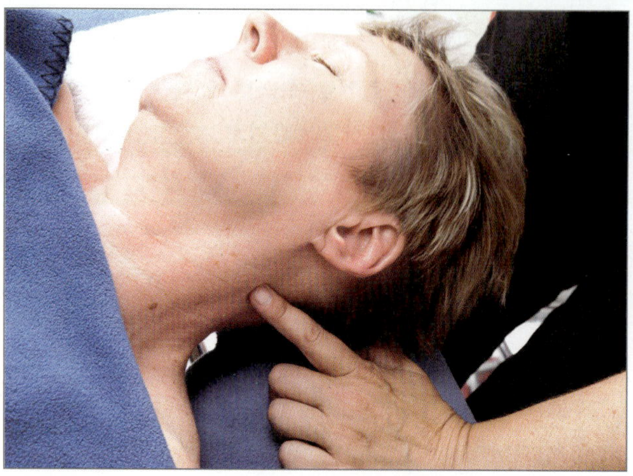

고객의 머리를 가운데로 하게 한 다음 반대쪽으로 돌리라고 요청하고 반대쪽의 흉쇄유돌근 작업을 반복한다. 이 작업을 완료한 후 워밍업 마사지 순서를 다시 반복한다. 비록 근육을 웜업 시키는 것은 아니지만 넓은 부위에 마사지를 적용한다. 이것은 전체적인 근육 그룹 내에서 특정한 근육을 마사지하기에 좋은 작업이다.

이제 견갑거근을 작업한다(아래). 견갑거근은 수축할 때 어깨를 들어 올리고 으쓱하기 때문에 "어깨 으쓱 근육"이라는 별명을 가지고 있다. 만약 매우 긴장한다면, 어깨는 계속 위쪽으로 올라간 것처럼 느낄 수 있고, 이것은 견갑거근을 단축시킨다. 채찍질 손상을 받은 사람이 잘 하는 동작중 하나는 어깨를 올리고 앞으로 말아서 "건달자세"를 하는 것이지만, 장기적으로는 이것이 문제를 해결하는 데 도움이 되지 않는다. 견갑거근은 상부 4개 경추에서 시작되어 견갑골에 붙는다.

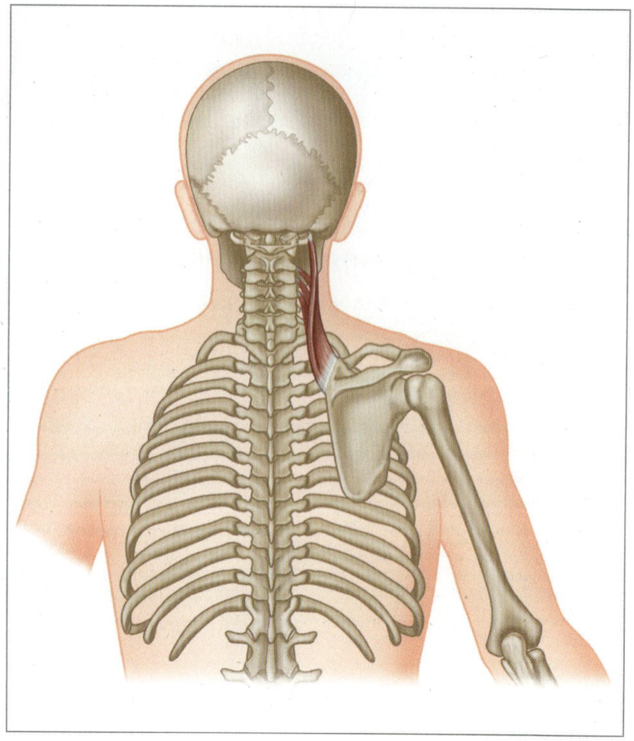

근육이 짧아지면 4개의 척추뼈를 아래와 옆으로 당긴다.

이 작업은 고객의 얼굴을 위로 하고 누워서 하거나 얼굴 구멍이 있는 마사지 베드를 가지고 있고 고객이 얼굴을 아래로 하고 엎드리는 것이 편하다면, 그렇게 하는 것이 더 쉽다. 손가락 두개를 모아서 작은 원으로 내려오며 견갑거근을 작업한다.

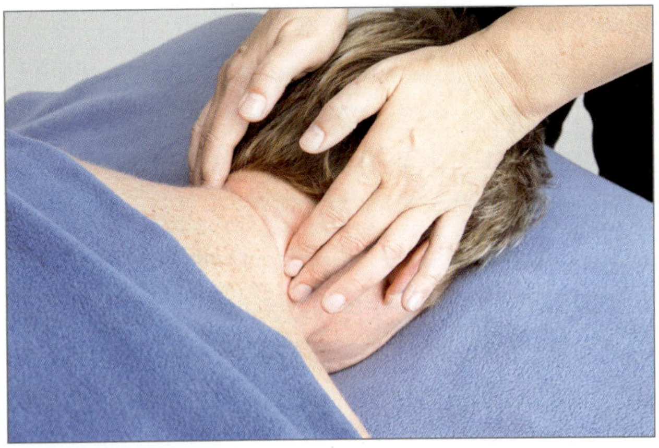

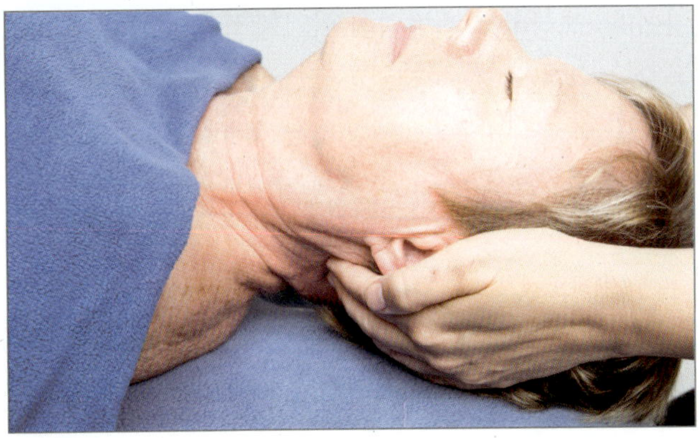

만약 고객이 얼굴을 위로하고 누워 있다면, 근육을 볼 수 있게 머리를 약간 돌려달라고 요청한다. 일단 근육을 3~4회 정도 작업한 후에는, 고객이 편한 범위 내에서 조금 더 깊이 작업해 볼수 있다. 마사지를 받고 있는 부위에 약간의 압통을 느낄 수 있지만 고통을 유발해서는 안 된다. 마사지할 때 더 딱딱해지는것을 느낀다면, 압력을 줄인다. 마사지를 반복하면 근육이 부드러워지는 것을 느끼기 시작할 것이다. 채찍질 손상 때문에 근육의 압통이 심할것이고 마사지로 근육을 악화시켜서는 안된다는 것을 기억해야한다. 명심하고 또 명심한다.

고객이 채찍질 손상으로 요통을 겪고 있는 경우, 5장의 허리 마사지에 대한 지침을 따라한다.

이제 목 뒤와 승모근 아래, 그리고 그 밑에 있는 근육까지 작업을 확장 한다. 이것은 목 뒷부분에서 어깨 뒤를 가로질러 어깨 끝부분까지 연결되고, 등 가운데까지 내려오는 크고 강력한 다이아몬드 모양의 근육이다.

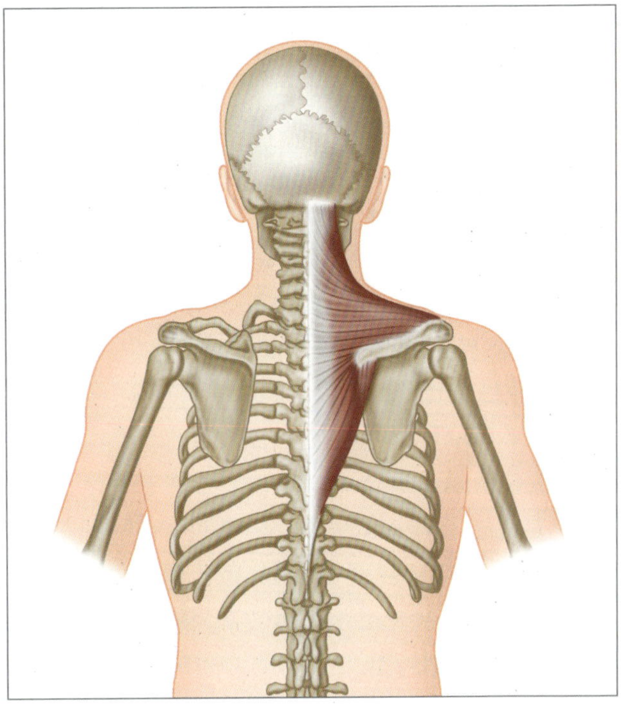

이 단계의 주된 목표는 근육을 늘려서 전체 운동범위를 움직이게 도우는 것이다. 목 윗부분의 근육을 부드럽게 잡고 다른 엄지손가락으로 아래쪽으로 쓰다듬기 방법을 사용한다. 상처를 악화시키고 치유를 늦추지 않도록 압력 세기에 유의한다.

이 스트레칭을 받는 사람은 편안할 것이다. 이 스트레칭으로 승모근 전체를 작업한다. 만약 당신이 일할 때 근육의 특정 부위의 압통이 더 있거나 저항감이 발견한다면, 이 부위를 부드럽게 잡아 눌러 정적인 압력을 준다. 근육이 이완되는 것을 느낄 때까지 30~40초 동안 압력을 유지 한다. 이완을 느끼면 다음으로 넘어간다. 근육이 이완되지 않으면 압력을 풀고 근육의 위나 아래로 조금 움직인다. 근육 이완이 유발되는 지점을 찾아야 한다.

만약 6주 후에 채찍질 손상이 해결되지 않는다면, 더 완벽하고 광범위한 치료가 필요하다. 상체의 긴장감은 손이 딱딱하기 때문에 생길 수 있다. 특히 충돌할 것을 안 사람이 핸들을 잡고 있을 때 팔을 타고 어깨까지 근육을 딱딱하게 만들 수 있다. 2장에서는 손을 마사지하는 방법에 대한 자세한 설명이 있다. 기존의 치료보다 더 많은 시간을 필요로 하고, 한 시간 반에서 두 시간 동안 전체 부위를 이완시키기 위해 작업 할 수 있다. 손부터 시작해서 어깨까지 팔을 타고 위로 올라간다. 그런 다음 머리를 작업하고 목으로 내려가서 위에 묘사한 방법과 제4장의 머리 마사지에 관한 설명을 따라한 후, 어깨로 이동해서 회전근개 치료로 이동한다. 길고 상세한 치료 후에 고객은 회복 시간이 필요하므로, 고객이 깊은 휴식을 취해서 "복귀"할 수 있도록 10~15분을 줘야 한다. 하지만 적당한 장소를 찾기 어려운 치료이다.

채찍질 손상은 치료하기 위해서 시간과 관심이 필요한 복잡한 손상일 수 있다. 고객이 가능한 한 정상적인 삶을 유지하도록 격려하는 것이 중요하다. 채찍질 손상의 고통은 정상이지만 움직임을 제한하면 회복을 늦추고 장기적으로 합병증의 가능성을 증가시킬 것이다. 세심하고 점진적인 마사지적용은 회복을 도와줄 수 있다.

익상견갑 Winged Scapula

질환의 배경
Background to the Condition

견갑골, 또는 날개뼈는 어깨의 가장 큰 뼈로 17개의 다른 근육이 붙어 있다. 이 근육들은 팔을 안정시키고 팔을 움직일 수 있게 한다. 근육은 잘 다듬어진 기계처럼 함께 움직이지만, 잘못되면 다루기 어려울 수 있고, "익상" 견갑으로 되서 가슴 뒷쪽에 납작하게 누워있지 않고 날개뼈 날이 등에서 튀어나오게 된다. 날개처럼 생겨서 붙여진 이름이다.

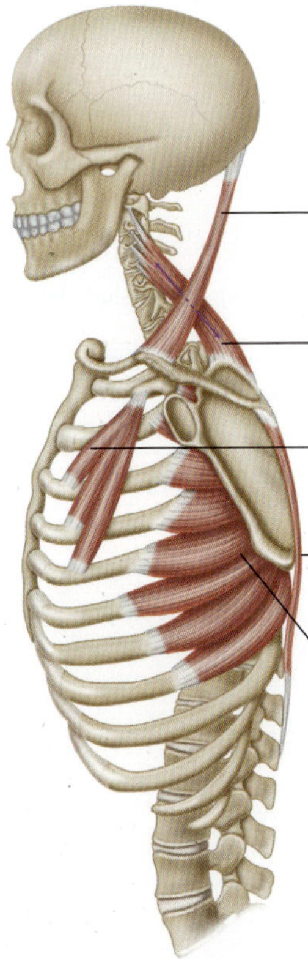

가벼운 경우는 아무런 증상도 일으키지 않을 수 있다. 힘이나 조절력의 상실도 없고 통증도 없을 것이다. 더 심각한 경우는 통증이 심할 수 있고 어깨의 움직임과 조절에 상당한 손실이 있을 수 있다. 익상은 근육의 조절이나 불균형, 근육의 부상이나 기능장애, 또는 근육을 지배하는 신경에 의한 것일 수 있다. 근육 위축증을 앓고 있는 사람들에게는 근 손실의 징후가 될 수 있다. 자세가 불량하면 문제를 일으키거나 유발할 수 있으며, 예를 들어, 역도 선수의 특정 근육의 과사용이 원인이 될 수 있다. 작은 문제이지만, 많은 사람이 다양하게 영향을 받고 있다.

최후에는 무거운 물체를 들거나 당기거나 밀거나 이를 닦거나 머리를 빗거나 물건을 나르는 등의 일상적인 활동을 할 수 없게 된다. 어떤 사람들은 거의 고통을 느끼지 않지만, 다른 사람에게는 고통스러울 수 있을 것이다.

양상에 따라 여러 가지 원인이 있으므로 근본적인 원인에 따라 치료법이 달라진다. 가장 흔한 원인은 전거근의 약화나 전거근을 지배하는 장흉신경의 손상이다. 전거근은 견갑골 아래의 근육으로, 몸 바깥쪽의 갈비뼈와 엎드려서 가장 윗부분의 사이에 놓여 있고, 두 번째부터 아홉 번째까지의 갈비뼈에 붙어 있다.

익상 견갑골의 심각한 경우는 수술이 필요하고, 대부분의 경우 강화운동과 마사지로 효과를 볼 것이다. 만약 외상이나 부상 후에 갑자기 문제가 발생하는 경우 마사지 치료를 시행하기 전 고객이 병원을 방문할 필요가 있다.

승모근 기능의 상실을 포함한 익상 견갑골의 흔하지 않은 한 원인은 매우 드물고 종양을 제거하는 경우와 같이 과격한 수술 후에만 발생한다. 익상 견갑의 원인이 이것 이라면, 환자의 주치의나 수술한 의사의 감독 하에 전문적으로 훈련된 치료사에 의해서만 치료가 이루어져야 한다.

익상 견갑골의 근본적인 원인이 근육위축과 같은 질환과 함께 전반적인 근육의 퇴화일 때, 모든 어깨 안정화 근육에는 약화가 올것이다. 이 경우 팔, 어깨, 등 하나만 치료하는 것이 아니라 함께 치료하는 것이 중요하다. 근육의 퇴화로 인해 근육이 단단하고 작아질 가능성이 있다. 근육에서 뼈로 미끄러져서 아프지 않도록 주의해야 하며, 고객의 취향에 맞추기 위해 마사지 해 주는 부위를 바꿀 필요가 있다. 개인의 근육 크기에 따라 팔꿈치 대신 엄지손가락이 필요할 수 있다. 날개뼈의 모든 부위를 작업하여 한곳만 이완이 안되는 일이 없도록 하는 것이 중요하다.

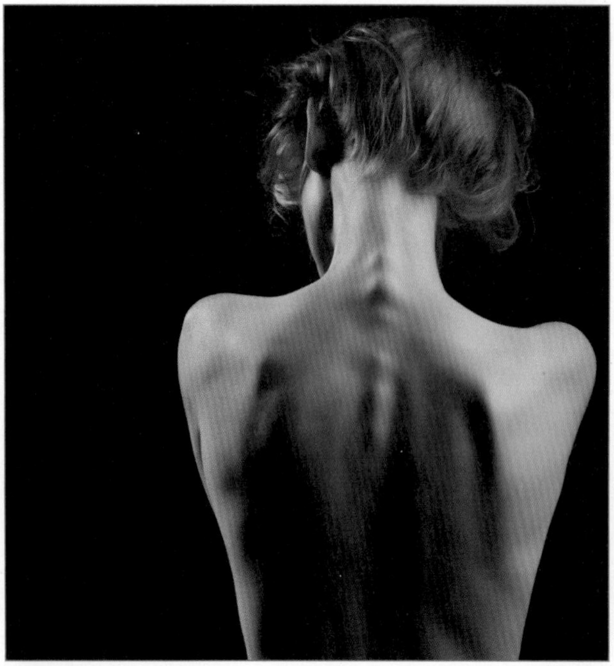

날개뼈의 또 다른 원인은 쇄골 바깥쪽 3분의 1부분의 골절이나 견쇄관절의 탈골이다. 이것은 보통 특정한 외상이나 부상에 의하여 일어난다. 별로 고통스럽지 않으며 주로 많은 시간 동안 머리 위로 손을 뻗는 운동선수나 일반인에게 일어날 수 있다. 이러한 배경을 가진 사람을 치료하는 경우, 치료를 시작하기 전에 의료 전문가 또는 물리치료사와 연락을 취하는 것이 중요하다. 이것은 일반적으로 심각한 인대 손상을 동반할 수 있기 때문이다.

예를 들어, 축구 선수와 같이 어깨 탈구가 반복되었다면, 익상 견갑은 어깨 탈구 다음의 문제이고 물리치료사와 상의하여 강화 운동을 하는 것이 일반적인 치료법일 것이다. 이것이 성공하지 못하면 수술이 필요할 수 있다. 더 희귀한 익상 견갑을 야기시키는 요인들이 있지만, 모든 것은 외상이나 부상 뒤에 오기 때문에, 고객은 의료 전문가의 감독을 받게 될 것이다.

특정 금기 사항
Specific Contraindications

- 익상 견갑골이 생긴 부위에 최근 외상이 발생한 경우 이것은 치료 전에 의사의 진찰을 받아야 한다. 붓거나 염증이 생긴 경우 치료 전에 완전히 가라앉을 때까지 기다린다.

- 장기 질환으로 어깨 주변에 근변성이 심한 경우 마사지할 때 뼈로 미끄러지지 않도록 특별히 주의한다.

- 어깨 탈구 경험이 있는 고객의 경우, 물리치료사와 함께 협업한다.

마사지 치료 Massage Treatments

마사지는 위의 사소한 예외조건을 제외하면 익상견갑의 회복에 도움을 줄 수 있다. 마사지는 강화운동과 함께 실시되어야 하며, 고객의 물리치료사나 의사는 환자의 구체적인 문제를 위한 강화 운동을 제공할 것이다. 이 장에서는 익상 견갑골의 주요 근육의 원인만을 다룬다. 다른 원인들은 전문 치료에 잘 반응할 수 있지만 전문가가 가장 잘 치료할 것이다.

마사지의 목적은 어깨 관절의 근육을 이완시켜 견갑골이 정상적인 위치로 돌아갈 수 있도록 하는 것이다. 근육이 이완될 수 있기 때문에 견갑골이 뒤로 돌아와서 정상적인 기능을 할 수 있다. 팔꿈치나 어깨에 대한 마사지를 할 때는 장력을 줄여주는 것이 중요하다. 여기서는 세밀한 손작업이 필요하기 때문에 제2장의 손 마사지 치료를 따라 치료를 시작한다. 손을 마사지한 후 마사지 오일을 사용하여 팔부터 어깨까지의 피부에 오일을 바른다. 먼저 전완 안쪽 근육을 워밍업 하고 엄지손가락으로 손부터 팔꿈치까지 올라오는 근육을 마사지한다.

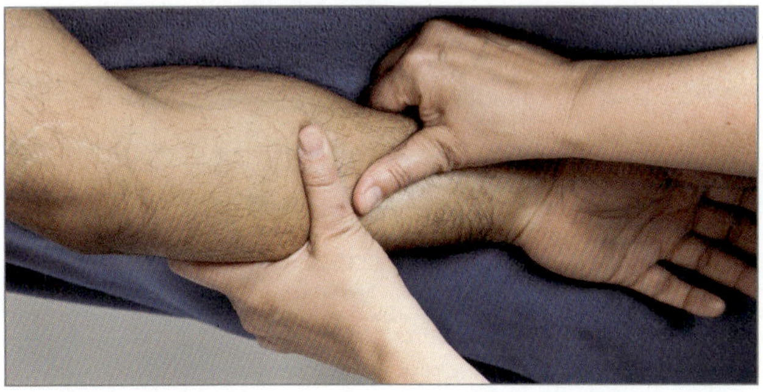

상완의 전완 안쪽을 한 후에 바깥쪽 전완을 부드럽게 마사지할 수 있다. 요골과 척골뼈를 느낄 것이고, 두 뼈 사이를 워밍업 시켜서 두 뼈 사이의 근육을 천천히 부드럽게 만든다.

팔꿈치 위나 뒷쪽을 마사지하는 것을 피한다. 상완으로 움직일 때 강한 압통이 생기는 것을 알 수 있다. 양쪽 관절에 가깝게 마사지하지 않고, 겨드랑이를 피해 팔꿈치 바로 위에서 어깨 바로 아래까지 근육의 결을 따라간다. 우선 긴 쓰다듬기로 근육을 워밍업 시키고, 손으로 근육을 천천히 주무르거나, 엄지손가락으로 근육을 부드럽게 눌러서 30~60초 동안 유지하고 있다가 놓아주는 것을 상완 전체에 이렇게 반복함으로써 상완을 마사지할 수 있다.

손과 팔의 작업은 어깨를 직접 치료하기 전에 끝내야 한다.

만약 전거근이 딱딱하다고 그 부분을 마사지하는 것은 고객이 매우 고통스러울 수 있으므로, 고객의 허용 범위 내에서 작업하는 것이 중요하다. 고객에게 팔을 머리 위로 올린 채 옆으로 누워 달라고 요청한다. 필요한 경우 베개로 지지하여 고객이 일정 기간 동안 자세를 유지할 수 있도록 한다.

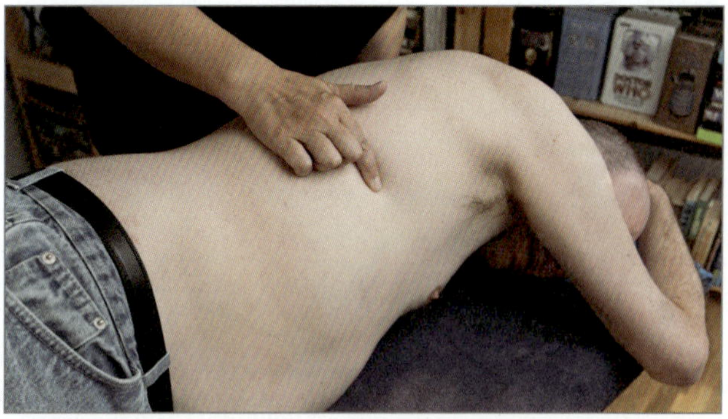

여성의 경우, 근육이 가슴 조직 아래에서만 접근할 수 있으므로, 매우 가까운 친구나 가족 구성원에게 작업하지 않는 한 고객에게 와이어가 없는 부드러운 브라를 착용하여 드레이핑(가리기)을 타협하지 않고도 근육에 접근할 수 있게 해달라고 요청해야 할 것이다. 몸의 나머지 부분은 가릴 수 있고, 수건이나 담요로 가슴을 가릴 수 있다. 남성 고객들이라면 조금 더 할 수 있을 것이다. 만약 유두를 기준점으로 사용한다면, 유두로부터 바깥쪽으로 2~3cm 에서부터 작업을 시작한다.

이 부분을 웜업 시키기 위해 부드럽게 작업을 시작한다. 위에서 논의한 바와 같이 갈비뼈에서 시작하여 견갑골을 향해 뒤쪽으로 작업한다. 가슴 부위에서 멀어지면 근육을 웜업시키고 근막을 풀어주는 것을 목표로 뒤로 갔다가 앞으로 오면서 작업할 수 있다. 다 하고나면, 엄지손가락에 마사지 오일을 사용하여, 근육의 방향에 대항하여 빠른 동작으로 근육의 수직방향으로 마사지를 한다. 이 경우에는 근육이 앞뒤로 있기 때문에 위아래로 마사지한다. 엄지손가락으로 매번 2~3cm 정도 매우 작고 부드러운 움직임으로 한다. 양 엄지손가락을 모두 사용하고 빠른 교차 마찰 동작으로 작업할 수도 있다.

일단 그 주변을 최소한 3~4분 동안 웜업 한 후에 구체적인 치료를 시작할 수 있다. 근육과 늑골을 조심히 구분하고, 천천히 견갑골쪽으로 뒤로 당긴다. 이것은 압통이 있을 수 있지만 고객의 고통이 심하지는 않아야 한다. 아홉 번째 갈비뼈에서 시작하여 아래에서 위로 작업한다.

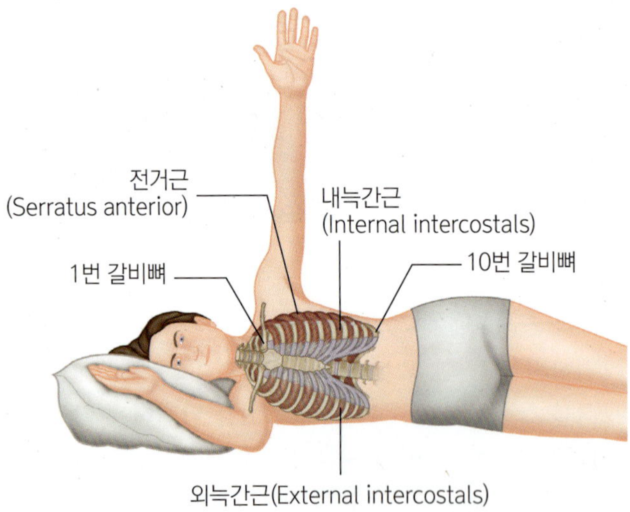

우선 일곱 번째 갈비뼈에 도달할 때까지 갈비뼈 안으로 너무 많이 가지 않는 것이 중요하다. 그림에서 근육에 빨간색으로 칠해진 부위를 볼 수 있을 것이다. 이 부분 보다 더 나가서 갈비뼈 앞쪽으로 가지 않아야 하고, 그렇지 않으면 추가손상과 통증을 발생시킬 수 있다. 늑골을 따라 천천히 그리고 체계적으로 작업한다. 팔이 몸통을 따라 이어지는 선을 보면, 어디에서 치료를 시작할 것인가에 대한 선을 찾게 될 것이다.

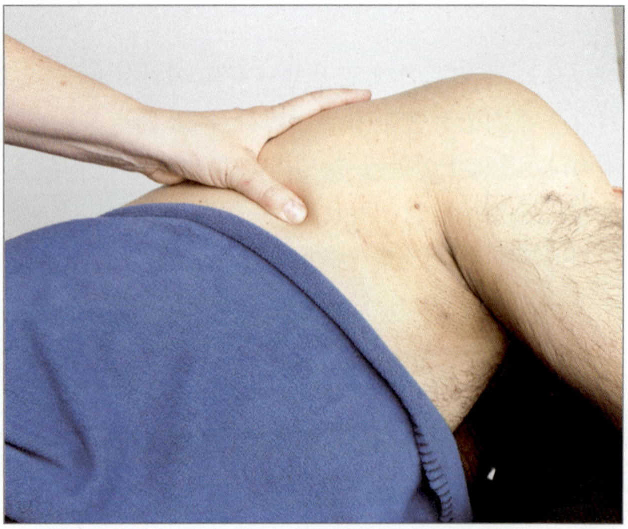

겨드랑이 쪽으로 위쪽으로 움직일 때, 분비선에 압력을 주지 않기 위해 겨드랑이 부분을 피해서 등쪽으로 이동하도록 한다.

익상견갑 치료는 장기간의 노력이 필요하다. 유의미한 변화를 보려면 몇 달 간의 노력이 필요할 수 있지만, 근력을 키우기 위해 일주일에 두 번 마사지를 하고 훨씬 더 자주 운동을 하는 것은 꾸준히 할 만하다.

손목하수 Wrist-Drop

질환의 배경
Background to the Condition

손목 처짐, 손목하수, 요골신경 마비, 요골신경병증에 의한 것을 가리키며, 증상이 있는 사람은 요골 신경 손상에 의해 거의 손을 쓸 수 없게 된다. 손목하수 증상이 있는 사람은 손을 뻗거나 손목을 이용하여 손을 들어올릴 수 없으며, 손이나 손목이 약화 될 수 있고, 손가락까지도 영향을 받을 수 있다.

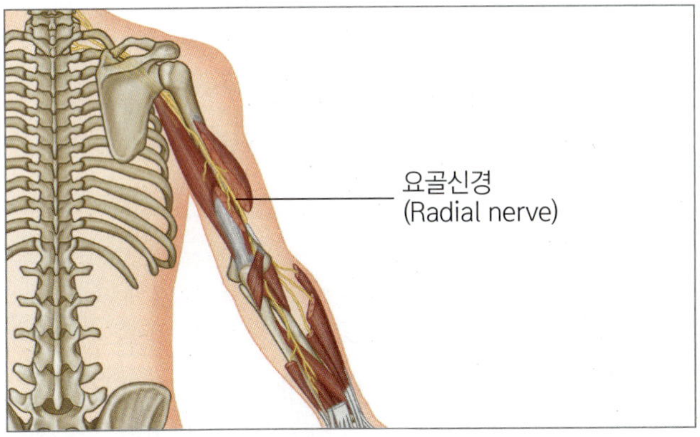

요골신경은 팔 아래쪽을 따라 내려가 삼두근(상완 뒤쪽에 위치한 근육)의 움직임을 제어한다. 요골 신경은 손목과 손가락을 펴는 동작과 손의 감각 일부분을 조절한다. 뇌에서 손으로 신호를 전달하는 세 가지 신경 중 하나이다.[194]

이 신경의 손상은 정상적인 신경 전달을 차단할 수 있다. 손목, 손, 손가락 전체에 광범위한 마비나 얼얼함을 경험할 수 있다. 다른 증상으로는 손목 통증, 약화, 팔꿈치 쪽의 붓기 또는 통증이 있다. 손목하수 증상이 있는 사람은 손을 뒤집는 것이 거의 불가능하다는 것을 알게 될 것이고, 손상 당한 쪽의 힘과 가동성이 저하되고 물건을 잡거나 들고있는 손의 움직임을 조절 할 수 없게 된다. 양쪽 엄지 손가락을 들어 달라고 하더라도 들 수 없을 것이다.

손목하수의 원인은 대개 신체적 외상, 감염, 또는 독소 노출이다. 납을 페인트에 사용했을 때, 이것은 납 중독의 흔한 증상이었다. 또 화학물질이 제대로 조절되거나 감시되지 않는 곳에서 불법적으로 만들어진 강한 알코올을 많이 마셔서 생길 수 있다. 절단이나 자상, 상완골절, 심지어는 수갑에 의한 신경의 특정 외상 때문에도 생길 수 있다.

손목하수는 "토요일 밤 마비"와 "애인의 마비" 이렇게 두 가지 흔한 별명으로 사용된다. 토요일 밤의 마비는 보통 술이나 기분전환 약물 사용과 관련이 있다. 술에 취한 상태에서 의자 등받이에 팔을 걸치고 잠이 들어서 밤새도록 그 자세로 자는 것이다. 이렇게 되면 요골 신경에 손상을 입게 되고, 그러면 요골신경병증,

---

[194] http://www.healthline.com/health/radial-nerve-dysfunction#Overview

손목하수 증상이 있게 된다. 또 다른 원인으로 애인의 마비 또는 "첫날밤 마비" 는 애인이 당신의 팔에서 잠들어 움직이지 않고 자는 것이다. 이러한 사례들은 대개 완전히 회복되지만 회복하는데 며칠에서 1년까지도 걸릴 수 있다. 그 동안 증상이 있는 손은 사용하기 어렵고 통제가 불가능하다. 보통 손상이 되기 전 통증과 부기가 있지만, 얼마나 취했냐에 따라 이를 무시하거나 심지어 알아차리지 못하는 경우도 있다. 손목터널증후군과 비슷한 증상을 보일 수 있고, 비록 늦게까지의 폭음때문이라 의심된다 하더라도 이 증상은 무서울 수 있으며, 다른 근본적인 원인이 없는지 확인하기 위해 완전한 건강검진을 실시해야 한다.

특정 금기 사항
Specific Contraindications

손목하수와 함께 다음 증상 중 하나가 발생할 경우 즉시 응급 의료 처치를 받아야 한다. 팔의 부기가 증가하거나 통증이 증가하는 경우, 얼굴이나 다리의 마비 또는 허약함, 말하기/걷기/보기의 장애.

손목하수의 증상은 매우 무서울 수 있지만, 심한 외상으로 인해 신경이 완전히 절단되지 않는 한 회복 된다. 단지 시간이 걸릴 뿐이다.

마사지 치료 Massage Treatments

요골 신경은 손목과 손가락을 펼 수 있는 신전근과, 팔꿈치를 펼 수 있는 삼두근을 지배한다. 어떤 경우에는 손목과 팔꿈치 둘 다 영향을 받을 정도로 부상이 발생할 수 있다.

치료는 보통 보존적으로 한다. 손목을 고정시켜 지지하면 더 이상의 부상을 예방할 수 있다. 그리고 일반적으로 물리치료가 권장된다. 마사지는 신경이 재생을 하는 동안 근육의 힘을 유지하고 위축을 방지하는 것이 필수적이기 때문에 중요한 부분인데, 이것이 더 장기적인 문제를 일으킬 수 있다. 수술은 골절 때문에 손상을 입었거나 시간이 지나도 신경이 스스로 회복되지 않는 경우에 선택할 수 있다. 주치의로부터 반대 의견을 듣지 않는 한 부드러운 스트레칭을 마사지에 포함시킬 수 있다.

마사지는 손가락부터 시작하여 팔 전체에 집중해야 한다. 손을 사용하지 않기 때문에 근육이 위축될 수 있고 손바닥 쪽으로 손가락이 안쪽으로 굽어질 수 있으며, 이것을 방지하기 위해 손 작업은 필수적이다. 먼저 손바닥에 집중한다. 고객의 손을 돌려서 손바닥을 위로 한다. 손가락을 정상 가동범위 만큼 뒤로 부드럽게 펴 스트레칭 하고, 손을 잡을 때 마지막 손가락 관절을 지지해준다.

다음으로 각 손가락 주변의 부드러운 조직을 섬세하게 작업할 필요가 있다. 엄지손가락을 사용하여 손가락의 각 부분에 작은 원을 그리며 손가락 관절을 직접적으로 넘지 않는다. 어떤 조직에서 작업 하고 있는지 걱정하지 않아도 된다. 모든 것은 연결 되어 있기 때문에 혹시 근막, 힘줄, 인대, 또는 손바닥근육을 작업하더라도 크게 상관이 없다. 할 때

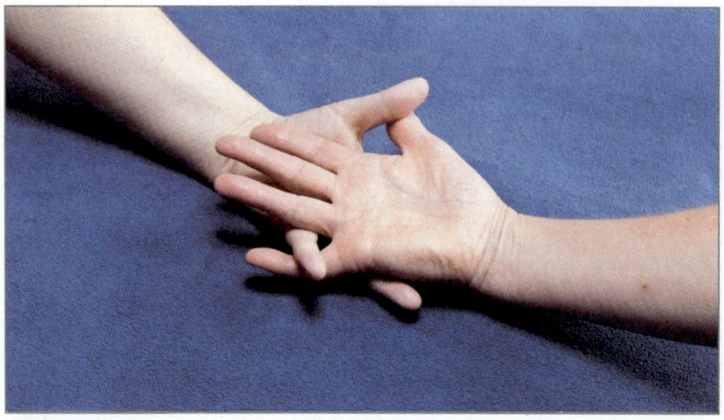

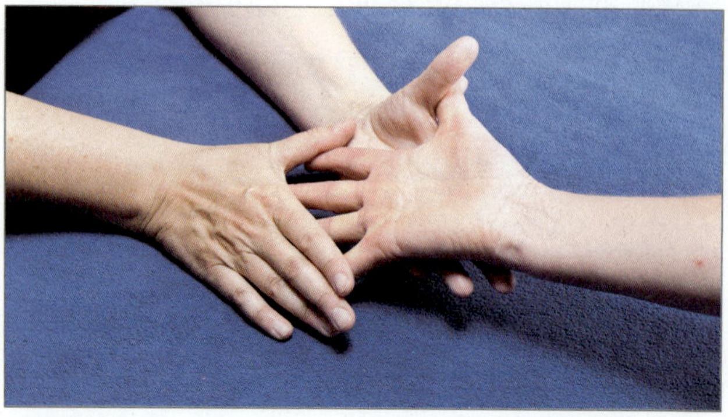

전체를 다 하도록 한다(손가락 사이의 관절은 제외). 엄지손가락으로 손가락을 주무른다. 제대로 하려면 시간이 걸릴 것이다. 이 부분 마사지에 10분정도 쓸 것이라 예상한다.

그 다음 손바닥에 집중한다. 손가락은 어떤 근육의 조절을 통해서가 아니라 손 안의 긴장과 수축으로 모아지는 것을 알 수 있을 것이다. 손으로 고객의 손을 받치고 엄지손가락을 사용하여 손가락 끝, 손바닥을 가로질러, 손목을 향해 깊게 쓰다듬기를 쓰고, 다시 손목에서 손바닥의 손가락과 만나는 곳으로 돌아간다. 이 동작에서 손바닥 전체를 가로질러 작업하고 전체 손바닥 작업을 세 번 또는 4번 반복한다.

손목을 부드럽게 스트레칭 하는것은 도움이 되며, 팔을 마사지한 후에 얼마나 많은 움직임이 더 생기는지 볼 수 있다. 고객의 팔을 받치고, 먼저 손목을 천장을 향해 천천히 위로, 그리고 바닥을 향해 아래로 구부린다. 이것을 네다섯 번 반복한다. 손목을 더 손상시킬 위험이 있으면 억지로 하지 않는다. 손목을 자연스럽게 움직일 수 있는 범위내에서만 스트레칭 한다.

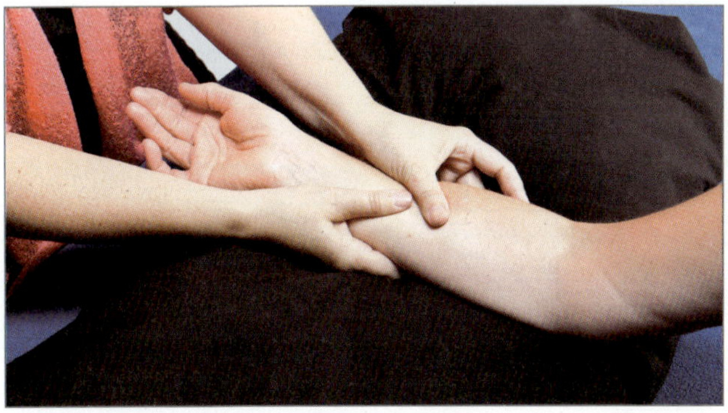

손작업을 완전히 끝내고 이제 전완의 신전근을 움직여주기 위해 위로 이동한다. 모든 것이 부상의 영향을 받을 것이기 때문에 전체 근육을 작업하는 것이 중요하다. 약간의 마사지 오일을 사용하여 고객의 전완을 무릎 위에 수건을 접어 올리고 또는 책상 위에 올려놓고 지지한다. 영향을 받는 주요 근육은 전완 뒤쪽에 있지만, 팔의 뒤쪽에 있는 긴장을 더 쉽게 풀어줄 수 있기 때문에 먼저 전완 안쪽을 풀어주는 것이 가장 좋다. 엄지손가락이 안쪽 전완에 오도록 손을 놓고 엄지손가락으로 팔꿈치를 향해 위쪽으로 작업한다.

엄지손가락을 손목에 대고 작게 쓸기 동작으로 팔꿈치 바로 아래까지 위-바깥쪽으로 마사지하며, 팔꿈치 관절에는 마사지를 하지 않는다. 그런 다음 고객의 팔을 손바닥이 아래로 향하도록 돌려서 내측 전완에 같은 동작을 반복하고 뼈를 누르지 않도록 주의한다.

마지막으로, 상완을 마사지 할 수 있다. 어떤 사람들에게는 이것이 믿을 수 없을 정도로 아프니까 부드럽게 하기 위해 방금 끝난 동작을 부드럽게 반복한다. 안쪽 팔을 마사지 할 때는 겨드랑이에서 5cm 정도 멀리한다. 손과 전완의 마사지는 고객과 시술자 둘다 앉아서 할 수 있지만, 상완을 할때는 고객은 앉고 시술자는 무릎으로 앉거나 서 있는 상태에서 작업 하는 것이 더 쉽다. 하지만 일하는 동안 허리에 무리를 주지 않도록 주의해야 한다. 팔 아래쪽 손상된 부위에 압박을 가할 수 있으므로 고객이 마사지 베드에 엎드리지 않도록 한다.

손목하수 케이스를 치료할 때 반대쪽 팔을 치료 할 필요는 없지만, 만약 치료한다면, 고객은 고마워할 것이다. 가능한 한 자주 이 치료를 시행하도록 한다. 매일 매일 해도 아무 해를 끼치지 않을 것이고, 최소한 일주일에 두 번은 가능한 해야 한다. 그러나 대부분의 마사지 치료와 마찬가지로, 약간의 치료는 안 하는 것보다는 낫다.

찾아보기
INDEX